科技部"重大新药创制"科技重大专项

课题编号：2009ZX09502-030

中医药大数据与真实世界

主　审　王永炎　易丹辉

主　编　谢雁鸣　王志飞

副主编　郭崇慧　杨　薇　庄　严

编　委（以姓氏笔画为序）

于国泳	马　昆	马金辉	王　佳	王　薇
王志飞	王连心	王桂倩	王海燕	凤　博
艾青华	田　峰	冯　倩	庄　严	刘　峘
刘　艳	李　园	李蕴铷	杨　然	杨　薇
余海滨	张　罡	张　寅	张一开	张德政
郑军然	胡　晶	南伟杰	姜俊杰	班承钧
贾萍萍	郭崇慧	谢雁鸣	廖　星	黎元元

人民卫生出版社

图书在版编目（CIP）数据

中医药大数据与真实世界/谢雁鸣,王志飞主编.—北京:人民卫生出版社,2016

ISBN 978-7-117-21889-4

Ⅰ.①中…　Ⅱ.①谢…②王…　Ⅲ.①统计数据-数据分析-应用-中国医药学-研究　Ⅳ.①R2

中国版本图书馆 CIP 数据核字（2016）第 036043 号

人卫智网　www.ipmph.com	医学教育、学术、考试、健康，购书智慧智能综合服务平台
人卫官网　www.pmph.com	人卫官方资讯发布平台

中医药大数据与真实世界

主　　编：谢雁鸣　王志飞
出版发行：人民卫生出版社（中继线 010-59780011）
地　　址：北京市朝阳区潘家园南里 19 号
邮　　编：100021
E - mail：pmph @ pmph.com
购书热线：010- 59787592　010- 59787584　010- 65264830
印　　刷：三河市宏达印刷有限公司
经　　销：新华书店
开　　本：787×1092　1/16　印张：30
字　　数：730 千字
版　　次：2016 年 9 月第 1 版　2016 年 9 月第 1 版第 1 次印刷
标准书号：ISBN 978-7-117-21889-4/R·21890
定　　价：89.00 元

打击盗版举报电话：010- 59787491　E - mail：WQ @ pmph.com
（凡属印装质量问题请与本社市场营销中心联系退换）

序

　　21 世纪天体学和黑洞研究的辉煌成就孕育了科学格局的深刻变革。对于暗物质、反物质、暗能量和它们运动规律的研究促使科技界形成共识：非线性的、不确定性的研究对象是科学的范畴。这个共识开启了科学哲学的混沌与科学的精准线性互相融合的时代序幕。

　　首先，是信息技术在各个领域的渗透和推陈出新，深入地改变着传统行业，在信息爆炸的时代产生海量数据，并迎来对大数据处理和应用从理论到技术上的巨大飞跃。不仅如此，信息时代的变革与创造性思维、全局观念和共情能力的深度融合，进一步催生了"高概念时代"。在大数据全面而深入的信息支撑下，经过人文科学富有创造性、艺术性和探寻意义的思维升华，科学问题得到凝聚、解释与深化，并被赋予美感和丰富的情感。这将极大地拓展科学研究的领域和范畴，促使科学格局向着科学与人文结合、实体本体与关系本体结合、线性与非线性结合的方向发展。

　　这同样也是中医药学发展的新契机。中医药学是自然哲学引领下的整体医学，是生命科学与人文科学相融合的科学体系，其创新的方法学理念是圆融和合，主张宏观与微观、综合与分析、中医与西医的结合；主张从整体出发设计，经过还原分析再回归整体；主张研究对象的属性难以确定，非可测量的混沌状态是值得重视的科学新领域。毫无疑问，中医药学的原创理念契合了时代主题，必将在 21 世纪迎来大的发展。然而，先进的理念也要与科学计算结合起来，中医药的学科构架一定要有数学，要用数学的方法来表达学科构架里的诸般内容。因此，在高概念大数据时代，中医药学的发展要有大科学的视野，整合其他学科（尤其是数学）要东学、西学兼收并蓄，系统论与还原论融通，目标是构建统一的新医药学。

　　毫无疑问，高概念大数据也为真实世界研究提供了广阔的前景和澎湃的动力。传统中医药的研究一直都是真实世界研究，而中医药的真实世界研究也具有与生俱来的优势。《中医药大数据与真实世界》一书充分发扬中医药"从临床中来，到临床中去"的特点，紧扣时代脉搏，从理念、方法、实例三个层面深入浅出地论述了高概念、大数据的时代背景下如何整合现代技术，创新科学计算方法，从而提高真实世界研究水平。这也是循证中医药从自身特点出发，朝向弘扬中医药学原创思维迈出的一大步。

书将付梓，承蒙编委会同仁的信任与厚爱，邀我作序，故以高概念、大数据时代的中医药发展为题谈谈感想，也与此书内容相契合，以共勉之。

王永炎

中国工程院院士

中央文史馆馆员

中国中医科学院名誉院长

中国中医科学院中医临床基础医学研究所所长

乙未中秋

序

随着信息时代的来临，医疗记录、医疗影像、健康检查、基因测序等医疗信息都被详尽地记录下来，既有结构化的数据，又有非结构化的数据。医疗信息海量资料的爆发式累积亟待质的提升，就像潜在的金矿正等着我们去挖掘，而大数据正是医疗信息从量变中产生质变的关键，也正是我们挖宝的重要工具之一。抽样开放出来的中国台湾健保研究资料库已为台湾医疗实务界和学术界的发展带来极大的助力，这让我们看到了信息时代医疗大数据应用的前景。毫无疑问，这里具有充满想象的空间。

《中医药大数据与真实世界》一书即将付梓，邀我作序。我十分荣幸、欣慰并且赞叹——古老的中医药紧跟时代的步伐，她从千年风雨中走来，却能从大数据的时代沃土中汲取营养，继续在创新发展中焕发活力。本书的主编是我多年的朋友，她在中医药临床研究领域有很深的造诣，这本书也是她的团队多年研究工作的总结、梳理和展望，是一本较系统地介绍大数据时代如何开展中医药真实世界研究的好书。这本书从信息时代、云计算等大数据分析的基本起点着手，引领读者进入大数据世界。在分析了大数据对现代医学理念的颠覆后，作者回顾了中医药真实世界研究的起源和发展历程，明确了两者结合的必要性和可行性。然后，针对大数据真实世界研究的选题设计、数据管理、数据分析挖掘、结果解读等展开论述。最后，书中还附上了大量的实例，前后对照，深入浅出，实用性很强。

纵览全书，有两方面的内容给我留下深刻印象：一是本书对研究选题和设计的强调，一是对大数据真实世界伦理问题的深入思考。大数据之大，包罗万象，既有潜在的金矿，也有掩盖金矿光芒的各种杂质。若缺乏明确定位，所做的努力依旧是徒劳。大数据分析之前，需要明确所要分析的问题及目的，否则，仍是"garbage in，garbage out"。然而目前大数据的研究多强调数据和方法，对于选题和设计的关注略显不足。这可能与现阶段从事大数据研究的领域专家较少，而信息和数据挖掘专家较多的状况有关。本书的作者从大数据应用的行业领域出发，强调选题与设计的重要性，具有启发意义。另外，大数据既给我们带来便利，也带来伦理学的困扰。数据的二次利用往往脱离了原拥有者的意愿，各种感测器、监测设备无处不在，让人人的隐私暴露在大数据之下。哲学上原本晦涩难懂的伦理问题已成为我们日常能感受、会经历、可大可小的议题。本书深入探讨了真实世界大数据研究的伦理学问题，也具有启发意义。

2015 年在贵阳召开的大数据博览会上，医疗大数据的应用成了各大小厂商营销推广的热点。BAT 等大厂商也在加紧医疗大数据的布局。藉此大数据应用的热潮，若能将大数据与中医药真实世界研究方法结合起来，将对中医药的发展带来极大的助益，这也是大数据推动医疗行业发展的新实践。

爰以为序。

谢邦昌

中国台湾省台北医学大学教授

中华市场研究协会理事长

中华资料采矿协会荣誉理事长

2015 年 10 月 12 日

前　言

　　中医药学是我国独有的具有原创思维的医学科学体系，数千年来在维护人民健康，保障中华民族的繁衍生息上起着无可替代的作用，其临床优势至今仍服务于亿万群众，中医药学是整体论引领下的生命科学和人文科学相结合的医学科学体系，是全球范围内最重要的医药卫生资源。

　　随着西方医学的发展，生物医学模式逐渐向生物-社会-心理医学模式转变，医学关注的重点从"人的病"转化为"病的人"。经典 RCT 提供"理想"环境下的干预结果信息，而临床面对的不是"理想"状态下的疾病，而是置于自然、社会、心理的高维环境之中的患者，因此，经典 RCT 结果与临床应用还有距离。随着对单纯还原论局限性的反思，实用性随机对照研究出现了，继而强调遵循临床实际、充分考虑患者意愿的真实世界研究理念发展起来了。真实世界研究与中医药学的传统研究实践相似，中医药学的辨证论治、综合疗法、个体诊疗的特点和优势有望通过真实世界的研究得以充分彰显。

　　大数据时代的到来，是真实世界研究的重大机遇。大数据的数据处理技术为真实世界研究提供了支撑，至此，真实世界研究的理念可得以充分实现，为中医药基于真实世界研究获得共识疗效提供了广阔的前景。

　　本书是编委会同仁们多年来真实世界研究实践的梳理和总结。全书分为理念、方法、实例三大部分内容：第一章论述了大数据、真实世界和中医药研究的内在相关性，指出大数据对中医药真实世界研究的巨大推动作用；第二章到第七章介绍了大数据背景下开展真实世界研究的方法论，包括数据来源、选题、设计、数据仓库构建、质量控制、数据处理分析、报告规范等，并辟专章讨论了相关的伦理学问题；第八章和第九章分别从"药"和"病"两个角度列举了大数据真实世界研究的 30 多个实例，一方面希望读者能对照前两部分内容以加深理解，另一方面也希望能抛砖引玉，与开展中医药真实世界研究的同道交流。

　　本书面向的读者是中医药学临床科研人员和临床医护人员。对于前者，希望编委会同仁们的研究实践能鼓舞更多同道加入到中医药真实世界研究中来，也希望本书能给正在开展真实世界研究的同道一些新的启发和灵感；对于后者，希望本书实例部分的研究结果能为临床实践提供一些线索或参考。

　　本书从策划到定稿历时 4 年之久，针对内容和目录编委会精心斟酌，不断调整，期间数易其稿，务必使之层次分明、逻辑清晰。在本书的编写过程中，所有编委都付出了辛勤的劳动。在此，向所有参与、支持本书撰写和出版的专家、工作人员、编辑出版人员致以最诚挚的感谢。

　　本书编委会成员尽力在理念和方法上反映学科前沿和趋势，在实例上贴近临床，但真实世界大数据研究数据来源多样，设计方法不同，研究的切入点也各有特色，因此本书的内容必不能反映大数据中医药真实世界研究的全貌。另外，真实世界大数据研究尚属起步，从研究设计到结果解读都有尚待商榷之处，书中也因此可能会出现一些纰漏。恳请读者提出宝贵的意见和建议。

谢雁鸣　王志飞

中国中医科学院中医临床基础研究所

2015 年 10 月 8 日

目 录

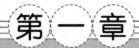

第一章

大数据背景下的真实世界研究

第一节 大数据时代的医学研究

一、信息时代与大数据

在过去的数年中，信息技术在社会、经济、生活等各个领域不断渗透和推陈出新。在移动计算、物联网、云计算等一系列新兴技术的支持下，社交媒体、众包、虚拟服务等新型应用模式持续拓展着人类创造和利用信息的范围和形式。当今信息技术的发展及创新正使各个行业发生改变，推动信息时代进入大数据的新纪元。

2010 年 2 月，*The Economist* 杂志发表了 *The Data Deluge* 作为封面文章。文章指出，当今世界上的信息数量正快速递增，随着这股数据洪流不断增加，存储这些数据，提取并分析有用信息将变得更困难。商业、政府、科学以及人们的日常生活，都已经显现数据泛滥的前兆。处理数据泛滥的最好方法就是让更多数据被用到正确的地方，但这个过程可能会十分漫长。毕竟，人类学习处理数据洪流、找到如何管理它们的过程才刚刚开始。

2011 年 6 月，麦肯锡咨询公司发布了《大数据：下一个竞争、创新和生产力的前沿领域》研究报告。麦肯锡在研究报告中指出，数据正渗透到当今每一个行业和业务职能领域，成为重要的生产因素。各行各业海量数据的挖掘和运用，预示着新一波生产率增长和消费者盈余浪潮的到来，大数据时代已经降临。

2012 年 3 月，美国政府宣布投资 2 亿美元发起"大数据研究和发展倡议"，致力于提高从大型复杂数据集中提取信息和知识的能力，并服务于能源、健康、金融和信息技术等领域的高科技企业。2012 年 4 月，英国、美国、德国、芬兰和澳大利亚研究者联合推出"世界大数据周"活动，旨在促使政府制定战略性的大数据措施。联合国也在 2012 年 5 月发布了《大数据促发展：挑战与机遇》白皮书，指出大数据对于联合国和各国政府来说是一个历史性的机遇，人们如今可以使用极为丰富的数据资源，来对社会经济进行前所未有的实时分析，帮助政府更好地响应社会和经济运行。

越来越多的政府、企业等机构开始意识到数据正在成为最重要的资产，数据分析能力正在成为核心竞争力。大数据时代对政府管理转型来说是一个历史性机遇，对于企业来说，对海量数据的运用将成为未来竞争和增长的基础。同时，大数据也已引起学术界的广泛研究兴趣，2008 年和 2011 年，*Nature* 与 *Science* 杂志分别出版专刊 *Big Data：Science in the Petabyte Era* 和 *Dealing with Data*，从互联网技术、互联网经济学、超级计算、环境科学、生物医药等多个方面讨论大数据处理和应用专题。

二、大数据的特点

大数据指的是无法使用传统流程或工具处理或分析的大量数据的集合。大数据既是数据量的一个激增，同时也是数据复杂性的提升。大数据同过去的海量数据有所区别，其基本特征可以用3个"V"开头的英文关键词来描述，即体量大（volume）、类型多（variety）、速度快（velocity）。

大数据的第一特征是数据体量巨大。大数据的数据存储量的计量单位从TB量级跃升到PB量级。当前，典型个人计算机硬盘的容量为TB量级，而一些大企业的数据量已经接近EB量级。1E字节 = 1 152 921 504 606 846 976字节，约相当于一般个人计算机硬盘容量的100万倍。如今，传感器是生成数据的主要来源，2010年生成了1250亿千兆字节的数据，超过了宇宙中所有星星的数量。

大数据的第二特征是数据类型繁多，包括结构化的数据表和半结构化的网页以及非结构化的文本、图像、视频、地理位置等。物联网、云计算、移动互联网、车联网、手机、平板电脑以及遍布地球各个角落的各种各样的传感器，无一不是数据来源或者承载的方式。这些多类型多来源的数据对数据处理能力提出了更高的要求。

大数据的第三个特征是数据增长与处理速度快。数据源增加、数据通讯的吞吐量提高、数据生成设备的计算能力提高，使得数据产生和更新的速度非常快。传统数据仓库、商务智能应用都采用的是批处理方式，但对于大数据，必须进行实时数据流处理。

产业界对大数据特征的定义普遍采用上述"3V"特征来描述，不过也有人认为除了"3V"特征，还应该增加1个"V"，即价值（value），它是大数据处理与分析的最终意义，即获得洞察力和价值。日本野村综合研究所认为"所谓大数据，是一个综合型概念，它包括因具备3V（volume/variety/velocity）特征而难以进行管理的数据，对这些数据进行存储、处理、分析的技术，以及能够通过分析这些数据获得实用意义和观点的人才和组织"。这实际是在广义层面上为大数据给出了一个定义，如图1-1所示。

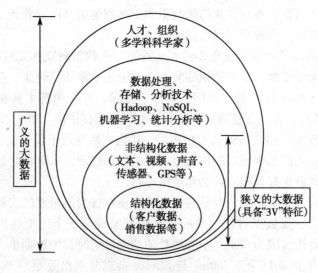

图1-1 大数据的范畴

所谓"存储、处理、分析的技术"，指的是用于大规模数据分布式处理的框架Hadoop，具备良好扩展性的 NoSQL 数据库，以及机器学习和统计分析等。所谓"能够通过分析这些数据获得实用意义和观点的人才和组织"，指的是目前在世界各地十分紧俏的"数据科学家"，各行各业能与"数据科学家"对接的多学科人才，以及能够对大数据进行有效运用的组织。

维克托·迈尔-舍恩伯格认为大数据有三个主要的特点，分别是全体性、混杂性和相关性。第一，是全体性，即收集和分析有关研究问题更多、更全面的数据，数据量的绝对数字并不重要，重要的是有多少数据和研究的现象相关，通过与研究问题有关的更多、更全面的数据可以看到很多细节，这些细节在以前通过随机抽样方式获取少量样本数据的条件下是得不到的。第二，是混杂性，即接受混杂的数据，在小数据时代人们总试图收集一些非常干净的、高质量的数据，花费很多金钱和精力来确定这些数据是好数据、高质量的数据，可是在大数据时代，就不再去追求特别的精确性。当微观上失去了精确性，宏观上却能获得准确性。第三，是相关性，因为大数据的混杂性特点，要求人们从小数据时代寻求因果关系转向大数据时代发现相关关系。

三、大数据与云计算

大数据的爆发性增长和互联网技术的飞速发展催生了云计算。大数据巨大的数据量使得传统的单机运算无法进行，云计算通过将计算分布在大量的分布式计算机而非本地计算机或远程服务器中从而使数据得以利用，这样的服务基于互联网使普通用户受益，使得无法接触高性能计算的用户也可以享受每秒百万亿次的计算能力。

所谓的云计算，从广义上讲，它是一种动态的、易扩展的，且通常是通过互联网提供虚拟化资源的计算方式。从狭义上讲，它是指 IT 基础设施的交付和使用模式，通过网络以按需、易扩展的方式获得所需的资源（硬件、平台、软件）。提供资源的网络被称为"云"。云计算是分布式处理（distributed computing）、并行处理（parallel computing）和网格计算（grid computing）的发展，通过利用非本地或远程服务器（集群）的分布式计算机为互联网用户提供服务（计算、存储、软硬件等服务），从而有效地提高了对软硬件资源的利用效率，使用户通过云计算享受高性能并行计算所带来的便利。

四、科学研究的第四范式

随着大数据及相关信息技术的发展，科学研究的知识基础发生了革命性的变化。通过各类观察、感知、计算、仿真、模拟、传播等，科研领域的大数据正迅速产生、广泛传播和有效组织保存，正在逐渐成为科学研究的新基础和有力工具。尽管科学界一直在与数据打交道，但大数据的洪流也在改变着人们对数据及其作用的认识。当数据海量化、泛在化、开放化、网络化和计算化时，它的作用就发生了根本性变化。2007 年，已故的图灵奖得主吉姆·格雷（Jim Gray）在他最后一次演讲中描绘了数据密集型科研"第四范式"（the fourth paradigm）的愿景。将大数据科研从第三范式（计算机模拟）中分离出来单独作为一种科研范式，是因为其研究方式不同于基于数学模型的传统研究方式。

2009 年 10 月，微软公司发布了《第四范式：数据密集型科学发现》一书的英文版。这是国际上第一本系统描述大数据现象、深刻揭示其对科学研究的革命性影响的著作，对大数据时代如何理解和组织科学研究、科研管理和科研服务具有重要的意义。该书扩展了吉姆·格雷的思想，基于 e-Science 提出了科学研究的第四范式，即以大数据为基础的数据密集型科学研究，从地球环境、健康医疗、科学的基础架构以及学术交流等四个方面，对数据密集型科学研究的愿景进行了探讨，就如何充分利用科学发展的第四范式提供了深刻见解。2012 年 11 月，《第四范式：数据密集型科学发现》一书的中文版出版。

e-Science 这一术语最早由英国科学家于 2000 年提出，用以概括在信息化基础设施支持下所开展的科学研究活动所需要的一系列工具和技术。如今，随着大数据时代的到来，科学发展正在迈入一个新阶段，科研的方法也从之前的实验型科研（experimental science）、理论型科研（theoretical science）、计算型科研（computational science）推进到第四范式——数据密集型科研（data-intensive science）。科学研究第四范式，将带来科学研究的革命。当科研人员可以方便地从宏观到微观、从自然到社会获得海量实时的观察和/或实验数据，当这些海量数据普遍地可网络获取、可计算、可开放关联，当对这些数据进行分析、更新、扩展的方法和技术成为科学家和公众的普惠性工具，知识成为可以被及时更新、广泛连接、灵活计算的活的生命体，可个性化地、动态地、交互地、智能化地嵌入到人们的研究、学习、管理和生活中，许多激动人心的潜力将被进一步开发，许多未知的领域和方向将呈现在人们面前。

五、大数据对现代医学理念的颠覆

（一）群体模式向个体化模式的转变

从某种意义上说现代医学体系建立于流行病学基础之上，至少是建立于流行病学理念的基础之上。流行病学是研究特定人群中疾病、健康状况的分布及其决定因素，并研究防治疾病及促进健康的策略和措施的科学。2004 年世界卫生组织（World Health Organization，WHO）对临床流行病学给予了极高评价，指出这门学科从群体层面和定量研究的方法出发，在推动全球卫生研究、创造最佳的研究成果、推进人类健康事业方面做出了突出贡献，在推动医学领域发展中起到了举足轻重的作用。

流行病学的基础是概率论，关注在人群中占主体地位的人。因此，标准的临床医学试验有严格的纳入和排除标准，将非主体的人群，如老年人、儿童、妊娠或哺乳期妇女、肝肾功能障碍者，以及患有某些疾病的人排除在外，并且在纳入的人群中取 95% 或 99% 的置信区间，假设置信区间之外的个体表现出来的差异都是偶然的，可以不予考虑。这种试验简化了临床实际，使得大量临床研究得以方便地开展。毋庸置疑，这种方法对于推动现代医学的发展起到了不可替代的作用，但也抹杀了个体的差异性。毫无疑问，在试验设计和统计检验中被排除的人群，也是需要临床照料的人，但却因为与多数人的某些差异而无法得到应有的医学照料。

建立于流行病学基础之上的现代医学体系是一种以群体为基础的研究范式。随着大数据时代的到来，它必然会被以个体为基础的研究范式所取代。1995 年波立维（硫酸氢氯吡格雷片）完成 19000 例患者参与的代号为 CARPIE 的临床试验，这是严格遵循流行病学和循证医学原则的临床试验，试验结果表明药物对罹患血管疾病的患者群体具有潜在的好处。于是美国食品药品监督管理局（Food and Drug Administration，FDA）联同世界其他一些监管当局批准了该药的使用。截止 2010 年，波立维以年销售额 90 亿美元成为全球销量第二的处方药。然而随着精准医疗（precision medicine，PM）理念的逐渐崛起，人们开始重新审视这一研究结果，大量的研究证据促使 FDA 给予波立维警示级别最高的黑框警告：在缺少特定基因变异的患者身上，波立维可能无法发挥作用。波立维的代谢决定于功能基因 CYP2C19，至少有 30% 的人因缺少此基因而无法正常代谢波立维，从而不能产生药效。对波立维的重新认识经历了 20 年的时光，这是以群体为基础的循证医学研究范式向以个体为基础的精准医疗模式转变的过程。

以个体为基础的医疗模式须建立于远多于群体模式的医疗信息之上。因为群体层面的规律是对研究对象理想化、简单化之后的规律，而以个体为基础的医疗则需要充分彰显个体的特性，从而需要对个体进行更加深刻、更加细致的刻画。因此从群体向个体模式的转变，不仅仅是思维模式的变化，也是数据和计算方式的转变。大数据正是促成这一模式转变的关键因素。

（二）大数据是模式转变的关键

今天，医疗行业产生的数据正呈指数级增长。早期的医疗数据大多记录在纸张上，如医院的病例、处方、收费记录、化验检查结果、医学影像等。随着信息技术的发展和医院信息化的快速推进，医疗信息大量电子化。医疗信息记录的成本降低促进了医疗数据的大爆发。有报告显示，2011 年美国的医疗健康系统数据量达到了 150EB。照目前的增长速度，很快会达到 ZB（如果家用电脑的硬盘容量为 1TB，那 1ZB 相当于 10 亿台电脑的容量）。另外，现代社会，医疗健康数据不一定产生于医院，个人健康数据的规模也极为庞大。首先是基因数据，一个人的全基因测序数据大约为 300GB。此外，各种可穿戴设备实现了血压、心率、体重、血糖、心电图等的实时监测，使健康信息的获取方便而廉价。虽然这些数据纷繁复杂，可能来自不同的地区，不同的医疗机构，不同的软件应用等，但毫无疑问，只要能对其有效地整合和分析，医疗大数据将对提高医疗质量、发现医学知识、减少用药风险、降低医疗成本，保障患者权益等方面发挥巨大作用。

同样，云计算从其诞生之日起就以其在网络时代无与伦比的优势得到迅速发展，其对健康领域的影响也日益巨大。云计算能够提供海量数据存储能力和强大的计算能力，并且提供方便快捷的软件服务，将各医疗机构的远程服务作为云端服务提供，使用户的需求可以得到最好的匹配，使电子健康由以机构为中心的服务模式向以人为中心的服务进行转变，通过在云端数据的分析挖掘将医疗服务变得更加个性化、智能化。在云计算的支持下，医生将更加方便地获得各种医疗健康历史数据、关联知识、诊疗方法信息的支持。数据分析云服务可以将电子病历数据变成知识，以提供和优化医生的临床实践。

医疗数据的电子化、健康管理数据、可穿戴设备产生的数据，以及云存储、云计算等大数据的处理技术，为精准医疗的实现奠定了基础。

（三）精准医疗：医学大数据应用的尝试

精准医疗的发展缘于近几年来多项科学技术的突破，尤其是基因测序技术、多水平的组学生物学技术和计算机分析能力的提升，而这些也同样是大数据革命产生的先决条件。美国科学促进会（American Association for the Advancement of Science，AAAS）主席、《科学》杂志的创办者 Philip Sharp 曾将 DNA 双螺旋结构的发现和人类基因组计划分别称为生命科学的"第一次革命"和"第二次革命"。而加州理工学院的 David Baltimore 近时也对精准医疗做了这样的解读："精准医疗的愿景主要是由两项重要技术——DNA 测序和基因组技术来驱动的"。近年来基因测序成本飞速下降，其下降的幅度甚至远超摩尔定律的预计，目前分析一个人类个体基因组的成本只要 2000 美元，这使得大规模获得基因组学数据成为可能。而大规模多水平组学生物学技术，如蛋白组学、代谢组学、基因组学、转录组学及表型组学等的飞速发展，为精准医疗提供了强有力的技术基础；临床信息学技术的进步如电子医疗病例等，也为获得详细临床数据并对接生物学大数据提供了可能；计算机运算能力的提升和信息技术尤其是大数据处理、云计算等技术的出现使得大量生物学数据的处理成为可能。这一切都催生了精准医疗的出现。

精准医疗在肿瘤学上的应用已经取得了令人振奋的成果，肿瘤研究已从癌症基因组的系统研究中获益，而精准肿瘤学正是精准医疗的领头羊。例如，曾经被认为性质单一的弥漫大 B 细胞淋巴瘤（DLBCL）借助高通量基因表达谱研究，发现存在显著的分子学异质性。DLBCL 至少存在 3 种基因表达亚型，即 GCB（germinal center B-cell-like）、ABC（activated B-cell-like）以及 PMBL（primary mediastinal B-cell lymphoma）。这些亚型起源于 B 细胞分化的不同阶段，存在不同的原癌基因激活特征。同样的疗法会因不同的亚型而出现临床预后的不同，ABC 亚型临床预后不好与其基因变异引起 NF-κB（nuclear factor κB）活性改变而导致的治疗抵抗有关。

精准医疗的理念可以有效指导临床合理用药，从而达到降低药物不良反应（adverse drug reactions，ADRs），提高安全性的目的。王辰院士认为精准医疗可以在有效控制不合理的药费支出、提高疗效、降低药品不良反应等方面带来重大的社会和经济效益。以华法林为例，美国 AEI-BROOKINGS 法规研究中心 2006 年发布的数据显示美国每年新增 200 万患者使用华法林。若为这 200 万新增使用者每人实施一次华法林相关基因检测（约 300 美元/人），然后根据基因检测结果制定个体化给药方案，则每年可在美国减少 85 400 起药物过量导致的出血事件，减少 17 100 起药量不足导致的血栓事件，每年可节约 11 亿 3 千万美元的医疗费用开支。贺林院士认为，精准医疗理念指导下的临床合理用药最终走向个体化医疗。个体化医疗是以个体信息为决定基础的治疗，从基因组成或表达变化的差异来把握治疗效果或毒副作用等应答反应，对每个患者进行最适宜的药物治疗。据统计，我国每年药物所致严重不良反应约 250 万例，药物所致死亡约 20 万例。如果能够推行基于精准医疗的临床合理用药，可能会极大地减少不良反应的损害。同时，推动精准医疗的发展，可以将我国拥有的巨大患者资源优势转化为促进临床诊疗技术进步的战略资源。

精准医疗与中医药个体化治疗的理念相通。大数据的相关技术为现代医学从关注"人的病"向关注"病的人"的转变提供了方法学的支撑。这是现代医学摆脱纯粹的"科学主义"，走向中医学所倡行的科学与人文相结合的新医学的坚实一步。在"生命科学 & 人文科学"的定位指引下，新医学面对"病的人"这一复杂巨系统，在面对巨系统中生物、社会、心理、环境等诸多元素的复杂关系时，大数据的相关技术提供了处理非线性和关系本体的方法，这为统一新医学的进程扫清了道路。我们可以期望，在大数据的推动下，在不远的未来，中医学和西医学的体系都发生根本性的变化，西医学从理念上向中医学靠近，而中医学从技术上向西医学靠近，最终形成统一的新医学（图 1-2）。

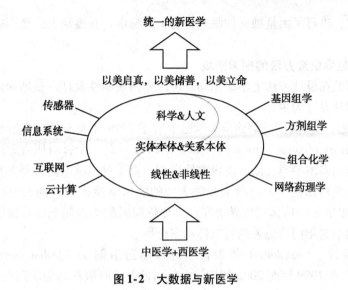

图 1-2　大数据与新医学

（郭崇慧　王志飞　田　峰）

第二节　真实世界研究的起源与发展

一、真实世界研究的起源

早在殷商甲骨文中，已有关于疾病方面的记载，开始认识"疾首"、"疾腹"、"疾言"、"疟疾"、"蛊"等疾病，并采用按摩和药物等治疗方法。成书于西汉的《黄帝内经》全面地总结了秦汉以前的医学成就，其最显著的特点是体现了整体观念和辨证论治；东汉张仲景总结前人的经验，并结合自己的临床体会，著成《伤寒杂病论》，以六经论伤寒，以脏腑论杂病，提出了包括理、法、方、药比较系统的辨证论治的理论体系，将辨证论治的思维方法与临床实践密切结合起来，为中医临床奠定了理论和方法学基础。辨证论治体系的确立，是中医临床开展真实世界研究的重要基础。

从现代科学发展角度上讲，真实世界起源于实用性随机对照试验（practical randomized control trials，PRCT）。在过去50年里，医学领域非常重视随机对照试验（randomized controlled trials，RCT），特别是解释性随机对照试验（explanatory randomized control trials，ERCT）。ERCT提供"理想"环境下干预的结果信息，临床医生应用这些研究结果之前还需要进一步的研究。ERCT往往关注在严格控制医疗环境下治疗措施的效力，研究结果的外推性相对不佳，无法提供足够的证据并充分支持真实临床实践。为了克服ERCT的上述缺点，研究人员开始设计和实施PRCT，目的是获取可直接应用于真实临床实践的证据，PRCT可提供有关"真实世界"环境下干预的结局信息，其研究结果可以直接拿来应用。这可以说是真实世界的雏形。

二、国际上真实世界研究的发展

自真实世界研究的概念出现以来，在欧洲和北美，研究人员和相关组织陆续开展了一些真实世界研究，进行了大量独立的临床研究实践探索，并逐渐上升至国家宏观政策支持发展的高度。

（一）真实世界研究方法的探索阶段

真实世界研究在设计方法上不尽相同，可以采用观察性设计、横断面设计和队列设计等，其中以观察性设计为主。

1. 观察性设计　由美国马萨诸塞大学医学院于 1999 年发起的急性冠脉事件全球注册研究（global registry of acute coronary events，GRACE）是一个针对所有急性冠脉事件临床管理和患者结局的多国参与、前瞻性观察性研究。由于对胆碱酯酶抑制剂在临床实践中的应用效果和安全性所知甚少，且尚未开展大型的临床试验比较不同胆碱酯酶抑制剂的疗效，Mossello 等组织了一项真实世界研究，以评价胆碱酯酶抑制剂治疗诊断为轻度至中度阿尔茨海默病的中老年门诊患者的有效性和安全性。

2. 横断面设计　Cazzoletti L 等根据全球哮喘防治创议（global initiative for asthma，GINA）的指南，在 1999 年至 2002 年期间，针对欧共体呼吸疾病健康调查（european community respiratory health survey，ECRHS）项目第二阶段参与者开展随访性研究，以评价哮喘在数个欧洲治疗中心的控制情况，并调查其决定和影响因素。

3. 队列设计　虽然早期溶栓治疗可以降低 ST 段抬高心肌梗死（ST-elevation myocardial infarction，STEMI）患者死亡的危险，但是该病的死亡率仍然很高。Gale 等开展的研究利用英国心肌梗死国家监测（myocardial infarction national audit project，MINAP）数据库在真实世界人群中评价 STEMI 患者院内死亡率的预测因素，所用数据库覆盖了英格兰和威尔士的所有急症医院。Lasalvia 和其他研究人员花费了 6 年时间，评价在一种现代的、面向社区的精神卫生服务环境下精神疾病患者发生精神病理和社会性失能的纵向变化，并通过使用多波随访设计和一系列综合指标作为假定预测因素来识别在每个临床和社会方面变化的预测因素。

上述真实世界研究的目的主要是为了探究上市后药品或临床干预措施的有效性和安全性。这些研究的结论补充了以往 RCT 或其他研究在有效性和安全性方面的不足，可以为临床医师和患者更合理地使用药物提供有用的信息。真实世界研究是临床研究中的一种新理念，在实际实施中，针对具体的研究目标和内容，可以选择不同的设计方法。

（二）国家宏观政策支持发展阶段

2009 年 8 月，比较效益研究（comparative effectiveness research，CER）正式兴起，当时美国以法案形式将 CER 写入《美国复苏与再投资法案》，并计划投入 11 亿美元开展 CER 研究。在美国总统奥巴马签署法案后，美国相关负责机构，如美国国立卫生研究院（National Institutes of Health，NIH）和美国医疗保健研究与质量局（The Agency for Healthcare Research and Quality，AHRQ）立即着手 CER 的研究计划论证以及实施部署工作。同时，该法案指定美国医学研究所（Institute of Medicine，IOM）设立 CER 有限发展项目。于是在紧锣密鼓的准备后，2010 年初，《患者保护和可负担医疗法令》指定创立了"可持续 CER 发展项目办公室"，即患者为中心的医疗结局研究所，旨在确立 CER 优先发展项目，并促进 CER 研究方法，强调以患者为中心作为 CER 发起最为主要的目的。

CER 并不是一个完全崭新的概念，它涉及的内容仍然是形成或综合证据，为医疗实践服务。CER 涵盖了所有预防、诊断、治疗、监测、医疗保健等领域，并着重在于对不同干预措施的利弊进行比较，直接对真实世界里的各种医疗干预措施进行比较，使用各种各样的数据源和策略方法来发现干预措施针对哪类人群有最大的利或弊。CER 的目的在于为所有医疗相关人员，包括医生、患者、决策者做出明智的决定，从而将医疗水平从个体和群体水平上进行提升。从本质上讲，CER 是真实世界研究的进一步发展，是国家宏观政策支持发展的真实世界研究。

三、真实世界研究在中国的探索和实践

在中国，自从真实世界研究的概念引进以来，极大地引起了研究人员、临床医师和医药企业的重视，在理论和方法上进行了一些探索，亦开展了基于真实世界理念的临床研究。

有研究者提出建立真实世界的中医临床科研范式，即以人为中心、以数据为导向、以问题为驱动，医疗实践与科学计算交替，从临床中来到临床中去的临床科研一体化的科研范式，认为将临床实践中产生的完整的诊疗信息数据化是开展真实世界临床研究的前提，并提出了一些在真实世界研究过程中保护受试者、进行伦理审查以及提高科学性和伦理性的初步策略。

有研究者通过与随机对照试验对比，总结真实世界研究的特征，讨论运用 RCT、真实世界研究开展中医药科研的局限性和优势，总结了真实世界研究与 RCT 在临床研究目的、纳入和排除标准、样本量、干预情况、评价时间及评价指标、数据采集、管理及统计分析方法等方面存在的差异，认为与 RCT 比较，真实世界研究更契合中医"整体观念"及"辨证论治"的基本特征，有利于保持中医特色，为中医药科研指明新方向。

例如，研究人员开展的缺血性中风发病、诊治和复发影响因素的随访研究，就是一项真实世界研究的具体实施，旨在确立复发早期预警的核心要素及参数，明确缺血性中风复发早期预警评价指标，建立具有病证结合特点的缺血性中风复发早期预警模型，最终有望提高中风复发预测的准确性，为降低缺血性中风人群复发率和病死率提供科学理论依据。

有研究者选取 10 家医院的医院信息系统数据，通过清理、整合形成海量真实世界研究数据仓库。从数据仓库中提取中成药单品种数据，选取理化检查指标中的血、尿、便常规，血生化检查中的血肌酐、血尿素氮、谷丙转氨酶、谷草转氨酶检查项目作为安全性实验室评价指标，比较用药前后上述指标的异常变化，应用数据挖掘的方法，与未应用该中成药的人群进行对比分析，对上市后中成药的安全性做出评价。该研究为基于真实世界研究数据仓库的上市后中成药安全性再评价提供新的思路与方法。

基于真实世界研究的理念，有研究所开展了参麦注射液、疏血通注射液、苦碟子注射液、灯盏细辛注射液、参附注射液、喜炎平注射液、舒血宁注射液、参芪扶正注射液、注射用丹参多酚酸盐等常用中药的"中药临床安全性监测注册登记研究"，该项目立足国内医疗实际，吸纳国际药物安全性研究的先进设计理念与方法，采取现代化研究技术与先进手段，有望为中药的临床安全合理使用提供依据，并为其深入研究提供方向与指导。亦有学者呼吁在风湿病、卒中临床防治领域内推广真实世界研究。

四、中医药领域的真实世界研究

包括中药、针灸、推拿在内的中医药干预措施，来源于有着两千多年历史的丰富临床

经验，至今仍在疾病防治中扮演着重要的角色。如何合理地开展临床试验并准确地评价这些中医药干预措施预防和治疗疾病的临床效果和安全性，是一个当前亟待解决的问题，也是中医药自身发展和走向国际所必须解决好的问题。

中医药临床研究主要包括对中医药干预措施（中药、针灸等）有效性和安全性评价两个方面，涉及一系列的关键问题。随机对照试验是评价未上市新药疗效的"金标准"，但在解决基于广泛人群真实医疗实践中的有效性和安全性评价问题上存在不足，这是中医药临床研究所面临的最大困惑。

1. 有效性评价　有效性评价是中医药临床研究的首要内容，主要包括：

（1）进一步评价中医药干预措施（中药、针灸等）原有的适应证；

（2）在应用中发现中医药干预措施（中药、针灸等）新的适宜病证，淘汰不适宜的病证；

（3）进一步明确并优化中医药干预措施（中药、针灸等）的临床用法、用量和疗程；

（4）研究中医药干预措施（中药、针灸等）和西医治疗措施之间的相互作用，包括相互配伍、合并用药、综合治疗方案等。

此外，由于妊娠或哺乳期妇女、婴幼儿和儿童、老年人及有肝肾疾病患者等人群的特殊性，多数中医药干预措施（中药、针灸等）在上市前的临床研究中将其作为排除病例，使得其在特殊人群中应用的有效性信息严重缺失，临床用药往往根据医生的经验来决定用法、用量和疗程，带有很大的不确定性，无法获得可靠疗效的同时也增大了患者接受治疗的风险。因此，在特殊人群中开展中医药干预措施（中药、针灸等）的有效性评价也是非常重要的。中医药开展 RCT 的局限性在于中医强调个性化治疗，对疗效的评价注重整体性、复杂性和多重影响，强调脏腑经络的相互关联、患者和环境相互依存的关系，目前难以达到 RCT 客观、条件绝对控制等要求，使得中医的特点难以体现于 RCT。

2. 安全性评价　中医药干预措施（中药、针灸等）的临床安全性研究是中医药临床研究的重要环节，尤其是基于 RCT 设计的临床安全性研究很难观察到偶发或罕见的、迟发的以及过量用药、长期用药、合并用药等情况下发生的药品不良反应及其影响因素（机体、药品、给药方法、药物相互作用等），尤其对特殊人群（妊娠期、哺乳期、婴幼儿和儿童、老年人、肝肾疾病患者等）应用中医药干预措施（中药、针灸等）所发生不良反应/事件的监测信息基本缺如，不能对中医药干预措施（中药、针灸等）的安全性进行全面的评估。监测中医药干预措施（中药、针灸等）新的或严重的不良反应，以及对上述不良反应/事件相关信息的收集、分析和处理，是中医药干预措施（中药、针灸等）安全性再评价研究需要解决的重要难题。而在中医药干预措施（中药、针灸等）不良反应/事件的因果关系分析中，应充分考虑以下情况：①患者的年龄、体质和生理病理状况；②医生诊断用药时是否正确识别中医证候；③是否存在药品合并使用（包括中药合并使用、中西药合并使用、中药与某些食物、化妆品合并应用等）的情况；④中医药干预措施（中药、针灸等）的使用方法（给药途径、剂量、疗程等）是否符合药品说明书的要求或规范的治疗方案。RCT 往往不能提供阐明这些问题相关的数据和结论，我们只能通过开展基于真实世界研究的再评价研究来解决。

开展真实世界研究是个很好的选择，把真实世界研究应用于中医临床试验是一个很好的思路。我们可以通过 ERCT 来探讨中医药干预措施的效力，并通过 PRCT 来初步研究中医药干预措施的实际临床效果，利用真实世界研究来深入理解其真实临床效果和安全性。随着越来越多中医临床实践问题需要探索和研究，随着对临床医学研究方法的逐渐深入了解和医疗实践的迫切需要，真实世界研究受到越来越多研究人员的关注。相信真实世界研究将会是中医药临床试验尤其是开展上市后中药再评价研究的一大重要理念。

（田　峰　王志飞）

第三节　真实世界研究的理念与思路

一、真实世界研究的理念

在真实医疗环境下，能直接为真实世界的医疗决策提供全面信息的试验是切实可行的。当设计和结局指标的选择与真实患者直接相关，试验在实际医疗服务环境下开展，受试者具有广泛代表性，试验证据与个体患者特征相结合进行有意义的疗效受益和安全风险评估，这时试验所得证据是最适用于临床实践的。通常，当我们想知道干预措施是否有效时，多采取 ERCT 设计；当我们需要进一步研究干预措施在日常医疗实践中的应用效果和安全性时，就需要采取真实世界研究设计。

虽然真实世界研究更加接近患者接受治疗的实际情况，但研究结果可能是接近于毫无意义的。本质上说，这是因为真实世界研究结果（正面的或负面的）可以从多方面加以解释，同时真实世界研究往往忽视治疗措施与任何观察到的临床结局之间的因果关系。精心设计的真实世界研究，可以用来作为对 RCT（特别是 ERCT）研究的补充，去检验一种已经认为有效的治疗措施在真实医疗实践中的有效性和安全性。在实际研究中，由于需要大的样本量且相对较长的随访时期，开展真实世界研究的成本可能是非常昂贵的。真实世界研究的最大优势在于它可以为日常真实临床环境下治疗措施的有效性和安全性提供证据，但其风险可能是在努力确保外推性的同时牺牲了内在有效性。

试验条件控制得越严格，我们越相信其治疗效力，但试验本身离真实医疗实践会越远；效果研究越接近真实医疗实践，它提供的效力系数越小。在平衡临床研究的效力和效果时，必须在利用随机盲法研究同质患者样本的优点和获取更贴近真实临床实践的数据之间有所取舍。我们的最终目标是在保持可接受的内部有效性的同时使外部有效性最大化，即需要在外部有效性和内部有效性之间取得可以接受的平衡。ERCT、PRCT 和真实世界研究在评价医疗干预措施中都占有重要的地位，只有综合考虑来自 ERCT、PRCT 和真实世界研究的结果，才能很好地反映真实临床情况，才能合理制定适用于真实临床环境下的治疗指南和规范，指导日常医疗活动。

二、中医药开展真实世界研究的思路

真实世界研究的最大优势在于它可以为真实临床环境下药品的有效性和安全性提供更多的证据。精心设计的真实世界研究，可以用来作为对上市前 RCT（特别是 ERCT）研究的补充，去检验一种上市药物（已经认为有效的药物）在真实医疗实践中的安全性和有效性，这正是中医药临床研究所迫切需要的。

在广大人群中开展真实世界研究，试验时间较长，观察指标全面，如实记录医生诊断

和处方以及患者的用药情况，可以较真实地收集中医药干预措施（中药、针灸等）安全性和有效性相关信息，为评价中医药干预措施（中药、针灸等）的受益-风险及采取相应措施提供可靠依据。基于真实临床环境，真实世界研究可以全面监测药品偶发的、罕见的、迟发的以及过量、长期和合并用药等情况下发生的 ADRs 及其影响因素，以及对特殊人群应用中医药干预措施（中药、针灸等）所发生 ADRs 的监测。在有效性再评价方面，真实世界研究可以进一步评价中医药干预措施（中药、针灸等）原有的适应证，进一步明确并优化其临床用药剂量和疗程；发现中医药干预措施（中药、针灸等）新的适宜病证，淘汰不适宜的病证；明确药物之间的相互作用，包括相互配伍、合并用药等；获取中医药干预措施（中药、针灸等）在特殊人群中应用的有效性相关信息。RCT 显然是在解决上述问题上存在明显的不足，这也正是中医药临床研究开展真实世界研究的必要性和可行性所在。

辨证论治和综合干预是中医临床用药的基本特征，中医临床医师往往注重于中药的实际临床效果，通过严格设计的 RCT 评价中医药干预措施（中药、针灸等）在广大人群中应用的有效性和安全性往往存在不足，无法获得全面真实的中医药干预措施（中药、针灸等）临床应用信息。如何评价中医药干预措施（中药、针灸等）的有效性和安全性呢？在我们看来，开展真实世界研究是一个很好的思路。我们可以通过 RCT 来初步探究中医药干预措施（中药、针灸等）的临床效力（efficacy），从而使有效且相对安全的中医药干预措施（中药、针灸等）及时应用于临床。再通过开展真实世界研究来深入探究其真实临床效果（effectiveness），获得更全面的安全性和有效性信息，在保证人民群众用药安全、有效的前提下，可能延长中医药干预措施（中药、针灸等）的临床应用价值，也有利于中医药行业的健康发展。随着越来越多的中医药临床研究问题需要探索和研究，研究者们将会越来越注重真实世界研究。我们相信真实世界研究是开展上市后中药临床再评价研究的一种新理念，将会在中药临床评价实践工作中得到充分的应用和检验。

有学者提出真实世界的中医临床科研范式，即以人为中心，以数据为导向，以问题为驱动，医疗实践与科学计算交替，从临床中来到临床中去的临床科研一体化的科研范式。该范式继承了中医药临床研究的基本模式，融合现代临床流行病学、循证医学、统计学和信息科学等概念、理论和技术，以中医临床科研信息共享系统为支撑，在肿瘤、中风、冠心病、糖尿病等重大疾病研究中得到应用，取得了以往难以获得的研究成果。这一范式有望成为中医临床研究的重要模式，把真实世界研究应用于中医药临床研究是一种新的理念。在具体研究过程中，由于需要较大的样本量且相对较长的临床观察期和随访期，开展真实世界研究的成本可能是相对昂贵的，这有待在今后实施过程中具体解决。将真实世界研究引入中医药研究亦是一个崭新的研究方向，在保持中医特色的同时，又不失中医药研究的科学性，取得符合真实临床情况的研究成果，从而推动中医药走向世界。

（田　峰　王志飞）

第四节　基于大数据理念的中医药真实世界研究

一、大数据与中医药在理念上相通

近代以来，对于中医药科学性的质疑甚嚣尘上。然而随着现代科学领域基础性学科的发展，尤其是物理学和天文学的相互促进，人们对世界的认识更进一步，逐渐摆脱了孤立的、线性的思维惯性，中医药的科学内涵才渐渐得以阐明。中医药是农耕文明的产物，是系统论主导下的，以非线性现象和关系本体为主要研究目标的生命科学和人文科学有机结合的医学科学。中医药学的研究对象始终是"病的人"而非"人的病"，因此，其要面对的始终都是一个复杂巨系统，要处理复杂巨系统中诸元素的相关性，因此，中医药构建的是关系本体而非实体本体；中医药研究的对象是活的人，因此，要面对各种非线性的关系，需要将其研究的对象置于自然、社会、心理的高维环境之中，从整体出发去考虑问题，因此发展出非线性的辩证体系；同样，也是因为其研究对象是活的人，所以不仅要"格物"，还要"察情"，要将生命科学与人文科学有机地结合起来。

维克托·迈尔-舍恩伯格对大数据"全体性"、"混杂性"和"相关性"的概括成为学术界的共识，毫无疑问，大数据的思维也是非线性的，其关注更多的也是关系本体而非实体本体。同时，医学领域的大数据，由于提供了研究对象人在社会中各个维度的数据，因此，理想的情况下会有一个从社会关系到身体状态，再到心理变化的全方位的刻画，这无疑也是生命科学与人文科学的结合。可见，大数据的理念与中医药学有诸多相通之处，大数据时代的中医药学必然会迎来新的发展契机。

二、真实世界是中医药研究的传统模式

传统中医药学的研究从根本上来说就是真实世界研究。传统的中医药很少开展严格限定条件的"理想"情况下的随机对照试验，而是强调理论从临床中来，到临床中去，更多地应用归纳总结的方法，从实践中发现规律，在实践中验证规律，在实践中改进认识，在实践中提高认识。中医药学的传承也与真实世界的理念相一致，强调在临床中体悟，从医案中学习。真实世界研究起源于实用性随机对照试验，强调临床试验要遵从临床医疗的实际，根据患者的实际病情和意愿非随机选择治疗措施，通过长期的、大样本的临床观察，评价诊疗措施的临床价值，发现医学规律，获得新的认识。可见，虽然两者在具体的研究方法上存在诸多不同，但毫无疑问其理念是相通的。

中医辨证论治、综合疗法、个体诊疗的特点，决定了其疗效和优势很难通过严格的RCT彰显出来。因为基于临床流行病学思想的RCT探究的是群体的规律，因此，严格限定纳入和排除标准，保证仅纳入主流人群，抹杀特殊人群、个体差异以及研究对象的社会、心理及个体价值取向的影响。而中医药学则强调要考虑这些影响，其个体诊疗的特点甚至要求必须全面收集个体的体质、心理、社会地位、宗教信仰、个人意愿等信息，毫无疑问，RCT无法做到这一点，中医药学的优势只有在真实世界的条件下，才能充分地得到实施和发挥。

然而，真实世界的研究在实施中却存在很多难题。与RCT把事件理想化、简单化不同，真实世界研究要还原事件发生的真实场景，这就要求把大量变量纳入研究，并且建立变量之间的关系，重构变量演变的复杂系统。这就要求复杂的数学建模和高性能计算，很大程度上依赖于信息科学的进步。正是受到这一技术方面的制约，中医药的真实世界研究一直没有受到人们的关注。随着大数据时代的来临，医疗大数据对研究对象各个维度的刻画加上大数据管理和处理方法的飞跃，再现和重构临床场景，并从不同维度分析和理解数据已可实现。大数据推动中医药真实世界研究将可预期。

三、大数据为中医药真实世界研究提供了
广阔的时代背景

真实世界研究影响因素众多，必须通过大量样本来获得准确的结论，大数据的相关方法和技术使这一切简单方便起来。

大数据时代的到来，根源于电子技术的飞速发展，各种传感器的大规模应用和信息传输手段的便利使得获取临床实际的观察性数据十分容易，而基于互联网的数据传输廉价而快速。如前所述，可穿戴设备的发展可以持续不断地获得研究对象的健康数据，这样真实世界研究可以基于一定时段内的全部连续数据；而互联网平台可以在全球范围内同时实时收集大量研究对象的健康数据。而且，真实世界研究强调研究结果的实用性和扩展性，并不执著于因果关系的发现。事实上，真实世界研究更强调对相关关系的发现，以之为线索，通过随机对照试验的"金标准"确定两者之间是否存在因果关系，或通过针对性的基础实验发现其机制。同样，与大数据的研究一样，真实世界研究也要面临大量的混杂数据，大数据处理混杂数据的思路和方法为真实世界研究提供了支撑。

大数据时代的到来，是真实世界研究的重大机遇。在大数据时代，真实世界研究的理念可得以充分实现，在关注实际的临床实践、产出更具实用性和推广性的证据、维护患者健康方面跨上新的台阶。

（王志飞）

参 考 文 献

1. 城田真琴. 大数据的冲击 ［M］. 周自恒，译. 北京：人民邮电出版社，2013.
2. 维克托·迈尔-舍恩伯格. 大数据时代：生活、工作与思维的大变革 ［M］. 盛杨燕，周涛，译. 杭州：浙江人民出版社，2012.
3. 弗兰克斯. 驾驭大数据 ［M］. 黄海，车皓阳，王悦，等译. 北京：人民邮电出版社，2013.
4. 梁娜，曾燕. 推进数据密集型科学发现，提升科技创新能力 ［J］. 中国科学院院刊，2012，28（1）：726-732.
5. 沈浩，黄晓兰. 大数据助力社会科学研究：挑战与创新 ［J］. 现代传播，2013（8）：13-18.
6. 李国杰，程学旗. 大数据研究：科技及经济社会发展的重大战略领域 ［J］. 中国科学院院刊，2012，27（6）：647-657.
7. 鄂维南. 数据科学 ［R］. URL：www. math. pku. edu. cn/teachers/yaoy/Spring2013/weinan. pdf，2013.
8. 维克托·迈尔-舍恩伯格. 删除：大数据取舍之道 ［M］. 袁杰，译. 杭州：浙江人民出版社，2013.
9. 杨焕明. 奥巴马版"精准医学"的"精准"解读 ［J］. 中国医药生物技术，2015，03：193-195.
10. 贺林. 新医学是解决人类健康问题的真正钥匙——需"精准"理解奥巴马的"精准医学计划"［J］. 遗传，2015，06：613-614.
11. 王辰. 我们很需要精准医学 ［N］. 健康报，2015-03-26008.
12. 周仲瑛. 中医内科学 ［M］. 北京：人民卫生出版社，2003.
13. 刘保延. 真实世界的中医临床科研范式 ［J］. 中医杂志，2013，54（6）：451-455.
14. 王思成，刘保延，熊宁宁，等. 真实世界临床研究伦理问题及策略探讨 ［J］. 中国中西医结合杂志，2013，33（4）：437-442.
15. 杨薇，谢雁鸣，庄严. 基于HIS"真实世界"数据仓库探索上市后中成药安全性评价方法 ［J］. 中

国中药杂志，2011，36（20）：2779-2782.

16. The White House Office of the Press Secretary. Remarks by the President in State of the Union. (201-01-20) [2015-03-20]. https：//www. whitehouse. gov/the- press- office/2015/01/20/remarks- president- state- u-nion- address- january-20-2015.

17. Garraway LA, Lander ES. Lessons from the cancer genome [J]. Cell, 2013, 153 (1)：17-37.

18. Dunleavy K, Roschewski M, Wilson WH. Precision treatment of distinct molecular subtypes of diffuse large B- cell lymphoma：ascribing treatment based on the molecular phenotype [J]. Clin Cancer Res, 2014, 20 (20)：5182-5193.

19. Tsai HJ, Shih NY, Kuo SH, et al. AUY922 effectively targets against activated B cell subtype of diffuse large B- cell lymphoma and low- grade lymphoma cells harboring geneticalteration- associated nuclear factor- κB activation [J]. Leuk Lymphoma, 2015：1-9.

20. Sharp P. Meeting global challenges：discovery and innovation. (2014-02-13) [2015-03-20]. http：//www. elsevier. com/connect/aaas- presidentthe- promise- of- convergence.

21. Baltimore D, Berg P, Botchan M, et al. Biotechnology. A prudent path forward for genomic engineering and germline gene modification. Science, 2015, 348 (6230)：36-38.

22. The White House Office of the Press Secretary. Remarks by the President in State of the Union. (201-01-20) [2015-03-20]. https：//www. whitehouse. gov/the- press- office/2015/01/20/remarks- president- state- union- address- january-20-2015.

23. Garrison LP Jr, Neumann PJ, Radensky P, et al. A flexible approach to evidentiary standards for compara-tive effectiveness research [J]. Health Aff (Millwood), 2010, 29 (10)：1812-1817.

24. Sox HC. Comparative effectiveness research：a progress report [J]. Ann Intern Med, 2010, 153 (7)：469-472.

25. Dreyer NA, Tunis SR, Berger M, et al. Why observational studies should be among the tools used in com-parative effectiveness research [J]. Health Aff (Millwood), 2010, 29 (10)：1818-1825.

26. Conway PH, Clancy C. Charting a path from comparative effectiveness funding to improved patient- centered health care [J]. JAMA, 2010, 303 (10)：985-986.

第二章

大数据真实世界研究的选题与设计

　　临床医学研究是与人关系最为密切的医学研究形式，研究成果可直接改善临床医疗实践。从研究证据来讲，RCT 是评价干预措施的有效设计，但是 RCT 研究对象单一、样本量小、试验条件严格、限制采用合并干预措施、研究时限较短、评价指标较少、研究成本高、研究结果外推性较差，并且受到某些伦理学限制，这决定其只能获得结果为干预措施的内部真实疗效，即效力。但是干预措施需要在临床中推广使用，在真实世界研究中患者情况更加复杂，如年龄范围更广，可能合并多种疾病，可能合并使用多种干预措施，需要的是干预措施的真实效果，由于经典 RCT 存在局限性，需要开展真实世界研究对干预措施进行评价。

　　真实世界研究有多种研究类型，主要为观察性研究，在回答临床实际疗效时能够发挥重要的作用。医疗大数据大多为观察性数据，可以较方便地应用于观察性研究。其中最为典型的是医疗电子数据，如医院信息系统数据。从科研过程来讲，需要提出研究问题，建立科学假说，确立研究目标，进行研究方案设计，收集数据，统计分析，形成研究报告，发布研究结果，指导临床实际。近年来，利用医疗电子数据开展临床评价研究越来越多，但尚缺乏指导性文件，不同研究者实际开展的研究之间差别较大。本章根据医疗电子数据的特点，从基于大数据的医学科研的角度出发，针对临床评价研究的目标、设计、方案设计中的关键问题，以及数据源的选择与利用等方面内容进行介绍，期望对利用医疗大数据开展真实世界研究起到一定的指导作用，从而提高研究质量，为临床提供更加可靠的研究证据。

第一节　研究问题与目标的设定

　　医学科学研究的最终目的是解决临床问题，提出好的研究问题，相当于研究完成了一半。因此开展任何一项研究之前提出好的科学问题是每一位研究者应具备的基本技能。研究问题和研究目标是研究的基础，研究设计和分析等各方面内容都要服务于研究问题和研究目标，因此要使研究产生对医疗决策和行为有价值的新知识，必须详细阐述和精确书写研究问题和研究目标。

　　形成研究问题需要包含 7 个重要组成部分，分别是确定研究的内容与范围、研究者与受益者、研究背景，整合现有知识了解研究进展，建立科学假说，应用 PICOTS 结构化研究问题，确定研究结局，明确说明评价效果的大小，以及讨论证据局限性。本节分别介绍以上 7 个组成部分的关键内容，同时以医院信息系统（hospital information system，HIS）

数据为例，简要介绍利用 HIS 数据可开展的临床评价研究。

一、如何提出研究问题与研究目标

（一）确定研究的内容与范围、研究者与受益者、研究背景

在确定临床研究问题时，研究者首先要阐明研究的内容和范围是什么，比如针对疾病开展疗效评价研究？药品的上市后安全性评价或者有效性评价研究？还是开展疾病或药品的经济学研究？确定研究的内容和研究范围是确定研究问题与目标的第一步，也是基本步骤，因此需要在开展研究前加以限定。

医学科学研究的目的是改进临床诊疗水平，在研究开展前还要确定研究者与研究结果的受益者分别是谁，对于研究的结论要有所预测，这样有利于研究者更加明确研究问题与研究目标。如果出于伦理、管理或其他原因需要在某个特定的时间范围内利用研究结果作为临床决策的依据，这将直接影响研究结局与设计类型的选择，那么应对研究的时间范围加以明确说明。如利用医保电子数据开展一定时期内中医药医保目录制定的研究，那么其中研究者为医保政策制定者、医保政策执行者和参加医保的人员，而决策为真实世界研究中的中医药种类、价格及应用范围，在探讨研究问题时应对以上内容加以明确说明。由于医保政策的制定与国家金融政策、中医药研究进展等内容密切相关，在开展此类研究时应明确表明研究的时间范围。

在制定研究问题与目标时，还应对医疗决策制定的背景进行阐明，包括制定医疗决策的理论依据，目前存在的主要问题，科学证据支持决策的途径，利益相关者进行决策的过程，对研究受益者的描述等。通过对以上背景的详细阐释，能够更加明确研究目标与相关指标的制定，明确研究的局限性所在，以便于对研究进行科学的假设，对产生的研究结果进行合理的认识，更有利于研究结果的转化和应用。

（二）整合现有知识了解研究进展

在设计一项新的研究前，研究者需对目前能获取的与研究相关的文献进行综述，或进行系统综述，严格评价文献质量，整合各类研究结果，获得目前关于此类研究的进展，重点对文献中研究的干预措施的已知效力、效果、安全性及相关结局进行总结。同时对于文献中的测量方法、局限性等问题进行评价。除研究者进行文献综述外，还可查找高质量的文献综述或系统综述，参考研究相关的指南或标准，结合疾病的病理生理学知识和专家意见，还可对患者进行访谈，整合各类知识，了解目前研究问题的相关进展，为研究问题及研究目标的设定提供基础。

（三）建立科学假说

在充分了解研究进展基础上建立科学假说。科学假说是指根据已有的科学知识和新的科学事实对所研究的问题作出的一种猜测性陈述。它是将认识从已知推向未知，进而变未知为已知的必不可少的思维方法，是科学发展的一种重要形式。简单来讲，就是人们在探索错综复杂的自然界奥秘的过程中，用已获得的经验材料和已知的事实为根据，用已有的科学理论为指导，对未知自然界事物产生的原因及其运动规律做出推测性的解释。这种假说需要在实践中检验它的科学性，减少它的推测性，以达到理论的认识。

在建立科学假说过程中，可以邀请研究利益相关者以及其他相关专家对干预措施与患者结局之间的关系进行描述，也可以描述可能影响假设建立但是不会在研究中加以验证的

混杂，这些内容应该在研究方案和研究报告中进行阐述，以利于评价者对研究结果的正确认识。

以科学的假设为基础，研究者可以利用相应的科学理论来设计研究方案并制订分析计划。建立正确的假说能够使研究获得的结论更加可靠，能够帮助研究者对研究结果提高认识，正确解释研究结果。

从以下几个问题入手能够帮助更好地建立科学假说，包括：研究的主要目标是什么？与医疗决策的关系如何？决策者、研究者和相关专家对研究问题的假设是什么？假设的干预与解决可能存在的关系是什么？

（四）应用 PICOTS 结构化研究问题

为使研究方案的读者更好地理解研究问题，可采用临床流行病学的六大基本要素对研究问题进行结构化，即研究人群（patients/population，P）、干预措施（intervention，I）、对照（control，C）、结局（outcomes，O）、时间（timing，T）和场所（setting，S），简称 PICOTS。P 指某一类患者或某一类人群，对于这部分内容主要需要明确研究的患者群体是哪些，干预措施在同种疾病的不同亚组之间是否具有同样的效果，是否需要进行亚组划分等；I 指需要确定的干预措施或干预因素是什么，如药物、针刺等；C 指对照，即与干预措施或干预因素相对比的干预措施是什么；O 为研究所关注的结局或终点是什么；T 为研究的时间范围是什么，最终结局是短期结局还是长期结局；S 指研究的场所，如大型综合医院、社区卫生服务中心或其他场所等。PICOTS 给出了研究问题的关键点，有助于保证在提出研究问题与研究目标时更加明确。

例如基于 HIS 数据开展"中医药治疗肝病"的研究，根据 PICOTS 来结构化研究问题，其中"肝病"应该是指患了肝病的患者，那么是哪类肝病的患者？什么时期？对患者有什么要求？这就是 PICO 中的"P"。又如"中医药"过于泛化，无明显的目的性，要说明是什么样的中医药，针刺？灸法？中成药？或者方剂？要明确采取何种治疗措施，这是 PICO 中的"I"。PICO 中的"C"在科学假说中可以认为是未使用中医药治疗的患者，或者未使用所需研究的干预措施的同类患者。结局指标的选择需要根据干预措施来确定，比如终点结局指标"死亡"、"肝癌"等，也可是中间替代指标，比如各类酶学指标的变化等，也就是 PICO 中的"O"。那么根据以上临床问题，研究问题可以表述为"清热解毒类中成药是否能够降低慢性乙型肝炎患者急性期谷丙转氨酶和谷草转氨酶水平？"。

此处需要指出的是，建立假说所选择的 PICOTS 一定为医疗电子数据库中可以获得的指标，比如在以上研究中，清热解毒类中成药、慢性乙型肝炎急性期患者、ALT、AST 均为 HIS 数据库中所记录的信息，如果在以上研究中提出观察清热解毒类中成药对基因或组学的影响，那么这类数据在 HIS 数据库中并未有记载，也就无法进行统计分析，最终基于医疗电子数据建立的科学假说就是失败的。

（五）确定研究结局

临床研究的最终目的是对利益相关者起到积极的保健、预防或治疗作用，在确定研究终点时可通过访问利益相关者获得哪些结局对研究干预措施更加重要。RCT 研究一般使用临床终点和替代指标来衡量效力的大小，而开展真实世界研究，存在多种混杂因素，因此疗效可能需要同时使用多种指标才能度量，其中很多指标并非是生物学指标，从医疗电子数据特点来讲，可作为研究终点的测量指标有死亡率、发病率、不良反应、成本以及相关指标降低等多种结局。

（六）预估评价效果大小

在确定研究问题与研究目标时，一项非常重要的内容是如何确定一项干预措施有效，这与评价指标有关，而不能仅仅用统计学的显著性差异代替有意义的临床效果差异，如开展高血压病的研究，采用血压值作为研究指标，当试验组血压降低 5mmHg 时，通过统计学分析两组可能存在显著性差异，但是对于临床实际来讲，人体血压存在一定的波动范围，血压值降低 5mmHg 无太大临床意义，因此不能确认是干预措施的疗效，可见预估评价效果的大小对干预措施的评价有重要的意义。研究者需要正确认识测量工具和统计方法的准确性、局限性，从而确定所需效果的大小，需考虑的问题包括确定不同干预出现什么样的差异是有意义的，目前能获得的研究成果是如何定义有意义的差异，以及通过研究希望获得优效结果还是非劣效的结果。

（七）讨论证据的局限性

任何一项研究都有其局限性，有的是来自研究设计本身存在的天然缺陷，有些是来自于研究实施过程的限制，如数据质量、研究时限、研究者的专业素养、测量差异、分析方法的选择等。因此在制定研究问题与研究目标时要预先对研究的局限性进行说明，这有利于读者对最终研究结果有正确的认识，避免决策者过分依赖研究结果而做出不恰当的决定。

以上步骤为制定研究问题与研究目标的框架，是所有研究的基础。美国卫生健康研究与质量管理署（Agency for Healthcare Research and Quality，AHRQ）提出可以邀请利益相关者共同参与制订，这将有利于获得对于临床更有意义的结果，也更利于研究结果的推广。在制定具体的研究问题时，可列出相应的核查清单进行逐一明确，以确保研究实施过程的透明化和可操作性。

二、利用 HIS 数据开展中医药研究

HIS 数据是医疗电子数据的典型代表，利用 HIS 数据可开展系列中医药临床评价研究，主要的研究范畴为疾病评价和药品评价。在确定研究主要内容后参照以上框架制定研究问题与研究目标。

（一）疾病评价

利用医疗电子数据开展疾病临床评价研究，可以进行发病规律、诊疗特征、指南评价、经济学评价等研究，具体内容包括如下几方面：

1. 疾病发病规律分析

（1）疾病的发生与年份、性别、年龄、发病节气、入院病情、基础疾病间的关系；

（2）疾病中医证型转化规律；

（3）疾病发生后血常规、尿常规、肝肾功能、血脂、凝血常规等常规安全性检测指标特征。

2. 疾病治疗特征

（1）疾病用药特征分析；

（2）针对某种疾病的常规用药方案特征分析；

（3）特殊人群疾病诊疗特征分析；

（4）中药在疾病治疗中的地位及疗效评价。

3. 疾病中西医指南推广临床评价

（1）疾病临床实践指南推广及依从性评价；

（2）疾病临床实践指南效果评估等。

4. 疾病的经济学评价

（1）疾病负担研究；

（2）最优诊疗方案经济学研究。

（二）药物评价

利用医疗电子数据进行药物临床评价主要为使用特征分析、安全性评价、有效性评价及经济性评价。

1. 药物临床使用特征分析

（1）药物使用人群特征分析；

（2）药物适应证用药人群特征分析；

（3）药物使用剂量、疗程分析；

（4）药物临床常用联合用药分析。

2. 药物安全性评价

（1）药物对肝肾功能影响性的研究；

（2）药物疑似过敏反应患者特征及影响因素研究；

（3）特殊人群用药安全性评价，如老年患者、儿童、合并肝功能或肾功能障碍患者的用药安全问题等。

3. 药物有效性评价

（1）同类药物对同种疾病治疗的有效性评价；

（2）以实验室指标的变化来评价药物的疗效。

4. 药物经济性评价

（1）同类药物的最小成本分析；

（2）药品的成本效果分析；

（3）药品的成本效用分析；

（4）药品的成本效益分析。

利用医疗电子数据开展中医药研究，首先要从临床实际入手，明确哪些是急需解决的问题，再者是从中医药的优势出发，找出与西医的不同之处，"以己之长，补彼之短"，如中医药在慢性疾病治疗方面有所优势，又或者中成药与西药相比较在疾病治疗方面所存在的优势，均为提出好的研究问题的着眼点。还可从医疗电子数据的特点出发，如通过大量医疗电子数据，更能发现中成药小概率的安全性问题，或者发现中医药在特殊人群中应用的特点及安全性问题等。

总之，了解医疗电子数据的特点，从临床需求出发，提出科学合理创新的中医药研究问题是利用医疗电子数据开展中医药研究至关重要的一步。

（杨　薇）

第二节　确定研究设计

根据临床研究问题与研究目标，确定正确的设计类型十分关键，而在选择设计类型时，要充分考虑医疗大数据的特点以及设计类型的特点，选择适宜的设计类型，从而获得正确的研究结论。

选择设计类型，最重要的是了解医疗大数据的特点。真实世界研究数据之所以独具特色，是由于其数量大，数据能够真实反映临床实际，更易总结规律，发现发展趋势，节省研究成本，如病例采集时间、临床试验药费、观察费、检测费等。开展多中心研究，反映不同地域和不同类型医院间的诊疗差异，为前瞻性研究提供思路与线索，最终将研究成果反馈于临床，指导临床实践。

真实世界研究也有其自身的缺点，各类医疗电子数据来源多样，多是基于某种目的的专业数据，而非为科学研究而独立设置，数据类型多属于回顾型，利用此类数据开展研究存在局限性，如各家单位数据结构不统一，数据标准不同，如同一检测指标可能有多种名称或正常范围，数据存在缺失，混杂因素较多，缺少某些研究指标，获得的研究结果仅能为临床提供参考，不能作因果判断等。

因此，考虑医疗电子数据的回顾性、观察性、大样本数据特点，参考临床流行病学和药物流行病学的设计类型，优先可选的设计类型主要有队列研究、病例对照研究等，但不能开展 RCT 设计，本节将分别对可选用的设计类型做详细介绍。

一、队　列　研　究

队列研究是将一群研究对象按是否暴露于某因素分成暴露组与非暴露组，随访一段时间，比较两组之间所研究疾病或结局发生率的差异，以研究这个（些）暴露因素与疾病或结局之间的关系。队列研究是观察性研究的经典设计类型，是由"因"到"果"的研究，分为前瞻性队列研究、回顾性队列研究以及双向性队列研究，适用于医疗电子数据研究的主要为回顾性队列研究。

回顾性队列研究的研究对象是根据其在过去某时点的特征或暴露情况而入选并分组的，然后从已有的记录中追溯从那时开始到其后某一时点或直到研究当时为止这一期间内，每一研究对象的死亡或发病情况。

队列研究的优势主要有以下几方面：①时间方向清晰，能够区分暴露和混杂因素，还可以区分暴露和结局的关系；②能够得到各组间的发病率或风险率，可计算组别间比率的差值；③能够获得同一干预措施的多种结局；④证据等级较高，仅低于 RCT，位于证据等级金字塔的第二位。其局限性在于当研究结局发生率较低时，将会非常耗时和耗费人力、物力及财力。

队列研究是医疗电子数据研究的主要设计类型，是根据是否有暴露因素自然形成分组，具有样本量大，研究时间长等特点。医疗电子数据样本量大，由于监测或医院病例连续纳入，研究时限长，有些监测会定期对患者进行随访，符合队列研究的设计需要。根据研究目的，按照研究结局指标分为暴露组与非暴露组。采用队列研究分析方法获得结果，其证据等级仅次于 RCT。

采用队列研究可以进行疾病危险因素分析、病证结合的证候规律探索分析、中西医联合治疗方案有效性评价及安全性评价、药物有效性分析、药物安全性研究等，如扶正类药物对化疗后患者血细胞的影响、清热解毒中药对白细胞的降低作用等。

近年来，注册登记研究（registry study，RS）越来越受到研究者们的重视，RS 的定义为"注册登记是一个有序的系统，该系统使用观察性研究的方法收集统一的数据（临床的或其他）来评估由某种疾病、状况或暴露的人群的特定结果，该系统服务于一个或多个预定的科学、临床或政策的目的"。定义中出现的"暴露"一词是流行病学概念，指接受某种诊疗措施或接触某些致病因子。从本质上来讲，RS 属于队列研究的一种。

在 RS 中，根据研究目的的不同，暴露包括使用药物、医疗器械、疾病与病情、治疗方案及过程、医疗卫生服务等，因此可将 RS 分为医疗产品（包括药品及医疗器械等）登记、健康服务登记、疾病或健康状况登记，也可以根据研究目的结合以上分类，作为综合性注册登记研究出现。换言之，RS 是对处于以上一种或多种暴露因素中的人群进行评价。

在 RS 的定义中，要点内容包含以下几方面：①研究类型为观察性研究；②数据收集由研究目的决定；③收集的数据内容统一；④数据收集方式一致；⑤数据收集内容为来源于患者临床实际的数据；⑥采取主动收集数据的方式。

AHRQ 于 2010 年发布的《评价患者结局注册登记指南（第 2 版）》中，对 RS 研究的目的进行了阐述，主要有：①描述疾病的自然史；②确定临床实际效益或成本效益；③评估医疗产品、医疗服务的安全性或风险；④评价或改善医疗质量；⑤开展公共卫生监测；⑥开展疾病监测。RS 不仅可以作为安全性评估手段，还能够为临床实践、患者转归以及比较效益等方面提供真实世界研究的结果。在研究设计中，RS 可以仅有一种研究目的或同时具有多种目的，以最急需解决的问题作为主要目的，其他作为次要目的，并以主要研究目的设置结局评价指标，研究要紧紧围绕主要研究目的开展。

选择登记病例时，根据研究需要，可以是目标人群中全部或几乎所有的对象，也可以是其中的一个样本（由抽样获得的人群，可代表目标人群特征）。以描述性研究为目的的 RS 可不设置对照组。RS 通常具有样本量大、数据收集范围广（许多研究为全球性登记）、研究时限长、收集的信息量大等特点。

医疗电子数据来源中，如传染病监测数据库、慢性疾病监测数据库等，均为针对某类特定人群建立的，同时数据具有连续性、大样本的特点，与 RS 定义相符，因此可采用 RS 设计，开展疾病研究或药品研究。

二、巢式病例对照研究

巢式病例对照研究（nested case-control study，NCCS），又称套叠式病例对照研究或队列内病例对照研究，是将病例对照研究和队列研究进行组合后形成的一种新的研究方法，即在对一个事先确定好的队列进行观察的基础上，再应用病例对照研究（主要是匹配病例对照研究）的设计思路进行研究分析。这一设计方案于 1973 年由美国流行病学家 Mantel 最早提出。

其研究对象是在队列研究的基础上确定的，以队列中所有的病例作为病例组，再根据病例发病时间，在研究队列的非病例中随机匹配一个或多个对照，组成对照组，比较两组间的暴露差异。由于巢式病例对照研究是在队列研究的基础上设计和实施的，因此也有前瞻性、回顾性、双向性三类。

NCCS 的主要特点为：①暴露资料在疾病诊断前收集，选择偏倚和信息偏倚小；②病例与对照来自同一队列，可比性好；③可计算发病率，统计和检验效率高于病例对照研究；④样本量小于队列研究，节约人力、物力；⑤符合因果推论要求，论证强度高。由于 NCCS 是在队列研究基础上进行的，其证据等级与队列相同，也为二级证据。除此之外，应用于医疗电子数据中还可解决两组之间比例不均衡问题。

应用 NCCS 的首要原因是它只需收集那些被选为研究对象的而不是全队列的完整资料，从而减少了资料收集所花费的人力、物力。队列研究在确定暴露因素与疾病的因果关系上能为人们提供直接的证据，比病例对照研究更具有说服力。其次，随着时间的推移，研究工作的开展和深入，一项队列研究很可能要增加原设计中没有的某一暴露或混杂因素的内容，NCCS 能妥善解决这一问题。最后，应用 NCCS 能避免那些与时间关联自变量的计算问题。

在 NCCS 设计中，病例仍然是全队列中的所有病例，而对照则是在相应时效时间上的危险集内选出的很少一部分非病例。除了这种时间配比外，较常考虑的配比因素是性别、年龄，此外还要根据具体情况对混杂因素进行配比。例如，研究吸烟与肺癌的关系中，除可以选择性别和年龄作为配比因素，由于癌症可能具有遗传性，因此肺癌家族史可能是一个混杂因素，也可以选择肺癌家族史作为配比因素。

需要注意的是，采用 NCCS 设计对照组时要从同一队列中相同时期的患者中选取，如从队列基线中直接选取，那么可能忽视时间因素对于结局的影响，对干预措施的评价可能产生偏倚。另一方面，虽然采取匹配的方式可控制混杂从而提高统计效率，但是在 NCCS 研究中匹配因素一般应选取对研究结局影响较大的因素，匹配后，对于匹配因素对研究结局的影响将无法评估，如果将与治疗结局关联较强的因素作为匹配因素，有时可能反而降低统计效率。比如探讨降压药对血压的影响，年龄可能是个重要的因素，如以年龄作为匹配因素，则无法评价年龄这一因素对血压的影响。因此在进行匹配时，对于匹配因素要进行评估，权衡利弊后谨慎选择。匹配因素也不适宜选择过多，否则限制过多可能难以获得足够的对照组。

基于 HIS 数据，采用 NCCS 可以进行药物的安全性研究，某些疾病的理化指标变化研究等，如某种中药注射剂疑似过敏反应研究，将使用这种中药注射剂的全部患者作为队列，将发生疑似过敏反应的患者作为病例组，以性别、年龄作为配比条件，以随机抽样的方式在符合条件的未发生过敏反应的患者中按照 1:4 比例抽取对照组，并采用 Logistics 回归分析获得发生疑似过敏反应的影响因素。

三、处方序列分析

处方序列分析（prescription sequence analysis，PSA）是药物流行病学的设计类型，由 Petri 在文献中加以介绍，是一种依据药品处方记录来检测药品反应的研究方法，主要用于研究药品的不良事件（adveme event，AE）。

PSA 方法的使用要求基于现有的、完备的处方记录数据库来实现，当某些药物的 AE 本身是其他药物使用的指征时可以使用。因为在这种情况下，患者的处方药物记录会显示出某种特定的药物使用先后序列（顺序），在大量的处方记录数据库中表现出特定的频率分布，比如药物 1 和药物 2，其中药物 1 是最初处方的药物，产生了某种 AE，而这种 AE 需要药物 2 来治疗，这样在数据库中两种药物的使用频率分布就会发生变化，根据药物频率的变化确定哪些患者发生 AE，从而对其特征或治疗进行研究。

可利用 HIS 数据采用 PSA 开展某些中成药发生 AE 的研究。药品 AE 属于小概率事件，在药品上市前由于样本量限制而难以发现，因此需要进行上市后的研究。HIS 中记录了大量来源于真实世界研究的临床诊疗数据，完整记录了患者住院期间的所有用药信息，但并未记录患者是否发生了 AE，如当患者使用某种中成药时发生过敏反应时，可能使用地塞米松注射液进行治疗，从时间上存在序列关系，符合 PSA 的使用条件，因此适宜采用此种方法进行分析。

PSA 作为 AE 研究的一种类型，较其他药物流行病学研究方法耗时少且经济，研究结果外推性更好。但是本研究结果也存在局限性，由于属于回顾的观察性数据，偏倚与混杂会对结果造成一定影响。

四、其他设计类型

除以上设计类型外，还可采用病例-队列研究、病例-交叉设计、病例-时间-对照设计、自身对照的病例系列设计，各种设计类型分别有其优缺点，可根据研究问题及研究目标选择适宜的设计类型。

利用医疗电子数据开展研究时，针对医疗电子数据的特点，适当选择正确的研究设计类型，能够为临床提供高等级的研究证据。处方序列设计与以上几种设计类型有所不同，是药物流行病学特有的设计类型，是由于难以直接获得研究对象，但是有完整的处方记录的情况下产生的一种回顾性设计类型，主要用于药品的 AE 研究，更加适用于利用 HIS 数据开展药品 AE 研究。

总之，无论选择何种设计类型，均应充分考虑数据的特点，根据研究问题和假说，选择适宜的设计类型，从而获得真实准确的研究结论。

（杨　薇）

第三节　研究方案制订的关键要素

开展真实世界研究，通过结构化研究问题，制定明确的研究目标，选择适宜的设计类型，另一个重要步骤就是制订研究方案，为使方案科学、合理、可行，本节详细介绍研究方案制订的各个关键要素。

一、研究题目

研究题目是对一项研究的高度概括，通过研究题目应该能够了解研究的问题、研究对象、研究的设计类型、结局指标等内容，好的研究题目应该使读者在最短的时间内获得研究的主要内容。在制定研究题目时应具有创新性，研究题目不宜过大，以准确、简洁、具体、新颖、生动的表述展示研究的主题，最多不应超过 40 个汉字（包括标点符号）。以"PICO＋设计类型"结构化研究题目，如"清热解毒类中成药对慢性乙型肝炎患者谷丙转氨酶、谷草转氨酶降低率影响的队列研究"、"活血化瘀中药注射剂对瘀证与非瘀证冠心病患者凝血指标变化率影响的队列研究"等，而不能单纯用"中药治疗肝炎的研究"、"中药对冠心病凝血指标影响研究"等内容模糊说明。

二、研　究　背　景

研究背景是指一项研究的由来、意义、环境、状态、前人的研究成果，以及研究目前所具有的条件等，此部分内容在确定研究问题与研究目标过程中进行，在研究方案制定中应详细说明，有利于方案制定中保证研究的先进性与可行性，也有利于方案执行者对研究目的与研究内容有更加明确的认识。

研究背景无需长篇大论，需要对前期获得的资料进行概括与总结，选择与本研究有密切关系且有影响力的观点进行说明，重点描述结论性内容，对于有争议的内容进行说明并表明观点。研究背景可从两个方面进行说明：

1. 该项研究的现状及趋势。尽量说明目前的研究水平和存在的问题，揭示研究的方向和突破口。

2. 研究的重要意义和实践价值。对研究的意义要具体、客观，不说大话、空话和假话。

三、研　究　目　的

研究目的是研究问题的具体体现，是努力的方向与目标，需要直接、明确、具体地表达，希望通过研究获得什么结果或解决什么问题。有时在研究目的中可加入研究的意义，说明为什么开展本研究，努力的价值与作用，可能是潜在的、长远的、影响面较大的，研究完成后有哪些收获与作用。撰写研究目的时，忌讳将研究背景、研究方法等内容写入研究目的，描述冗长，造成研究目的不突出等。

仍以"清热解毒类中成药对慢性乙型肝炎患者 ALT、AST 影响的队列研究"为例，如撰写该研究目的时表达为"乙型肝炎对人类健康有极大的威胁，其中慢性乙型肝炎占据了大部分，中药对乙型肝炎有很好的治疗作用，据报道清热解毒类中成药对慢性乙型肝炎有很好的治疗作用，因此本研究利用医院电子医疗数据，采用队列研究的设计类型，对慢性乙型肝炎住院患者使用清热解毒类中成药前后肝功能检测 ALT、AST 的变化进行分析，从而了解清热解毒类中成药的疗效，为慢性乙型肝炎的中医药治疗提供证据。"在以上研究目的表述中混入了研究背景和研究方法，难以直接了解研究的最主要目的，可修改为"了解清热解毒类中成药对慢性乙型肝炎患者 ALT、AST 的影响"，其他内容可在研究背景或研究方法中详细说明。

四、研　究　方　法

研究方法主要反映一项研究要"怎样做"，是对研究目的的具体化。根据研究目的，选择研究方法。列出希望具体解决的问题，主要采用的研究方法，有的课题需要采用几种研究方法，同一课题可以采用不同的研究方法。结合医疗电子数据特点，研究方法主要包括以下几方面。

（一）数据的纳入与排除标准

任何研究都要有明确的纳入和排除标准，同时要说明纳入及排除的研究时段和研究方案的制定日期。研究者要努力确保所有研究对象都采用同一时段的标准。当无法满足同一时段时，需慎重评价不同时段治疗组的差异。需要注意的是，制定纳入和排除标准只能利用基线可获取的信息而不能参考随访时的信息，否则会由于时间差异产生偏倚。另外，纳入、排除标准的严格程度与研究结果的外推性成反比，但与研究的内部真实性成正比。如纳入、排除标准严格，那么研究结果外推性较差而内部真实性较好，反言之，纳入排除标准较宽泛，则研究结果内部真实性较差而外部真实性较好。

根据研究目的不同，医疗电子数据来源不同，注定对于数据的纳入与排除标准设定方式不同。如研究数据为前瞻性，那么在研究前就应该对于采集的数据设定明确的纳入与排除标准，从而保证研究数据的质量。如采用回顾性数据，如 HIS 数据，由于在分析前未对数据采集进行预先设计，因此需要根据研究目的设立明确的数据纳入与排除标准，如选择的研究对象、患者合并疾病及合并用药的限制、患者病情的选择，甚至对于实验室检查结果都要进行限定，从而保证研究人群既具有一定的同质性，又具有真实世界的代表性。因此应结合研究目的，选择适宜的纳入与排除标准，但是需要注意的是，设定纳入与排除标准不宜过于严格，否则将会损失真实世界研究数据的优势。

（二）选择适宜的设计类型

根据研究目的，结合医疗电子数据特点选择适宜的设计类型，如队列研究、NCCS 等，具体设计类型已在第二节中详细说明，此处略。

（三）对照的选择

在真实世界研究中，对照的选择会直接影响研究结果的有效性、临床解释与外推，因此选择恰当的对照十分必要。对照组人群不仅应该反映具有临床意义的治疗决策，还应基于研究问题对其进行选择。为保证研究结果的有效性，需要认识到对照组的影响，以及可能引入的潜在偏倚。

根据研究目的与研究目标，对照组的干预措施可能包括药物、手术、医疗和辅助器械及技术、行为改变策略以及健康服务的提供。在某些特定情况下可以选择不接受干预措施的对照、常规治疗对照、历史对照，以及来自其他数据源的人群作为对照组。

在选取对照组时，要明确所研究干预措施的适应证，尤其是干预措施有多种适应证时则需明确选择哪种适应证。确定适应证要明确疾病诊断、排除鉴别诊断，或同时满足两者。还需要确定不同干预措施的暴露时间窗，因为不同的干预措施起效时间往往是不同的，在研究方案制定之初即应加以明确。在确定研究人群、适应证以及对照组后，要考虑对照药物的剂量及强度，研究者需要对各研究组的药物剂量进行描述和评估。

（四）分析方法

依据研究目的以及医疗电子数据特点，可采用统计分析或数据挖掘的方法，此处需对分析方法进行详尽的说明，包括方法来源、采用的公式、分析的步骤等，同时应列出分析采用的软件及版本号。对于具体可采用的分析方法将在第四章第二节中详细介绍，此处不再赘述。

（五）结局指标

在制定研究结局指标时要重点考虑研究结果的适用范围以及采用本研究结果进行决策的人员。研究结局的选择要重点考虑数据来源，样本量大小、结合疾病的自然史、研究条件以及如何获取结局测量所需信息等多方面因素。对于研究结局主要可分为临床结局、经济学和资源利用结局两大类。

临床结局是真实世界研究最常用的一类结局，如疾病复发间隔时间、肿瘤患者生存期、不良结局发生（如高血压病发生脑卒中、死亡、心肌梗死等），也可采用中间替代指标（如血压值的变化、血脂水平等），还可采用某些主观评价指标（如患者报告结局、临床医生报告结局、观察者报告结局等）。这些结局指标可以单独采用，也可采用多个结局指标，最终形成复合结局。

经济学和资源利用结局是从社会角度来看待医疗问题，可采用的指标包括医疗费用、卫生资源利用、质量调整生命年、伤残调整寿命年等。

在研究方案中明确列出研究的主要结局指标和次要结局指标，对临床结局或经济学和资源利用结局进行明确定义，描述如何使用已验证的患者报告结局测量工具，指出可能产生的偏倚，并提出使偏倚最小化的方法。对于医疗电子数据的利用来讲，所选择的结局指标一定为医疗电子数据中有的指标，或者通过处理能够获得的指标。

（六）亚组分析

RCT 通常会排除那些导致治疗效应异质性的研究对象，降低了人群异质性，减少研究结果的变异，这增加了研究结果的内部真实性，却也限制了研究结果的外推。观察性研究是为了描述干预措施在真实世界研究的疗效，因此纳入标准通常较为宽泛，纳入比 RCT 更为广泛的研究对象。这一方面增加了研究结果的外推性，另一方面也增加了治疗效应异质性的可能性。但是观察性研究存在的各种偏倚与混杂可能导致研究结果偏离干预措施的真实疗效，可采用亚组分析的方式检验质量效应的异质性。

区分亚组的变量必须为真正的协变量，即在研究对象接受干预之前确定好的变量或已知不会受到干预措施影响的变量，那些因干预措施而改变的变量则不是协变量。常见的几种重要的亚组变量包括：①人口学变量（如年龄）；②病理生理学变量（如脑卒中后的病程、稳定或不稳定型心绞痛）；③伴随疾病（如高血压合并肾疾病）；④共同暴露（如同时服用阿司匹林和 β 受体阻滞剂）；⑤遗传标志物（如结直肠癌中 K-ras 基因位点突变与西妥昔单抗的交互作用）。一般来说，年龄和性别是必须要考虑的，年龄分组标准较为多样，因此需要事先确定。此外，当有较为合理的流行病学或生物学机制的证据提示其他亚组变量可能与干预措施存在交互作用时，其他亚组变量也应考虑。

在制定研究方案时，研究者需要事先确定好亚组的分组及统计分析方案。若存在显著的交互作用，则研究者应分别报告各亚组的治疗效应，并对其临床意义进行讨论；若无显著交互作用，则研究者应报告平均治疗效应，并结合其他研究对可能的原因进行讨论。解释性亚组分析应在文中明确标明，相应的分析结果不呈现在研究报告的摘要中。鼓励研究者使用森林图来报告描述性亚组分析的研究结果。

五、技术路线图

技术路线图是一个过程工具，帮助识别研究的关键技术，以及获得执行和发展这些技术所需的项目或步骤，应用简洁的图形、表格、文字等形式描述技术变化的步骤或技术相关环节之间的逻辑关系。

它能够帮助使用者明确研究的方向和实现目标所需的关键点，理清方法和结果之间的关系。它包括最终的结果和制定的过程。技术路线图具有高度概括、高度综合和前瞻性的基本特征。

技术路线图需要以流程图的模式简洁、明了表现研究的全部过程，因此能够清晰的绘制技术路线图也能够表明研究是否能够顺利完成。如图 2-1 为利用 HIS 数据开展疾病或药物评价的技术路线图。

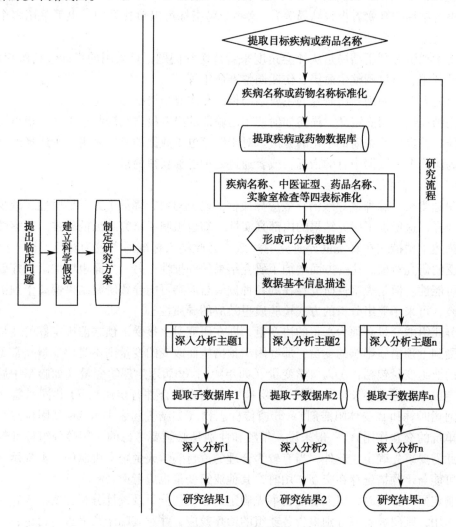

图 2-1　基于医疗电子数据研究的技术路线图

六、预 期 成 果

在制定方案时即需对预期达到的目标与成果有明确的认识，预期目标与研究目的须对应，要能够解决研究的临床问题，证实科学假说，首尾相顾，从而完成一份完整的科学研究。预期的成果是疾病和药品在真实世界里的应用情况，可以是疾病发病规律、用药方案、剂量与用法用量、证候分布规律、使用临床实践指南等，药品有效性、安全性、经济性、合理用药、联合用药等研究报告。

通过以上研究方案中涉及的题目、背景、目的、研究方法等关键问题的详细说明，对研究方案的制定能够起到一定的指导作用，但是在方案制定中还会有更多具体的问题出现，此时可参考临床流行病学、药物流行病学以及相应的指南，从而设计出符合真实世界研究特征的临床研究方案。

（杨　薇）

第四节　医疗大数据的来源与特点

利用医疗大数据开展真实世界研究，特定的研究问题需要特定的数据类型。因此，了解各类大数据的特点，并根据研究目的选择适合的数据至关重要。本节简要介绍各类数据的特点和在选择数据时要注意的相关问题，重点从大数据的高维度、大量混杂和缺失等角度阐释如何合理利用数据，从而保证研究结果的科学性。

一、医疗大数据的来源

真实世界研究数据中有针对特定研究目的收集的数据，但耗费的时间长，花费高。也有没有事先设计的 HIS 数据，利用这样的数据开展研究具有样本量大、不断更新、研究时限长、评价指标多、研究成本低的特点，但是这样的数据在回答研究问题时处于次要地位，在某些情况下甚至不适宜进行真实世界研究。因此临床研究中更多的时候是使用两者相结合的办法进行数据采集。

（一）针对特定研究目的收集的数据

基于医院或社区的原始数据开展的病例对照研究，可以获得有关复杂疾病的药物-疾病关联评价信息。而罕见病研究往往需要联合几个国家获得大样本基础人群和临床专家深入评估个案而实现。某些情况下，这种既有的病例对照监测网络可用于信号生成和鉴别的特定研究中。由国际制药工程协会（international society for pharmaceutical engineering，ISPE）发布的《优良药物流行病学规范（good pharmacoepidemiology practices，GPP）指南》和国际流行病学会（international epidemiological association，IEA）发布的《流行病学实践指南》（good epidemiological practice guidelines，GEP），提供了开展前瞻性的基于患者研究的相关指导建议。

监管机构在批准药品上市时有时要求开展患者注册登记研究，以进一步确定临床疗效，并监控其安全性。注册登记是一种可取的设计类型，例如，以某种数据源为结构开展研究，通过某种疾病诊断（疾病注册登记）或某种药物处方（暴露注册登记）的选择，而进入该数据源开始研究。在有关疾病流行病学和风险最小化研究领域，药物流行病学的调查在不断增加。这样的调查需要抽样策略，允许外部有效性和最大化的应答率。当然RCT 也是原始数据采集的一种形式。

在过去几年，欧盟委员会一直在大力鼓励和资助跨国合作的药品安全性研究。资金支持成为需要克服各国之间数据共享障碍的基础。网络化意味着研究者之间的合作，这是基于信任、与人分享的意愿，并最大限度地发挥专长优势。从方法学角度来看，数据网络有许多优点：①通过研究人群的规模增大，数据网络可以缩短获得所需样本的时间，便于罕见事件研究，加快药品安全性问题的研究；②跨国的药物暴露的异质性可供研究更多的单个药物的效果；③跨国研究可提供一些有关某种药物在一些国家是否存在安全性问题及其不同国家存在差异原因的额外信息，从而为监管机构和药品生产企业提供重要信息；④来自不同国家的专家参与数据库中和研究实践中的病例定义、术语、编码，这将有利于增加不同观察性研究结局的一致性；⑤数据的共享要求数据分析的精确和透明性以及数据管理标准的统一。

ADR 的自发报告仍然是药物警戒的基石，主要从包括医疗人员、医学文献、特别是近来直接从患者收集信息。Eudra Vigilance 是欧盟可疑 ADR 报告和评价的数据处理网络和管理系统，它处理个案病例安全报告（individual case safety reports，ICSRs）的电子交换，早期发现可能的安全信号，并持续监测和评价报告 ADR 有关的潜在安全性问题。

随着使用诸如 Eudra Vigilance 大型电子数据库系统地收集 ICSRs 的增加，使得数据挖掘和统计技术在检测安全性信号中得以应用。自发 ADR 报告系统有众所周知的局限性，已知或未知的外部因素可能影响报告率和数据质量。ADR 数据在使用上可能是有限的，由于缺乏对某些事件发生频率的准确量化或对于其发生的危险因素不能明确，导致了 ADR 报告在利用上存在局限性。出于这些原因，现在一致公认，任何源于自发报告数据中的信号在进一步探讨之前需对其进行临床验证。

（二）日常医疗电子数据

HIS 是指"利用电子计算机和通讯设备，为医院所属各部门提供病人诊疗信息和行政管理信息的收集、存储、处理、提取和数据交换的能力，并满足所有授权用户的功能需求"。HIS 目前应用于我国各级医疗机构中，三级甲等医院基本普及 HIS，县级医院中 HIS 覆盖率也达到 60%。HIS 数据包含医院日常诊疗信息、医疗管理信息等，主要包括门诊记录、急诊记录、住院信息、诊断信息、实验室检查信息、影像信息、药物使用信息、随访信息、手术记录、费用信息等。根据记录的信息量，我国每天产生的 HIS 数据将以 TB 甚至 PB 计算，长年积累的数据量更加庞大，是医疗大数据的典型代表，这些信息是患者就诊过程的全部真实记录，以信息化手段被详细记录下来，是疾病诊疗最真实、最基本的数据，与疾病或治疗关系最为密切，将这些数据进行整合分析，能够发现隐藏其中的大量具有重要医学价值的信息。

（三）医疗保险数据

医疗保险数据是获得保险报销过程中重要的一环，目前医疗保险已经覆盖了我国大部分人口，因此，其中所包含的数据也可以用于真实世界研究。对于医疗保险有不同类型的数据库，如我国的省级医保、市级医保、生育保险、大病保险、个人医保等。医保数据具有覆盖面较广、数据记录详细、数据具有可追踪性、监管力度大、质量较高等优点，但是，缺点在于目前我国各类医保系统独立运行，医保数据还无法实现联通与交换，而将医保数据用于研究目的，尤其将医保数据库进行合并开展研究，编码的正确性就变得十分重要，否则对于某些内容则无法进行合理利用。

（四）医疗卫生服务平台数据

基于医疗电子数据化发展，我国目前已建立了各类医疗卫生服务平台，在建立标准医学数据库基础上，通过互联网传输，分别设立了在线的医学影像中心、电子健康档案中心、远程医疗信息共享系统，通过开展交互式诊断及管理系统，实现多个医疗机构资源互通与共享。其中国家卫生综合管理平台在刚刚开始运营阶段，已经采集并存储了突发公共卫生事件 20 万余条、传染病信息逾 5 千万、建立了 5 百万人的电子健康档案、存储新农合数据近 4 千万条、保存了 1 千万人的医疗数据。医疗卫生服务平台通过整合各类医疗资源，存储了海量医疗电子数据，为临床研究提供了新的数据来源。

（五）大样本临床医学研究或监测大数据的再次利用

医学的发展离不开临床试验，药品上市前有I期、II期、III期临床试验积累的研究数据，药品上市后有IV期临床试验以及上市后再评价研究所获得的研究数据，大型疾病研究中的随机对照试验数据、大型队列研究数据、注册登记研究试验数据等。其中有些研究数据量可能达到几万例甚至数十万例，较其他数据类型可能具有更加丰富的信息。对于这些数据应进行二次挖掘，或与其他来源的医疗数据资料相关联，将极大地扩充研究的信息量，同时由于这类临床试验数据是专为某项研究而收集，数据质量较高，更利于知识的发现。

（六）公共卫生普查数据

我国开展过大量的疾病普查工作，如对24万余例恶性肿瘤患者的普查、近49万例鼻咽癌患者的普查、对11万余例妇女疾病普查等，通过普查积累了海量的医疗数据，信息收集方向明确，方法固定，通过分析与挖掘这些数据可以获得大量信息为临床提供参考。

二、医疗大数据的特点

医疗大数据的特点主要表现为大量的混杂偏倚、缺失和数据的准确性不足。基于医疗大数据的真实世界研究不同于严格设计的临床试验，它要求最接近临床实际诊疗记录，而临床实际上患者往往身患数种疾病，用药也一般以多药联用的形式出现，更有患者心理、社会环节、自然气候环境等的影响，这些都会造成混杂偏倚。事务型系统是真实世界研究重要的数据来源，而数据缺失是重大问题之一。数据缺失产生于多个方面。首先，事务和科研的考察指标不同。以医院信息系统为例，医院的医疗事务主要考察收治病人的规模，营业的收入，以及医疗行为的规范性等；而科研关注疾病的诊断治疗、药物的使用情况，以及治疗的结果。为保证科研的客观性和真实性，一般的科研都设计了严谨的结局指标，而这种指标往往很难在事务型数据中找到。其次，由于临床医生医疗事务繁忙，事务型系统设置的许多数据项目也会出现缺失。医生认为对于医疗事务不重要的项目、认为测试结果正常或常见的时候都可能会漏报。另外，一些连续型变量可能会被人为改为离散型或等级变量，如年龄写为"成人"。最后，数据重构和标准化也会导致某些项目缺失。真实世界研究的事务型数据往往来自不同的数据系统，因此数据结构等方面会有较大差别，如果要合并分析，则需要构建统一的数据仓库，其中涉及数据的重构和标准化。数据项目不同的系统，在数据重构过程中，许多数据就会缺失。

前瞻性临床试验的数据采集一般都有严格的质量控制，比如双录双核、差异校验等。而基于医疗大数据的真实世界研究中大量采用的回顾性数据在采集时则往往没有这方面的保障措施，因此其数据的准确性相对于前瞻性临床试验数据大有不足。分析真实世界研究数据时，时常会发现年龄数百岁、住院数十年的患者。另外，事务型系统的特点从设计上就导致了它在某些项目上的不准确性。比如医院信息系统的结局指标可以从治疗结局（痊愈、好转、无效、死亡）、实验室指标变化、住院时间长短、用药情况等近似地获知，然而这些近似的指标远远称不上准确，它们都是多种因素综合作用的结果，而且要么很不客观（如治疗结局），要么缺失严重（如实验室指标），要么与真正的结局间隔了好多环节（如住院时间长短或用药情况等）。

（一）偏倚和混杂的主要来源

真实世界研究中，可能的偏倚和混杂包括：

1. 暴露风险窗口（exposure risk window）　暴露风险窗口的选择可以影响风险比较。在 ADR 研究中，暴露风险窗口构成每个处方的使用天数。当每个暴露风险窗口只覆盖本期间潜在超量风险时，为理想设计时机。与药品有关的风险时间取决于药物使用时间以及药物毒性反应发生和持续时间。如某种药物连续使用 14 天可能出现肝毒性或者肾毒性，而在开展真实世界评价时观察时限超过 14 天则出现肝毒性或肾毒性的几率变大，因此处方风险窗口的选择，可以影响暴露风险的估计。风险窗口应被验证，或应进行敏感性分析。

2. 未亡时间偏倚（immortal time bias）　流行病学中的"未亡时间"是指特定期间未见死亡（或决定终结随访的结局）的队列随访时间。当进入队列和首次出现暴露的日期之间的间期被错误分类或简单地被排除且在分析中未考虑时，未亡时间偏倚就会发生。如评价某种治疗措施的临床疗效，这种治疗措施对患者的真实远期疗效可能不尽如人意，但患者进入队列开始观察到使用这种治疗措施进行治疗期间相隔了一段时间，而这段时间在评价治疗措施时被忽略，那么可能夸大这种治疗措施的远期疗效，这种结果可能由于未亡时间偏倚所造成。因此，对于获得出乎意料的有益效果的观察性研究，应警惕这种偏倚的存在。在利用电子数据库开展评价药物效益的观察性研究时，必须进行正确的设计和分析，以避免未亡时间偏倚。

3. 易感人群偏倚（depletion of susceptibles）　是指坚持用药的人群具有高耐受性，而那些容易遭受 AE 的患者则选择处于危险人群之外的效应。如开展药物安全性评价研究，纳入的患者常常能够坚持服药以保证随访的顺利完成，但是这类患者由于经常服药，对药物具有很好的耐受性，不易出现 ADR。反之，某些患者可能是由于易出现 ADR 而较少服用药物，但这类患者可能被认为难以实现随访而没有被纳入研究中，因此，造成高估药物的安全性。既往使用某药应被作为使用该药发生某事件相关联的非实验风险评估条件下的潜在风险调节。

4. 适应证混杂因素（confounding by indication）　是指如果特定的高风险或不良预后是实施干预的适应证，那么现有结局参数外部的决定因素就成为了一种混杂。这意味着病例组和对照组之间的医疗差异可能部分源于干预适应证的差异，如特定健康问题存在的危险因素。潜在的适应证混杂可以通过适当的分析方法处理，其中包括分离不同时间用药的疗效、不可测混杂因素的敏感分析、工具变量（instrumental variable，IV）和 G-估计（G-estimation）。

5. 药物/暴露原始反应偏倚（protopathic bias）　是指使用某种药物（暴露）治疗某种疾病（结局）时，发生了某种新诊断症状，并将其判断为该药所导致的某种原始反应。例如，使用镇痛药治疗由一个未确诊的肿瘤引起的疼痛，可能会导致镇痛药引发肿瘤的错误结论。因此，药物/暴露原始反应偏倚反映了原因和效应的倒置。

6. 不可测的混杂因素　大型医疗数据库经常被用来分析处方药和生物制剂非预期的效果，其混杂因素的测量由于需要临床参数、生活方式或非处方用药方面的详细信息而无法完成，进而引起残余混杂偏倚。针对这种使用医疗数据库的药物流行病学研究中的残余混杂因素的分析，国外学者采用了较为系统的敏感性分析方法，认为敏感性分析和外部调整有助于研究者理解在流行病学数据库研究药物和生物制品的影响因素。

（二）处理偏倚和混杂的方法

1. 新用药者设计（new-user designs）　大多数观察性研究以纳入现行用药者（即在

随访研究开始前已治疗一段时间的患者）为主，这种形式可能会导致两类偏倚。一是现行用药者是初期药物治疗的"幸存者"，如果风险随着时间推移变化，可能导致主要偏倚；二是药品使用者在进入研究时的协变量往往不可避免地受到药物本身的影响。新用药者设计有助于避免调整因果路径上不同因素时可能导致混杂的相关错误。

2. 自身-对照设计 病例-交叉研究（case-crossover studies）和病例-时间-对照研究（case-time-control studies）对于研究短暂暴露-即时效应特别适合，且不易受到适应证混杂因素的影响。病例-交叉研究使用每个病例的暴露史作为自身对照，可以反映暴露与即时效应的时间关系。这种设计通过慢性适应证等稳定特性消除个体之间的混杂。病例-时间-对照设计是病例-交叉设计的一个更高层次的改良，它从传统对照组的暴露史数据来估计和调整处方时空变化中的偏倚。然而，如果未能很好地匹配，对照组可能会重新产生选择偏倚。在这种情况下，病例-病例-时间-对照（case-case-time-control）方法可能有所帮助。自身对照病例系列（self-controlled case series，SCCS）方法产生于研究短暂暴露（如疫苗）和 AE 之间的关联研究中。将每个病例给定的观测时间划分为对照期和风险期，风险期定义为暴露过程中或暴露后，然后比较在对照期和风险期的发病率。其优点是那些不随时间推移而变化的混杂因素（如遗传学、地理位置、社会经济状态）都是可控的，即使在高度暴露的人群中亦可进行风险评估。

3. 疾病风险评分（disease risk scores，DRS） 控制大量混杂因素的方法之一是构建一个多变量混杂因素的综合评分，将潜在的混杂因素汇总为一个分值。其中一个例子是DRS，其估计在未暴露条件下疾病发生的概率或率，然后估计暴露与疾病之间的关联性，从而对单个协变量进行疾病风险评分的调整。如果结局是罕见的，DRS 便较难估计。

4. 倾向性评分（propensity score，PS） 药物流行病学研究中使用的数据库通常包括面向医疗服务提供者的处方用药记录，从中可以构建潜在混杂因素（药物暴露和协变量）的替代测量方法。逐日跟踪这些变量的变化往往是可行的。尽管这些信息是研究成功的关键，但其数量为统计分析带来了挑战。PS 将大量可能的混杂因素综合成为一个单一的变量（得分），这和 DRS 类似。暴露倾向性评分（exposure propensity score，EPS）是指暴露条件概率（暴露于给定观察协变量的治疗措施下的概率）。在队列研究中，匹配或分层处理和比较受试者的 EPS 趋向于平衡所观察到的所有协变量。然而，与治疗方法随机分配不同的是，PS 不能平衡未观测的协变量。除高维倾向性评分（high-dimensional propensity score，hd-PS）外，与传统的多变量模型相比，在研究者可识别的混杂因素调整方面，虽然在大多数情况下 PS 模型不具有任何优势，但仍然可能会获得一些益处。PS 方法可能有助于探索治疗的决定因素，包括年龄、衰老和合并症，可以帮助识别与期望相反的治疗个体。PS 分析原理的优势是在暴露不罕见而结局罕见的情况下，可以调整大量的协变量，这是药物安全性研究中经常遇到的情况。

5. 工具变量（instrumental variable，IV） IV 方法是在 70 年前提出的，但最近才被应用于流行病学研究。其中 IV 校正法在很多情况下具有应用价值。即使 IV 假设有问题，校正仍然可以作为敏感性分析或外部调整的一部分。然而，当假设非常有说服力时，在实地试验和获得效度或信度数据的研究中，IV 方法可以作为分析中一个完整部分。《安全性和有效性比较研究中的工具变量方法》是药物流行病学中 IV 分析的一个实用指南。IV 分析的一个重要局限是弱工具（IV 和暴露之间的微小联系），会降低统计效能和有偏 IV

估计。

6. G-估计　G-估计是一种类似于 IV 的方法，该方法主要评估随时间变化的治疗措施的联合效应。边际结构模型（marginal structural models，MSM）是 G-估计的替代性方法。与 G-估计相比，MSM 方法具有两大优势，一是虽然对生存时间结局、连续变量结局和分类变量结局有用，logistic G-估计在估计二分类结局治疗效果时却有诸多不便，除非结局是罕见的；二是 MSM 与标准模型类似，而 G-估计不是。

除了上述方法，在研究设计时运用传统和高效的方法来处理随时间变化的变量，如评估时间变化的暴露窗口的 NCCS 应予以考虑。

真实世界研究的最大优势在于它可以为真实临床环境下中医药干预措施（中药、针灸等）有效性和安全性提供更多的证据。设计严格的真实世界研究，可以用来作为对 RCT（特别是 ERCT）研究的补充，去检验一种已经认为有效的中医药干预措施（中药、针灸等）在基于广泛人群真实医疗实践中的有效性和安全性，这正是中医药临床研究所迫切需要解决的重要问题。

（杨　薇　田　峰）

参 考 文 献

1. Velentgas P, Dreuer NA, Nourjah P, et al. Developing a Protocol Agency for Observational Comparative Effectiveness Research：A User's Guide. AHRQ Publication No. 12（13）-EHC009. Rockville, MD：Agency for Healthcare Research and Quality；January 2013. www. effective healthcare. ahrq. gov/Methods-OCER. cfm.

2. 胡瑞峰，邢小燕，孙桂波，等. 大数据时代下生物信息技术在生物医药领域的应用前景［J］. 药学学报，2014，49（11）：1512-1519.

3. 刘英卓. 数字化医疗卫生服务平台体系研究［J］. 管理科学文摘，2008，15（Z1）：284-286.

4. 周光华，辛英，张雅洁，等. 医疗卫生领域大数据应用探讨［J］. 中国卫生信息管理杂志，2013，10（04）：296-300，304.

5. 廖星，谢雁鸣，杨薇，等. 将注册登记研究引入到中医药上市后再评价研究领域的意义［J］. 中国中西医结合杂志，2014，34（03）：261-266.

6. 杨薇，谢雁鸣. 美国 AHRQ《评估患者结局的注册登记指南（第2版）》解读［J］. 中国中药杂志，2013，38（18）：2958-2962.

7. 陶庆梅，詹思延. 处方序列分析与处方序列对称分析在药物流行病学中的应用［J］. 药物流行病学杂志，2012，21（10）：517-519.

8. 谢雁鸣，田峰. 中药上市后再评价关键问题商榷［J］. 中国中药杂志，2010，36（11）：1494-1497.

9. Clayton TC, Lubsen J, Pocock SJ, et al. Risk score for predicting death, myocardial infarction, and stroke inpatients with stable angina, based on a large randomized trial cohort of patients［J］. BMJ, 2005, 331（7521）：869-873.

10. Fröhlich GM, RedwoodS, Rakhit R, et al. Long-term survival in patients undergoing percutaneous interventions with or without intracoronary pressure wire guidance or intracoronary ultrasonograph icimaging：a large cohort study［J］. JAMA Intern Med, 2014, 174（8）：1360-1366.

11. Stone GW, Witzenbichler B, Weisz G, et al. Platelet reactivity and clinical outcomes after coronary artery implantation of drug-eluting stents（ADAPT-DES）：a prospective multicentre registry study［J］. Lancet,

2013，382（9892）：614-623.

12. 陈万青，张思维，郑荣寿，等. 中国 2009 年恶性肿瘤发病和死亡分析［J］. 中国肿瘤，2013，22（01）：2-12.

13. 邓洪，曾毅，梁建平，等. 488683 人鼻咽癌普查基本方案分析［J］. 肿瘤，2005，25（02）：152-154.

14. 朱秀彬，谢姣. 2001～2010 年海珠区 112344 例妇女病普查情况分析［J］. 中国社区医师（医学专业），2011，13（19）：344-346.

第三章

大数据真实世界研究的伦理学问题

数千年来，中医药学积累了丰富的临床实践经验和浩如烟海的古籍文献，但是按循证医学的相关标准，其证据级别相对较低，主要为2级，甚至3级以下的证据。因此，针对中医药领域需要解决的临床问题，如病因、诊断、治疗、预后等，开展随机对照试验研究，或者针对较成熟的治疗方案开展多中心RCT试验加以验证，对于中医药走向世界很有意义。但是以RCT为主的临床研究方法多基于群体性特征，强调基线均衡、控制混杂因素，然而对于中医来说，患者和疾病的这些个体化特征因素正是医生个体化辨证施治的关键。RCT研究方法难以满足中医临床辨证论治和个体化诊疗模式中以多维时空、多因素、非线性、复杂性为主要特征的临床研究的需要。

中医药学在整体观念的指导下，从人体功能状态入手，以人为中心、以临床实践为基础，从整体、动态和个体化的层面研究人体变化规律。在临床实践的过程中，以中医理论与先贤的经验为基础，在个人经验积累的过程中，逐步发现新的方法、新的认识，形成新的学术观点，继而被更多的学人所接受，并在实践中得到凝练和抽象，形成学术思想，再经学术流派等大量临床实践检验而升华，成为中医理论的组成部分。这种学术发展模式成为中医学由理念、研究切入点、方法学以及理论体系的内在规定性所决定的，不以人们意志为转移的"从临床中来，再回到临床中去"的阶梯递进、不断创新发展的临床研究模式和学科自身客观发展规律。

中医药学这种独特的临床研究模式与真实世界研究的理念相一致，而中医药学的临床特色和优势也可通过真实世界研究来彰显。尤其在大数据时代，中医药的真实世界研究更是大有可为。因此，按照循证医学理念与原则，基于医疗事务型系统、健康管理系统、可穿戴设备、医保等相关服务系统动态采集诊疗数据，构建数据仓库，借助大数据的存储和处理技术开展中医药真实世界临床研究，发现更加精细的个体化诊疗规律，对于发现和肯定中医药临床优势，提高中医药临床水平有现实意义。

大数据时代的中医药真实世界研究也给医学伦理学带来新的课题。这种研究是医学实践与医学发展的新形态，随着这种形态的扩展和深入，还可能成为临床研究的新常态。这种新常态会给医学伦理学带来哪些挑战，而基于医学伦理学的原则又应当如何关注哪些问题，开展哪些工作，这都是需要我们深入思考的问题。

第一节 医学临床研究的基本伦理准则

伦理学是医学临床研究中必不可少的部分，保护受试者是医学伦理学的核心内容。临床研究中，需使受试者全面了解研究的相关信息，并取得患者或受试者的知情同意，方可进行临床研究。

一、伦理学的发展是人类社会文明的进步

1946 年纽伦堡军事法庭正式审判因人体试验而犯下战争罪行的纳粹医生与纳粹官员，并于次年发表关于人体医学实验的十大声明即《纽伦堡法典》。该法典针对人体试验制定了十项具体的伦理原则，这是在国际范围内第一次系统地对人体试验相关伦理要求进行的完整表述，具有里程碑式的意义。

1948 年联合国教科文组织起草《世界人权宣言》以全面阐述现代人权并强调维护人权的必要性。其中第三条明确规定"人人有权享有生命、自由和人身安全"，第五条更进一步指出"任何人不能加以酷刑，或施以残忍的、不人道的或侮辱性的待遇或处罚"。《世界人权宣言》，设立的人权理想及其后在联合国层面建立的一系列人权保护机制为促进社会进步和尊重人的发展做出积极贡献。

1964 年，世界卫生组织在芬兰的赫尔辛基通过了《世界医学协会涉及人的医学研究道德原则的赫尔辛基宣言》（以下简称：《赫尔辛基宣言》），这是最早对具体的生命伦理问题进行规范的国际文件。其后相关的宣言与公约相继出台，包括：美国政府发表的《贝尔蒙报告》（1978），国际医学科学理事会的《国际医学组织理事会涉及人的生物医学研究国际伦理准则》（1982），欧洲委员会的《在生物学和医学应用方面保护人权和人的尊严公约：人权与生物医学公约》及其附加议定书（1997 年通过并于 1999 年生效），联合国教科文组织的《世界人类基因组及人权宣言》（1997）及《生命伦理及人权宣言》（2005）等。

这些法律法规的修订与完善为决策和应对医学伦理问题，提出一些基本行动原则，如倡导决策中的专业精神、诚实、正直和透明度，尤其是要公开所有的利益冲突并合理分享知识；尽一切可能最佳利用现有的科学知识和方法来应对生命伦理问题并定期加以审查；当事人、相关专业人员和全社会应当定期开展对话，进一步创造机会，开展知情的、多元化的公开辩论，使相关各方面都能自由发表意见。这些草案或宣言提出的知情同意、尊重、不伤害、自主、公正等基本原则成为开展医学研究公认的准则，为医学伦理学伴生的伦理、社会、法律问题和争端的解决提供了有力参照。

二、受试者保护是开展临床研究的核心
伦理学准则

人体生物医学研究是医学发展的前提和基础，受试者保护问题是医学临床研究的核心问题，并随着社会的发展和进步而日益得到应有的重视，开展医学临床研究遵循基本的伦理准则也日益得到世界各国的公认。

受试者保护是开展临床研究的核心伦理学准则，其目旨在确保人体医学研究的一切制度安排都围绕受试者权利保护进行，受试者利益高于一切。

（一）医学人体试验中受试者的风险

在医学实践和医学研究中，大多数干预措施都包含风险和负担。从受试者的权利享有来看，医学人体试验主要涉及受试者的生命权、健康权、尊严、完整权、自主决定权、隐

私权、个人信息保密及损害补偿权，其中大部分都是人人享有的基本权利。《赫尔辛基宣言》要求参与研究的医师采取一切必要措施保护受试者的这些权利，其第 11 条指出："参与医学研究的医师有义务保护受试者的生命、健康、尊严、完整性、自主决定权、隐私及个人信息的保密。"

医学人体试验是效能的试验，有效无效未可知悉，有无不良副作用或危险性也具有不确定性，因此人体试验具有一定风险性。受试者是医学人体试验的实际承受者，试验可能对受试者造成损害，这种伤害结果是不可预知的，受试者在医学人体试验中具有易受伤害性。美国国家生物伦理咨询委员会的一份报告中指出，"由于大多数医学研究的风险性与结果的不确定性，从某种意义上说，所有的受试者都属于弱势群体"。受试者，无论基于何种原因，他们为了医学发展而甘冒风险的奉献精神值得社会尊敬和肯定，因此受试者的权利问题应当受到社会更广泛的关注与保护。

（二）医学人体试验中受试者的权利

医学人体试验中应当保护受试者的生命权、健康权、尊严、完整权、自主决定权、隐私权、个人信息保密以及治疗权与损害补偿权。

1. 受试者的生命权　自近代社会以来，生命权就被人们普遍认为是一项自然权利。人的生命存在是人进行一切人类活动的前提和基础。医学研究的客体就是人的生命，人体试验是直接干预人的生命活动。在医学实践和医学研究中，大多数干预措施都包含风险和负担，可能影响和危害受试者的生命健康。生命权是人最为宝贵的权利，具有不可替代性，生命一旦丧失，就不可能再生。《赫尔辛基宣言》将保护受试者的生命权放在首要位置，规定参与医学研究的医师有义务采取一切有效措施保护受试者的生命安全。

2. 受试者的健康权　健康权是国际人权法及许多国家宪法所确认的一项基本人权。健康权指人人所享有和应当享有的保持躯体生理功能正常和精神健全不受任何伤害的权利，至少应包括劳动卫生权、医疗救治权、特殊人群健康权、医疗保障权、公共卫生权、健康损害救济权等内容。

医学人体试验的对象是人，人的身体，试验结果的不确定性使得人体试验可能对受试者的健康产生影响或造成侵害。在人体医学研究中，对受试者的生命安全及健康的考虑应高于对科学和社会利益的考虑，应当尽可能采取措施，使研究对受试者的身体及精神的损害降到最低，力求避免在肉体上和精神上的痛苦和创伤。

3. 受试者的人的尊严　人的尊严是人的第二生命。尊重人就是尊重他的选择与判断。人的尊严强调尊重人的理性判断，不能将人作为一种手段来利用。基于医学人体试验的特殊性，受试者容易被作为一种手段使用，他们会受到不道德的利用而成为其他人谋求利益的手段。《公民权利和政治权利国际公约》第 7 条明确禁止"残忍的、不人道的或有辱人格的"医学试验，并将受试者"本人自由意志同意"作为进行试验的必要前提。医学试验应当充分尊重受试者本人的意愿，是否参与、参与何种类型的试验，都应当尊重受试者本人的价值判断。

4. 受试者的完整权　完整权（integrity），即作为一个整体的或不分离的状态。完整权就是保持作为一个整体的或不分离的状态而不受他人侵害的权利。根据《赫尔辛基宣言》第 23 条，医学研究中，保护受试者的完整权是指保护受试者身体、心理及社会关系的完整（physical, mental and social integrity）。身体完整权与健康权既有联系又有区别，前者强调身体组织的完整性，后者侧重于身体功能的完整性。医学研究中，常常需要获得受试者的血液、骨髓及其他身体组织等，研究者应当事先获得受试者的同意，还应当尽可能采取措施，使研究对受试者的身体及精神的损害降到最低，力求避免在肉体上和精神上的痛苦和创伤。

在人体研究中，避免对心理健康、完整造成损害也是一个值得申办者和研究者特别关注的问题。社会关系完整性，是指受试者不能因为参加人体研究，而使其脱离了原有的社会关系或受到社会的排斥与歧视。为了解决这个问题，医学研究中应特别强调对受试者隐私的保护及个人信息的保密。

5. 受试者的自主决定权 受试者的自主决定权（self-determination）是指具有行为能力的受试者享有在较充分的相关信息之基础上，就临床试验的相关事项独立作出决定的权利。由于医学研究的专业性及特殊性，大多数受试者不具备医学专业知识，他们常常无法充分了解参与的试验，需要依靠研究者提供各种相关信息，或者根据要求作出解释。因此，人体医学研究应当由受过适当的科学训练、有相关资格的人员进行。对于病人或健康的志愿者参加的研究必须在合格的、有相应资格的医师或其他医务人员监督下进行。这是受试者行使自主决定权的前提和保障。

受试者的自主决定权在人体试验中主要体现为知情同意（informed consent）。知情同意的前提是知情，即研究者应告知受试者全面精确的信息，在任何人体研究中都应向每位受试者充分地告知研究目的、方法、资金来源、任何可能的利益冲突、研究者所属机构、研究的预期利益和潜在风险、可能出现的不适，以及研究的其他相关方面。

此外，医学研究者应保证让受试者理解所传达的信息。研究者应当以受试者能听懂的语言、可理解的方式提供有关试验的全部信息。受试者理解试验的全部信息后，基于其本人的自由意志可以作出同意或拒绝的决定。受试者的决定不应受到强迫或其他不正当影响。强迫就是威胁某人去做他们本来不会做的事情，在医学研究中，强迫最多发生在作为受试者的病人身上。其他不正当影响，包括诸如经济方面的诱惑等。

6. 受试者的隐私权 隐私，是指与公共利益、群众利益无关的，当事人不愿他人知道或他人不便知道的私人信息，当事人不愿他人干涉或他人不便干涉的私人活动，当事人不愿他人侵入或他人不便侵入的私人空间。隐私权是一项普遍承认的、重要的国际人权。《赫尔辛基宣言》要求医师必须采取一切预防措施保护受试者的隐私。

受试者隐私主要涉及生理信息（如基因信息、身体健康状况等）、心理信息（如个性信息、心理健康状况等），以及与个人私生活相关的一些事实或信息。受试者隐私权，是指在医学人体试验中，受试者对于其不为或不愿为他人知悉的，包括其健康状况、性格信息、基因信息等在内的个人信息与个人秘密，与私人生活、私人领域相关的活动及事实等享有的不被他人知悉、禁止他人干涉的权利。

实施医学人体试验，研究者需要通过对受试者身体部位或身体组织的检验或采样等，或者通过向受试者本人了解与试验相关的信息，获知受试者的私人信息、与私人生活有关的活动和事实，在这种情况下，研究者应当采取一切预防措施保护受试者的隐私。研究者在试验过程中如果需要涉及受试者的私人领域时（如对身体隐私部位进行检查等），应当事先获得受试者的同意并对所获得的信息保密。

7. 受试者的个人信息保密 医学研究者应当保证完全尊重潜在的以及已招募的受试

者对其在招募阶段、知情同意过程中、试验进行中透露或发现的信息的保密性。研究者对受试者有持续义务，应保证发展并执行有关程序以维持所收集信息的保密性与安全性。医学研究和试验中要收集大量的受试者个人信息，比如年龄、身高、血型、健康状况、DNA信息及其他与试验有关的信息。如果这些信息被不当地泄露，可能会对受试者个人的社会评价、社会关系等造成损害。因此，在医学人体试验中尤为重要的是对受试者（既包括已经招募的，也包括潜在的受试者）的所有个人信息保密，最大限度地降低上述损害。所有的受试者对在招募及知情同意阶段透露或发现的个人信息都有权要求研究者保密。对于妇女、儿童等弱势群体的个人信息应给予特别保护。

三、知情同意是受试者保护的前提

在临床研究中，知情同意是保护受试者权益的重要法则。在临床试验活动中存在着多方当事人，主要包括：申办者、研究者和受试者。

申办者（sponsor）负责发起、申请、组织、监查和稽查一项临床试验，并提供试验经费。在实践中，申办者一般是各医药公司、生物科技公司等。

研究者（investigator）是经过资格审查，具有临床试验的专业特长、资格和能力的人。研究者负责实施临床试验，并对临床试验的质量及受试者安全和权益负责，在我国关于临床试验的规范性文件的相关条款均以研究者为法律主体进行表述，但真正的当事人是研究者所属的研究机构。在实践中，临床试验研究机构主要包括符合特定条件的医院、研究院、研究所等。

受试者（human subjects）是指参与临床试验，作为研究对象或试验对象的人类个体。在不同的试验中，受试者可能是健康人，也可能是患有目标适应证的病人（例如药物的Ⅱ期、Ⅲ期临床试验）。对于后者，临床试验在追求医学新知的同时，可能也具有治疗性效果。

由于各方当事人具有平等的法律人格和法律地位，在临床试验中，各方当事人之间将形成多种民事法律关系。临床试验民事法律关系既包括受试者与研究机构之间的民事法律关系，还包括申办者与研究机构之间的民事法律关系等。

明确受试者的基本权利是开展受试者保护的前提：开展医学研究，必须遵守相关法律关系中受试者的各项权利，如生命健康权、自主决定权、知情权、隐私权、补偿赔偿权等，并对其做出详细规定。对特殊人群还要有具体的保护规定。如对弱势群体的保护，包括妇女、未成年人、精神病患者和智力障碍者、囚犯等，以及对于他们的特殊保护措施。由于各国的法律制度的差异，对于跨国人体试验中，受试者权利的保护要在具体实施方案中做出特殊规定，以保证其在国际多中心试验的受试者权益因而要对研究结果的利益分享做出明确和妥善的安排。对侵害受试者权利以及违反人体生物医学研究受试者保护基本制度的行为，应当明确相应的民事、行政和刑事法律责任，并对受试者损害进行赔偿，使受试者参与试验受到的损害可以通过法律途径获得赔偿。

在临床研究中，受试者的知情同意权是一项十分重要的权利。受试者的知情同意权直接与临床试验的固有风险联系在一起。受试者有权知晓自己准备参与的试验的各种信息，尤其是具有高风险性的临床试验，当试验的医疗产品和技术是不成熟的产品和技术，尚未进入临床应用，副作用、不良反应，甚至给药剂量等均未得到确认时。例如，人体对药物的最大耐受剂量等方面的临床研究。

从受试者的权利享有来看，医学人体试验主要涉及受试者的生命权、健康权、尊严、完整权、自主决定权、隐私权、个人信息保密及损害补偿权，其中大部分都是人人享有的基本权利。目前，在有关医学人体试验及受试者保护的国际文件中，《赫尔辛基宣言》等国际文件，要求参与研究的医师采取一切必要措施保护受试者的这些权利。在我国《药物临床试验质量管理规定》中规定"在药物临床试验的过程中，必须对受试者的个人权益给予充分的保障"。

受试者参与临床试验，不论是出于奉献精神，有意助力医药卫生事业的发展和医学科研的顺利进行，或者是出于经济考量，期望通过参加试验获得经济补偿和报酬，不论何种动机，受试者的权利均需受到保护，而其首要权利便是知情同意权。

四、知情同意的法学内涵

"同意"（consent），是人类文明社会的核心行为法则之一，是任何理性个人参与社会活动、控制本人身体及财产的核心要求。在法律上，"同意"是指一种主动的顺从，即这样一种事实：一个人情愿做他人想要的事情、并且接受他人的意见，即使在还不能确定他人意见是否正确的情况下，这个人也会接受他人意见或默然遵从。"同意"，可伴有语言或行动作为证据，也可以通过沉默的隐含方式来实现。

通过履行义务或者个人自律，"同意"使人们实现社会合作与协作，也使人们能够对一个人的未来行为实现相应的确定性的预测和期望，不断推动着包括家庭生活、就业、医疗、贸易、临床医学研究等广泛的人类社会行为的发生发展。

在法律层面，一个人对另一个人任何形式的非授权触摸均有可能构成故意侵权，即侵犯的患者的身体完整权和情感平静权。即便是在医疗情景中也是这样。作为一个纯粹的法律问题，任何人都不能强迫一个不愿意治疗的个人接受任何形式的诊疗。

在现代医院的医疗实践中，医生与患者之间的诊疗活动经常会面对各种各样的操作与互动。从一般的视触叩听、身体护理，到药物注射、内镜检查、外科手术、各种介入身体内部的插管等复杂操作，如果医师或其他健康服务人员实施了未经患者允许的诊断治疗活动，或者实施了超越授权范围的医疗活动，那么医师就侵犯了患者的身体完整权，同时也就直接侵犯了患者的感情平静权。

因此，在现代医院的医疗活动中，患者或其代理人"同意"接受诊断和治疗，是医疗活动的前提。医师或其他健康从业人员通常需要获得患者或者其代理人的医疗授权，即"医疗同意（medical consent）"之后才能开展诊疗活动。

在医疗实践中，医疗同意并不是简单的"同意"，鉴于患者和医师之间医学信息的不对称，在患者给出"医疗同意"之前，必须由医师首先帮助患者获得对拟采取的医疗行为的"知情"，即对拟定的医疗方案、替代医疗方案，以及全无治疗等各种诊疗"措施"各自的目的、性质、效益、费用以及各自内在风险等的了解、理解。这种医疗告知或医疗信息揭示（medical disclosure）的过程叫"患者的知情"，患者在该"知情"的基础上对医疗方案或措施的同意，叫做"知情同意"。

从法学角度看，知情同意权（right to informed consent）以受试者的一般人格权为基础、以自然人的人格利益为内容，目的在于保障受试者的人格自由、人格独立和人格尊严，是一般人格权的具体化。按照法律规定，知情同意权是一项法定权利。《侵权责任法》第 55 条规定："医务人员在诊疗活动中应当向患者说明病情和医疗措施。需要实施手术、特殊检查、特殊治疗的，医务人员应当及时向患者说明医疗风险、替代医疗方案等情况，并取得其书面同意……"

（一）知情同意权的隐含意义

知情同意权包括知情权和同意权。知情同意权的要素包括信息的揭示、信息的理解、自愿的同意和同意的能力，其中最重要的因素是"理解"。理解是告知的目的，也是同意的前提，具有"告知后同意"的精神。知情同意与其说重点是在"同意"，不如说重点是在"告知"和"了解"，因为真正重要的，是希望受试者于充分的理解与认知之下，在评估所有可能影响其是否参与本研究的因素之后，自由决定是否愿意参与研究。

（二）知情同意权的特点

知情同意权是一种持续性权利。知情同意权的行使是受试者与研究者双向交流的过程。研究者单方面提供信息或者受试者被动接受信息，都不能有效构成知情同意。知情同意过程是一个解释、说明和交流的过程，是一个包括研究者的告知、受试者的理解与询问、研究者的再告知等一系列阶段的过程，而不仅仅是知情同意书的签署这样一个单一过程。其中，知情权的持续性表现为研究者必须将临床试验过程中发生的所有可能影响受试者决定的信息及时告知受试者，使之有机会重新考虑自己的决定；同意权的持续性表现为受试者在同意参加试验后，享有随时改变自己同意的结果、随时选择退出的权利，而且不能因为退出试验而受到歧视或报复。这一点在受试者是病人时显得尤为重要。受试者退出试验后，其原本享有的常规医疗不能因此而受到影响。

五、知情同意的分类与取得形式

知情同意的伦理根据，是由患者个体自身身体状况、或者患者自身疾病性质以及医疗干预措施固有的风险等共同决定的。从"知情同意"的概念内涵和取得"知情同意"的过程分析，医师使患者知情，是让患者在充分理解相关医疗事实的基础上、在掌握足够个人医疗资讯和综合信息的条件下做出有智慧的个人医疗决定，而不是仅限于那些外科手术或其他侵入性诊断治疗操作，从伦理角度，知情同意是贯穿于整个医疗过程的普遍要求。

但是，临床医疗过程中所面临的诊疗行为和风险各不相同，任何诊疗措施都要获取患者的书面知情同意也是不现实的。事实上，在临床医疗实践中，知情同意的表述形式和取得途径是多样的。

（一）患者明确授权的知情同意

医疗本身，尤其是外科医疗、介入性诊疗措施等，是施于自由人体身上隐私侵扰性最高的社会行为，因此，在实施侵入性的人体操作、高风险的内科用药以及临床试验研究或其他危险的医疗干预之前，医师必须首先获取患者自愿做出的医疗同意或医疗授权，而且医疗授权必须经由书面确认取得，即书面授权（written authorization）。

（二）患者的一般同意

医师或健康服务专业人员，在医院或健康服务场所，经常会面对、观察、接触、介入患者的身体，如药物注射、视诊、触诊、叩诊、听诊、一般体格检查、身体部位消毒等局限于人体体表的操作行为，这些非侵入性的、低风险的医疗活动或护理活动，在医疗环境中都被认为是常规性的医疗活动，是每天都会发生的正常的碰触，医师在采取这些诊疗活动时，无需获取患者复杂的知情同意，对于这种诊疗活动，可以通过一般同意的方式获得，也可以通过隐含同意方式来表达出来。

在国际上通行的一般同意获取的形式，是通过患者在入院时签署一份"一般同意声明"（general consent statement）的形式来获取。通常，这种一般同意声明中有如下表述：该患者同意医院工作人员提供的各种类型的常规医疗服务与护理服务，并让患者阅读、理解后签署患者的姓名或由代理人签名。

（三）患者的隐含同意

在多数医疗环境中，患者亲身呈现在医师面前寻求对自身疾病的诊断治疗这一行为本身，就隐含着患者同意医生为其诊断治疗这一"医疗同意"的存在。患者隐含同意（tacit consent）的伦理根据是医生的"善行"行为被患者和社会认可。在法制社会，公正、善行或者可以为社会大众接受的互动、交易，则意味着利益相关各方的实际同意或潜在同意，这种隐含同意已经成为一个越来越普遍的概念。其法律内涵是"同意"可能是表达出来的个人决定，也可以是由个人的现实选择行动本身所隐含的个人意志或个人同意。比如，患者在医师面前伸出胳膊、自愿躺在诊查床上配合医师检查、自愿暴露身体局部皮肤配合医生检视等行为，都已经隐含着同意医生当下的诊疗行为。

但是，由于患者个人愿望与医师专业水平、医院环境对隐私的保护是否到位等影响因素，患者来医院就诊的行为本身并不表示患者同意医师的所有诊疗活动。医师也不能不顾患者的其他权益而滥用患者的隐含同意或一般同意，如忽略对患者的人格尊重、隐私保护等其他伦理权利。

（四）知情同意的其他形式

代理同意（surrogate consent），是指患者因年龄或疾病限制而导致患者对医疗信息的接收、理解、表达以及做出某种医疗选择的决策能力缺失情况下，医疗授权由患者亲属、监护人或其他法定代理人提供的同意形式。这种知情同意形式主要涉及儿童、未成年人、精神病患者、意识丧失的昏迷病人等，常涉及复杂的现实与法律问题。

强制同意，也叫法令性同意（statutory consent）是在非常情况下，具有医疗权威的法律代言人或法庭判决在可能违背患者个人意愿的情况下强制要求其接受诊断和治疗的情形。是属于非自愿的医疗同意，是知情同意的一种例外情况。如强制戒毒治疗、强制酒后驾驶人员抽血检验血液酒精浓度、强迫危险的精神病人住院治疗等行为。

六、患者知情同意与受试者知情同意的区别

（一）伦理内涵不同

在《医疗机构管理条例》第 33 条中规定："医疗机构施行手术、特殊检查或者特殊治疗时，必须征得患者同意，并应当取得其家属或者关系人同意并签字；无法取得患者意见时，应当取得家属或者关系人同意并签字……"

从以上规定的内容可知，临床诊疗过程中患者的知情同意，其内容强调的是"手术"、"特殊检查"、"特殊治疗"，是针对在侵入性或临床风险较大的医疗干预开始前，由医师向患者传输相关医学信息，揭示拟采取的医疗干预的内容、收益、风险、预后，以及有无替代医疗方案、进而揭示替代医疗方案的风险、收益等，使患者在充分了解情况的基础上

做出个人医疗决定的过程。

所以，从伦理学角度看，患者知情同意的只是针对患者在诊疗过程中的风险、收益等信息的揭示，其目的仅是为了取得针对增进患者自身健康而实施的有计划并且有合理成功期望的诊断、治疗、预防和护理干预活动的授权。

在临床试验中，受试者的知情同意权是指有行为能力的受试者在被充分告知与研究有关的信息并充分理解这些信息后，在没有任何外力胁迫或诱导下自愿作出参与、不参与或者退出临床试验的权利。

在临床试验中，研究者应当严格遵守"知情同意原则"或者"告知后同意原则"（doctrine of informed consent），以保护受试者的自由和尊严，使受试者得以根据研究者说明义务的履行，充分了解临床试验的研究目的、方法、可能的利益冲突、预期的受益、潜在的风险、可能出现的不便与不适等各种信息，以便自主作出是否参与试验的决定。

临床试验受试者知情同意的伦理学基础是基于对试验对象的尊重原则，是保障受试者行使自主权的重要形式。这一权利也是法律法规赋予受试者的法律权利。

我国关于知情同意权最全面的规定是《药物临床试验质量管理规范》，其第 14 条规定："研究者或其指定的代表必须向受试者说明有关临床试验的详细情况：一是受试者参加试验应是自愿的，而且有权在试验的任何阶段随时退出试验而不会遭到歧视或报复，其医疗待遇与权益不会受到影响。二是必须使受试者了解，参加试验及在试验中的个人资料均属保密。必要时，药品监督管理部门、伦理委员会或申办者，按规定可以查阅参加试验的受试者资料。三是试验目的、试验的过程与期限、检查操作、受试者预期可能的受益和风险，告知受试者可能被分配到试验的不同组别。四是必须给受试者充分的时间以便考虑是否愿意参加试验，对无能力表达同意的受试者，应向其法定代理人提供上述介绍与说明。知情同意过程应采用受试者或法定代理人能理解的语言和文字，试验期间，受试者可随时了解与其有关的信息资料。五是如发生与试验相关的损害时，受试者可以获得治疗和相应的补偿。"

（二）法律关系不同

尽管临床研究中受试者知情同意与临床医疗过程中患者知情同意在某些方面具有相似性，特别是在当医院本身即为临床试验研究机构、医生本身兼为研究者的情况下，两者存在的时空环境几乎一致，但是，这两项权利不能相互混淆。因为受试者知情同意权在临床试验民事法律关系中具有重要地位，它与该法律关系存在紧密联系：受试者的同意决定直接影响着临床试验民事法律关系的产生和消灭。对于临床试验合同来说，研究者招募受试者的行为构成要约，受试者在充分理解试验相关情况后签署知情同意书的行为构成承诺。因此，受试者知情同意权的行使是临床试验民事法律关系的产生和消灭的必然环节。

这与患者的知情同意权是不同的，患者的知情同意只是揭示诊疗行为或方案风险、让患者自主理性决定是否接受医生提出的拟采取的诊疗措施并自愿承担相应风险。但患者知情同意的做出，在司法实践中，并不能完全免除医生诊疗行为导致患者伤害的全部责任。

（三）法律效力不同

患者在常规医疗中也享有知情同意权，但它对于常规医疗民事法律关系的产生影响不大。按照通常，常规医疗民事法律关系在患者挂号后成立。对于医疗合同来说，病人要求挂号的行为构成要约，医疗机构收取挂号费并发出挂号凭证的行为构成承诺患者知情同意权的行使很多时候只影响具体治疗方法的选择，只产生民事法律关系变更的效果。

（四）对应的法律义务不同

受试者知情同意权和患者知情同意权两者对应的当事人的法律义务不同：在性质上，患者的知情同意权对应的是医生的说明义务，该项义务属于合同义务；受试者的知情同意权对应的是研究者的说明义务，该项义务属于先合同义务。在程度上，研究者的说明义务具有某种绝对性，要比常规医疗中医师的说明义务更为严格。

（五）权利行使要求不同

在医疗行为中，医患双方的利益在很多时候是一致的，即双方均追求患者疾病的成功治疗。

但是，在临床试验行为中，研究者与受试者存在较大的利益冲突。临床试验行为的本质是科研行为，研究者追求的是试验方案得到严格操作，并获取准确的研究结果。受试者的人身利益需要外部力量，即法律或伦理规范来强调并加以保护。因此，研究者要尽到比医生更加严格的说明义务。即便是在说明义务可以免除的场合，临床试验的相关规定也远远要比常规医疗更为严格。

（六）义务免除条件不同

1. 按照《侵权责任法》第 56 条的规定，在常规医疗中，免除医生的说明义务需要满足的条件为：

（1）属于抢救生命垂危的患者等紧急情况；

（2）不能取得患者或者其近亲属意见；

（3）经医疗机构负责人或者授权的负责人批准。

2. 按照《药物临床试验质量管理规范》第 15 条第 4 项，在临床试验中，免除研究者的说明义务需要满足的条件为：

（1）属于紧急情况；

（2）无法取得本人及其合法代表人的知情同意书；

（3）缺乏已被证实有效的治疗方法；

（4）试验药物有望挽救生命，恢复健康，或减轻病痛；

（5）在试验方案和有关文件中清楚说明接受受试者的方法；

（6）事先取得伦理委员会同意；

（7）该项免除研究者说明义务的规定只适用于受试者为患有目标适应证的患者的临床试验，不能适用于所有临床试验。

由此可见，研究者的说明义务免除条件远比医生苛刻，研究者的说明义务属于临床试验合同的先合同义务。研究者未履行此义务，即构成合同责任中的缔约过失责任。根据民法基本原理，缔约过失责任的责任形式是损害赔偿。因此，研究机构如果未尽到知情同意的说明义务，则应当赔偿受试者由此而遭受的信赖利益损失，主要包括直接损失，即受试者为订立合同所付出的费用，如往返差旅费、通讯费等。

（余海滨　姜俊杰）

第二节　大数据真实世界研究的伦理风险

风险（risk），指人类无法把握与不能确定的事故发生所导致损失的不确定性，也可理解为实际情况与预期结果的偏离。风险具有客观性、永恒性、不定性、危害性等特征。

医疗风险是指存在于整个医疗过程中的可能会导致病人死亡、伤残以及躯体组织、生理功能和心理健康受损等的不安全事件的不确定性。

临床医学研究的风险，是指临床研究本身造成患者损伤的可能性。通常包含患者因参加科学研究而发生损伤的概率和严重程度双重含义。

临床医学研究的效益是指对人类健康由正面增进价值的任何事物。效益不是一种概率表达。

临床医学研究风险与效益的评估，主要是对可能的医疗损伤和预期的医疗效益的概率与重要等级进行评估。各种可能的损伤和效益都应该列入评估范围之内。包括生理损伤与效益、心理损伤与效益、法律伤害与效益、社会损害与效益、经济损害与效益等。

根据"行善原则"、"风险最小化原则"等临床研究的伦理学准则，临床医学研究给研究对象带来的医疗效益总和必须大于给研究对象造成的损伤风险，同时，临床医学研究还要能创造出可带来预期社会效益的医学新知识。因此，临床研究人员应尽可能、有计划、有步骤地进行临床研究的风险和效益的系统性分析。

一、"系统性风险"来源分析与对策

大数据真实世界临床研究具有基于临床诊疗实际、不干预临床业已应用的诊疗措施、不采取随机分组措施、无安慰剂对照风险、主要以患者临床真实的诊疗大数据为主要研究对象等特点，以开展长期评价、注重有意义的结局，以评价干预措施的外部有效性和安全性为主要研究目的，研究结论常常具有较高级别的临床证据，符合伦理学关于研究的"科学性原则"。

在现代医学的临床研究中，医生与受试者的关系是"研究的执行者与被研究对象的关系"，其中的医患关系是阶段性的或部分的。患者作为受试者的地位所应得到的权益保障有国家法律法规以及研究申办者、设计者、医疗机构等诸多相关者的保护。在临床研究过程中，由研究的申办者、研究设计者、具体实施研究的医生、承担研究的医疗机构等共同对受试者承担责任。

真实世界临床研究是基于临床医疗实践的全过程开展临床研究。临床诊疗活动与临床研究过程不可明确的区分。研究者的地位不确定，研究者的角色主要是医生，或者隐藏在医疗活动的某个环节里。

患者的"受试者"身份不确定，其身份主要是"患者"。开展这些临床研究可能给患者带来的风险，极易被临床实际中的医疗风险所掩盖。这是真实世界临床研究中患者需要承担的主要风险之一。

（一）来源于医疗机构和研究机构的风险

随着社会的发展和进步，医学科研成为促进社会医学进步、保障人类健康能力水平不断提升的重要手段。但医学研究也是一个高风险的人类社会行为，各个国家对医学研究行为都有十分严格的规范和法律法规约束。在开展临床试验研究之前，通常要求具有明确的研究目的，大量的临床前实验，严格的临床设计，规范的过程管理，研究的申办者、实施者、受试者的责权利相对明晰。研究经费基本落实，风险基本可控。

开展真实世界临床研究的目的，就是取得新的证据、新的知识并推广应用。真实世界临床研究的关键是基于医生和医疗机构开展正常的诊疗活动，经过长期大量和全面地收集诊疗数据，形成临床诊疗数据库，再由相关人员，根据研究目的和需求研究，临床诊疗数据及其蕴藏的知识、规律、或事实进行分析从而得出研究结论。作为能够开展真实世界临床研究的机构，在信息系统构建过程和临床诊疗流程中，会有增加数据采集行为的内在动力。医疗机构的医生或医疗小组，可能会利用临床诊疗活动，观察验证其感兴趣的某个药物或诊疗方案的疗效，观察验证其他单位或区域的专家的诊疗经验，或对其他经验性治疗方法进行试验性、探索性验证研究，从而导致临床患者在临床诊疗过程中数据采集内容、数据类别、数据采集频次的系统性增加。从而给临床患者形成医疗风险并经常被掩盖在临床医疗风险之下。

（二）来源于临床医生个人科研行为的风险

从研究的视角看，临床医生面对每一个患者综合临床信息，获得最佳证据，根据个人经验和患者意愿形成最佳诊疗方案，进而，通过更多的患者不断总结提升临床能力，这本身就是一种研究的过程。真实世界临床研究就是在临床实际条件下，以临床事实为导向，长期持续大量收集临床诊疗数据，以假说和模型为驱动，将临床观察与计算机的模拟研究相互交替，从临床中来到临床中去，这种医学研究范式符合临床实际诊疗研究的需求，更对开展中医药的相关临床研究具有特别的意义。

有能力开展相关临床研究的机构，往往是那些大型综合性医疗机构或研究机构，特别是在科研意识日益增强和临床研究活动日渐频繁的临床医疗工作的主导者——医生，基于其总结临床经验，验证和推广其个人或其他专家诊疗经验和诊疗方案，发现临床问题，解决临床难题，促进临床诊疗技术水平提高和提高临床疗效提升等目的，在其诊疗活动中开展一些小规模的临床研究等行为，是临床实践中的重要临床行为，即临床医学研究与进步的动力，有可能成为真实世界临床研究行为的风险来源。

临床医生在日常工作中，可能会因为学术发展、研究任务、教学任务、经验总结等，承担或自主开展规模或大或小，研究目标内容、形式、多样的临床研究。区分临床医生的正常的医学研究与其个人的"兴趣研究"十分重要。因为作为的现阶段临床医生，在临床诊疗活动中具有一定的自由裁量权，如果该医生在临床工作中从其个人研究兴趣出发，"隐匿"的开展一些基于临床诊疗活动的临床研究项目，此时，作为患者，虽然其临床"医疗风险"并没有增加，但仍会承担一部分隐性风险。具体可能体现在以下几个方面：其一是未被告知，成为一名隐形的受试者；其二是医生为了更好地评价效果，可能会增加访视点，或在访视节点增加某些临床检查数据的收集，或患者生物组织样本材料的采集量增加；其三是可能导致患者医疗费用的上升，增加患者的负担；另外，严重时还会导致某些有创检查带来的诊疗风险。

（三）大数据真实世界研究"系统性风险"的防范对策

通过对来源于研究机构和研究者或医生的研究风险的表现形式分析不难看出，来源于研究机构和医生个人研究行为给患者带来研究风险的根本原因是作为医疗机构对开展研究工作的过程管理的缺失。具体分析有以下几方面：

第一，医疗机构作为以临床诊疗工作为核心业务的机构，其工作中心、管理重点与管理制度、管理体系的构建都是针对具体的临床诊疗工作。在医疗机构开展基于大数据的真实世界临床研究则成为其面临的新的问题。

第二，医院核心管理制度中，对于患者的医疗安全、知情同意等都有较完备的管理规定，但有些制度在具体操作和落实环节还不够详细，针对诸如患者临床数据的采集、事务型数据的科研利用、个人隐私数据的管理等还有待加强。

第三，现阶段，医院及研究机构的伦理委员会的工作重点也都是针对涉及人体的临床试验、临床新技术的应用、来源于政府或企业资助的临床研究项目等开展审查工作，针对基于大数据的真实世界临床研究、观察性研究、医疗数据的利用研究等伦理风险评估关注较少。针对基于大数据的真实世界临床研究在伦理审查方面的制度建设、审查要点研究、审查方式创新等方面的理论研究和制度建设亟待加强。加强对大数据真实世界临床研究行为的管理、规范真实世界临床研究项目的立项审批与伦理审查、研究过程的伦理跟踪监督、风险防范、患者/受试者权益保护等工作至关重要。这也是伦理委员会对大数据真实世界临床研究项目审查面临的新的挑战。

根据以上原因，我们提出以下防范对策：

第一，加强对研究者或临床医生的医学伦理学、研究伦理学等培训、考核、评价，使其能够自觉遵守研究伦理准则，并在自身的工作中自觉遵守法律法规的要求和内部管理制度的约束，时刻注意临床研究工作和临床诊疗工作的区别和界限，规范诊疗活动。

第二，建立临床研究项目管理的事前监审制度，实行临床研究项目的申报备案制。对政府或企业资助的研究项目或课题，按照现有的科研项目管理制度执行，对临床工作者或研究者个人自主研究的项目，实行预审备案制，即研究者必须向科研管理和伦理委员会办公室申报其研究目的、研究内容或研究方案，防止机构内部人员因混淆临床医疗与科研行为的界限而导致的伦理风险。

第三，建立临床研究项目成果发布管理的事后监督制度，科研论文发表和科研项目鉴定的数据溯源或核查制度，以及科研不端行为的监督机制。研究者在发表临床研究成果时，必须进行论文真实性审查，说明其课题来源，以及是否在研究之前在科研管理部门或伦理审查部门进行备案等。如果没有备案，则必须由科研部门或伦理委员会办公室对拟发表科研成果的内容进行审查和数据溯源，评估是否有侵犯患者权益、违背伦理规范的行为。如发现有违反伦理要求之处，不予通过，并报告有关领导和监察部门，追究研究者责任。

第四，完善医院质量管理体系，补充真实世界临床研究管理内容。对医生自主范围之内的行为，如患者相关信息的采集、诊疗检查、检验次数、检查项目等是否合理等问题，都必须根据患者疾病的性质、严重程度、诊疗方案等来确定，许多问题需要通过医院内部核心医疗制度的不断完善以及基于核心医疗制度的临床检查、医疗质量控制体系的不断完善等来解决。

建议结合临床研究管理需求对医院医疗质量管理评价体系进行细化、优化和完善。通过对临床医疗质量管理要求的进一步细化，增加涉及患者临床诊疗项目合理性的评价内容，如诊断检查项目与疾病相关性、特殊诊断检查项目的阳性率以及其与疾病诊疗的相关性、诊疗项目必要性的评估、诊疗费用支出合理性评估等内容，以保护患者权益。

第五，实行生物样本库按疾病分类建设、按研究目的有序管理的制度。在临床日常工作，不允许收集冻存涉及人的生物样本，没有伦理审查同意的各科各类人员，不得在生物样本库存储任何生物样本。从而防止各种蕴藏有伦理风险的研究项目实施。

第六，加强医院信息化系统建设，应用计算机信息技术构建风险防范体系，建立临床数据的核查、检索管理分级管理权限和关键数据检索的授权制度，把避免和防范此类风险作为医院信息安全、医疗质量控制和科学研究管理的日常工作。

第七，加强社会研究诚信体系建设。建议通过政府组织或行业协会发布相关准则，建议所有专业期刊，在发表涉及关于真实世界临床研究的论文、研究成果时，都要以取得临床伦理审查批件为前提条件，不允许不符合伦理要求的科研项目发表论文。

二、数据与数据管理的伦理问题研究

基于医疗大数据的真实世界临床研究是开展中医药临床研究的模式创新，是临床的研究技术前沿之一，备受国内外临床研究领域的关注。大数据真实世界临床研究主要对象是临床诊疗数据及其蕴藏的知识、规律或事实。医生和医疗机构开展正常的诊疗活动，其正常诊疗的数据记录于事务型数据管理系统中，经过数据的整合、转换、标准化，形成临床诊疗数据库。再由相关人员，根据研究目的和需求，提出利用数据的类型、方式方法、分析模型等，得出研究结论。这是大数据真实世界临床研究的基本过程，这个过程中，数据与数据管理的伦理值得重视。

（一）诊疗信息所有权和使用权分离的伦理问题

根据病历管理规定，病人的诊疗病历由院方保存和管理，但患者的诊疗信息非经本人授权，应当对其他人员保密。医疗机构出于疾病研究的需要，经批准可以使用病历信息。但是，真实世界的临床研究所依据的海量重要数据资料和信息大都来源于多家医机构的信息系统所存储的、与病人身份一一对应的、可识别身份的电子病历系统临床研究所需的患者病历信息依据研究内容的不同而不同，甚至所需病历可能来源于国内外不同行政区划、不同文化习俗和不同伦理道德规范的不同地域的医疗机构，研究和二次利用这些信息的研究者往往只属于其他医疗机构或独立第三方，因此，临床研究所需要的患者病历信息依据研究内容的不同而不同，在获取这些临床研究必需的信息数据过程中，存在着如何取得患者知情同意和行政授权的管理伦理问题。

（二）数据仓库构建和使用的伦理学问题

真实世界临床研究离不开现代信息技术的支持，构建临床研究相关诊疗数据仓库是许多临床研究课题得以进行的前提。但是，由于真实世界临床研究目的多样，研究方案的设计往往涉及众多的数据类型，数据仓库的维度和资源丰富程度对研究成果和研究结论有着决定性的影响。因此，作为数据仓库的拥有者或研究者就会有竭尽可能地充实其数据库的内在动力。但是，由于这些数据仓库的临床数据来源于临床实际，数据仓库构建者和研究者可能对临床实际的诊疗活动施加影响，从而给临床诊疗带来不必要的理化检查、或过度的数据采集，因而，会对患者的诊疗检查和医疗费用带来隐性风险。

大数据真实世界临床研究的数据仓库中的数据往往来源于不同地域和不同的医疗机构。这些来源不同的数据，在数据的采集、转换、质量控制等管理水平并不一致，往往存在概念和术语歧义。不同疾病、不同类型、不同种类的数据在数据仓库中可能也存在着病种、地域、诊疗水平、数据完整性等差别。然而，在具体的临床研究设计中，往往是通过建立分析模型等手段，对其中的某些部分或某类数据进行分析、研究、利用。然而，这些数据自身的差异对研究结果和结论带来的偏倚与数据分析模型自身的效率等的相关性并不一定明确，因此，对利用这些数据仓库开展相关真实世界临床研究所得出的结论的可靠性和可推广性，存在着一定的不确定性。所以，依据数据库开展真实世界临床研究也存在着潜在的伦理问题。这就要求在大数据真实世界的临床研究中，要重视对数据仓库建设的伦理研究。

在大数据真实世界临床研究的数据仓库建设中，由于数据库的所有权归属于不同（如政府、商业单位），不同数据库所需收集的临床信息种类和数据类型亦不同，因而在数据仓库建成使用中，如何确定数据仓库内数据被利用研究的范围和权限、研究结果的审核和权威阐释、研究结果的检索权限以及发布范围和发布渠道等问题，需要有认真的伦理学考量。

（三）数据的"局部真实"与"整体真实"的矛盾

对临床诊疗数据的充分、全面、长期、完整、规范采集与动态更新，是进行大数据真实世界临床研究的前提条件之一。来源于某一个单位或区域的医疗研究机构的诊疗数据，具有可以代表该单位或该区域的"真实性"。但是，由于临床诊疗数据分属于不同地域、不同层次的各个医疗或研究机构，以及各个单位或区域之间，以数据孤岛的形式存在，使数据的共享与利用缺少制度、机制保障，在技术层面，存在着数据格式、数据属性、数据质量等巨大差异，这种局部真实的数据汇聚成整体数据后，反而因为数据质量的差异、甚至是大量垃圾数据的混杂，为临床研究的分析、挖掘、利用带来数据整体利用时潜在的失真可能，进而导致临床研究结论失真。如何对海量的临床诊疗数据进行规范的清洗整理、如何保障数据背后所蕴藏的"真实情景"再现，仍面临着信息技术的进步、数据标准的制定等大量基础工作和技术创新。

（四）数据来源的"区域性"与研究结论的"整体代表性"的矛盾

大数据真实世界临床研究，避免了解释性随机对照试验等临床研究方法对研究样本"理想条件"的要求，但真实世界临床研究在现实世界中还存在着"收集所有区域、所有病例"以保证数据的完整性代表性的研究要求与实际采集到的研究数据在病例数量有限、来源区域有限、数据完整性有限等矛盾，从而导致人们对利用有限数据开展研究所得出结论的外推性的质疑。

（五）解决数据伦理问题的对策

大数据真实世界临床研究是近年来随着大数据技术的进步而刚刚兴起的临床研究方法，是开展中医药临床研究的创新，也是临床研究的前沿技术之一。大数据真实世界临床研究在现实世界的具体开展，还需要进一步创造"理想条件"才能真正从"研究范式"变成临床实践。

第一，需要统筹规划、建立国家级临床数据管理中心和地方或区域数据采集网络，统一数据库建设标准、建立数据共享机制。政府建设的国家级临床研究数据库，可以以国家信誉保证数据库在数据的使用授权方面公平公正、数据利用的规范便捷、研究数据的真实可信可靠等，为开展临床研究奠定良好的"数据信誉"。建立国家数据资源中心，有利于保障分属不同区域单位的数据实现共享，保证数据在全国范围的长期收集，保证各种疾病数据的全面收集，保障疾病诊疗数据的区域均衡和真实。

第二，建立临床研究电子数据的标准化体系和技术规范，从源头保障临床研究数据的采集质量，避免数据的失真、混杂等带来的研究结论的偏差。

第三，制定数据利用和研究结论发布规则，每一项临床研究报告均需要说明其研究项目名称、研究经费来源、研究数据的来源、数据来源区域/单位、数据条目种类、研究数据数量、数据清理规则等信息，以避免研究结论可能的偏差。

第四，对由企业资助的重大临床研究项目，在研究成果发布时，应有独立的第三方专家对拟发表的研究报告和研究结论进行评议，防止出现研究结论的发表偏倚。

三、个人信息与隐私安全的对策

随着电子病历和电子数据的普及，远程医疗等所体现的医疗高科技化、网络化的发展，围绕医疗信息的环境正变得越来越复杂。尤其在在医疗信息或诊疗信息数据的处理、传送以及提供给第三者（包括研究利用）等场合，该问题更为突出。

（一）医疗信息与个人信息安全风险

医疗信息是医疗机关中的个人信息，是指患者在医院的"诊疗记录、处方笺、手术记录、助产记录、看护记录、检查试验记录、X光照片、影像学记录患者在住院期间的诊疗经过概要、配药记录"等信息的总和，换言之，是指"患者的基本信息、基于纸和电子媒介的病历信息、被要求支付的诊疗费用信息、检查记录、影像记录、门诊或入院的预约记录等"。

（二）隐私与个人信息的保护

信息隐私权是个人对自身可识别信息的收集、披露和使用的控制权。隐私权是个人不愿为他人所知和干涉的私人生活，其内容应包括三个方面：个人信息的保密、个人生活的不受干扰和个人私事决定的自由。

《世界人权宣言》第12条规定："任何人的私生活、家庭、住宅和通信不得任意干涉……"隐私权已经成为一项普遍承认的重要的国际人权。《赫尔辛基宣言》要求医师必须采取一切预防措施保护受试者的隐私。

个人信息保密与隐私权不同，保密是对信息和数据，而隐私是对人。个人信息与隐私，在内容及范围上存在一定的交叉。隐私是观念上的抽象，不同民族、种族、国家以及地区往往因不同的风俗习惯和文化传统会有不同的隐私观念，对于属于个人隐私的信息不同学者各有不同观点。

个人信息是指个人的姓名、性别、年龄、血型、健康状况、身高、地址、头衔、人种、职业、学位、生日等特征可以直接或间接识别某个人的符号序列。所谓识别，是指信息与信息本人存在某一客观确定的可能性，通俗点说就是通过信息就能够把这个信息本人"认出来"。

（三）对受试者隐私保护的伦理要求

医学研究者应当保证完全尊重潜在的以及已招募的受试者对其在招募阶段、知情同意过程中、试验进行中透露或发现的信息的保密性。研究者对受试者有持续义务，应保证发展并执行有关程序以维持所收集信息的保密性与安全性。医学研究和试验中要收集大量的受试者个人信息，比如年龄、身高、血型、健康状况、DNA信息及其他与试验有关的信息。如果这些信息被不当地泄露，可能会对受试者个人的社会评价、社会关系的完整等造成损害。因此，在医学人体试验中尤为重要的是对受试者（既包括已经招募的和潜在的受试者）的所有个人信息保密，最大限度地降低上述损害。所有的受试者对在招募及知情同意阶段透露或发现的个人信息都有权要求研究者保密。对于妇女、儿童等弱势群体的个人信息应给予特别保护。

试验结束后，研究者还应当对受试者信息承担持续的保密义务。另外，研究者需要专门就如何保护受试者个人信息保密性进行培训，有关个人数据信息收集与存储的决定应以研究设计的要求和对受试者的试验需求为基础。

法律对于个人信息保密可能会规定一些例外情形，比如研究结果的发布需要把受试者的一些信息公之于众，但这种情况下应当避免个人信息的可识别性，即不透露受试者的姓名或其他可识别的特征。

（四）个人信息与隐私保护的对策

真实世界临床研究主要利用临床真实诊疗数据、临床采集的生物样本等开展研究，特别是应用分子生物学诊断技术在疾病的基因诊断、遗传学与人类基因组研究等方面，其研究结果信息可能涉及个人、家庭甚至国家利益。在观察性或者非干预性试验研究中，临床采集的生物样本的二次利用在现实研究中比较常见。

根据研究目的，真实世界临床研究常常只是对临床诊疗数据进行研究，不需要利用患者的个人或隐私信息进行研究，但由于也存在 A 处采集诊疗信息，数据储存于 B 处，并且在第 C、D 等多处进行研究的情况，个人与隐私信息存在着泄露风险。对于某些设计家族遗传病、慢性传染病控制等方面的研究，需要取得某些研究授权，可能需要揭示被研究者个人信息，这也为受试者的隐私保护带来伦理风险。在此过程中，对标本的信息保密至关重要，必须获得伦理委员会审批件方可实施。

在真实世界进行研究，对患者/受试者隐私保护，重在制度建设和防范措施的严格落实。可以采取的对策有以下几点：

第一，建立统一规范的病历信息安全管理与隐私管理规范。

对涉及患者个人信息、隐私信息进行分级，对姓名、家庭住址、身份证号码、个人电话、体表特殊标志以及联系人/监护人的姓名电话等可以直接追溯到患者个人身份的信息，设为最高隐私级别、用高强度的隐私编码规则进行隐藏。对拟备份的临床诊疗信息实行个人或隐私信息默认隐藏制度。在临床诊疗信息进行电子数据备份之前，对设计个人隐私信息的信息条目，如姓名、血型、健康状况、家庭地址、工作单位、职业头衔、学位、生日、体表特征等可以追溯识别个人身份的数据的检索属性设置为自动隐藏，使研究者在检索、获取、拷贝相关数据时不能被检索到，也不能被拷贝至别处。

第二，建立隐私信息数据利用的伦理审查制度。

如研究者确实因为研究需要，必须获得某些类型的个人隐私信息，则需要向伦理审查委员会提交相关数据安全保管措施、发表时个人信息隐藏措施等方案后，向伦理委员会申请授权，由伦理委员会审核同意后，再去临床研究数据库管理部门针对伦理授权，逐一更改研究数据的隐藏属性，使相关数据可以被检索、备份和利用。

第三，建立不同级别的隐私信息存储安全级别管理制度。

实行隐私数据的分级管理、隐私信息揭示权限的分级管理。对获准进行研究的临床诊疗信息应与患者个人信息进行分别存放、分别备份管理。对于不需要揭示个人信息的研究项目，不得拷贝取得个人信息数据。对因研究需要进行隐私信息阅读的研究人员，也要建立隐私信息阅读权限，进行分级管理。

第四，建立实行临床研究相关的隐私条目的"清单"管理制度。

由伦理委员会建立个人隐私信息条目的"负面清单"，凡是临床研究内容不涉及负面清单上所列条目的，其研究数据的获得，可以由伦理委员会经过快速审查或免于审查，以获得从数据管理中心拷贝研究数据的授权。

第五，对涉及精神疾病、传染疾病、生殖系统疾病等涉及患者社会形象评价的疾病诊断名称、应当与患者的职称信息、职务信息、宗教信息、年龄信息等个人信息一样，也应设为按照隐私级别对此类数据信息进行隐藏管理。

第六，对涉及人体生物样本的研究，也必须获得详细而明确的知情同意，知情同意书告知的信息应包括样本将被使用于哪方面研究；是否保留个人信息及采取隐私保密措施；明确研究的结果对受试者个人健康是否有影响以及是否告知受试者研究结果；样本储存年限等。如果对于获得二次授权有困难的研究，也需要有伦理委员会对研究方案审查后才能获得生物样本利用研究的授权。

四、"临床诊疗数据采集"的伦理风险分析

大数据真实世界临床研究的最主要的研究对象是现实条件下临床医疗过程产生的"临床诊疗数据"，根据临床研究开始时拟研究的临床实际数据是否已经存在，可把真实世界的临床研究分为两类：一是利用已存在的数据开展的临床研究——"数据已采型"的真实世界临床研究；二是研究方案已拟定，但数据仍未开始采集或数据仍在采集过程中的临床研究——"数据待采型"的真实世界临床研究。

（一）"数据已采型"研究的伦理风险分析

科学研究是人们探索自然现象和社会现象的规律的一种认识过程，它是人们有目的、有计划、有意识、有系统地在前人已有认识的基础上，运用科学的方法，对客观事实加以掌握、分析、概括，揭露其本质，探索新规律的认识过程。从科学研究行为分析，真实世界临床研究，也是针对某一个临床问题或科学假说，采用相应的科学方法，通过实验研究，分析实验结果，进而通过实验结论探求临床问题的科学内涵或验证科学假说的正确与否。

对于"数据已采型"真实世界临床研究，在研究开始前，并不存在有目的、有针对性的"科学研究计划"，接受临床诊疗措施的患者，其诊疗目的只是针对个人疾病本身，通过诊疗措施达到诊断疾病、恢复健康的纯粹的医疗目的，不存在参加真实意义上的"临床研究"的法律权利和责任。患者在临床过程中应用的诊疗措施都是经过临床实践或临床研究验证的医疗措施，患者承担的风险都是来源于诊疗行为自身潜在的医疗风险，不存在由于临床研究的不确定性而增加的风险。

根据美国涉及人的研究的相关指南的规定，鉴别"涉及人体受试者的研究"这一概念，需要有同时满足"涉及人体受试者"以及"研究"这两方面内容的活动。

第一，要对是否是"研究"进行界定，"研究"的内涵是指针对某个科学问题，事先设计一个研究方案，规定相应的纳入、排除标准，实施研究干预措施，排除可能影响研究结果的混杂因素，最后进行数据统计分析，得出研究结论，可以进行推广应用。"研究"活动满足研究定义中"系统性的调查"、"发现或促进发展的目的"、"可普遍化知识"这三个要素。

第二，要界定是否"涉及人体受试者"，需要明确在研究中是否存在"干预（inter-vention）"，即是否使用针对受试者本人或其环境的操纵处理行为（如采集标本、控制饮食等）；同时该干预行为本身是否是在与受试者互动交流的基础上完成的（如面谈调查，或通过电话、信件、互联网或其他媒体进行，如电话访谈），并且该互动行为获得的信息是否能够追溯到受试者本人。如果研究者没有通过与受试者互动或干预而获取数据，或获得的不是可识别身份的私人信息，那么本研究活动就不属于人体受试者。只有"研究"活动同时满足"研究"和"涉及人体受试者"这两个方面的条件，才被认为是"涉及人体受试者的研究"。

根据以上分析，"数据已采型"真实世界临床研究，其研究的数据虽然是临床诊疗数据，但该类型的研究在研究过程中，并没有任何与"受试者"接触、交流、访谈等研究必须具备的"互动"特征，因此并不是"涉及人的临床试验"。

"数据已采型"真实世界临床研究，利用已由数据进行回顾性或观察性研究，根据研究目的，如果在利用研究数据时不需要追溯患者的姓名、家庭地址、电话、身份等私人信息，不需要揭示患者个人的隐私信息，则对该临床患者既不存在增加患者医疗风险侵犯其健康权，也不侵犯患者的隐私权。

在利用已有数据开展真实世界临床研究时，如果研究数据涉及患者的个人信息，由于数据安全方面可能会因为数据外泄导致患者个人信息和隐私泄露，导致患者可能承受间接的私人和隐私信息外泄的风险，那么，则需要在研究实施过程中制定严密的数据管理制度、制定临床研究数据隐私信息管理规范和信息隐藏技术，以保障数据安全，保护患者的隐私权利。

（二）"数据待采型"研究的伦理风险分析

"数据待采型"真实世界临床研究需要按照研究目的进行收集数据。首先，在采集之前，已经有拟定的研究方案、数据采集方案，如注册登记研究、队列研究等，需要根据研究目的有选择地确定入选患者的疾病类别、数量、范围等，虽然在数据收集过程中不干预临床诊疗措施，但该项数据收集过程首先符合"科学研究"的内涵；其次，部分患者已经成为"被研究者"，虽然"被研究者"与"受试者"的法律地位和责任不同，并不属于一般的 RCT 研究的"受试者"，但这部分"被研究者"仍然存在着一定的伦理风险。

第一，研究目的和研究内容对数据的需求超过一般临床治疗的需要，导致对拟研究患者信息采集的负担增加。

第二，研究周期较长，需要对患者出院后的情况进行随访，增加患者负担，需要患者知情同意。

第三，患者病历资料会被主治医生之外的研究者、研究助理、质量监察员等调阅，增加患者个人信息和隐私失控的风险。

但是，以上伦理风险，与临床医疗风险和"涉及人体的临床随机对照试验"等研究相比，其隐含的风险显著轻微，不大于日常生活中的最小风险，并且由于是利用临床实际医疗数据进行研究，所得出研究结论具有较高的外推性和科学价值。因此，该类别的研究风险与收益比显著，符合临床研究伦理准则的"善行原则"、"科学原则"和"风险最小化原则"。

五、患者知情同意的获取对策

在临床医疗和"涉及人体的医学研究"中，患者/受试者拥有基本的医疗权、疾病认识权、知情同意权、保护隐私权、监督医疗权和要求补偿/赔偿权等基本权利。其中，获取患者/受试者的知情同意是对患者/受试者权益保护的最重要的保护手段。

在真实世界开展临床研究，涉及多种临床研究类型和方法。由于真实世界临床研究常常以临床实际情况的医疗信息数据为研究对象，研究方法不同于 RCT 研究，研究目的具有不确定性，所需研究样本量大、研究周期长、在临床医疗过程中患者常常只是潜在的"受试者"，患者与研究者常常处于时间空间的分离状态，研究所需数据类型繁杂、研究风险较小等特征，因此，要求所有真实世界临床研究者均要取得患者/受试者的书面知情同意是不可能的，也是不必要的。

随着社会的发展，临床研究项目日益增多。在开展临床研究的过程中，既要重视受试者的保护，也要注意基于风险管控下的知情同意取得程序的合理简化、伦理审查程序的快速审查以及合理的知情同意免除等伦理审查程序的变革。

2013 年 9 月，国家卫生和计划生育委员会颁布的《涉及人的生物医学研究伦理审查办法（征求意见稿）》的第三条中，将"所称涉及人的生物医学研究和相关技术应包括以下活动"增加了"采用流行病学、社会学、管理学等方法收集、记录、引用、报告或储存有关人的样本、医疗记录、行为、思想、意见等科学研究资料的活动。"这与真实世界的临床研究方法和过程较为契合，但这也对伦理审查委员会如何基于伦理学原则对此类研究进行恰当的伦理审查与管理，如何能够既合理地保护受试者的权益，又不给研究者和伦理委员会自身增加不必要的负担等提出了新的课题。

基于伦理学原理，取得患者知情同意的目的是保护受试者的健康权、自主权、隐私权等基本权利，也是对受试者在促进人类医学事业方面的高尚善行以应有的尊重。

在美国，对基于现有的数据、文件、记录、病理标本或诊断标本的收集或研究，如果这些资源、数据或标本室是"现有的"、是"可以公开获得"（publicly available）的，或者研究者是以无法识别受试者个人信息的方式记录信息，不能直接联系或通过标识符联系到受试者，则本研究即可免除伦理审查。

开展真实世界临床研究，相对于以创新药物为目的的临床试验等干预性研究来说，往往仅涉及医疗记录或患者生物样本的研究，如果研究者只记录比如性别、诊断、治疗方法与效果等信息，没有记录任何用来识别受试者身份的信息，比如姓名、电话、社保号等，也没有记录病历 ID 或标本编码，无法将信息与受试者联系起来，其伦理风险相对很小，同时，在事后联系大量不能追溯个人身份的患者，既浪费大量的人力财力、又不必要。所以，基于同样的伦理原则，可以通过知情同意免除，来简化伦理审查程序、加快临床研究进度。这一对策，对于已经通过临床采集的生物样本为研究对象的临床研究，也同样适用。

但是，如果研究者从现有记录或样本中获得了可识别受试者身份的私人信息或标本，并且记录了这些可识别信息，或者记录了病例 ID 编号或生物样本编码，这样就不能免除伦理审查，因为通过连接编码就能确认出受试者的身份，可能给患者带来隐私泄露方面的伦理问题。

对于"数据待采型"真实世界临床研究，由于该类型的研究存在着事先设计好研究方案、具有"涉及人的"、有"临床互动"特征，因此不能采取知情同意免除的方式。但是，可以根据研究目的和研究方法，如果只是利用临床患者与身份识别无关的诊断治疗信息、则可以使用"一般同意"的方式，通过入院须知等印制格式化表单，在患者入院时向其介绍开展相关临床研究的科学意义、患者诊疗数据有可能被用于临床科学研究。同时，在格式化表单中对患者诊疗数据可能被使用的程序、应用范围、患者隐私保护承诺等条款给予明确表述。患者签名后，即可以认为已取得相关知情同意。如果患者拒绝签署或签署为"不同意"，则可以在数据中对该患者 ID 进行特殊标记，使该患者的诊疗信息不被能研究者查询、使用，以保护该患者的权利。

对基于真实世界临床实际开展某些药物或器械不良反应监测的研究，由于不良反应监测是临床药师和医师的法定职责，对于发生此类不良反应患者，其诊疗过程中与不良反应发生相关的用药信息、不良反应的症状信息、并发症信息，以及其他相关诊疗信息等非个人隐私信息的采集、上报以及后期的分析利用，可以根据"强制同意"的原则，免除知情同意。

对基于某种治疗措施或诊疗方案的队列研究、注册登记研究，患者作为"受试者"的风险是与其作为"患者"的风险相关联的，或者说研究风险远小于治疗风险，此时，患者"研究知情同意"的获得可以一并由医师在揭示临床诊疗风险的过程中对患者进行适时的宣教，说明今后患者的诊疗数据被用来研究的可能性、使用范围、研究意义等信息，并在知情同意书上添加相关内容并让患者签字，以实现由"医疗知情同意"代替将来的"研究知情同意"。

六、对大数据真实世界研究伦理审查问题的探讨

医学伦理委员会，是由伦理学、医学等相关专业多学科专家依据一定的伦理学原则，为解决、论证、指导发生在本单位内的医学实践中的伦理问题而设立的机构，是以维护人类的生存和健康利益，体现医学科学的根本宗旨为责任，依据一定的伦理学原则来决策、指导和解决在医学科研发展和临床应用中的伦理难题而设立的特殊组织，负责调节、咨询、讨论在临床保健、医学科学研究、高新生命科学技术应用以及单位建设中的伦理决定与政策。

根据《赫尔辛基宣言》、CIOMS/WHO 共同制定的《涉及人的生物医学研究国际伦理准则》和我国《药物临床试验质量管理规范》、《涉及人的生物医学研究伦理审查办法试行》等文件的规定，在公正、独立、多元、透明的原则下，医学伦理委员会对科学研究和临床试验项目进行科学性审查和伦理性审查，保障受试者应有的尊严、权利、安全和福利，是伦理委员会履行职责的重要工作。

（一）伦理风险和问题梳理

在涉及人的临床研究中，以随机对照试验为代表，对临床研究方案中的科学方法论包括随机性、盲法、对照和均势原则等要求的审查、对与受试者保护相关的伦理规范要求如研究风险的来源于患者身体、心理、经济等损害评估以及与科学研究受益的比较分析、知情同意的过程、利益冲突的评估等都是进行伦理审查工作的重点内容。

伦理审查是基于风险的管理，对于风险大的研究，伦理监察与管理的强度就要加大。

比如对应用于人体的新药、新医疗器械的研究等风险高的研究，就需要伦理委员会全体会议进行审查，对研究过程的跟踪审查的频率也要增多。

真实世界研究主要以观察性研究为主，即在具有代表性的、较大的样本量基础上，根据患者的实际病情和意愿，在非随机选择治疗措施并不干预临床诊疗措施条件下，开展针对诊断、预后、病因等临床具体问题方面的长期评价，并注重有意义的结局治疗，以进一步评价干预措施的外部有效性和安全性。在方法学上，真实世界的临床研究属于真实世界观察性研究，旨在通过真实医疗过程中进行长期大量的观察性临床研究，用于观察药物、新疗法在广泛真实医疗过程中的疗效和不良反应，是从患者角度评估医疗措施的"效果"，重在外部有效性，其测量手段有死亡率、无症状时间、患者生存质量等。在真实世界临床研究中，由于临床研究的目的、方法、手段等有别于涉及人的临床试验研究，在受试者风险、知情同意的取得、利益冲突的矛盾等方面均与涉及人的临床试验研究的伦理风险和评估重点有明显的不同。

第一，"受试者"的风险不同。由于真实世界临床研究常常以已经存在的临床真实的诊疗数据为研究对象，对于"数据已采型"的真实世界临床研究项目，其名义上的"受试者"只是临床患者，与研究者由时空隔离且无"互动"，所以不存在有研究导致的"受试者"的健康风险。

第二，对于"数据待采型"的真实世界临床研究项目，其在方法学上主要是采取注册登记研究、队列研究、病例对照研究等观察性研究，仅是记录相关诊疗信息，有待日后对诊疗数据和信息进行分析研究。由于不干涉临床正常的诊断治疗行为，不存在因"研究"本身增加受试者/患者医疗风险的因素，符合风险最小化的临床试验的伦理学原则。

第三，真实世界临床研究在对研究数据获取、分析、发表等环节，存在患者个人隐私信息泄露的可能性，有可能增加患者个人的隐私泄露风险，并因此导致患者/受试者心理精神伤害。

第四，对于不包含个人诊疗信息的一般诊疗信息，或者通过信息加密技术对诊疗信息中个人隐私信息的隐藏，可以极大地减少此类数据泄露的现实可能性，可以看作不可识别身份的资料加以利用。因此，可以认为，开展规范的真实世界临床研究其科学价值与受试者/患者需要承受的风险相比较，远远小于其他涉及人的临床试验研究。一般诊疗信息的使用所带来风险增加，不会明显大于患者一般社会活动所带来的隐私泄露风险。该类研究符合医学临床研究的"科学性原则"、"善行原则"和"风险最小化原则"。

第五，在进行真实世界临床研究时，由于常常存在研究的滞后性、研究目的多样性，导致存在对患者诊疗信息或个人信息研究需求的不确定性，从而引发取得获取患者对其临床诊疗数据研究的知情同意的不便利性、困难性或不可能性。但这种对知情同意取得困难的情形，可以通过知情同意的"一般同意"、通过患者在医疗机构中宣教、声明等获得"隐含同意"或在符合条件时给予"知情同意免除"等方式加以规范和解决。

第六，在真实世界临床研究中，由于研究的目的不同，除了涉及患者/受试者的伦理权利外，还有可能涉及第三方的权利。如开展名老中医经验挖掘研究，与可能导致被研究者的临床常用有效方药、技术诀窍等的外泄，或引起未来知识产权的纠纷。因此，此类研究问题就需要有被研究者或相关权利人/法人进行授权加以应对。

（二）对伦理审查重点的建议

伦理委员会的主要任务是确保受试者的权益与安全，同时伦理委员会也承担着促进临床研究健康发展的职责。目前的伦理审查模式没能适应科学技术快速发展及日益复杂化的趋势，对此国际上已有批评的声音。

在美国，美国健康与人类服务部也在着手对受试者保护联邦法规进行修订，在加强法规对受试者保护作用的同时，减少对研究开展的负担与耽搁。

根据医学研究伦理准则，对于风险小的研究，管理的强度就小，比如对于涉及最小风险的研究，可以由 1～2 名委员进行快速审查，无需伦理委员会全体会议审查。跟踪审查的频率间隔也长，对一些几乎没有风险的研究，则可以免除伦理审查。这样做的目的是在达到保护受试者效果的前提下，减少研究者的负担，也减轻伦理委员会自身的工作压力。

根据研究风险的不同，美国的做法对于涉及病历记录以及生物样本的研究，可以根据研究的风险等级，采取不同的伦理审查与管理方式。

有鉴于此，对真实世界临床研究项目进行伦理审查时，建议伦理委员会重点审查以下事项：

第一，审查项目的来源，确保本研究是符合科学研究需求的真实规范的研究，而不是某个研究者个人的兴趣，防范临床医生混淆临床医疗与临床研究的界限。

第二，审查项目的临床研究类型，根据拟开展的研究数据是否已经现实存在并满足临床研究需求为要素，评价研究是否属于"数据已采型"真实世界临床研究。如果是，则可以再根据研究内容决定是否开展名医经验挖掘、名医技术诀窍整理评价等含有隐性知识产权纠纷的研究。如果是，则需要取得被研究者的知情同意和授权；如果否，则可以通过免除知情同意或用一般同意的方式代替知情同意，对此类研究给予快速审查方式予以通过。

第三，对于现实中已存在的并被采集完成的临床数据，重点审查其数据信息中涉及患者个人信息、隐私信息的隐藏方案、数据安全防护措施、数据加密解析程序、患者个人信息泄露后的应急预案等，以确保患者不受隐私信息泄露的伤害。

第四，对于采取观察性研究中注册登记或队列研究等方法的研究，拟研究的临床数据现实中还不存在或还不全面，对这种"数据待采型"真实世界临床研究，可以允许研究者以临床医疗中内容较完善知情同意代替临床研究的知情同意，以减少研究者工作负担（图 3-1）。

第五，对涉及临床药物不良反应研究的项目，可以采取一般同意和强制同意的方式取得患者的知情同意，采集相关信息，但必须做好信息和隐私信息的数据隐藏和数据管理。

第六，对研究内容必须涉及患者个人信息的研究方案，需要由研究者向伦理委员会报告理由，填报涉及患者个人信息登记表，具体说明所需信息的详细内容、数量、数据加密管理方案、信息泄露的应急预案、涉及研究人员的姓名、研究任务、职责等信息，以确保研究数据和患者的安全。

第七，对涉及儿童、未成年人、精神病患者、孕妇等特殊人群的研究，需要伦理委员会详细审查研究方案中的具体内容，以确保对弱势人群的保护。

总之，真实世界临床研究是医学临床研究的重要进展和发展，是适合于包括中医、中药、针灸、推拿等在内的中医药疗法开展临床研究的有效方法学之一。对如何合理地开展

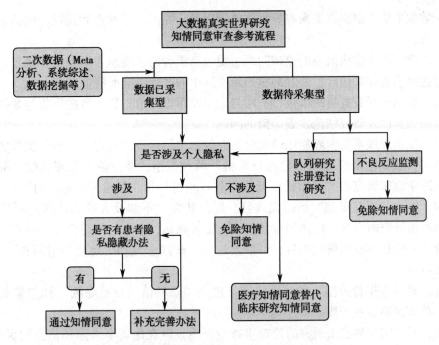

图 3-1　大数据真实世界临床研究项目知情同意审查流程图

临床试验并准确地评价这些中医药干预措施预防和治疗疾病的临床效果，是一个有益的补充。中医学术思想的继承和发展都离不开临床，"从临床中来、到临床中去"既是中医学术传承之路，又是开展中医临床研究现实保证。

要让中医临床科研在真实世界中实现变革与革命，必须找到适合中医特点的新方法和新途径。刘保延教授在他的《真实世界的中医临床科研范式》一文中指出中医临床科研一体化是真实世界中医继承创新的主要形式，也是中医临床科研范式的核心，这一论断为中医临床科研范式搭建了内含理论和指导原则的框架。

当前，现代网络技术的普及与发展、数据库的构建、大数据的挖掘利用技术的不断创新，构建中医临床科研信息共享系统，使临床信息的收集、存储、输出成为自动的、常态的大规模行为，既保障了临床医生在临床诊疗中对自己和他人诊疗活动等临床信息的收集、整理、应用、传播，同时，经过临床医疗科研人员对信息的加工整理，使之升华为知识、学说、理论，再传播出去，就使得这些知识又回到临床中去，参与新知识的升华，形成信息、知识转化的完整链条。

因此，开展对真实世界中医临床研究的伦理学问题研究，使中医研究不再在设定的理想条件下进行研究，而是以日常临床实践中产生的真实信息为对象进行研究，对促进中医临床研究的发展和中医疗效评价的循证证据的提升具有重要的真实意义和普遍意义。

由于医学模式、临床关注内容、研究手段方法都不同，中西医学开展临床研究所需要关注的临床研究过程、具体实施环节中蕴藏的伦理风险等也各不相同。

通过分析、梳理真实世界临床研究过程中临床诊疗行为、临床研究行为、医生与患者在临床研究中所处的特殊地位等，分析患者、医生、机构、研究者等的权利义务以及最基本的伦理学原则等，需梳理出真实世界临床研究所蕴藏的伦理风险、患者或受试者权益保护、临床数据采集、研究成果发布等具体伦理问题，提出以下观点和建议，概括起来主要有以下几点：

第一，真实世界临床研究的伦理问题主要包括患者的"受试者"身份不确定，某些临床研究可能给患者带来风险，并且易被临床实际中的医疗风险所掩盖。

第二，在临床研究数据的采集、利用与成果发布等环节，具有数据采集与数据库管理环节的数据失真以及研究结论发表偏倚的问题。

第三，根据开展真实世界临床研究时研究数据"已经现实存在"与否，把真实世界临床研究分为"数据已采型"和"数据待采型"两种类型，并分析其伦理风险，提出该类研究符合医学临床研究的"科学性原则"、"善行原则"和"风险最小化原则"。

第四，对"数据已采型"的研究项目，提出其为"不涉及人的临床研究项目"的观点；提出根据研究内容和数据使用时是否涉及患者隐私，来决定使用伦理审查程序；对不涉及患者个人隐私信息的研究项目，可以通过"一般同意"和"免除知情同意"的办法，免除伦理审查。

第五，对"数据待采型"的临床研究，建立"隐私信息自动隐藏"和"隐私信息揭示授权"伦理风险管控原则。

第六，对真实世界临床研究的伦理审查应把重点放在患者个人隐私信息的保护方面。建立伦理审查"个人隐私信息条目清单"的办法，优化伦理风险管控对策。促进真实世界伦理审查工作要点的构建，简化伦理委员会的审查内容和工作流程。

开展真实世界临床研究与既往开展的经典 RCT 为代表的临床研究不同，其伦理风险明显较小，因而其伦理审查工作的重点应从科研项目审查的科学性与收益、知情同意的取得等事前审查方面，转移到对真实世界临床研究方案的方法学辨识、研究实施过程数据采集、隐私信息管控、研究成果发布等事前审查与事后核查相结合的方面上来。对临床研究的数据现实存在的临床研究项目，因其被认为是"不涉及人的临床研究项目"只涉及患者隐私数据的保护等伦理风险，应在医学伦理学基本原则的指导下，在保障受试者合法权益的同时，优化伦理审查工作流程，促进伦理审查工作的制度建设和标准操作规程（standard operation procedure，SOP）的改进，为真实世界临床研究规范化开展做好研究风险管控策略制度的建设。

（余海滨　姜俊杰）

参 考 文 献

1. 徐显明. 人权研究［M］. 第 9 版. 济南：山东人民出版社，2010.

2. Ethical and Policy Issues in Research Involving Human Participants (2001)，vol. 1，85，by U. S.，NBAC.

3. 金丕焕，邓伟. 临床试验［M］. 上海：复旦大学出版社，2004.

4. Columbia Encyclopedia：Columbia Electronic Encyclopedia，published by Columbia University Press. The Wikimedia Foundation，Inc. Consent. 2010 http：//en. wikipedia. org/wiki/Consent.

5. Franklin GM，Alan W（eds）. The Ethics of Consent：Theory and Practice［N］. New York：Oxford University Press，2010.

6. 朱万孚，陈冠英. 生物医学安全与法规［M］. 北京：北京大学医学出版社，2007.

7. American Society for Healthcare Risk Management. Risk Management Handbook for Health Care Organniza-

tions. 4th ed. Chicago：Jossey-Bass，2004：57.

8. 张洪松，兰礼吉. 医学人体实验中的知情同意研究［J］. 东方法学，2013（2）：128.

9. 梁慧星. 中国民法典草案建议稿［M］. 北京：法律出版社，2003.

10. 王金凤. 无名合同［M］. 北京：中国民主法制出版社，2003.

11. 张超中. 中医范式的真实性问题：兼评《真实世界中医临床科研范式》［J］. 中医杂志，2013，54（14）：1171-1174.

12. 刘保延. 真实世界的中医临床科研范式［J］. 中国医药导报，2015，12（7）：110-113.

13. 国家卫生计生委关于《涉及人的生物医学研究伦理审查办法》（征求意见稿）公开征求意见的通知（2014年4月30日）. http：//www. moh. gov. cn/publicfiles/business/htmlfiles/wsb/index. htm.

14. US OHRP. Guidance on Research Involving CodedPrivate Information or Biological Specimens［Z］. US，2008.

15. US OHRP. Human Subject Regulations Decision Charts［EB/OL］. http：//www. hhs. gov/ohrp/policy/checklists/decisioncharts. html，2014-03-10.

16. 杨立新. 人格权法专论［M］. 北京：高等教育出版社，2005.

17. 王利明，杨立新. 人格权与新闻侵权［M］. 北京：中国方正出版社，1995.

18. 祝蓓蓓. 个人信息的法律保护［D］. 贵州大学，2006.

19. Ethical Considerations in Biomedical HIV Prevention Trials（2000），by UNAIDS.

20. George Silberman，Katharine L Kahn. Burdens on Research Imposed by Institutional Review Boards：The State of the Evidence and Its Implications for Regulatory Reform［J］. Milbank Q，2011，89（4）：599-627.

21. Timothy M，Straight. Clinical research regulation：challenges to the institutional review board system［J］. Clinics in Dermatology，2009，27（4）：375-383.

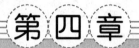

大型数据仓库的构建

大数据真实世界研究的数据来源多种多样，既可以来自各类临床信息系统，也可以来自各类监测数据和医疗保险数据，还可以来自物联网和互联网等系统，这些数据源都可以产生大量有助于临床研究的信息。真实世界的研究中，要有效地利用这些数据，需要建立数据仓库。HIS 产生的数据是大数据真实世界研究中较典型的数据来源，并可充分反映大数据大体量、多源异构、高维度、大量混杂、大量缺失等特点，因此本章就以 HIS 数据为例，阐述大数据真实世界研究中大型数据仓库的构建。

第一节　HIS 数据应用于真实世界研究中的特点

一、HIS 的发展变化

HIS 作为医疗电子数据库的主要表现形式，在我国医疗卫生行业中应用已有二十余年的历史。它是利用计算机软硬件技术、网络通信技术等现代化手段，对医院及其所属各部门人流、物流、财流进行综合管理，对在医疗活动各阶段和各流程中产生的数据进行采集、存储、处理、提取、传输、汇总、加工生产各种信息，从而为医院的整体运行提供全面的、自动化的管理及各种服务的信息系统。

纵观我国近 20 年大中型医院的医疗信息化发展历程，总体来说到目前为止可以分为以下三个大的发展阶段。

第一阶段是系统的建设阶段，时间节点在 2000 年前后。各家医院 HIS 从无到有，从小到大，实现了从手工到计算机的转变。这一阶段的特点是电子化、联网化，各医院纷纷设立医院信息中心，建立医院级数据机房、基础网络和中心数据库，并构建各类信息系统，用以替代以前的手工报表、电子报表以及单机版的信息管理软件。这一阶段的信息系统涉及医院经济运行和医生、护士、检查科室、检验科等与患者医疗相关的多个环节，其中医疗电子数据涉及医嘱处理、病历记录、药品管理、检查、检验、监护等多个业务系统，这些系统在帮助医护人员完成业务工作的同时还充当医疗信息收集者的角色。

第二阶段的时间节点在 2010 年前后，是以电子病历为代表的发展阶段。在这一阶段，各医院实现结构化电子病历的同时，还进行临床路径和各信息系统数据集成的研究工作，如形成电子病历系统（electronic medical record system，EMRS）、影像归档和通信系统（picture archiving and communication systems，PACS）、实验室（检验科）信息系统（laboratory information system，LIS）等。实现临床医疗数据的全流程管控，进而产生真实、全面、完整的患者电子健康档案和医疗记录。其核心价值是能够满足临床诊疗过程中的信息需求，可以为医生临床诊疗实践提供信息支持，以及为患者提供更全面的临床决策与诊疗服务。同时，产生的数据具有更高的科研价值，主要表现为具有医疗过程管理能力、电子化临床路径、闭环医嘱管理，以及部分医疗辅助决策支持系统的实施应用等。现今，尚有诸多医院的信息系统仍处于这一发展阶段。

第三阶段为部分医院已开始尝试并取得了一定成果的全面智能型医院信息化基础的构筑，主要内容是在数据集成的基础上搭建集成平台，以及在其基础上的各类数据中心和相关顶层应用的建设。这一阶段要完成全部信息系统数据在统一接口上的互联互通和综合利用，然后在覆盖医疗全流程的一致的数据基础上构建临床数据中心、管理数据中心、影像数据中心和区域数据中心等多种类型的数据中心，并且构建更多类型的内外网智能应用，更好地将集成的数据应用于临床诊疗辅助决策和科学研究，以及应用于医院指导经济运营和患者提高满意度。同时，这也为 HIS 数据在真实世界研究中的应用提供了更好的契机和更宽广的平台。

二、HIS 的结构模块

当前以集成平台和数据中心为核心的医院数字化建设整体架构可分为三层，如图 4-1所示。最底层是物理层，包括综合布线、机房建设、硬件建设等，物理层的建设是持续进行的，是所有信息系统的物理载体。物理层之上分为内网和外网两个部分：内网部分是医院信息系统的主体，主要包括底层的信息安全与管理平台，以及建立在之上的以数据交换平台为核心的各业务系统和临床信息管理系统、医院资源管理系统；外网部分包括客户关

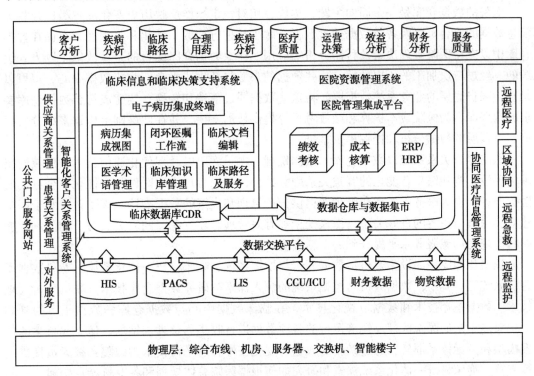

图 4-1　医院数字化建设整体架构

系统和协同医疗管理系统。最顶层是应用系统，包括数据分析与挖掘系统、临床科研一体化系统、专科数据库管理系统等。

数据集成平台处于架构核心地位，需要集成全部数据来源，解决全部信息孤岛问题。无论客户关系系统还是协同医疗系统都应该接口于该集成平台，并与各类数据中心、数据仓库及各应用系统交互数据。数据集成平台是其上层应用的基础，其建设首先要保证系统间信息交互的完备性、共享信息的一致性，提供数据完整性验证、提供交互反馈能力及交互数据存储能力，并对整个医院系统的数据字典管理、统一用户管理提供支持，进而实现提供各类功能的可视化管理软件。

信息安全与支撑平台处于基础地位。对于众多数据库系统和应用系统，一般利用现有的虚拟化平台将其部署到虚拟机中统一管理。内外网安全问题通过防火墙与网闸技术进行隔离，将放到外网上的数据按时更新到外网服务器并单独提取、独立使用，而系统安全与管理机制与集成平台统一建设。

医院的数据中心建设中我们更关注的是围绕医疗数据构建的临床数据中心的建设，一般采用物理集中式的数据存储和管理，围绕患者组织和管理数据，重点关注各类临床数据。临床数据中心使用扩充的"业务数据库＋临床文档库＋影像库"混合架构模式随着电子病历应用程度深入而不断发展。由于要保证患者电子健康档案的完整性，患者全医疗周期的数据必须长期在线，其数据量十分庞大，且临床数据中心需要实时对外提供数据服务，因此还必须满足顶层应用的海量数据快速展示的需求。针对这种问题，可采用云计算的解决方法，将临床数据中心建设在一个分布式存储系统中，利用并行计算的高性能来解决医疗电子大数据应用的问题。

医院的数据仓库是一个面向主题、集成、相对稳定、能反映历史变化的各类医疗相关信息数据的集合。医院各类数据通过数据仓库工具进行抽取、转化和整理后，存储在数据仓库中以支持医院管理决策及科研分析等应用。建立数据仓库的目的是存放以主题方式组织的、经过二次加工的历史数据，这些数据的来源包括集成平台、临床数据中心，也可以是直接来自底层的业务系统数据库。将这些数据通过清洗和转换，构建成符合数据仓库要求的数据库，为医院成本核算和绩效考评等提供数据支持，并在此基础上构建多维分析模型，为顶层的数据分析和挖掘提供基础。

医院客户关系系统以数据仓库、数据挖掘、电子病历以及现代化通信技术、广域网技术为手段，构建医院智能化的客户关系服务平台，为患者提供即时性、个性化、全方位的医疗服务，也为医务工作者和管理者提供分析管理和决策的数据支持。该平台有利于医院建立和保持与患者的良好关系，深入挖掘和有效管理医疗资源，同时突破时空的限制，能够将医院为病患服务水平提升到一个新高度。

顶层智能应用建设主要包括数据分析与挖掘系统、临床科研一体化系统、专科数据库管理系统等。其中，数据分析与挖掘系统的深入探索与研究数据仓库技术、联机分析处理技术、数据挖掘技术和数据可视化技术，在临床数据中心与数据仓库和数据集市的基础上，对多年来的医院医疗及经济运行的各项数据进行收集、整理、钻取，建立起科学的数据模型和指标体系框架，通过最新的数据可视化技术和跨平台技术为医院各级人员提供决策支持；临床科研一体化系统探索和研究如何根据医院总体规划和各专科特点构建统一的临床科研数据库与前端应用，以期更好地达到临床科研统一规划、统一管理、统一应用的目的；专科数据库管理系统扩展临床科研一体化系统的基础架构，通过增加数据结构、开发专科应用系统等手段，实现既能满足专科特色的科研需要，又能提供科室个性化、精细化管理需要的专科管理系统。

可以看到，整个 HIS 的生态环境能够保证集成、全面、一致和安全的医疗信息数据的产生，这些数据是真实临床诊疗活动的记录，同时也是医疗科研人员从事真实世界医药研究的宝贵财富。综合的利用这些 HIS 系统产生的数据是临床科学研究的重要内容，并将产生巨大的研究价值和丰硕的研究成果。

三、HIS 数据在真实世界研究中的应用

HIS 数据是诊疗活动过程中各类信息系统产生的所有数字、文字、图片、影像、视频等多种数据的总称。记录了患者的基本资料、健康摘要、既往史、体格检查信息、检查检验记录、检查影像数据、病案首页、病程记录、诊疗记录、医嘱记录、费用记录、用药记录、手术记录、诊断信息、随访信息、组织标本信息、生物信息等。这些信息一般在数据库中长时间保存。

HIS 在近 20 年的发展过程中积累了大量的医疗相关数据。HIS 数据产生于临床实践，但不同于临床试验数据，它没有预先的试验设计、纳入标准，事后的采集整理、评估评价，只是日常发生的临床事件和治疗过程的真实记录，比较客观地反映了临床实际情况。虽然 HIS 数据的生成和管理不像临床试验数据那样有严格的规范和明确的评价体系，但是也有其自身约束要求和管理规范，尤其是将一家医院或者多家医院甚至全国各地区的医院多年的数据整合在一起，形成海量的大数据，更是能为临床研究带来巨大的价值。可以说，随着 HIS 的不断发展，其产生的数据已经逐渐成为中医药真实世界研究的重要内容。

HIS 的发展演变历史也是目前各级医院信息系统发展的不同水平和阶段。可以看到，在 HIS 发展的不同阶段，其数据都能够为真实世界医药研究带来价值。首先，在初步满足医疗业务数字化、电子化的系统建设阶段，各医院构建了覆盖各医疗相关环节的联网的信息系统，形成了中心电子数据库。虽然各信息系统模块只是为了保证医疗业务的运行，各自相对独立，数据无法形成有效的整合、且缺乏结构化和标准化，但无论是病案首页信息或病案归档信息，还是电子医嘱和化验检查结果，以及一些经济指标数据，都可以作为各种临床试验效果的客观评价依据，成为临床试验结果的有益补充。以中成药上市后再评价为例，采集大量的相关 HIS 数据可以为上市后中成药临床使用的安全性、有效性和经济性的回顾研究提供数据，同时也可为前瞻性研究提供基础，对中医药真实世界研究起到一定的促进作用。其次，在各信息系统模块进一步发展，构建结构化电子病历和初步的数据集成平台阶段，HIS 数据发挥的作用进一步凸显。电子病历的结构化将为临床研究提供更大量、更加标准化的病历信息，使得 HIS 可以提供给临床研究更加丰富的数据内容和更加完整的诊疗过程信息，从而丰富数据分析的维度和角度。而数据集成平台为数据的清洗、转换、提取提供了统一的数据接口和方法，使数据的采集更加安全、高效和便捷，在工具和方法上保证了数据的一致性和可用性。通过这两个层次的建设，可以提高 HIS 数据在科研中的产出效果，使 HIS 数据从临床研究的有益补充逐渐演变成为一种真实世界研究的主要手段而发挥更大的作用。最后，在临床数据中心的建设阶段，由于科研数据集成是临床数

据中心构建的目的之一，而临床数据中心是基础研究与临床研究的重要技术载体，因此，这两方面的发展是相辅相成的。临床数据中心的数据是将所有相关信息系统标准化整合且经过严格的清洗验证之后的完整的、准确的、标准化的数据，可以方便地定制每个课题需要的所有信息。在这个阶段，HIS 数据既可以包含基础医疗系统（病案管理、医护工作站、电子病历）产生的数据，又可以包含来自其他系统（专家系统、知识库）、甚至来自互联网（客户关系系统、电子健康档案）的数据，还可以在广泛的数据来源基础上通过统计学和数据挖掘等技术产生新的数据和知识。可以说，此时 HIS 数据已经可以成为中医药真实世界研究的独立研究领域，本身可以产生重要的研究成果。临床数据中心的建设是 HIS 数据为临床研究提供支持的最高阶段。

同时，横向来看，HIS 各类系统产生的数据都可以为中医药真实世界研究提供丰富的资源和内容。例如，病案管理系统可以提供病案首页和疾病手术编码等用以反映患者住院主要信息；医护工作站和药品管理系统可以提供医嘱执行情况用以反映患者用药执行情况；电子病历系统可以提供患者治疗过程信息；检验检查系统可以提供患者化验检查结果、电子胶片和报告单；体检系统可以将历次体检结果保存下来用以反映患者身体变化情况等。这些系统可以看作是基础医疗信息系统，其大部分数据都是临床科研需要的，因此可以将这些数据通过一定的处理提供给科研使用，从而避免手工重复录入，减少工作量，提高工作效率和准确性。而客户关系系统、电子健康档案系统、专科数据库系统、数据分析与挖掘系统等属于顶层应用，其中客户关系系统可以将患者随访等离院后的信息纳入到 HIS 数据中，使得整个住院周期数据更加完整；电子健康档案系统包含了患者全部医疗相关信息的归纳、归档和整理，从而提供更加全面的数据；专科数据库系统除了通用的信息外还包含了专科专病特有的信息字段，使得针对某一专科或专病的数据更加个性化和专业化；数据分析与挖掘系统则将所有采集到的数据整合后统一建模和分析，可以发现更多的模式和知识。这些数据有些是临床科研需要的，可以直接提供给科研使用。而有些虽然不是必需的字段，但也可作为科研数据的有益补充，甚至成为某些科研结果的有力证明。而区域医疗应用则是更高层次的应用，它可以将某个范围或某个地区相关 HIS 系统连接起来，产生海量的医疗数据从而产生巨大的价值。以美国 FDA 的迷你哨点计划为例，其建立了一个覆盖几十家医疗机构和学术单位的分布式数据库来进行多种医疗产品的临床使用安全性主动监测和预警。可以想见，这样的一个系统必将极大的提高监测的及时性、准确性和自动化程度，并且为进一步的研究提供了基础和实证。

四、HIS 数据应用于真实世界研究的问题

随着 HIS 系统的不断发展和完善，HIS 数据对临床科研产生的重要价值逐步凸显，但怎样更好利用这些 HIS 数据是一个亟待解决的问题。HIS 数据产生于临床实践，有信息系统的约束和完整性的验证，有良好的组织关系和存储结构，并且有专人管理和校对，可以说 HIS 数据是非常优质的真实世界医药研究的数据来源。但是，我们还应该看到 HIS 数据有其不适合科研应用的特性，发现这些问题并解决它们是我们利用 HIS 数据进行临床研究的重要课题。

第一，HIS 数据源具有多源异构性。在临床科研中，为了保证样本的数量或者地域分布的要求，需要把几家医院甚至全国各地多家医院的 HIS 数据集中起来，统一利用和分

析。但是由于每一家的 HIS 可能由不同的 HIS 开发商设计和研发，其数据结构、存储格式、基础字典定义等都大不相同，这无疑会对数据的整合和使用带来极大的难度。即使使用同一家医院的 HIS 数据，由于任何一家医院的 HIS 可能由几十上百个信息系统模块组成，其数据包括有来自于医护工作站系统的医嘱、治疗和用药等信息，有来自于收费和账务管理系统的费用和医疗保险等信息，有来自于临床检查检验系统的医学影像、生化指标和诊断等信息，有来自于监护系统的生命指征等信息，以及手术麻醉系统的相关信息等。这些系统也可能来自不同厂商，数据并不能直接互通互用，尤其是在大部分医院数据整合和数据中心建设还不完善的条件下，直接利用这些数据进行科研更不可能。因此，需要将多源异构的数据通过数据融合的手段有机地整合到一起。

第二，HIS 中存在大量半结构化和非结构化信息。临床日常诊疗活动产生的数据不仅包含由 HIS 系统生成的医嘱、用药、费用等结构化数据和由电子病历系统产生的医疗文书等半结构化数据，还包括由医务人员根据患者及家属口述或患者提供的诊疗历史记录、医务人员治疗过程中形成的文字记录，以及仪器检查或化验产生的数字、图片、影像、视频、声、光、电信号数据等非结构化数据，这些数据在临床科研中也有可能具有重要的使用价值。由于结构化、半结构化和非结构化数据混杂在一起，为数据的综合利用带来更大的困难。因此，需要将 HIS 产生的不同类型数据通过结构的标准化有机整合到一起。

第三，HIS 中存在不规范的数据。数据的不规范包括数据缺失、错误、重复、不一致、记录标准不统一等多种情况，普遍存在于临床诊疗产生的各类医疗数据中。其产生原因主要有以下五点：一是由于临床数据涉及范围广、内容丰富、关系复杂，且临床患者症状多样。因此，在医疗过程中不同的医务工作者对同一医学名词的记录会因人而异，使得同样医学含义的数据无法直接整合到一起。二是我国医学标准工作滞后，很多医学名词没有标准化的名称，即使存在相应的标准，也可能由于各个医院自身管理原因对这些标准化名称进行部分修改，造成医院之间的数据字典无法通用。三是相对于结构化的病历模版来说，医务人员更愿意采用自由文本的方式来录入临床数据，尤其是剪贴、粘贴、复制功能，而且医务人员在记录临床信息时，也存在自由发挥的问题，都会造成数据的不规范。四是临床信息系统完整性和一致性验证功能有限，而临床诊疗活动相对复杂，信息系统无法规范每一步的数据录入过程，也会造成数据的不规范。五是存在数据事后修改现象，在临床数据记录结束一段时间后，由于某些原因造成记录的数据不准确或有问题，需要进行修改，在这个过程中很可能造成数据的前后不一致。不规范数据的存在是一个客观现象，对不规范数据的处理是真实世界研究中始终面临的一个重要课题。因此，需要将临床诊疗活动产生的不规范的数据通过数据清洗的手段有机整合到一起。

第四，HIS 产生的数据也不能完全满足临床科研要求。因为临床诊疗和临床科研的目的不同，临床诊疗的数据录入和处理与临床科研的数据采集的要求也完全不同。临床治疗产生的是过程数据，以如何治疗患者为目的，而临床科研的需要的是结果的统计数据，以寻找某种疾病或者用药的一般规律为目的。临床治疗时录入的数据不能完全满足临床研究的要求，而且由于医疗信息系统的设计和医疗技术的局限性，使 HIS 产生的信息无法涵盖临床科研需要的所有信息。因此，需要针对课题的不同需求，结合临床试验的内容并根据 HIS 数据的特点准确有效的加以利用。

第五，HIS 数据可能涉及伦理、法律隐私和管理政策问题。由于医学伦理的要求、法律法规的遵从、患者的隐私保护和医院管理的规定等问题，HIS 数据无论是在临床诊疗中生成时还是在临床科研中采集时都会受到一定的限制，有可能造成入库数据的不完整、不连贯或者不一致，使得 HIS 数据可利用性变差。因此，需要建立符合管理制度和要求的长效的数据采集机制和符合伦理要求的数据加密手段。

综上所述，为了解决 HIS 数据在真实世界研究中存在的问题，需要将采集到的 HIS 数据整合到一起，构建一个融合多源异构数据的、结构统一的、数据规范的、安全可靠的大型 HIS 数据仓库。

（庄 严 张 罡 王志飞）

第二节 大型 HIS 数据仓库的建立

一、大型 HIS 数据仓库在真实世界研究中的价值

数据仓库概念始于 20 世纪 80 年代，首次出现是在 Inmon 的《建立数据仓库》一书中。随着人们对大型数据系统研究、管理、维护等方面的应用不断完善和深入，为数据仓库给出了更为准确的定义，即"数据仓库是在企业管理和决策中面向主题、集成、与时间相关、不可修改的数据集合"。在医疗领域，大型 HIS 数据仓库是指基于 HIS 数据的应用数据仓库的概念和技术构建的面向临床科研和医疗管理主题、集成多源异构数据、随时间变化、相对稳定的数据集合。其定义中所谓主题，是指用户使用数据仓库进行分析和决策时所关心的重点目标，如医院管理中医院收支情况、收治情况、医疗指标等，临床科研中的某类药品上市后临床使用情况、某类疾病的治疗情况、治疗效果和比较效益分析等。所谓面向主题，是指 HIS 数据仓库内的信息是按分析主题进行组织的，而不是按照业务系统那样按照功能流程进行组织的。所谓集成，是指数据仓库中的信息不是从各个业务系统中简单抽取出来的，而是将有关联的各系统中的 HIS 数据进行一系列加工、整理和汇总的过程，因此，数据仓库中的信息是关于整个 HIS 数据的一致的全局信息。所谓随时间变化，是指数据仓库内的信息不仅反映各类数据的当前状态，而且记录了从过去某一时点到当前各个阶段的信息快照。通过这些信息，可以对企业的发展历程和未来趋势做出定量分析和预测。而信息本身相对稳定，是指一旦某个数据经过前期处理进入数据仓库以后，一般很少进行修改，更多的是对信息进行多维度的查询操作。HIS 数据仓库的重点与要求是能够准确、安全、可靠地从各类 HIS 数据库中取出数据，经过加工转换成有规律的信息之后，再供管理人员进行分析使用。

大型 HIS 数据在真实世界的研究中具有重要价值，而其作用的发挥需要一个统一的 HIS 数据仓库提供数据基础。数据仓库的建设并没有严格的数据理论基础，也没有成熟的基本模式，通常按其关键技术分为数据的抽取、存储与管理以及数据的分发利用三个基本方面。在大型 HIS 数据仓库构建和使用过程中，需要针对 HIS 数据在真实世界研究中的难点和挑战，解决好这三个基本方面的关键技术问题，使得 HIS 数据能够应用于真实世界的研究，更好地满足临床科研的需要。数据仓库的构建需要达到以下三个方面的目标：

第一，要解决 HIS 数据整合应用的问题。为了使 HIS 数据更好地应用于临床科研，首先，要将多源异构的 HIS 产生的数据融合起来，建立统一的数据模型进行存储管理；其

次，对不同数据的结构进行标准化对照，将其统一到数据模型要求的数据结构之中；再次，对不同数据的内容进行清洗、融合和标准化，将其统一到数据模型要求的数据字典之中；最后，构建统一的数据采集机制和数据加密机制，将 HIS 数据的采集、清洗、转换和存储有机地整合起来，形成一个更大规模的 HIS 数据仓库，以便数据的进一步分发利用。

第二，要解决数据仓库总体设计问题。HIS 数据仓库只是概念，没有具体的解决方案，需要根据具体情况自行设计开发。大型 HIS 数据仓库的建立需要一整套系统化、工程化的方法，对数据的采集、清洗、整合、更新等处理过程建立一个总体的管理和控制机制，使得数据的准确性、一致性、安全性得到充分的保证。整体过程要求可重复利用并能协调人与机器协同工作，达到数据处理效率的最大化。

第三，要解决大数据背景下的数据处理问题。大数据是传统数据库或数据处理技术不能处理的既大又复杂的数据集合。一定规模的 HIS 数据仓库符合这个大数据的条件，但和一般意义的大数据又有不同。大数据具有四个特点：规模大、速度快、价值低和形式多样。而大型 HIS 数据仓库的特点可以相应的总结为：规模大、批量更新、价值高和结构化要求高。规模大即数据量巨大且不断增长，要求数据仓库的处理速度和扩展性要好，不能随着数据规模的不断增大响应时间过长或者性能明显下降；批量更新即数据经常是分次大批量的产生，要求数据仓库系统具有很好的"时间戳"管理机制，保证更新的批量数据的准确性和一致性；价值高即数据仓库的所有数据都有其存在价值，这点是其与传统大数据的最大区别，即要求必须保证每条入库数据的质量；结构化要求高即无论数据源是结构化数据还是半结构化或无结构的数据，最终形成的数据仓库包含的是结构清晰、定义明确一致且符合课题要求的数据，要求必须能够很好地处理多源异构数据。

二、大型数据仓库对 HIS 的要求

实现 HIS 数据仓库的建设目标对医院的 HIS 数据提出了要求。可用于数据仓库构建的 HIS 数据可以来自：临床信息系统（clinical information system，CIS）、医学影像系统（picture archiving and communication systems，PACS）、实验室信息系统（laboratory information management system，LIS）、结构化电子病历（electronic medical records，EMR）、临床数据中心（clinical document repository，CDR）、临床科研系统（clinical research system，CRS）等多种类型的信息系统。无论来自于何种系统，都必须达到相应的完整性、结构化、一致性和准确性的要求才可入库。

完整性要求：完整性验证主要是对采集的 HIS 数据进行关联验证，保证重点信息和主要项目无缺失，例如，对于要求具有完整临床诊疗信息的科研项目而言，有病案信息无医嘱，或有医嘱无诊断信息等数据条目都应视为不合格数据，在无法再次获得完整数据的情况下应予以剔除。

结构化要求：虽然数据的采集可以包括半结构化和非结构化的数据，但不同的仓库构建需求会对 HIS 数据的结构化提出要求，某些非结构化数据可能无法整合入库。例如，某些医院的检验数据没有使用 LIS，因此就可能无法与其他医院的数据进行融合；再如，某些临床病历数据是文本数据，也无法与结构化的电子病历集成分析。

一致性要求：主要包括三个方面。一是关联一致性，即采集的各个数据表需要有键值关联且关联性必须正确；二是语义一致性，即来自于不同系统的相同实体必须能够正确识

别，保证无歧义；三是时空一致性，即数据的前后连续性，尤其是在更换过系统的医院，升级换代前后存储在不同数据库中的数据必须一致。

准确性要求：HIS 中不可避免存在一定量的错误数据（包括数值错误、单位错误、录入错误、格式错误、系统错误等）、异常数据、缺失数据、重复数据、偏倚与混杂数据。准确性要求将这些错误控制在一定范围之内，数据入库之前要进行准确性和合理性验证。准确性验证主要是利用数据清洗技术对问题数据进行过滤和修正，合理性验证则是对数据逻辑问题进行查找和修正。无法处理的数据要整体剔除，重要数据要追溯来源，将相关数据更新后再进行验证。

三、大型 HIS 数据仓库的建设方案

（一）HIS 数据仓库的总体建设方案

HIS 数据仓库的构建主要完成多家医院 HIS 数据的抽取、转换、加载与整合，并根据需要形成多个专题子数据仓库供研究使用。在这个过程中需要解决一系列的具体问题。首先，需要设计通用的数据采集方案，将数据采集形成标准的工程化方法，以便于统一部署实施。其次，要实现多家医院数据集中、数据共享，必须使用统一的标准，并执行实际可操作的整合方案，这是实现医疗信息资源数据集成的前提，因此，需要设计标准化的数据整合技术，完成数据的融合。最后，还需要在融合数据的基础上构建统一的数据仓库，数据仓库的构建要考虑后继 HIS 数据的入库和现有 HIS 数据的增量更新，同时，还要考虑如何更好地利用数据仓库的数据来满足不同研究的需要，这也需要一个把这些过程统一起来的工程化方法。下面分别介绍大型 HIS 数据仓库构建的数据采集、数据标准化、数据仓库构建和分发利用的方法。

（二）数据的采集

数据的采集就是一个数据的 ETL 过程。为了得到高质量的数据，必须对抽取出来的原始数据做一系列复杂转换处理，最后才能装载到数据仓库中。数据采集过程的实现有多种方式，既可以在 HIS 上建立分布式采集系统在线采集和上传或每隔一段时间批量采集离线上传，还可以由科研人员使用采集软件根据课题需要到医院进行数据采集再集中起来建立数据仓库。实现 ETL 过程的效率和质量很大程度上决定了数据仓库构建的效率和质量。目前，研究 ETL 过程强调 ETL 系统的可扩展性和灵活性，对于如何创建可复用的标准化的 ETL 过程的研究则很少。如何在一系列相似或相近的 ETL 过程中发现其共同特征、知识和需求，从而抽象出一个通用的数据采集过程模型，使得 ETL 过程可以在这些项目中被反复使用而无需修改或少量修改，大幅度提高实现 ETL 过程的效率，从而提高数据仓库构建的效率，是实现数据采集的一个重要课题。

（三）数据的标准化

HIS 数据仓库构建过程的重点在于标准化，采集到的 HIS 数据只有通过标准化的过程才能形成统一的数据源进入数据仓库。数据标准化按内容可以分为数据字典规范化和结构标准化：数据字典的规范化是指研究者根据需要预先确定数据标准，比如采用医保规定定义费别、药典定义药品名称、ICD-10 定义诊断名称等，然后将各家医院的 HIS 数据的字典表（例如费别字典、药品名称字典、诊断名称字典等）统一对照到这些数据标准中，使得同一事物对象具有相同的名称；结构标准化是指将各家医院数据表的字段结构统一对照

到课题规定的数据表的字段结构，使得各家医院的同一个数据表可以直接融合到一起。数据标准化按方式可以分为手工标准化、自动标准化和人机结合的标准化。手工标准化是指由科研人员对需要标准化的数据字典、结构与课题定义的标准数据规范进行对照，然后通过系统的 ETL 过程将数据整合；自动标准化是指按照数据清洗技术建立自动化的系统，在系统中预先定义各种数据清洗规则和对照转换规则，然后再由 ETL 过程将数据整合；人机结合则是将以上两种方式结合起来，在自动标准化的步骤中，增加领域专家参与的过程，通过多级人机交互迭代完成整个对照转换过程，这个过程可以采用数据挖掘的主动学习技术或者群体计算技术，这种方式可以更好的保证数据仓库的准确性和一致性，是目前主要的数据标准化方法。

（四）数据仓库的构建

HIS 数据仓库是在数据标准化的基础上，按照统一的数据结构和数据字典将所有融合后的事实表（存储医疗数据的表）的数据经过再次的 ETL 过程处理后形成的包含各采集医院全部信息的数据一致、结构标准的数据仓库，它具有统一的数据结构和标准化的数据字典，可以支持数据来源分析、总体和明细数据分析以及排查错误分析等应用。由于数据量巨大，HIS 数据仓库存储可以在云计算平台上进行，同时其应用也可以采用服务的方式通过云计算平台发布。数据仓库的构建和可以结合领域知识库，通过涵盖广泛相关医药知识的知识库扩展数据仓库的表达能力和增强其推理能力，使得数据仓库的应用更加智能化。

（五）数据的分发利用

因为 HIS 数据仓库数据量巨大，在实际课题过程中可能某阶段只需要其中部分数据，但会对数据标准化的粒度的层次提出不同要求，因此，需要根据课题需求研发导出工具把 HIS 数据仓库进行进一步分解、标准化和定制化，从而导出成符合具体需求的关系型数据库或子数据仓库的形式进行分发利用。

四、大型 HIS 数据仓库建设的主流与前沿技术

（一）云计算技术

云计算是分布式计算、并行计算、效用计算、网络存储、虚拟化、负载均衡、热备份冗余等传统计算机和网络技术发展融合的产物。云计算有多种定义，现阶段广为接受的是美国国家标准与技术研究院给出的定义：云计算是一种按使用量付费的模式，这种模式提供可用的、便捷的、按需的网络访问，进入可配置的计算资源共享池（包括网络、服务器、存储、应用软件、服务），这些资源能够被快速提供，只需投入很少的管理工作，或与服务供应商进行很少的交互。

云计算包括以下几个层次的服务：基础设施即服务、平台即服务和软件即服务。所谓基础设施即服务，是指消费者通过网络可以从完善的计算机基础设施获得服务，例如硬件服务器租用。所谓平台即服务，是指将软件研发的平台作为一种服务，以服务的模式提交给用户，例如软件的个性化定制开发。所谓软件即服务，是指一种通过网络提供软件的模式，用户无需购买软件，而是向提供商租用基于 Web 的软件，来管理企业经营活动，例如基于互联网办公自动化系统。

云计算从其诞生之日起就以其在网络时代的无与伦比的优势得到迅速发展，其对健康

领域的影响也日益巨大。云计算能够提供海量数据存储能力和强大的计算能力，并且提供方便快捷的软件服务，可以将所有软硬件都作为云端服务提供，使用户的需求得到最好的匹配。基于海量数据处理的 HIS 数据仓库可以采用云计算的模式：首先，将 HIS 数据仓库数据向云端迁移，可以方便团队成员在网络内快速获取与管理所需要的数据。其次，云计算为将数据从集中管理中分离出来提供了技术可能，使用云计算技术可以很方便地将数据库服务器从信息中心中转移出来，医疗信息服务与医疗服务流程的分离将帮助降低医疗及科研机构的信息化维护成本，也为数据的共享和安全提供了技术与模式上保障。最后，基于云计算技术的医学科研应用，能够通过在云端数据的分析挖掘将所提供的服务变得更加个性化、智能化。在云计算的支持下，团队成员将更加方便地订阅和发布各种需要的数据，将数据定制和数据分析定义成云服务的形式以提供和优化科研实践。

（二）领域知识库技术

这里的领域知识库是指在中医药范围内所有相关概念、实体、关系、公理，以及建立在其上的推理系统的集合。通过知识库可以完整地描述该领域的事实数据。在基于 HIS 数据的中医药真实世界研究过程中，无论在 HIS 数据的清洗整理方面，还是在分析与挖掘方面，中医药领域知识库都能发挥重要的作用。

中医药领域知识库可以规范 HIS 数据的清洗和整理过程，知识库中存有药品或诊断等信息的标准名称，在数据的清洗过程中可以自动的对 HIS 中临床使用的药品或者病案归档中的疾病诊断进行自动的匹配和对照，实时发现数据的问题和错误，并能在一定程度上进行修正，结合众包等人机结合技术，可以高效、准确的完成数据清洗和标准化的任务。

中医药领域知识库本身就具有推理机制，可以有效地辅助 HIS 数据的分析和挖掘过程。HIS 数据具有流程性，是对临床工作流程数据的记录，内容比较单一，结构相对简单，没有复杂的维度和关系，提供分析的能力较弱。中医药领域知识库能够扩展 HIS 数据的内涵与外延，可以建立起一整套包括药物、诊断、适应证、检查化验、文献、医学常识等知识在内的体系结构和关系网络，通过将这些医药的知识、常识和经验结构化后与 HIS 数据相关联，可以有效地提出很多新的分析与挖掘的模式。比如中药"十八反十九畏"可以和临床合理用药相关联，对临床用药的合理性做出比较分析。另外，一些普通知识也可以为 HIS 数据提供分析角度，比如一年内的节气数据和温度、湿度数据都可以为某些疾病的发生和药品的使用提供证据，将这些数据相关联可以发现更多有价值的模式。

（三）群体计算技术

群体计算是人群与计算机群协作的一种计算模型，它通过整合网络上大量用户和计算资源来处理现有计算机很难完成的复杂任务。众包通过志愿者利用他们的空余时间提供解决方案，是群体计算的一种主要工作方式，是互联网带来的一种组织劳动力的全新方式。"计算机与人类协同工作"是众包模式的精髓所在。近些年众包模式已经被公认为是一种很好的解决问题的方法，并且开始挑战数据挖掘的工作。众包已经逐渐应用于科学研究的训练和测试阶段，并且在学术和工业的相关评测方面广泛应用。纵观众包在研究领域的应用，我们并不需要利用众包替我们做全部的工作，而更多的是把它作为科学实验的一种辅助手段。

在前文提及的 HIS 数据的清洗与规范化过程中，有很多工作需要人来参与，比如数据的清洗、对照与标准化工作。以前我们都是找相关领域的工作人员或学生进行数据的标准化，工作量大，存在大量的重复劳动，并且缺少有效的正确性验证。众包系统针对这三个方面进行设计，首先通过自动匹配将已有的对照关系和计算机能够自动识别的对照关系应用到新的任务中，完成自动化的对照和规范化过程；然后开始人工匹配的过程，众包系统会利用推理系统在后台完成由已知数据推理得到的全部匹配关系的工作，并根据任务的规模、成本预算和计算复杂度动态生成需要人工参与的任务并且在网上进行分发；最后，众包系统对用户反馈的结果数据进行统一的存储以备再次利用，避免重复劳动，并且可以自动验证匹配结果的正确性。

（庄　严　张　罡　王志飞）

参 考 文 献

1. 薛万国，李包罗. 临床信息系统与电子病历 [J]. 中国护理管理，2009，9（2）：77-80.
2. 安继业，薛万国，史洪飞. 临床数据中心构建方法探讨 [J]. 中国数字医学，2008，3（10）：13-16.
3. Platt R, Carnahan R M, Brown J S, et al. The U. S. Food and Drug Administration's Mini-Sentinel program：status and direction. [J]. Pharmaco epidemiol Drug Saf, 2012, 21（Supplement S1）：1-8.
4. W. H. Inmon. Building the Data Warehouse, 4th Edition [M]. NY, USA：Wiley Publishing Inc, 2005.
5. 冯建红，李国良，冯建华. 众包技术研究综述 [J/OL]. 计算机学报，2014，http：//www. cnki. net/kcms/detail/-11. 1826. TP. 20141124. 1316. 001. html.

第五章

医疗大数据的处理与分析

第一节 数据预处理

随着信息时代的来临，人类在各种领域中面临着越来越多的数据信息，并且，这些数据的规模还在以惊人的速度不断增长。因此，如何获取蕴藏在这些数据中的有价值信息，如何对其进行更高层次的分析，以便更好地利用这些数据来提高工作效率和生活质量，变得越来越重要。为了达到这个目的，人们开始致力于从海量数据中进行知识挖掘的研究。在此背景下，数据分析与挖掘应运而生。目前，它已成为计算机科学研究中一个十分活跃的前沿领域，并在市场分析、金融投资、医疗卫生、环境保护、产品制造和科学研究等许多领域获得了广泛的成功应用，取得了十分可观的社会效益和经济效益。

传统中医药数据系统的数据管理方法可以高效地实现数据的录入、查询、统计等功能，但无法发现数据中潜在的、有用的关系和规则。为了挖掘数据背后隐藏的知识，解决数据爆炸但知识贫乏的问题，进而为中医药临床诊疗服务，领域专家和行业科研工作者正努力寻求各种新方法和技术，以便使数据能够转化成有用的信息和知识。众所周知，中医药数据库中往往存在冗余数据、缺失数据、不确定数据和不一致数据等诸多情况，这些数据已成为发现知识的一大障碍。因此，在从大型 HIS 数据系统中挖掘有价值信息之前必须对数据进行预处理。

一、数据预处理的必要性

数据挖掘的对象是来自临床诊疗真实世界的海量且各种各样的数据信息，但这些数据信息往往具有多样性、不确定性、复杂性等特点，会导致我们采集的真实世界原始数据比较散乱，不符合挖掘算法进行知识获取研究所要求的规范和标准。真实世界的数据主要具有以下特征：

1. 不完整性 指的是数据记录中可能会出现有些数据属性的值丢失或不确定的情况，还有可能缺失必需的数据。这是由于系统设计时存在的缺陷或者使用过程中一些人为因素所造成的。比如 HIS 数据中有个别患者的问诊时间为空，这是由于输入原因造成的。其他一些相关数据没有记录可能是由于录入者对属性的理解错误，或者设备故障等原因造成的。

2. 含噪声 指的是数据具有不正确的属性值，包含错误或存在偏离期望的离群值。产生的原因有很多。比如收集数据的设备可能出故障，在数据输入时出现人或计算机的错误，数据传输中也可能出现错误。HIS 中不正确的数据也可能是由命名约定或所用的数据代码不一致，或输入字段（如时间）的格式不一致而导致的。实际使用的系统中，还可能存在大量的模糊信息，有些数据甚至还具有一定的随机性。

3. 杂乱性（又称为不一致性）　大型 HIS 数据是从各个医院实际应用系统中获取的，由于各应用系统的数据缺乏统一标准的定义，数据结构也有较大的差异，因此，各系统间的数据存在较大的不一致性，往往不能直接拿来使用。同时来自不同的应用系统中的数据由于合并还普遍存在数据的重复和信息的冗余现象。

由上，我们可以看出，存在不完整的、含噪声的和不一致的数据是大型的、真实世界数据库或数据仓库的共同特点。一些比较成熟的数据挖掘算法对其处理的数据集合一般都有一定的要求，比如数据完整性好、数据的冗余性少、属性之间的相关性小。然而，各个医院实际应用系统中的数据一般都不能直接满足数据挖掘算法的要求。因此我们有必要进行数据挖掘前的数据预处理。

数据预处理就是在对数据进行数据挖掘前，先对原始数据进行必要的清理、选样、集成、变换和归约等一系列的处理工作，使之达到挖掘算法进行知识获取研究所要求的最低规范和标准。通过数据预处理工作，我们可以完善残缺的数据，纠正错误的数据，去除多余的数据，挑选出所需要的目标数据并且进行数据集成，转换不适合的数据格式，还可以消除多余的数据属性，从而达到数据类型相同化、数据格式一致化、数据信息精练化和数据存储集中化。总而言之，经过预处理之后，我们不仅可以得到挖掘系统所要求的数据集，使数据挖掘成为可能，而且，还可以尽量地减少挖掘系统所付出的代价和提高挖掘出的知识的有效性与可理解性。

大量的实践证明，在整个数据挖掘过程中，数据预处理所占的工作量达到了整个工作量的 60% 至 80%，而后续的挖掘工作只占整个工作量的 10% 左右。经过数据预处理，不仅可以节约大量的时间和空间，而且得到的挖掘结果能更好地起到决策和预测作用。

二、如何进行数据预处理

行业内有一句著名的俚语，"垃圾入，垃圾出"（Garbage in，garbage out）很适合这种情况。高质量的数据和有效的技术一样，决定着整个工作的效果好坏。如果进行挖掘的算法是基于这些"脏"数据的，那么挖掘效果会受到噪声的干扰而产生偏差。因此，采用数据预处理技术，对数据库中的数据进行处理，清除虚假无用的数据是进行有效数据挖掘的基础。

（一）数据预处理方式和阶段

一般地，数据预处理方式可分为四种：

1. 手工实现，通过人工检查，只要投入足够的人力、物力、财力，也能发现所有的错误，但效率较低，在大数据量的情况下，这种方式几乎是不可能的。

2. 通过专门编写程序，这种方法能解决某个特定的问题，但不够灵活，特别是在清理过程需要反复进行（一般来说，数据清理一遍就达到要求的很少）时，导致程序复杂，清理工作量大。而且这种方法也没有充分利用目前数据库提供的强大数据处理能力。

3. 解决某类特定应用域的问题，如根据概率统计学原理查找数值的记录，对患者姓名、联系地址、邮政编码等进行清理。

4. 与特定应用领域无关的数据清理，这一部分的研究主要集中在清理重复的记录上，如 Green Hills Software 公司面向医疗器械行业应用领域开发的 INTEGRITY 系统。

这四种实现方法，后两种因其更具通用性和较大的实用性，引起了越来越多的关注。但是不管哪种方法，大致都由以下三个阶段组成，即：数据分析和定义错误类型-搜索-识别错误记录，以及修正错误。

（二）数据预处理过程

当今真实世界中的数据库极易受噪声数据、遗漏数据和不一致性数据的侵扰，因为数据库太大，常常多达几百 GB，甚至更多。我们更关注的问题是如何预处理数据，提高数据质量和挖掘结果的质量，使挖掘过程更加有效和更容易。可喜的是，目前已有大量数据预处理技术可供参考。譬如数据清理可以去掉数据中的噪声，纠正不一致；数据集成将数据由多个源合并成一致的数据进行存储（如数据仓库或数据立方）；使用规范化的数据变换可以改进涉及距离度量的挖掘算法的精度和有效性；数据归约可以通过聚集、删除冗余特征或聚类等方法来压缩数据。这些数据处理技术在数据挖掘之前使用，可以大大提高数据挖掘模式的质量，降低实际挖掘所需的时间。图 5-1 总结了数据预处理的具体过程。

数据清理：如填补缺失数据、消除噪声数据等。数据清理就是通过分析"脏数据"的产生原因和存在形式，利用现有的技术手段和方法去清理"脏数据"，将"脏数据"转化为满足数据质量或应用要求的数据，从而提高数据集的数据质量。如利用实验室指标开展药物或疾病评价时，某些患者的记录可能超出正常范围数十倍或数百倍，此种情况可能由于患者特殊状态而出现，但是由于此种记录会导致数据分析出现偏差，因此需要对其清理后再进行分析。

数据选样：是从数据集中选取部分数据，用于数据分析。在统计学中，数据选样经常用在数据准备阶段和最终的数据分析。如利用医疗电子数据开展药物评价或者疾病评价时，从数据仓库中选择全部使用某种药物的患者或者患有同一种疾病的患者。

数据集成：将所用的数据统一存储在数据库、数据仓库或文件中形成一个完整的数据集，这一过程要消除冗余数据。如从多家医院信息管理系统中提取使用某种药物和患有某种疾病的患者信息进行整合，并存储在数据仓库中，形成药物-疾病数据集，便于分析某药物对特定疾病的疗效。

数据转换（也称作数据变换）：主要是对数据进行规格化（normalization）操作，如将数据值限定在特定的范围之内。对于某些挖掘模式，需要数据满足一定的格式，数据转换能把原始数据转换为挖掘模式要求的格式，以满足挖掘的需求。如利用 HIS 数据开展药物剂量分析时，由于各医院 HIS 中对于药物剂量记录方式不同或记录错误，可能造成同一种药物出现多种剂量，甚至与真实剂量相差甚远的记录，此时需要对数据进行转换，去除异常数据，限定可信任的分析范围。

数据归约：把那些不能够刻画系统关键特征的属性剔除掉，从而得到精炼的并能充分描述被挖掘对象的属性集合。对于需要处理离散型数据的挖掘系统，应该先将连续型的数据离散化，使之能够被处理。仍以利用医疗电子数据进行药物或疾病分析为例，在进行人口学特征分析时，由于数据取自中国的医院，多数患者国籍为中国，且对药物评价或疾病评价不能起到关键作用，那么在分析前可将"国籍"这一变量剔除，仅保留与药物或疾病评价有关的变量。

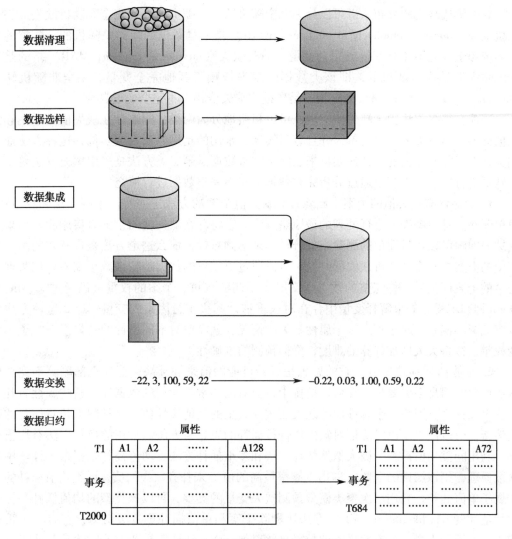

图 5-1　数据预处理的具体过程

三、数据清理

真实世界的数据一般是不完整的，含噪声的和不一致的。数据清理的工作是试图填充空缺的值、识别孤立点、消除噪声、清除数据中的不一致等。这是数据准备过程中最花费时间、最乏味，但也是最重要的步骤。下面逐一说明数据清理采用的方法。

（一）缺失数据的处理

缺失值指的是现有数据集中某个或某些属性的值是不完全的。缺失值的产生的原因多种多样，主要分为机械原因和人为原因。机械原因是由于机械故障导致的数据收集或保存失败造成的数据缺失，比如数据存储失败，存储器损坏，机械故障导致某段时间数据未能收集（对于定时数据采集而言）。人为原因是由于人的主观失误、历史局限或有意隐瞒造成的数据缺失，比如在市场调查中被访人拒绝透露相关问题的答案，或者回答的问题是无效的，数据录入人员失误漏录了数据等。

77

缺失值从缺失的分布来讲可以分为完全随机缺失，随机缺失和完全非随机缺失。完全随机缺失（missing completely at random，MCAR）指的是数据的缺失是随机的，数据的缺失不依赖于任何不完全变量或完全变量。随机缺失（missing at random，MAR）指的是数据的缺失不是完全随机的，即该类数据的缺失依赖于其他完全变量。完全非随机缺失（missing not at random，MNAR）指的是数据的缺失依赖于不完全变量自身。

当前有很多方法用于缺失值清理，可以粗略地分为两类：删除存在缺失值的个案和缺失值插补。第一类方法最简单，并且容易实现，常用的是删除属性或实例，这种方法通过删除含有不完整数据的属性或实例来去除不完整数据。第二类方法是采用填充算法对不完整数据进行填充，大多是通过分析完整数据来对不完整数据进行填充。

1. 删除含有缺失值的个案　删除含有缺失值个案的方法主要有简单删除法和权重法。简单删除法是对缺失值进行处理的最原始方法。它将存在缺失值的个案直接删除。如果数据缺失问题可以通过简单的删除小部分样本来达到目标，那么这个方法是最有效的。当缺失值的类型为非完全随机缺失的时候，可以通过对完整的数据加权来减小偏差。把数据不完全的个案标记后，将完整的数据个案赋予不同的权重，个案的权重可以通过 logistic 或 probit 回归求得。如果解释变量中存在对权重估计起决定行因素的变量，那么这种方法可以有效减小偏差。对于存在多个属性缺失的情况，就需要对不同属性的缺失组合赋予不同的权重，这将大大增加计算的难度，降低预测的准确性。

2. 可能值插补缺失值　它的思想是以最可能的值来插补缺失值比全部删除不完全样本所产生的信息丢失要少。在数据挖掘中，面对的通常是大型的数据库，它的属性有几十个甚至几百个，因为一个属性值的缺失而放弃大量的其他属性值，这种删除是对信息的极大浪费，所以产生了以可能值对缺失值进行插补的思想与方法。常用的插补方法有均值插补、利用同类均值插补、极大似然估计方法和多重插补方法。均值插补是根据统计学中的众数原理，用该属性的众数（即出现频率最高的值）来补齐缺失的值。同类均值插补的方法属于单值插补，它用层次聚类模型预测缺失变量的类型，再以该类型的均值插补。极大似然估计（max likelihood，ML）方法比删除个案和单值插补更有吸引力，它有一个重要前提：适用于大样本。有效样本的数量足够以保证 ML 估计值是渐近无偏的并服从正态分布。但是这种方法可能会陷入局部极值，收敛速度也不是很快，并且计算很复杂。多重插补（multiple imputation，MI）又称多值插补，其思想来源于统计学中的贝叶斯估计，认为待插补的值是随机的，它的值来自于已观测到的值。具体实践上通常是估计出待插补的值，然后再加上不同的噪声，形成多组可选插补值。根据某种选择依据，选取最合适的插补值。

以上四种插补方法，对于缺失值的类型为随机缺失的插补有很好的效果。两种均值插补方法是最容易实现的，也是以前人们经常使用的，但是它对样本存在极大的干扰，尤其是当插补后的值作为解释变量进行回归时，参数的估计值与真实值的偏差很大。相比较而言，极大似然估计和多重插补是两种比较好的插补方法，与多重插补对比，极大似然缺少不确定成分，所以越来越多的人倾向于使用多重插补方法。

（二）异常数据的处理
所有记录中如果一个或几个字段间绝大部分遵循某种模式，其他不遵循该模式的记录就可以认为是异常的。例如，在 HIS 数据库中，如果一个整型字段99％的值在某一范围内

（如 0 ~ 1 之间），则剩下的 1% 的记录（该字段值 >1 或 <0）可认为是异常。最容易发现的是数值异常（特别是单一字段的数值异常），可用数理统计的方法（如平均值、值域、置信区间等）。下面介绍几种发现异常的方法：

1. 基于统计学的方法　这种方法可以随机选取样本数据进行分析，加快了检测速度，但这是以牺牲准确性为代价的。

2. 基于模式识别的方法　基于数据挖掘和机器学习算法来查找异常数据，主要牵涉关联规则算法。

3. 基于距离的聚类方法　聚类分析是一种新兴的多元统计方法，是当代分类学与多元分析的结合。聚类分析是将分类对象置于一个多维空间中，按照它们空间关系的亲疏程度进行分类。通俗地讲，聚类分析就是根据事物彼此不同的属性进行辨认，将具有相似属性的事物聚为一类，使得同一类的事物具有高度的相似性。这也是数据挖掘的算法，这类算法基于距离聚类来发现数据集中的异常值。

4. 基于增量式的方法　如果数据源允许，我们可以采取随机的方法获取元组。元组是计算机数据结构里的概念，是用来存储稀疏矩阵的一种压缩方式，形如 $[(x,y), z]$ 的集合我们称之为一个三元组。我们可以给异常检测算法输入一个随机元组流，一些异常检测算法对这种输入可以使用增量、统计学方式发现更多的异常。实践中可以从数据源中获得元组，然后转换之后作为异常检测算法的输入。

在发现异常之后，我们要对异常做进一步的清理工作。异常的清理过程主要统分为六个步骤：①元素化（elementing）：将非标准的数据，统一格式化成结构数据；②标准化（standardizing）：将元素标准化，根据字典消除不一致的缩写等；③校验（verifying）：对标准化的元素进行一致性校验，即在内容上修改错误；④匹配（matching）：在其他记录中寻找相似的记录，发现重复异常；⑤消除重复记录：根据匹配结果进行处理，可以删除部分记录，或者多个记录合并为一个更完整的记录；⑥档案化（documenting）：将前 5 个步骤的结果写入元数据存储中心。这样可以更好地进行后续的清理过程，使得用户容易理解数据库以及更好地进行切片、切块等操作。

（三）重复数据的处理

在构造数据仓库的过程中，需要从各种数据源导入大量的数据。理想情况下，对于真实世界中的一个实体，数据库或数据仓库中应该只有一条与之对应的记录。但在对不同种类信息表示的多个数据源进行集成时，由于实际数据中可能存在数据输入错误，格式、拼写上存在差异等各种问题，导致不能正确识别出标识同一个实体的多条记录，使得逻辑上指向同一个真实世界的实体，在数据仓库中可能会有多个不同的表示，即同一实体对象可能对应多条记录。例如，HIS 中有两条记录除了日期字段不同（分别为 2009/08/02，20009/08/02），其他都相同，我们有理由相信这是由于人工录入误将 2009 写成 20009，最终认为两条记录是重复记录。

重复记录会导致错误的挖掘模式，因此有必要去除数据集中的重复记录，以提高其后挖掘的精度和速度。每种重复记录检测方法都需要确定是否有两个及以上的实例表示的是同一实体。有效的检测方法是对每一个实例都与其他实例进行对比，从而发现重复实例。然而，这种方法虽然效果最好，但其计算复杂度为 $O(n^2)$（n 为数据集中的记录数），对于大型的数据库系统而言，这种方法效率不高，并且费时费力，在现实中一般不采用此方法。

目前常用的另外一种检测方法是比较记录的各对应属性，并计算其相似度，再根据属性的权重，进行加权平均后得到记录的相似度，如果两条记录相似度超过了某一阈值，则认为两条记录是匹配的，否则，认为是指向不同实体的记录。检测这种语义相同，而表现形式不同的记录是数据预处理的一项重要任务，也是目前研究最多的内容。而对于检测出的重复记录，通常可采用两种处理思路：把一种作为正确的，删除其他重复的记录；或者综合所有的重复记录，从而得到更完整的信息。

（四）不一致数据处理

不一致数据是指存在一些数据对象，它们不符合数据的一般模型，与数据的其他部分不同或不一致。一般地，这样的数据对象被称为孤立点。例如，在 HIS 数据库中，如果一个人的年龄为 999，这种情况可能是对未记录的年龄的缺省设置所产生的，我们认为这个人的年龄是个孤立点。另外，孤立点也可能是固有的数据可变性的结果。例如，某医院的科室主任的工资自然远远高于医院其他工作人员的工资，而成为一个孤立点。

大多数对孤立点的处理，都是为了使孤立点的影响最小化，或者排除它们。但是由于一个人的"噪声"可能是另一个人的信号，这可能导致重要的隐藏信息的丢失。换句话说，孤立点本身可能是非常重要的，例如在进行疾病方案分析时，对方案-疗效分析时，孤立点有可能是我们需要获得的结果，某些方案使用的患者少，但是疗效好，某些方案虽然常用，但是疗效一般，可为开展有效方案筛选提供支持。

孤立点探测和分析是一个有趣的数据挖掘任务，被称为"孤立点挖掘"。目前已有的传统的孤立点挖掘算法主要包括五类算法：基于统计的方法、基于距离的方法、基于密度的方法、基于偏离的方法和基于聚类的挖掘算法。

1. 基于统计的方法　基于统计的算法的基本思想是根据数据集的特性，事先假定一个数据分布的概率模型，然后根据模型的不一致性来确定异常。存在的问题是，在许多情况下，我们并不知道数据的分布，而且现实数据也往往不符合任何一种理想状态的数学分布，这样就给后期的孤立点发掘造成了很大的困难。另一方面基于统计的方法比较适合于低维空间的孤立点挖掘，而实际的数据大多都是高维空间的数据，在这种情况下，事先估算数据的分布是很困难的。

2. 基于距离的方法　基于距离的算法的基本思想是以距离的大小来检测模式，通常我们认为孤立点是没有足够多的邻居的。它可以描述为在数据集合 N 中，至少有 P 个对象和对象 O 的距离大于 d，则对象 O 是一个带参数 p 和 d 的基于距离的异常点。基于距离的检测方法的优势在于其不需要事先了解数据集本身的特性，是与领域无关的，但是问题在于对参数 p 和 d 估计的困难性。不同的 p 和 d 参数的确定会对结果带来很大的影响。

3. 基于密度的方法　基于距离的方法对全局各个聚类的数据提出了统一的 p 和 d 的参数，但是如果各个聚类本身的密度存在不同，则基于距离的方法会出现问题，因此，提出了基于密度模型的局部异常点挖掘算法，通过局部异常点因子（local outlier factor，LOF）的计算来确定异常点，只要一个对象的 LOF 远大于 1，它可能就是一个异常点。簇内靠近核心点的对象的 LOF 接近于 1，处于簇的边缘或是簇的外面的对象的 LOF 相对较大，这样便能检测到局部异常点，更贴近于实际的数据集的特性。这种传统的局部异常点挖掘算法的主要问题在于局部范围的参数——最小领域样本点数目的选择困难。

4. 基于偏离的方法　基于偏差的方法的基本思想是通过检查一组对象的主要特征来确定异常点，如果一个对象的特征与给定的描述过分偏离，则该对象被认为是异常点。现有的基于偏离的方法主要有序列异常技术和数据立方体方法。前者是以样本集的总体的方差为相异度函数，描述了样本集的基本特征，所有背离这些特征的样本都是异常样本，这种方法对异常存在的假设太过理想化，对现实复杂数据的效果不太好。而后者在大规模的多维数据中采用数据立方体确定反常区域，如果一个立方体的单元值显著地不同于根据统计模型得到的期望值，则该单元值被认为是一个孤立点。

5. 基于聚类的方法　基于聚类的方法的基本思想是将孤立点挖掘的过程转换成聚类的过程。首先将数据集利用已经成熟的模型进行聚类分析，将数据集形成簇，那些不在簇中的样本点即被视为孤立点，需要进行再处理。

并非所有的孤立点都是错误的数据。所以，在检测出孤立点后还应结合领域知识或所存储的元数据，一般先要采用人工方法来判定该数据是有价值的数据还是错误数据。如果发现是有价值的数据，那么这正是我们数据分析与挖掘的目的。另外针对孤立点的错误数据，需要再对其进行处理。简单地说，数据错误是指数据源中记录字段的值和实际的值不相符。如果数据源中包含错误数据，记录重复问题和数据不完整问题则会更难清理，故必须要清理数据源中的错误数据。

一般说来，从数据源中检测出的错误数据数量不大，所以，对于检测出的错误数据，可以直接由人工来处理。当然，对于一些不重要的错误数据，也可以采取类似于不完整数据的处理方法，比如：①常量替代法；②平均值替代法；③最常见值替代法；④估算值替代法。值得指出的是，对于错误数据的清理，由于每种方法的适用范围不同，故需要尽可能采用多种清理方法，这样能有效地提高错误数据清理的综合效果。

四、数据选样

数据选样是从数据集中选取部分数据，用于数据分析。在统计学中，数据选样经常用在数据准备阶段和最终的数据分析阶段。例如，如果要对大型 HIS 数据集做数据分析与挖掘工作，常常需要付出过高的代价和过长的时间，因此常采用数据选样方法达到想要的结果，这样可以减小数据集规模，使得某些效果更好但代价较高的算法可以应用到数据集上。

有效的数据选样原则是：选样后的数据集与原数据集在挖掘的效果上应当相同。这就要求选样的数据在原数据集中应该有代表性，即选样数据在某些特征上应与原数据集更接近。

（一）简单随机选样

简单随机选样方法是最简单最容易实现的选样方法。数据集中的任意数据都有相同的被抽取概率。它有两种方法：

1. 无放回选样（sampling without replacement）　当数据被抽取到时，将该数据从数据集中删除，然后再进行下次抽取。

2. 有放回选样（sampling with replacement）　当数据被抽取到时，该数据并不从全部数据中删除。在这种方法下，同一个数据有可能被再次抽取到。这种方法比前者更容易实现。

当数据集中包含不同类型的数据对象并且数据对象的数量也不是平均分配的时候，简单随机选样方法对数据对象较少的数据类型的选样概率较低，这样就不能正确表征数据集。比如，实际中要对大型 HIS 系统库中较少的类建立分类模型，那么就需要在样本集中包含适量的稀有类，但是简单随机采用方法往往效果不佳。因此，需要一种新的选样方法，该方法能够对不同频率的数据对象正确选样。

（二）分层选样

如果数据集被划分为互不相交的几个部分（层），则通过对每一层的随机选样就可以得到整个数据集的选样。特别是当数据集倾斜时，可以帮助确保样本的代表性。分层选样（stratified sampling）技术就是在互不相交的几部分内进行选样，其选样技术可以用简单随机选样技术。

确定样本集的大小是比较困难的任务。如果样本集大的话，那么选用样本的代表性就大，但是这会减少选样的优点。反之，若样本集较小，那么很多数据模式就会丢失。但是选样的大小又关系到样本集的质量，从而影响到后面的挖掘结果。

（三）逐步向前选样

逐步向前选样方法从一个小样本集开始，然后从数据集中选择样本，逐步增加样本集的大小，直到得到一个大小合适的样本集为止。逐步向前选样算法需要用到选样计划表 $S = \{n_0, n_1, n_2 \cdots\cdots n_k\}$，其中 $(n_i < n_j, i < j)$，每个 n_i 指定了一个样本集的大小。

样本集大小与模型精确度之间的关系如图 5-2 所示。横坐标表示的是样本集的大小（介于 0 和 N 之间），纵坐标是模型的精确度，是由样本集产生的。该曲线最初倾斜度较大，在中间部分又稍微倾斜，最后成稳定状态。当曲线在最后接近水平状态时，样本集的增大对模型的精确度几乎没有影响。当曲线刚刚进入水平状态时，样本集大小与精确度的交点称为会聚点，此时，数据集大小为 n_{min}。当样本集的大小小于 n_{min} 时，模型的精确度会降低，而当样本集大于 n_{min} 时，模型的精确度也不会高于在 n_{min} 下的精确度。然而，如何判断算法是否达到会聚点，是较困难的。

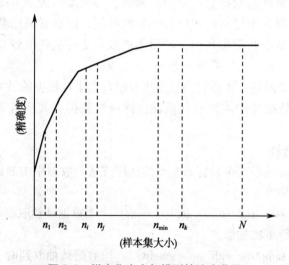

图 5-2　样本集大小与模型精确度曲线

五、数据集成与变换

(一) 数据集成

HIS系统的数据源通常来自多个不同医院的数据库或数据文件，这样就需要首先将这些分散的数据进行集成，获得具有可用格式的数据，形成一个统一的数据集，以便对数据进行处理和挖掘。数据集成是指合并多个数据源中的数据，并将其存放在一个一致的数据存储（如数据仓库）中。这些数据源可能包括多个数据库、数据立方体或一般文件。

在数据集成时，有许多问题需要考虑。首先是模式集成和对象匹配问题。模式集成是从多个异构数据库、文件或遗留系统提取并集成数据，解决语义二义性，统一不同格式的数据，消除冗余、重复存放数据的现象。譬如，判断某医院使用的数据库中的"fee"与另一家医院数据库中的"cost"是否是相同的属性。因此，模式集成涉及实体识别，即如何表示不同数据库中的字段是同一个实体，如何将不同信息源中的实体匹配来进行模式集成，通常借助于数据库或数据仓库的元数据进行模式识别，帮助避免模式集成中的错误。冗余是另一个重要问题，如果一个属性能由另一个或另一组属性中导出，那么认为该属性可能是冗余的。属性（维）命名的不一致也可能导致结果数据集中的冗余。数据集成的第三个重要问题是数据值冲突的检测与处理。例如，对于真实世界的同一实体，来自不同数据源的属性值可能不同。这可能是因为表示、比例或编码不同。例如，液体属性可能在一个数据系统中以"ml"为单位存放，而在另一个数据系统中以"cc"为单位存放。

总之，数据集成在整个预处理过程中是具有挑战性的。由多个数据源小心地集成数据，能够帮助降低和避免结果数据集中的冗余和不一致，从而提高其后挖掘过程的准确率和速度。

(二) 数据变换

数据变换是将数据转换成适合于各种挖掘模式的形式，需要根据其后所使用的数据挖掘算法，决定选用何种数据变换方法。数据变换主要涉及如下内容：

光滑：去掉数据中的噪声，这种技术包括分箱、回归和聚类等。

聚集：对数据进行汇总或聚集。通常这一步用来为多粒度数据分析构造数据立方体。例如，可以聚集药品的日销售数据，计算月和年销售量。

泛化：使用概念分层，用高层概念替换低层或"原始"数据。例如，分类的属性，如属性为年龄的数值，可以映射到较高层概念如青年、中年和老年。

规范化：将属性数据按比例缩放，使之落入一个小的特定区间，如 $-1.0 \sim 1.0$ 或 $0.0 \sim 1.0$。

属性构造（或特征构造）：可以构造新的属性并添加到属性集中，以帮助挖掘过程。

有许多数据规范化的方法，常用的有三种：最小-最大规范化、z-score规范化和按小数定标规范化。

1. 最小-最大规范化 是对原始数据进行现行变换。假定 m_A 和 M_A，分别为属性 A 的最小值和最大值。最小-最大规范化通过公式5.1计算：

$$v' = \frac{v - m_A}{M_A - m_A}(new\_M_A - new\_m_A) + new\_m_A \qquad (公式5.1)$$

将 A 的值 v 映射到区间 $[new\_m_A, new\_M_A]$ 中的 v'。

最小-最大规范化保持原始数据值之间的联系。如果今后的输入落在 A 的原始数据值域之外，该方法将面临"越界"错误。例如，HIS 中某外科手术的"费用"属性，其最小值与最大值分别为 12 000 和 98 000。我们想将费用映射到区间 $[0.0, 0.1]$。根据最小-最大规范化，收入值 73 600 将变换如下的结果：

$$\frac{73\ 600 - 12\ 000}{98\ 000 - 12\ 000}(1 - 0) = 0.716$$

2. z-score 规范化　又称做零均值规范化，是把属性 A 的值 ν 基于 A 的均值和标准差规范化为 ν'，由公式 5.2 计算：

$$\nu' = (\nu - \overline{A})/\sigma_A \qquad\qquad (公式 5.2)$$

其中 $\overline{A}$ 和 σ_A 分别为属性 A 的均值和标准差。当属性 A 的实际最大和最小值未知，或离群点左右了最大-最小规范化时，该方法是有用的。

假定属性"平均家庭月总收入"的均值和标准差分别为 9000 元和 2400 元，属性值为 12 600 元，使用 z-score 规范化转换为：$(12600 - 9000)/2400 = 1.5$。

3. 小数定标规范化　通过移动属性 A 的小数点位置进行规范化。小数点的移动位数依赖于 A 的最大绝对值。A 的值 ν 规范化为 ν' 可由公式 5.3 计算所得：

$$\nu' = \frac{\nu}{10^j} \qquad\qquad (公式 5.3)$$

其中，j 是使得 $Max(|\nu'|) < 1$ 的最小整数。例如，假定属性 A 的取值是 $-975 \sim 923$。A 的最大绝对值为 975。使用小数定标规范化，用 1000（即 $j = 3$）除每个属性值，这样，-975 规范化为 -0.975，而 923 被规范化为 0.923。

规范化将原来的数据改变，特别是上面的后两种方法。有必要保留规范化参数（如均值和标准差），以便将来的数据可以用一致的方式规范化。

六、数 据 归 约

HIS 数据集一般都会含有大量的属性，并且实例也非常庞大。如果在海量数据上进行复杂的数据分析和挖掘将需要很长时间，使得这种直接分析不现实或不可行。数据归约技术可以得到数据集的归约表示，它小得多，但仍接近于保持原数据的完整性。这样，在归约后的数据集上挖掘将更有效，并产生相同或几乎相同的分析结果。数据归约的技术策略较多，主要包括：

数据立方体聚集：聚集操作用于数据立方体结构中的数据。

属性子集选择：可以检测并删除不相关、弱相关或者冗余的属性或维。

维度归约：使用编码机制减小数据集的规模。

数值归约：用替代的数据表示替换或估计数据。如参数模型（只需要存放模型参数，而不是实际数据）或者非参数方法，如聚类、抽样和使用直方图。

离散化和概念分层：属性的原始数据值用区间值或较高层的概念替换。数据离散化或概念分层是数据归约的一种形式，离散化或概念分层是数据挖掘强有力的工具，允许挖多个抽象层的数据。

（一）数据立方体聚集

数据立方体存储多维聚集信息。每个单元存放一个聚集值，对应于多维空间的一个数据点,每个属性可能存在概念分层,允许在多个抽象层进行数据分析。数据立方体提供对预计算的汇总数据进行快速访问,因此,适合联机数据分析处理和数据挖掘。

假设某医院的 HIS 数据库中收集了 2012 年到 2014 年每季度的医疗器械采购金额的数据。然而,你感兴趣的是年采购金额(每年的总和),而不是每季度的总和。那么可以对这种数据再聚集,使得结果数据汇总每年的总金额,而不是每季度的总金额。该聚集如图 5-3 所示。结果数据量小得多,并不丢失分析任务所需的信息。

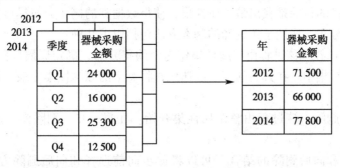

图 5-3　某医院 HIS 数据库 2012—2014 年的医疗器械采购金额的数据

在左部,采购金额数据按季度显示。在右部,数据聚集以提供年采购金额。

在最低抽象层创建的立方体称为基本方体(base cuboids)。基本方体应当对应于感兴趣的个体实体。即最低层应当是对于分析可用的或有用的。最高层抽象的立方体称为顶点方体(vertex cuboids)。对不同抽象层创建的数据立方体称为方体(cuboids),因此,数据立方体可以看作方体的格(lattice of cuboids)。每个较高层抽象将进一步减少结果数据的规模。当回答数据挖掘查询时,应当使用与给定任务相关的最小可用方体。例如,图 5-4 所示数据立方体用于所有分部每类器械年采购金额多维数据分析。每个单元存放一个聚集值,对应于多维空间的一个数据点。

每个属性可能存在概念分层,允许在多个抽象层进行数据分析。例如采购金额分布的分层允许聚集成部门。数据立方体提供对预计算的汇总数据进行快速访问,因此它适合联机数据分析和数据挖掘。由于数据立方体提供了对预计算的汇总数据的快速访问,在响应关于聚集信息的查询时应可以使用它们。当响应数据仓库查询或数据挖掘查询时,应当使用与给定任务相关的最小方体。

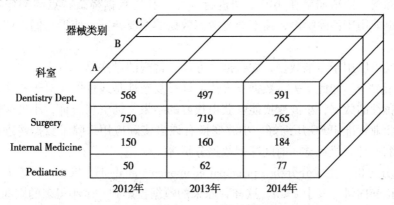

图 5-4　某医院的器械采购金额数据立方体

（二）属性子集选择

用于分析的数据集可能包含数以百计的属性，其中大部分属性与挖掘任务不相关或冗余。研究人员针对具体的分析任务，从大型 HIS 数据库中挑选出有用的属性，是费时费力的，特别是当数据的行为不清楚时挑选工作会更加困难。遗漏相关属性或者留下不相关属性都是不正确的，会导致所用的挖掘算法无所适从。这可能导致知识发现的质量很差。此外，不相关或冗余的属性增加可能会减慢挖掘进程。

属性子集选择的目的是找出最小属性集，使得数据类的概率分布尽可能地接近使用所有属性得到的原分布。属性子集选择的基本方法包括以下几种：

1. 逐步向前选择　该过程由空属性集作为归约集开始，确定原属性集中最好的属性，并将它添加到归约集中。在其后的每一次迭代，将剩下的原属性集中最好的属性添加到该集合中。

2. 逐步向后删除　该过程由整个属性集开始。在每一步，删除尚在属性集中的最差的属性。

3. 向前选择和向后删除的结合　可以将逐步向前选择和向后删除方法结合在一起，每一步选择一个最好的属性，并在剩余属性中删除一个最差的属性。

4. 决策树归纳　决策树算法最初是用于分类的，如经典的 ID3、C4.5 和 CART 算法。决策树归纳在于构造一个类似于流程图的结构，其中每个内部（非树叶）节点表示一个属性的测试，每个分枝对应于测试的一个输出，每个外部（树叶）节点表示一个类预测。在每个节点，算法选择"最好"的属性，将数据划分成类。

（三）维度归约

维度归约使用数据编码或变换，以便得到原数据的归约或"压缩"表示。小波变换和主成分分析是两种流行、有效的维度归约方法。

1. 小波变换　离散小波变换（discrete wavelet transform，DWT）是一种线性信号处理技术，当用于数据向量 X 时，将它变换成数值上不同的小波系数向量 x'。两个向量具有相同的长度。当这种技术用于数据归约时，每个元组看作一个 n 维数据向量 $X = (x_1, x_2, \cdots, x_n)$，用来描述 n 个数据库属性在元组上的 n 个测量值。

小波变换后的数据可以截短。仅存放一小部分最强的小波系数，就能保留近似的压缩数据。比如保留大于用户设定的某个阈值的所有小波系数，其他系数置为 0。这样，结果数据表非常稀疏，使得如果在小波空间进行计算，利用数据稀疏特点的操作计算得非常快。该技术也能用于消除噪声，而不会光滑掉数据的主要特征，使得它们也能有效地用于数据清理。

小波变换可以用于多维数据，如数据立方体。常规的做法是：首先，将变换用于第一个维，然后第二个，如此下去。数据立方体的计算复杂性是线性的。对于稀疏或倾斜数据和具有有序属性的数据，小波变换能够获得很好的结果。据资料查证，小波变换的有损压缩比当前的商业标准 JPEG 压缩好。小波变换有许多实际应用，除了数据清理外，还包括指纹图像压缩、计算机视觉、时间序列数据分析等。

2. 主成分分析　主成分分析（principal components analysis，PCA）搜索 k 个最能代表数据的 n 维正交向量，其中 $k \leq n$。这样，原来的数据投影到一个小得多的空间，实现维度归约。主成分分析通过创建一个替换的、更小的变量集"组合"属性的基本要素。原数据可以投影到该较小的集合中。主成分分析常常揭示先前未曾察觉的联系，并因此能够解释不寻常的结果。其基本过程如下：

1. 对输入数据规范化，使得每个属性都落入相同的区间。这一步有助于确保具有较大定义域的属性不会支配具有较小定义域的属性。

2. 主成分分析计算 k 个标准正交向量，作为规范化输入数据的基。这些是单位向量，每一个方向都垂直于另一个。这些向量称为主成分，输入数据是主成分的线性组合。

3. 对主成分按"重要性"或强度降序排列。主成分基本上充当数据的新坐标轴，提供关于方差的重要信息。也就是说，对坐标轴进行排序，使得第一个坐标轴显示数据的最大方差，第二个显示次大方差，如此下去。

4. 主成分根据"重要性"降序排列，则可通过去掉较弱的成分（即方差较小）来归约数据的规模。使用最强的主成分，应当能够重构原数据的很好的近似。

主成分分析计算开销低，可以用于有序和无序的属性，并且可以处理稀疏和倾斜数据。多于 2 维的多维数据可以通过将问题归约为 2 维问题来处理。主成分可以用作多元回归和聚类分析的输入。与小波变换相比，主成分分析能够更好地处理稀疏数据，而小波变换更适合高维数据。

（四）数值归约

数值归约技术指的是选择替代的、"较小的"数据表示形式来减少数据量。几种常用的数值归约技术如下：

1. 回归和对数线性模型　回归和对数线性模型可以用来近似给定的数据。在简单线性回归中，对数据建模使之拟合到一条直线。例如，可以利用公式 5.4，将随机变量 y（称作因变量）建模为另一随机变量 x（称为自变量）的线性函数：

$$y = wx + b \qquad\qquad （公式 5.4）$$

其中，假定 y 的方差是常量。在数据挖掘中，x 和 y 是数值数据库属性。系数 w 和 b（称作回归系数）分别为直线的斜率和 Y 轴截距。系数可以用最小二乘法求解，它最小化分离数据的实际直线与直线估计之间的误差。多元线性回归是简单线性回归的扩充，允许响应变量 y 建模为两个或多个预测变量的线性函数。

对数线性模型近似离散的多维概率分布。给定 n 维元组的集合，可以把每个元组看作 n 维空间的点。可以使用对数线性模型基于维组合的一个较小子集，估计离散化的属性集的多维空间中每个点的概率。这使得高维数据空间可以由较低维空间构造。因此，对数线性模型也可以用于维归约（由于低维空间的点通常比原来的数据点占据较少的空间）和数据光滑（因为与较高维空间的估计相比，较低维空间的聚集估计较少受抽样方差的影响）。

回归和对数线性模型都可以用于稀疏数据，尽管它们的应用可能是受限制的。虽然两种方法都可以处理倾斜数据，但是回归效果更好一些。当用于高维数据时，回归可能是复杂计算的，而对数线性模型表现出很好的可伸缩性，可以扩展到 10 维左右。

2. 直方图　直方图使用分箱来近似描述数据分布。属性 A 的直方图将 A 的数据分布划分为不相交的子集或桶。如果每个桶只代表单个属性值频率对，则称为单桶。通常，桶表示给定属性的一个连续区间。

确定桶和属性值的划分规则，包括如下：

（1）等宽：在等宽直方图中，每个桶的宽度区间是一致的。

（2）等频（或等深）：在等频直方图中，创建桶，使得每个桶的频率粗略地为常数（即每个桶大致包含相同个数的邻近数据样本）。

（3）V-最优：给定桶的个数，对于所有可能的直方图，则 V-最优直方图是具有最小方差的直方图。直方图的方差是每个桶代表的原来值的加权和，其中权等于桶中值的个数。

（4）最大化差异度量（maximum difference scaling，MaxDiff）：在 MaxDiff 直方图中，考虑每对相邻值之间的差值。桶的边界是具有 $\beta - 1$ 最大差值的对，其中 β 是用户指定的桶数。

V-最优和 MaxDiff 直方图一般认为是最准确和最实用的归约方法。对于近似稀疏和稠密数据、高倾斜和均匀的数据，直方图是高度有效的。多维直方图可以表现属性间的依赖，这种直方图能够有效地近似多达 5 个属性的数据。对于存放具有高频率的离群点，单桶方法较为常用。

3. 聚类 聚类技术将数据元组视为对象。它将对象划分为群或簇，使一个簇中的对象相互"相似"，而与其他簇中的对象"相异"。通常，相似性基于距离函数，用对象在空间中的"接近"程度定义。簇的"质量"可以用直径表示，直径是簇中任意两个对象的最大距离。质心距离是簇质量的另一个度量，它是指簇空间中的平均点到每个簇对象的平均距离。

在数据归约中，用数据的簇表示来替换实际数据。该技术的有效性依赖于数据的性质。如果数据能够组织成不同的簇，该技术会有效得多。

4. 多维索引树 在大型数据库系统中，多维索引树主要用于对数据的快速访问。它也能用于分层数据的归约，提供数据的多维聚类。这可以用于提供查询的近似回答。对于给定的数据对象集，索引树递归地划分多维空间，其树根节点代表整个空间。通常，这种树是平衡的，由内部节点和树叶节点组成。每个父节点包含关键字和指向子女节点的指针，子女节点一起表示父节点代表的空间。每个树叶节点包含指向它所代表的数据元组的指针（或实际元组）。

这样，索引树可以在不同的分辨率或抽象层存放聚集和细节数据。它提供了数据集的分层聚类，其中每个簇有一个标记，存放该簇所包含的数据。如果把父节点的每个子女看作一个桶，则索引树可以看作一个分层的直方图。类似地，每个桶进一步分成更小的桶，允许在更细的层次聚集数据。

5. 抽样 抽样可以作为一种数据归约技术使用，因为它允许用数据的小得多的随机样本（子集）来表示大型数据集。

最常用的抽样方法有 4 种：①样本无放回简单随机抽样；②样本有放回简单随机抽样；③聚类抽样；④分层抽样。

采用抽样进行数据归约的优点是，得到样本的花费正比于样本集的大小，而不是数据集的大小。对于固定的样本大小，抽样的复杂度仅随数据的维数 n 线性地增加。而其他技术，如使用直方图，复杂度随 n 呈指数增长。

用于数据归约时，抽样最常用来估计聚集查询的回答。在指定的误差范围内，可以确定估计一个给定的函数所需的样本大小。需要抽取的样本集大小相对于总数据集可能非常小。对于归约数据集的逐步求精，只需要简单地增加样本大小即可。

（五）数据离散化与概念分层

数据离散化技术通过将属性值域划分为区间，可以用来减少给定连续属性值的个数。区间的标记可以替代实际的数据值。用少数区间标记替换连续属性的数值，从而减少和简化了原来的数据。

而概念分层可以对给定的数值属性，定义一个离散化的度量。通过收集 HIS 中数据较高层的概念（如青年、中年或老年）并用它们替换较低层的概念（如年龄的数值），来达到归约数据的目的。通过这种数据泛化，尽管细节丢失了，但是泛化后的数据更有意义，更容易解释。

这样做的目的，通常有助于需要多种挖掘任务时实现数据挖掘结果的一致表示。此外，与对大型未泛化的数据集挖掘相比，对归约的数据进行挖掘所需的 I/O 操作更少，并且更有效。正因为如此，离散化技术和概念分层作为预处理步骤，在数据挖掘之前而不是在挖掘过程中进行。

HIS 数据库中的常见属性有数值属性和分类属性。通常，在针对数值属性（如血压、脉搏等）使用概念分层方法之前，我们假定待离散化的值已经按递增的顺序排列。这类属性常用的方法主要有：①分箱：分箱是一种基于箱的指定个数自顶向下的分裂技术。通过使用等宽或等频率分箱，然后用箱均值或中位数替换箱中的每个值，可以将属性值离散化，就像分别用箱的均值或箱的中位数光滑一样。②直方图分析：使用等频率直方图，理想地分割值使得每个划分包括相同个数的数据元组。直方图分析算法可以递归地用于每个划分，自动地产生多级概念分层，直到达到预先设定的概念层数过程终止。③基于熵的离散化：熵（entropy）是最常用的离散化度量之一。它在计算和确定分裂点时利用类分布信息。对离散数值属性 A，选择 A 的具有最小熵的值作为分裂点，并递归地划分结果区间，得到分层离散化。这种离散化自动形成 A 的概念分层。④基于 χ^2 分析的区间合并：采用自底向上的策略，递归地找出最佳邻近区间，然后合并它们，形成较大的区间。一般过程是，先将数值属性 A 的每个不同值看作一个区间。对每对相邻区间进行 χ^2 检验。具有最小 χ^2 值的相邻区间合并在一起，该合并过程递归地进行，直到满足预先定义的终止标准。⑤聚类分析：聚类分析是一种流行的数据离散化方法。将属性 A 的值划分成簇或组，聚类考虑 A 的分布以及数据点的邻近性，可以产生高质量的离散化结果。聚类也可以用来产生 A 的概念分层，其中每个簇形成概念分层的一个节点。

分类属性是指具有有限个（但可能很多个）不同值，这些值之间是无序的。常见的包括患者的联系地址、职业类别等。有很多方法可以产生分类数据的概念分层。如由用户或者专家在数据库的属性模式级，显式地说明属性的偏序或者全序，这样就方便我们定义概念分层。例如，HIS 数据库的维"联系地址"可能包含如下属性组：街道，城市，省份，甚至国家等。我们可以在属性模式级说明这些属性的全序，如街道＜城市＜省＜国家，来定义分层结构。另外，也可以通过显式数据分组说明分层结构的一部分，这基本上是人工地定义概念分层结构的一部分。在大型数据库中，通过显式的值枚举定义整个概念分层是不现实的。然而，对于一小部分中间层数据，我们可以很容易地显式说明分组。

七、领域数据预处理

经过数据清理、选样、集成与变换、归约等预处理过程后，一个完整的数据预处理工作就完成了。但是，真实世界中我们建立的数据库系统往往都是针对特定领域的。我们需要针对不同领域的数据库做进一步的数据预处理，这里称之为领域数据预处理。

分析中医药领域数据库系统，除了常见的数值型以外，有更多的医学术语信息以文本形式保存在数据库表中。然而，由于地域差异、古文献翻译、英译引进等各种原因，医学术语信息名称不统一。基于特定领域的数据库系统构建中术语信息的标准化尤其重要。因此，在数据挖掘与知识发现之前需对这类信息进行数据标准化处理。由于领域术语的特殊性，一般需要借助专家系统或特定语料库，通过人工干预来完成。术语标准化过程包括术语收集和整理、借助语料库进行术语标注和人工校对3个步骤（图5-5）。

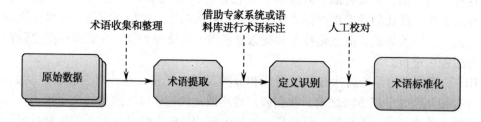

图 5-5　术语标准化过程

仍以 HIS 数据库系统为例。该数据库由患者基本信息表、诊断信息表（包括西药诊断表、中医诊断表）、医嘱记录表、实验室检查信息表四部分构成。在数据采集过程中，系统采用的名称不尽一致，最易出现差异及与分析最密切的部分分别为西医诊断名称、中医证候名称、药物记录名称和实验室检查项目名称。以上内容如果不进行标准化，则会出现名称不统一，信息散在，无法发现规律，甚至分析结果与临床实际不相符等问题，因此，需要分别对以上四部分内容进行标准化。下面针对四部分内容的标准化处理进行详细阐述并举例说明。

（一）西医诊断名称

HIS 数据库整合了多家中西医医院数据，由于系统存在差异，或临床医生对某种疾病可能采用西医标准名称、亚型名称、英文名称、中医名称进行命名，如脑梗死可能被称为"脑梗塞"、"缺血性中风"、"基底节梗死"等，如未对此类疾病进行标准化，则会损失大量可分析数据。

西医诊断名称标准化分为对分析疾病原始名称的标准化和合并疾病标准化两部分。

1. 分析疾病原始名称标准化　为能够最大范围提取所需病种的全部数据，需要对分析疾病的名称进行标准化。研究者根据专业知识，尽量将该种疾病可能出现的关键词列出，用于疾病查询的关键词要准确、全面，数据管理员根据关键词在西医诊断表中的出院诊断原始病名中查找，并整理为 Excel 表格交由研究者进行标准化。

研究者从数据管理员处获得疾病原始名称列表后，根据临床实际及分析主题进行标准化，标准化时原始列名称不变，在原始病名后增加一列"标准化名称"，根据指南或标准对疾病名称进行标准化，如有亚型者尽量在标准化名称后以括号形式标明亚型，以保留原始数据信息。如 表5-1 和表5-2 范例所示。

表 5-1 缺血性脑血管病病名标准化对照表

原始名称	标准化名称
短暂性脑缺血发作	短暂性脑缺血
短暂脑缺血发作	短暂性脑缺血
短暂性脑出血发作	短暂性脑缺血
可逆性脑卒中	短暂性脑缺血
脑梗死	脑梗死
大脑动脉闭塞性脑梗塞	脑梗死
基底节脑梗塞	脑梗死
基底节脑梗死	脑梗死
脑血管病康复治疗	脑梗死后遗症
脑血栓后遗症	脑梗死后遗症
多发腔隙性梗塞	腔隙性梗死
多发腔隙性脑梗死	腔隙性梗死
腔隙性脑梗塞	腔隙性梗死
腔隙性梗死	腔隙性梗死

表 5-2 异位妊娠病名标准化对照表

原始名称	标准化名称
异位妊娠	异位妊娠
宫外孕	异位妊娠
宫外孕？	异位妊娠
宫外孕	异位妊娠
宫外孕？	异位妊娠
陈旧性宫外孕	异位妊娠（陈旧）
陈旧性异位妊娠	异位妊娠（陈旧）
异位妊娠后出血	异位妊娠（出血）
腹腔妊娠	异位妊娠（腹腔）

2. 合并疾病名称标准化 根据临床实际，患者可能同时患有多种疾病，那么在分析某种疾病时其他疾病则作为合并疾病出现。分析目的不同，疾病名称标准化的程度可能随之而不同，如分析高血压病时，可能更加关注原发性高血压与继发性高血压，在原发性高血压中还可能关注不同等级高血压的不同，因此，进行疾病标准化时需要保留疾病亚型。而在分析脑梗死时对于高血压病则只关注是否患这种疾病，不需要对合并哪种高血压进行深入探究。因此，需要将合并疾病之外中带有亚型的高血压病进行合并，否则无法看出规律性。

在西医诊断表中提取除分析目标疾病之外的所有合并疾病，在原始疾病旁增加新列为

"标准化名称"，标准化名称列填写需要修改的名称，但原始列名称不要做任何改动。如表5-3范例所示。

表5-3　缺血性脑血管病合并疾病标准化对照表

合并疾病	频数	标准化名称
高血压病（原发，3级）	9758	高血压病
2型糖尿病	8054	2型糖尿病
冠心病	7640	冠心病
高血压病（原发）	6857	高血压病
血脂蛋白紊乱血症	5225	血脂蛋白紊乱血症
高血压病（原发，2级）	4901	高血压病
动脉硬化	3595	动脉硬化
肺部感染	2713	肺部感染
心律失常	2340	心律失常
前列腺增生	1870	剔除

（二）证候名称

临床诊疗过程中，由于患者体质、发病等原因，其证候表现多样，而中医师在诊疗过程中，辨证及证候命名不尽相同，对了解患者真实证候演变过程造成困难，因此需对证候名称进行标准化。

标准化前在原始证候名称后新加2列标准化名称，1列"主证"，1列"兼夹证"，根据疾病中医指南或标准，将原始列中的证候名称标准化为证候标准用词，但原始列名称不要做任何改动，如"主证"列不能完整表达，可在"兼夹证"列加入辅助的项目，标准化后的证候尽量不要超过20个。如表5-4范例所示。

表5-4　缺血性中风病中医证型标准化对照表

原始证候名称	人数	主证	兼夹证
阳闭证	2	闭证	
闭证	1	闭证	
肺胃热盛	1	肺热亢盛	
风火上攻，瘀血	1	风火上扰	瘀血内阻
风火上攻	7	风火上扰	
风火上扰	4	风火上扰	
肝肾阴虚，风阳上扰	77	风火上扰	肝肾阴虚
风阳上扰	17	风火上扰	
风阳上扰，痰火	1	风火上扰	痰火瘀闭
痰火扰神	4	风痰火亢	

续表

原始证候名称	人数	主证	兼夹证
痰火	1	风痰火亢	
痰火，瘀	1	风痰火亢	瘀血内阻
阴虚痰热	3	风痰火亢	
风痰	523	风痰瘀阻	
风痰阻络	363	风痰瘀阻	

（三）药物名称

根据研究目的，在医嘱信息中剔除与分析疾病治疗无关的药品，如溶媒、外用药物、五官科用药、造影剂、麻醉药、皮试药物、透析液、营养类药物、医疗用品等，同时剔除医嘱表中虽为缺血性中风病治疗药物但使用方式为非治疗性医嘱，如封管、出院带药、冲洗、冲管、麻醉、皮试、退药、外用、造影、眼球注射、局部用药等，然后将药物进行标准化，分别标记中成药与西药。

1. 西药　将药物统一标准化为通用名称，将同种成分药物合并，根据药品说明书，根据缺血性中风病用药特点，参照《中国药典》（2010 版）及其药理学作用将西药进行分类。

2. 中成药　将同种药物不同剂型者合并，根据药品说明书的功能主治，参照药物处方组成，参照《中国药典》（2010 版）对中成药进行分类。

在药物原始名称旁边增加 3 列，分别为标准化名称、中西医分类和药物作用分类，将需要进行标准化的药物名称填写在该列中，但原始列名称不要做任何改动，同时根据分析主题选出与该种疾病关系密切的药物，不纳入分析的药物标注出"剔除"，在"中西药分类"列中区分中药或者西药，在药物作用分类中列出该类药物的分类，对于中药分类可依据药品说明书的药物功用。如表 5-5 范例所示。

表 5-5　药物标准化对照表

原始药物名称	频数	标准化名称	中西药分类	药物作用分类
匹克隆	236	佐匹克隆	西药	催眠药
盐酸左氧氟沙星氯化钠注射液	338	左氧氟沙星	西药	抗生素
左氧氟沙星	1721	左氧氟沙星	西药	抗生素
逐瘀通脉胶囊	217	逐瘀通脉胶囊	中药	活血化瘀剂
中风回春丸	50	中风回春丸	中药	活血化瘀剂
中风安口服液	86	中风安口服液	中药	益气活血剂
制霉菌素	60	制霉菌素	西药	抗真菌药
止咳合剂	64	止咳合剂	中药	祛痰剂
正心泰胶囊	215	正心泰胶囊	中药	益气活血剂
振源胶囊	52	振源胶囊	中药	补益剂

续表

原始药物名称	频数	标准化名称	中西药分类	药物作用分类
珍宝丸	205	珍宝丸	中药	活血化瘀剂
扎冲十三味丸	166	扎冲十三味丸	中药	治风剂
枣仁安神	119	枣仁安神	中药	安神剂
愈风宁心	108	愈风宁心口服剂	中药	血管扩张药
尤瑞克林	532	尤瑞克林	西药	血管扩张药
蚓激酶肠溶片	1595	蚓激酶	西药	降纤药
吲哚美辛	545	吲哚美辛	西药	抗血小板药
吲达帕胺	610	吲达帕胺	西药	抗高血压药
0.9%氯化钠注射液	31760	剔除		
5%葡萄糖注射液	16300	剔除		
氯化钠	3087	剔除		
葡萄糖氯化钠注射液	3070	剔除		

（四）实验室检查项目

在实验室检查原始名称列旁增加一列标准化名称，挑选出与该种疾病最相关的实验室检查项目，如需进行标准化的项目填写入"标准化名称"列，无关项目则在该列中标注"剔除"，但原始列名称不要做任何改动。如表5-6所示。

表5-6 实验室检查项目标准化对照表

项目名称	频数	标准化名称
总蛋白	24897	总蛋白
总胆红素	25262	总胆红素
总胆固醇	23685	总胆固醇
中性粒细胞计数	24484	中性粒细胞计数
中性粒细胞百分比	25377	中性粒细胞百分比
直接胆红素	24769	直接胆红素
载脂蛋白 B	15162	载脂蛋白 B
载脂蛋白 A1	15163	载脂蛋白 A1
血小板体积分布宽度	22617	血小板体积分布宽度
血小板聚集试验	4	血小板聚集试验
血小板计数	25395	血小板计数

续表

项目名称	频数	标准化名称
尿酸	23755	剔除
钙	23266	剔除
单核细胞绝对值	21876	剔除
尿胆原	21787	剔除
尿亚硝酸盐	21777	剔除
二氧化碳	19900	剔除
尿上皮细胞	19248	剔除
尿蛋白	19108	剔除
尿管型	19108	剔除
总胆汁酸	18451	剔除
尿糖	17951	剔除
结晶	17661	剔除

（南伟杰　杨　薇）

第二节　统 计 分 析

医学研究中所用的数据通常分为两类：定性数据和定量数据。定性数据是指将观察单位按某种属性归类得到的数据，其结果通常表现为类别；根据其类别是否有顺序又分为顺序数据和分类数据。定量数据是指对每个观察单位某个变量用测量或者其他定量方法获得的结果，其结果表现为具体的数值，一般有计量单位。

一、定性数据的分析

（一）频数分布

1. 频数与频率　落在某一特定类别（或组）中的数据个数称为频数（frequency）；频数与总数据个数之比称为频率。

2. 频数分布表的编制　把各个类别及落在其中的相应频数全部列出，并用表格形式表现出来，称为频数分布表。对于定性资料，编制频数分布表的方法是直接计算出每一个类别的频数和频率，以及累计频数和累积频率，将它们列在一个表中。

例5-1：某时期某市几家医院400例肠恶性肿瘤死亡患者中，公务员有43例，教师6例，军人37例，体力劳动者263例，专业技术人员24例，其他有27例。

对于定性数据，可用原有的类别作为分组，分别计算各个类别的频数，编制的频数分布表如表5-7。也可以根据分析研究的需要，将类别重新合并划分，如将公务员、教师和专业技术人员归为脑力劳动者，则分类可以为：脑力劳动者、体力劳动者、军人、其他。

表 5-7 400 名肠恶性肿瘤死亡患者职业的频数分布表

职业	频数	频率（%）	累计频数	累计频率（%）
公务员	43	10.75	43	10.75
教师	6	1.5	49	12.25
军人	37	9.25	86	21.5
劳动者	263	65.75	349	87.25
其他	27	6.75	376	94
专业技术人员	24	6	400	100
合计	400	100	—	—

3. 频数分布图的绘制　可以用图形的方法直观形象地反映表达频数分布的信息，并可与频数分布表互为补充。一般情况下，绘图时以横轴表示观察的类别变量，以纵轴表示频数。表 5-7 绘制成频数分布图如图 5-6。

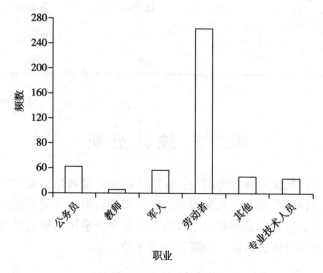

图 5-6 400 名肠恶性肿瘤死亡患者职业的频数分布图

4. 频数分布的作用　频数分布表和频数分布图可以直观反映数据的分布特征。对于顺序数据来说，频数分布表和频数分布图还可以揭示数据分布的类型。根据频数分布的特征可以将资料的分布分成对称型和不对称型两种类型。对称型的分布是指集中位置在中间，左右两侧的频数大致对称的分布。不对称型的分布是指频数分布不对称，集中位置偏向一侧，有时也称为偏态分布。若集中位置偏向数值较小的一侧（左侧），称为正偏态；若集中位置偏向数值大的一侧（右侧），称为负偏态。

（二）集中趋势的描述

集中趋势是指各个变量值向其中心值聚集的程度。

1. 众数　一组数据中出现次数最多的变量值称为众数（mode），用 M_0 表示。如例5-1中的众数出现在"劳动者"这一类别。众数主要用于测量分类数据的集中趋势，也适用于顺序数据以及定量数据集中趋势的测量。一般情况下，只有在数据量较大的情况下，众数才有意义。

2. 中位数与分位数

（1）中位数：一组数据按照从小到大的顺序排序后处于中间位置上的变量值，称为中位数（median），用 M_e 表示。中位数主要用于测度顺序数据的集中趋势，也适用于定量数据，但不适用于分类数据。

对于未分组数据，中位数位置 $= \dfrac{n+1}{2}$　　　　　　　　　　　（公式5.5）

对于分组数据，中位数位置 $= \dfrac{n}{2}$　　　　　　　　　　　　　（公式5.6）

n 为数据个数，确定中位数位置后再确定中位数位置上的数值。

设一组数据 x_1，x_2，$\cdots$，x_n 按从小到大排序后为 $x_{(1)}$，$x_{(2)}$，$\cdots$，$x_{(n)}$，则中位数为：

$$M_e = \begin{cases} x_{\frac{n+1}{2}} & n \text{ 为奇数} \\ \dfrac{1}{2}\left(x_{\frac{n}{2}} + x_{\frac{n}{2}+1} \right) & n \text{ 为偶数} \end{cases} \qquad （公式5.7）$$

例5-2：某医生欲了解用中西医疗法治疗急性肾盂肾炎的疗效，收集了92例患者的资料，结果见表5-8。

表5-8　中西医疗法治疗急性肾盂肾炎的疗效

分组	频数	频率（%）	累计频数	累积频率（%）
痊愈	36	39.13	36	39.13
显效	18	19.57	54	58.70
进步	34	36.96	88	95.65
无效	4	4.35	92	100.00

由于变量值本身就是排序的，根据公式（5.6），中位数位置 =46，从表中的累计频数中可以看出第46位置上的值是"显效"，因此中位数在显效这一类别。

（2）分位数：中位数是从位置的中间点将全部数据等分成两部分，四分位数（quartile）、十分位数（decile）和百分位数（percentile）等分位数，分别是用3个点、9个点和99个点将数据4等分、10等分和100等分后各分位点上的值。这里重点介绍四分位数。

通过3个点将一组数据等分为四部分，每一部分包括25%的数据，四分位数是指处于25%位置上的数值（下四分位数）和75%位置上的数值（上四分位数）。其计算方法与中位数类似。

如在例5-2中，下四分位数在"进步"这一类别，上四分位数在"痊愈"这一类别。

（三）离散程度的描述

离散程度是指各变量值远离其中心值的程度，用于度量数据的分散程度或称变异程度。

1. 异众比率　非众数组的频数占总频数的比率，称为异众比率（variation ratio），用 V_r 表示。异众比率的计算公式为：

$$V_r = \frac{\sum f_i - f_m}{\sum f_i} = 1 - \frac{f_m}{\sum f_i} \qquad （公式5.8）$$

公式（5.8）中 $\sum f_i$ 表示变量值的总频数，$\sum f_m$ 表示众数组的频数。

例 5-1 中的异众比率 $V_r = \dfrac{396 - 263}{396} = 0.34$

异众比率主要用于衡量众数对一组数据的代表程度。异众比率越大，说明非众数组的频数占总频数的比重越大，众数的代表性就越差；异众比率越小，说明非众数组的频数占总频数的比重越小，众数的代表性就越好。异众比率主要适合衡量分类数据的离散程度，顺序数据以及定量数据也可以计算异众比率。

2. 四分位差　上四分位数和下四分位数的差值称为四分位差（quartile deviation），也称为四分位间距（quartile range）。

四分位差用于反映数据的离散程度，其大小说明中位数对一组数据的代表程度。四分位差越小，说明数据越集中，中位数代表性越强；反之，数据越分散，中位数代表性越差。

四分位差不受极值的影响，主要用于衡量顺序数据的离散程度，定量数据也可以计算四分位差，但不适合于分类数据。

（四）常用的相对指标

1. 构成比　指事物内部某一组成部分观察单位数与同一事物各组成部分的观察单位总数之比，用以说明事物内部各组成部分所占的比重，常用百分数表示。计算公式为：

$$构成比 = \frac{某一组成部分的观察单位数}{同一事物各组成部分的观察单位总数} \times 100\% \qquad （公式5.9）$$

例 5-3：在对上市药物的说明书进行评价以确定是否需要增减适应证时，需要对用药患者所患疾病是否是适应证进行统计。按鱼腥草注射液的说明书指出此注射液用于肺脓疡，痰热咳嗽，白带，尿路感染，痈疖，求各个适应证的构成比。五种适应证的统计结果见表 5-9。

表 5-9　五种适应证的统计结果

适应证	咳嗽	尿路感染	白带	肺脓疡	痰热	痈疖
频数	189	53	4	2	1	0

本例中总数 $= 189 + 53 + 4 + 2 + 1 + 0 = 249$，按照公式（5.9）计算构成比：咳嗽所占比例 $= 189 \div 249 \times 100\% = 75.9\%$，然后用同样方法计算出其余适应证的构成比分别为：21.29%，1.61%，0.80%，0.40%，0。

从例子中可以看到构成比具有以下特征：

（1）分子是分母的一部分，各组成部分构成比数值在 0 ~ 1 之间波动，各组成部分的构成比数值之和等于 1。

（2）事物内部各组成部分此消彼长，当其中某一组成部分数值增大，其他组成部分构成比数值必然会减少。

在运用构成比时注意不要与率混淆。

2. OR 与 RR

（1）相对危险度（RR）：暴露于某种危险因素的观察对象的发病危险度与低暴露或非暴露的观察对象的发病危险之间的比值称为相对危险度（relative risk）。相对危险度常用于流行病队列研究中，用来度量暴露的危险性大小。计算公式为：

$$相对危险度(RR) = \frac{暴露组发病率}{低暴露(或非暴露)组发病率} \qquad (公式5.10)$$

例5-4：为了解某地区的糖尿病患病和发病情况，研究者首先对该地区进行横断面调查，分别得到高血压患者的糖尿病患病率为16%，非高血压患者的糖尿病患病率为7%。然后对非糖尿病患者进行定期随访，监测这些对象的糖尿病发病情况。高血压患者累积随访1510人年，在随访期间新诊断为糖尿病患者有201人，非高血压对象累积随访1250人年，在随访期间新诊断为糖尿病患者有72人，计算高血压患者与非高血压患者的糖尿病发病相对危险度RR。

根据题目信息及公式（5.10），计算如下：

$$暴露组发病率 = \frac{201}{1510} \times 100\% = 13.31\%$$

$$非暴露组发病率 = \frac{72}{1250} \times 100\% = 5.76\%$$

$$相对危险度(RR) = \frac{暴露组发病率}{低暴露(或非暴露)组发病率} = \frac{13.31\%}{5.76\%} = 2.31$$

可见高血压患者发生糖尿病的危险性是非高血压患者的2.31倍。

（2）比值比（odds ratio，OR）：是指病例组有无暴露于某危险因素的比值与对照组有无暴露于同一危险因素的比值之比，常用于流行病学病例对照研究中，以度量暴露的危险性。计算公式为：

$$比值比(OR) = \frac{病例组暴露的比值}{对照组暴露的比值} = \frac{a/c}{b/d} = \frac{ad}{bc} \qquad (公式5.11)$$

式中，a病例组暴露的人数；b为对照组的暴露人数；c为病例组未暴露人数；d为对照组中未暴露的人数。

例5-5：为了研究胃癌发病率与基因A突变的关联性，某研究者对某地区进行横断面调查，并且收集每个调查对象的血液样品进行妥善保存，然后对这些对象中的正常人随访5年，共发现210名新诊断为胃癌的患者，并且作为病例组，根据这些胃癌患者的年龄和性别进行匹配，从患胃癌对象中随机抽样出420名对象作为对照组，然后取出横断面调查时的血样品进行基因A检测，得到基因A突变与胃癌发病资料如表5-10所示。计算OR。

表5-10　基因A突变与胃癌发病资料

	基因A突变	基因A未突变	合计
病例组	50	160	210
对照组	70	350	420

根据公式（5.11）计算：

$$比值比(OR) = \frac{病例组暴露的比值}{对照组暴露的比值} = \frac{50/160}{70/350} = \frac{50 \times 350}{70 \times 160} = 1.56$$

（五）常用的统计检验方法

1. 分类资料的统计检验方法

卡方检验

1) 卡方检验的用途：卡方检验是一种适用范围十分广泛的统计检验方法，在定性资料分析中，可以用于两个或多个样本对应总体率的比较，两个或多个样本构成比的比较，资料的关联分析以及拟合优度检验等，在医学科研领域具有重要的应用价值。

2) 四格表资料的卡方检验：① 完全随机设计的四格表资料卡方检验

基本思想：

表 5-11　独立样本资料的四格表

组别	属性		合计
	$Y1$	$Y2$	
1	a（T_{11}）	b（T_{12}）	$n_1 = a + b$
2	c（T_{21}）	d（T_{22}）	$n_2 = c + d$
合计	$m_1 = a + c$	$m_2 = b + d$	$N = a + b + c + d$

为检验组别 1，组别 2 某属性的率是否存在显著性差异，资料往往被整理成如表 5-11 所示的四格表形式，a，b，c，d 分别代表某组某属性的实际频数，括号内的 T_{ij} 代表理论频数。

H_0：组别 1，组别 2 某属性的率相同，即属性在两样本的总体分布相同。

由于总体分布未知，把 m_1/N，m_2/N 作为属性 Y_1，Y_2 的理论频率。因此在 H_0 成立的条件下，a 的理论频数 $T_{11} = n_1 m_1/N$，b 的理论频数 $T_{12} = n_1 m_2/N$，c，d 的理论频数同理。

因此，可以得到理论频数的计算公式：

$$T_{ij} = \frac{n_i m_j}{N}$$

（公式 5.12）

当 H_0 成立，N 较大时，理论频数与实际频数应相差不大，这个差异可以通过卡方检验统计量衡量：

$$\chi^2 = \sum \frac{(A - T)^2}{T}$$

（公式 5.13）

原假设成立时，检验统计量服从自由度为 1 的卡方分布，其自由度 =（行数 -1）×（列数 -1）

在 α 取 0.05 时，若 $P < 0.05$，应拒绝原假设，可以认为组别 1，组别 2 中某属性的率不相同。概率 P 是在 H_0 成立条件下，用样本信息计算得到的 H_0 这一结果发生的概率。如果 P 很小，如小于 0.05，表明 H_0 这一事件发生的可能性很小，拒绝 H_0。

使用条件：

完全随机设计的四格表卡方检验，有如下几种情况：

当 $N \geq 40$ 且 $T \geq 5$ 时：

$$\chi^2 = \frac{(ad - bc)^2 N}{(a+b)(a+c)(c+d)(b+d)}$$

（公式 5.14）

或者

$$\chi^2 = \sum \frac{(A - T)^2}{T}$$

当 $N \geq 40$ 且 $1 < T < 5$ 时：

$$\chi^2 = \frac{(|ad - bc| - N/2)^2}{(a+b)(a+c)(c+d)(b+d)}$$

或者

$$\chi^2 = \sum \frac{(|A - T| - 0.5)^2}{T}$$

（公式 5.15）

当 $N < 40$ 或 $T < 1$ 时选用 Fisher 确切概率法。

CMH 卡方检验

在流行病学研究中，研究结果常常会受到混杂因素的影响，其具体表现为：

与暴露因素和疾病均有关联的非研究因素的存在使得暴露和疾病之间的关联被夸大或者掩盖。因此，在研究的分析阶段，常常将资料按照可能的混杂因素分层，每一层都对应一个四格表。CMH 卡方检验用于对这种分层四格表资料进行分析。下面以病例对照研究为例进行说明。假设表 5-12 是第 h 层所对应的四格表，总共分为 H 层。

表 5-12　按某因素分层后第 h 层四格表

	危险因素		合计
	有	无	
病例组	a_h	b_h	n_{1h}
对照组	c_h	d_h	n_{0h}
合计	m_{1h}	m_{2h}	N_h

把 H 层四格表数据均考虑在内以后计算出的总的 OR 称为公共优势比，其公式为：

$$\widehat{OR} = \frac{\sum_{h=1}^{H} \frac{a_h d_h}{N_h}}{\sum_{h=1}^{H} \frac{b_h c_h}{N_h}} \quad\text{（公式 5.16）}$$

通过将分层后的公共优势比 OR 与未分层的 OR 进行对比，可以了解混杂因素对研究结果的影响有多大。也可以对公共优势比 OR 作 CMH 卡方检验，判断总体的公共优势比是否为 1，即判断分层后，危险因素与疾病是否仍然存在关联。

H_0：总体公共优势比为 1

H_1：总体公共优势比不为 1

$$\chi^2_{M-H} = \frac{(\sum_{h=1}^{H} a_h - \sum_{h=1}^{H} T_h)^2}{\sum_{h=1}^{H} V_h} \quad\text{（公式 5.17）}$$

其中 V_h 是第 h 层中 ah 对应的方差，Th 是第 h 层中 ah 对应的理论频数

$$V_h = \frac{n_{1h} n_{0h} m_{1h} m_{0h}}{N_h^3 - N_h} \quad\text{（公式 5.18）}$$

当 $P < 0.05$，则拒绝 H_0，说明分层后，危险因素与疾病仍然存在关联。

例 5-6：灯盏细辛、苦碟子治疗脑梗死治愈率比较。对患者按性别进行分层（表 5-13）。对每一层分别进行卡方检验，并对公共优势比作 CMH 卡方检验。

表 5-13　按性别分层后灯盏细辛、苦碟子治疗脑梗死的治愈率比较

水平	药物	非治愈	治愈	合计	检验方法 P 值
男	灯盏细辛	556	24	580	卡方检验
		95.86	4.14		< 0.0001
	苦碟子	698	108	806	

水平	药物	非治愈	治愈	合计	检验方法 P 值
男		86.6	13.4		
	合计	1254	132	1386	
女	灯盏细辛	325	18	343	卡方检验
		94.75	5.25		< 0.0001
	苦碟子	545	84	629	
		86.65	13.35		
	合计	870	102	972	
平衡后					CMH 分层卡方检验 < 0.0001

由检验结论可知：

在男性组中，卡方检验的 P 值小于 0.0001。说明在统计学上，两药物治愈率差异显著。

在女性组中，卡方检验的 P 值小于 0.0001。说明在统计学上，两药物治愈率差异显著。

平衡性别混杂后，CMH 分层卡方检验的 P 值小于 0.0001。说明在统计学上，两药物治愈率差异显著。

②匹配四格表卡方检验：医学研究中，匹配四格表卡方检验常用于比较两种检验方法的结果是否有差别。

不同于表 5-11 的四格表，表 5-14 所示的两个样本并非相互独立。McNemar 检验适用于此类四格表资料的统计检验。

表 5-14　两种检验方法结果比较的匹配四格表

甲法	乙法		合计
	+	−	
+	a	b	$n_1 = a + b$
−	c	d	$n_2 = c + d$
合计	$m_1 = a + c$	$m_2 = b + d$	$N = a + b + c + d$

当 $b + c \geqslant 40$ 时

$$\chi^2 = \frac{(b-c)^2}{b+c}, v = 1 \qquad \text{（公式 5.19）}$$

当 $b + c < 40$ 时

$$\chi^2 = \frac{(|b-c|-1)^2}{b+c}, v = 1 \qquad \text{（公式 5.20）}$$

例 5-7：某实验室采用两种方法对 58 名可疑红斑狼疮患者的血清抗体进行测定，判断两方法阳性检出率是否有差别？

表 5-15　两种方法的检测结果

免疫荧光法	乳胶凝集法		合计
	+	−	
+	11	12	23
−	2	33	35
合计	13	45	58

建立检验假设：

H_0：两方法的阳性检出率相等

H_1：两方法的阳性检出率不相等

计算 χ^2 统计量：

$$\chi^2 = \frac{(|b-c|-1)^2}{b+c} = \frac{(|12-2|-1)^2}{12+2} = 5.79, \quad \nu = 1$$

得出结论

本例 $\chi^2 = 5.79 > \chi^2_{0.05}(1) = 3.84$，以 $\alpha = 0.05$ 水准，$P < 0.05$，拒绝 H_0，可以认为两方法阳性检出率不相等。

③$R \times C$ 表资料卡方检验：$R \times C$ 表资料是四格表资料的推广，其形式与表 5-15 类似，当 $R = 2$，$C = 2$ 时，即为普通的四格表资料（表 5-16）。

表 5-16　完全随机设计的 R×C 表

组别	属性				合计
	$Y1$	$Y2$	....	Yc	
1	A_{11} (T_{11})	A_{12} (T_{12})		A_{1c} (T_{1c})	n_1
2	A_{21} (T_{21})	A_{22} (T_{22})		A_{2c} (T_{2c})	n_2
...	.....	......		.....	......
R	A_{R1} (T_{R1})	A_{R2} (T_{R2})		A_{RC} (T_{RC})	n_R
合计	m_1	m_2		m_c	N

对于多个独立样本的 $R \times C$ 表资料卡方检验，运用式（5.21），其自由度 $df = (R-1)(C-1)$。

$$\chi^2 = N\left(\sum \frac{A^2}{n_R n_C} - 1\right)$$

$$\chi^2 = \sum \frac{(A-T)^2}{T} \tag{公式 5.21}$$

当 $P < 0.05$ 时，可以认为，不同组别各属性的分布不全相同。

对 $R \times C$ 表资料作卡方检验，要求不应该有超过 1/5 格子的理论频数小于 5，或者有一个理论频数小于 1。

如理论频数不符合上述要求，可以增加样本量，或结合专业知识把该格所在的行和列合并。

如果无法使理论频数变大，可考虑 Fisher 确切概率法。

3）Fisher 确切概率法：当 $N < 40$ 或 $T < 1$ 时，一般选用 Fisher 确切概率法，本部分主要介绍 Fisher 确切概率法的基本方法。

基本思想：

首先在四格表边缘合计不变的情况下，列出频数变动时的各种组合，计算各种组合的概率，其公式为：

$$P_i = \frac{(a+b)!\ (c+d)!\ (a+c)!\ (b+d)!}{a!\ b!\ c!\ d!\ n!} \qquad （公式 5.22）$$

其次，按照假设检验要求，求累积概率 P，P 是有利于拒绝 H_0 的各种四格表对应的概率之和。

例 5-8：比较两种药物治疗某种疾病的有效率差异（表 5-17）。

表 5-17 两种药物治疗某种疾病的效果

组别	有效	无效	合计
甲药	13	3	16
乙药	7	6	13
合计	20	9	29

通过计算理论频数，发现四格表中有理论频数小于 1，故使用 Fisher 确切概率法。

建立假设：H_0：两种药物治疗效果相同

H_1：两种药物治疗效果不同

$\alpha = 0.05$

各种组合的四格表如表 5-18 所示，其中 $|p_甲 - p_乙|$ 是甲药与乙药有效率差的绝对值，P_i 为每种组合出现的概率。

表 5-18 各种四格表组合的确切概率

	(1)	(2)	(3)	(4)	(5)
	7 9 / 13 0	8 8 / 12 1	9 7 / 11 2	10 6 / 10 3	11 6 / 9 4
$|p_甲-p_乙|$:	0.5625	0.4231	0.2837	0.1442	0.0048
P_i	0.00114	0.01670	0.08909	0.22868	0.31184

	(6)	(7)	(8)	(9)	(10)
	12 4 / 8 5	13 3 / 7 6	14 2 / 6 7	15 1 / 5 8	16 0 / 4 9
$|p_甲-p_乙|$:	0.1346	0.2740	0.4135	0.5529	0.6923
P_i	0.23388	0.09595	0.02056	0.00205	0.00007

本例的研究目的是比较甲乙两种药物的治疗效果是否一致，所以采用双侧检验。将表 5-18 中 $|p_甲 - p_乙| \geq 0.2740$ 的七个四格表的 P_i 相加，$P = 0.225586 > 0.05$。所以不拒绝原假设，差异没有统计学意义，可以认为两种药物的治疗效果相同。

2. 等级资料的统计检验方法

（1）非参数检验及其优缺点：当总体分布类型已知，对参数进行估计或检验的方法称为参数检验。当总体的分布类型未知，资料一端或者两端无界，或者资料本身是等级资料，一般选用非参数检验方法。

非参数检验是一种不依赖总体分布的具体形式，也不对参数进行估计或检验，而是对总体分布的位置做检验的统计方法。本节主要介绍基于秩次比较的非参数检验方法。

非参数检验对总体无严格的条件限制，且多数非参数检验方法较为简便，易于理解和掌握，故应用范围广泛。但由于非参数检验会损失原始资料的部分信息，因而当资料满足参数检验的条件时使用非参数检验方法，会降低检验效能。

（2）完全随机设计的两样本比较 Wilcoxon 秩和检验

例 5-9：用某药治疗两种不同病情的老年慢性支气管炎患者，疗效如表 5-19 所示分为控制、显效、有效、无效四类，比较此药对两种病情的老年慢性支气管炎患者的疗效有无差别（表 5-19 中列出的是整理后的频数表数据而非原始数据）。

表 5-19　某药对两种不同病情的老年慢性支气管炎患者的疗效频数表

疗效	单纯性	合并肺气肿	合计	秩次范围	平均秩次	秩和	
						单纯	合并
	(1)	(2)	(3)	(4)	(5)	(6)	(7)
控制	65	42	107	1-107	54	3510	2268
显效	18	6	24	108-131	119.5	2151	717
有效	30	23	53	132-184	158	4740	3634
无效	13	11	24	185-208	24	2554.5	2161.5
合计	126	82	208			12955.5	8780.5

由于疗效为等级资料，如果使用卡方检验，将会损失资料中原有的等级信息。因此，选用 Wilcoxon 秩和检验，其检验步骤如下：

建立假设

H_0：某药对两种病情的疗效相同

H_1：某药对两种病情的疗效不同

$\alpha = 0.05$

编秩　首先将某药对两病情的疗效合并后列于表 5-19 的第三列，其次，按照控制、显效、有效、无效的次序进行编秩，并计算平均秩次。例如表中疗效为控制的总人数为 107 人，秩次范围为 1～107，也就是说疗效为控制的个体均赋予秩号 1，平均秩次 = （1 + 107）/2 = 54

求秩和　根据第 5 列和第 1 列、第 2 列，可以计算每组的秩和

对于单纯慢性支气管炎组：

$T_1 = (65 \times 54) + (18 \times 119.5) + (30 \times 158) + (13 \times 196.5) = 3510 + 2151 + 4740 + 2554.5 = 12955.5$

对于合并肺气肿的慢性支气管炎组：

$T_2 = (42 \times 54) + (6 \times 119.5) + (23 \times 158) + (11 \times 196.5) = 2268 + 3634 + 2161.5 + 8780.5 = 8780.5$

此例中 $n_1 = 126$，$n_2 = 82$，$n_1 - n_2 = 44$

计算统计量 T　T 为样本量较小的那一组所对应的秩和，n 为样本量较小的那一组的样本量，$|n_1 - n_2|$ 为两样本量差的绝对值，因此 $T = 8780.5$，$n = 82$，$|n_1 - n_2| = 44$，查两独立样本比较秩和检验用 T 临界值表可得到 P 值。

当样本量较大时，可使用正态近似法进行检验：

$$u = \frac{|T - n_1(N+1)/2| - 0.5}{\sqrt{n_1 n_2 (N+1)/12}}$$　（公式5.23）

当相同秩次较多时，按式（5.23）计算的 u 偏小，应采用矫正公式：

$$u_c = u/\sqrt{C}$$　（公式5.24）

其中

$$C = 1 - \sum (t_j^3 - t_j)/(N^3 - N)$$　（公式5.25）

t_j 为第 j 个相同秩次的个数。

对于此例，$U_c = 0.541 < 1.96$，$P > 0.05$，不拒绝 H_0，可认为该药对以上两种病情的老年慢性支气管炎患者的疗效尚看不出差别。

（3）完全随机设计的多样本比较 K-W H 检验：完全随机设计的多样本比较 K-W 检验是对 Wilcoxon 秩和检验的推广，主要解决的是多个独立样本某指标是否存在显著性差异的问题。在进行检验时，也需要经过建立假设，编秩，求秩和，计算检验统计量，得到 P 值等步骤。建立假设，编秩，求秩和这些步骤与两样本比较 Wilcoxon 秩和检验类似，这里不再赘述。

对于第 4 步计算检验统计量，选用 H 检验统计量，其中 R_i 为各组秩和，n_i 为各组样本量。

$$H = \frac{12}{N(N+1)} \sum \frac{R_i^2}{n_i} - 3(N+1)$$　（公式5.26）

当相同秩次较多的时候，同样需要对 H 值进行校正。

$$H_c = \frac{H}{1 - \frac{\sum (t_j^3 - t_j)}{N^3 - N}}$$　（公式5.27）

最终得到的检验统计量 H_c 应服从自由度为 $k-1$ 的卡方分布，其中 k 为分组数。

二、定量数据的分析

（一）频数分布

1. 频数分布表的编制　定量数据常常根据研究的需要，按照某种标准化分成不同的组别，称为分组或分类。分组的目的是观察数据的分布特征。

这里通过例 5-10 来介绍定量数据的频数表编制。全距是数据的最大值（maximum）与最小值（minimum）的差。组距（class width）是一个组的上限和下限的差。一般采用等距分组，但在某些情况下，不等距分组更能反映现象的本质和特点。

例 5-10：某医生收集某区 162 例健康成年男性血液总胆固醇（mmol/L）资料，测定结果如表 5-20，试编制频数分布表。

表 5-20　162 例健康成年男性血液总胆固醇（mmol/L）测定结果

5.53	4.34	5.60	3.55	4.13	3.93	4.20	4.35	4.31
4.81	5.80	4.08	4.90	4.92	3.94	6.34	4.89	4.16
3.05	4.50	4.48	3.62	4.52	3.97	4.11	4.37	5.26
4.98	2.72	5.39	3.75	3.70	4.94	3.90	6.10	4.56
4.39	4.09	3.76	4.82	4.69	4.02	4.54	3.78	5.33
4.44	4.53	4.50	3.79	4.28	4.53	4.55	5.20	4.49
5.57	4.21	4.88	4.44	4.96	4.70	4.57	4.45	4.33
3.53	4.84	4.88	4.44	4.96	4.70	4.57	4.45	4.33
4.21	4.56	3.89	4.73	4.86	5.10	4.67	5.40	3.22
4.98	3.52	4.11	3.82	3.59	5.02	4.66	5.23	5.05
4.23	4.68	4.90	5.00	4.75	2.96	4.74	4.35	4.71
4.85	5.25	4.25	5.14	4.29	3.39	4.72	3.43	5.08
5.17	4.96	5.21	4.27	6.12	4.91	5.43	4.93	4.87
4.46	4.26	4.76	4.69	4.79	5.22	4.61	4.78	4.24
4.51	4.71	4.56	3.86	4.45	5.29	4.50	4.72	4.00
4.54	4.20	5.30	5.18	5.73	4.97	4.66	5.49	4.37
5.34	4.68	3.66	4.38	5.41	4.53	5.07	4.78	4.69
4.71	5.03	5.37	5.68	5.83	5.93	4.62	6.01	5.77

频数表的编制步骤如下：

（1）计算全距：本例中 $R = \text{Max} - \text{Min} = 6.34 - 2.72 = 3.62$（mmol/L）

（2）确定组数与组距：根据样本数的多少，选择适当的组数，如果组数过少会导致资料分布不太清晰，反之过多会导致个别组的频数太少甚至频数为 0，以致资料分布出现较多的大幅度波动，无法看出数据的分布特征和规律。样本量在 100 左右时，通常取 8～15 组为宜，也可以采用 $2^k > n$ 的方法。其中，k 是组数，n 是观测数据的个数。确定组距时通常采用一个较为简单的方法，即组距 = 全距/组数。例如，本例全距 $R = 3.62$，如果组数取 10，则组距 $= 3.62/10 = 0.362$，为了方便，取小于这个值的 0.35 作为本例的组距。在没有特定医学背景的要求条件下，组距取 10 或 10 的倍数较为适宜。

（3）确定组的上下限：每一个组的起点和终点，分别称为该组的下限和上限。第一组必须包括最小值，最后一组必须包括最大值，统计时，各组的频数按照"上组限不在内"的原则统计，即各组区间左闭右开，也就是包含下限，不包含上限。本例，最小值为 2.72，组距定为 0.35，则第一组的下限可取为 2.70，上限为 2.70 + 0.35 = 3.05。通常情况下，前一组的上限亦为后一组的下限。本例从第一组开始，共 11 个不重叠的组。本例分组结果列在表 5-21 的第 1 列。计算各组内的观察值的个数，作为频数列在第 2 列，再分别列出频率、累计频数和累计频率。

表 5-21　162 例成年男子血清胆固醇（mmol/L）频数分布表

组段（mol/L）	频数	频率（%）	累计频数	累计频率（%）
2.70 ~	2	1.23	2	1.23
3.05 ~	3	1.85	5	3.09
3.40 ~	8	4.94	14	8.64
3.75 ~	16	9.88	29	17.90
4.10 ~	27	16.67	56	34.57
4.45 ~	45	27.78	101	62.35
4.80 ~	29	17.90	130	80.25
5.15 ~	18	11.11	148	91.36
5.50 ~	9	5.56	157	96.91
5.85 ~	4	2.47	161	99.38
6.20 ~ 6.55	1	0.62	162	100.00
合计	162	100.00	—	—

2. 频数分布图

根据表 5-21 绘制成频数分布图（图 5-7）：

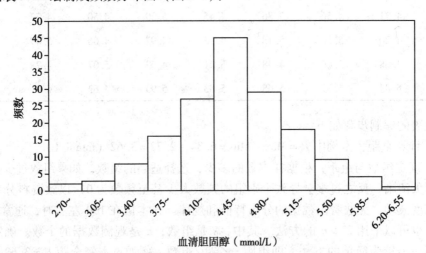

图 5-7　162 例成年男子血清胆固醇频数分布图

3. 频数分布表和频数分布图的主要用途

（1）揭示频数分布的特征：从频数分布表和频数分布图可以反映集中趋势和离散程度。

（2）揭示频数分布的类型：频数分布表和频数分布图还可以揭示数据分布的类型，如从图 5-7 中，可以看出数据集中在中间位置，两侧呈对称分布，这组数据是对称型分布。了解数据分布的类型和特征，便于选择适当的统计方法。

（二）集中趋势的描述

1. 算术平均数　一组数据相加后除以数据的个数所得到的结果，称为算术平均数。

总体算术平均数用希腊字母 μ 表示，样本算术平均数用符号 $\overline{X}$ 表示。如果用 n 表示样本量，X_i 表示个体观察值，则算术平均数的计算公式为：

$$\overline{X} = \frac{1}{n} \sum_{i=1}^{n} X_i \qquad\qquad （公式 5.28）$$

按照公式（5.28），求例 5-10 中的 162 例健康成年男性血液总胆固醇的算术平均数：

$$\overline{X} = \frac{1}{n} \sum_{i=1}^{n} X_i = \frac{1}{162} \times (5.53 + 4.43 + 5.6 + \cdots + 5.77)$$

$$= \frac{1}{162} \times 749.79 = 4.63 (\text{mmol/L})$$

算术平均数适用于频数分布对称的数据。例如，图 5-7 显示成年男性血清总胆固醇值的频数分布图是近似对称的，所以，在例 5-10 中计算得到的均值 4.63mmol/L 很好地描述了这个变量的中心位置。大多数正常人的生理、生化指标，如身高、体重、胸围、血红蛋白含量、白细胞计数等都适宜用算术平均数来描述其集中趋势。

有时，数据中存在极端值（outlier），也称为离群值或异常值，即与样本中其他点相差较大的值（极端值的计算公式可查阅有关参考资料）。在有极端值的情况下，或资料分布明显是偏态分布时，算术平均数不能较好地描述一个变量的中心位置。

2. 中位数　定量数据中位数的计算同定性数据。

中位数具有的重要作用是：①中位数对极端值不敏感，所以，当数据中有极端值，含不确定值的资料，数据呈偏态分布或分布类型未知时，均宜采用中位数来描述集中趋势；②当数据呈对称分布时，均值和中位数接近；当数据呈右偏态分布时，均值大于中位数，当数据呈左偏态分布时，均值小于中位数。所以，可以根据中位数和均值的差别大小，粗略判断数据的分布类型。

一般情况下，均值和中位数相等或无明显差异，数据多为对称分布；若有较大差异，则表明数据呈非对称分布，这时用中位数作为集中趋势的代表值更为合适。

3. 几何均数　n 个变量乘积的 n 次方根，称为几何平均数（geometric mean），用 G 表示。几何均数的计算公式为：

$$G = \sqrt[n]{X_1 X_2 X_3 \cdots X_n} \qquad\qquad （公式 5.29）$$

几何平均数适用于观察值呈偏态分布，但经过对数转变后呈正态分布或近似正态分布或者其观察数值相差极大甚至达到不同数量级的数据。

例 5-11：某医院测得 10 个某种传染病人的白细胞计数（$\times 10^3$），测量值为：11，9，35，5，9，8，3，10，12，8。计算这 10 个观察值的几何均数。

采用以 10 为底的对数，按式（5.29）计算，可以得到：

$$GG = \lg^{-1}\left[(\lg 11 + \lg 9 + \lg 35 + \lg 5 + \lg 9 + \lg 8 + \lg 3 + \lg 10 + \lg 12 + \lg 8)/10 \right]$$

$$= \lg^{-1}(0.95554)$$

$$= 9.03$$

即 10 个病人的白细胞计数的几何均值是 9.03（$\times 10^3$）。根据式（5.28）可以得知其算术均数是 11（$\times 10^3$），两者有所不同。

几何均数适用于取对数后近似呈对称分布的数据，一般用于右偏态分布的数据。医学研究中经常遇到比例数据，如抗体滴度，这样的数据在大多数情况下呈右偏态分布，因此通常采用几何均数来描述其集中趋势。

4. 众数、中位数和算术平均数的关系 从分布的角度看，众数始终是一组数据分布的最高峰值，中位数是处于一组数据中间位置上的值，而算术平均数则是全部数据的平均值。因此，对于具有单峰分布的大多数数据而言，众数、中位数和算数平均数之间具有以下关系：如果数据的分布是对称的，众数 M_0、中位数 M_e 和均数 $\overline{X}$ 是相等的，即：$M_0 = M_e = \overline{X}$；如果数据是左偏态分布，说明数据存在极小值，必然拉动均数向极小值一方靠近，而众数和中位数由于是位置代表值，不受极限值的影响，因此三者之间的关系表现为 $\overline{X} < M_e < M_0$；如果数据是右偏态分布，说明数据存在极大值，必然拉动均数向极大值一方靠近，则 $M_0 < M_e < \overline{X}$。

众数是一组数据分布的峰值，它是一种位置代表值，不受极端值的影响。其缺点是具有不唯一性，对于一组数据可能有一个众数，也可能有两个或多个众数，也有可能没有众数。虽然对于顺序数据以及定量数据也可以计算众数，但是众数主要适合于作为分类数据的集中趋势的测度值。

中位数是一组数据中间位置上的代表值，其特点是不受数据极端值的影响。中位数以及其他分位数主要适合于作为顺序数据的集中趋势测度值。虽然对于顺序数据也可以使用众数，但以中位数为宜。算术平均数是就定量数据计算的，而且利用了全部数据信息，它是实际中应用最广泛的集中趋势测度值。作为算术平均数变形的几何均数，是适用于特殊数据（主要是计算比率的数据）的代表值。均数主要适合于作为定量数据的集中趋势测度值，虽然对于定量数据也可以计算众数和中位数，但以均数为宜。当数据呈对称分布或接近对称分布时，三个代表值相等，这时应选择均数作为集中趋势的代表值。但均数的主要缺点是易受数据极端值的影响，对于偏态分布的数据，均数的代表性较差。因此，当数据为偏态分布，特别是偏斜的程度较大时，可以考虑选择众数或者中位数等位置代表值，这时它们的代表性要比均数好。

（三）离散程度的描述

1. 方差和标准差 对于单峰对称数据，为了全面反映一组资料中每个观察值的变异情况，需要先寻找一个可供比较的标准，由于均值具有优良的性质，可以衡量每个观察值相对均值的偏差，构造出综合描述资料离散程度的指标。

（1）方差 方差用于度量定量数据中观测值与均值的离散程度。总体方差用 σ^2 表示，其公式为：

$$\sigma^2 = \frac{1}{N} \sum_{i=1}^{N} (X_i - \mu)^2 \tag{公式 5.30}$$

实际中往往收集到的是样本资料，总体均数 μ 未知，可用样本均数 $\overline{X}$ 作为 μ 的估计值，为避免用样本方差估计总体方差时偏小，需要用自由度作为分母进行调整，样本方差的公式为：

$$S^2 = \frac{1}{n-1} \sum_{i=1}^{n} (X_i - \overline{X})^2 \tag{公式 5.31}$$

方差越大说明变量值之间的差异越大。方差没有量纲，因此没有实际含义只有运算意义。

例 5-12：根据体格检查，某医院甲科室 15 例住院患者的体重（kg）和身高（cm）数据如下：

体重：65，62，50，78，65，45，51，74，60，62，88，50，74，66，70；

身高：171，169，157，183，160，155，165，174，166，170，186，154，160，159，161。

乙科室 10 例住院患者的体重（kg）和身高（cm）数据如下：

体重：63，62，55，70，60，66，73，69，58，75；

身高：170，160，165，159，185，180，167，155，168，179。

计算甲科室和乙科室住院患者体重的方差：

①计算甲乙两个科室住院患者体重的均数 $\overline{X}_{W甲}$、$\overline{X}_{W乙}$：

$$\overline{X}_{W甲} = \frac{1}{n}\sum_{i=1}^{n} X_i = \frac{1}{15}(65 + 62 + 50 + \cdots + 70) = 64$$

$$\overline{X}_{W乙} = \frac{1}{n}\sum_{i=1}^{n} X_i = \frac{1}{10}(63 + 62 + 55 + \cdots + 75) = 65.1$$

②计算甲乙两个科室住院患者体重的方差：

$$S_{W甲}^2 = \frac{1}{15-1}\left[(65-64)^2 + (62-64)^2 \cdots + (70-64)^2\right] = 139.95$$

$$S_{W乙}^2 = \frac{1}{10-1}\left[(63-65.1)^2 + (62-65.1)^2 \cdots + (75-65.1)^2\right] = 43.66$$

（2）标准差

标准差是方差开平方取正根的结果。总体标准差用 σ 表示，样本标准差用 S 表示，公式如（5.32）、（5.33）式。

$$\sigma = \sqrt{\frac{1}{N}\sum_{i=1}^{N}(X_i - \mu)^2} \qquad （公式 5.32）$$

$$S = \sqrt{\frac{1}{n-1}\sum_{i=1}^{n}(X_i - \overline{X})^2} \qquad （公式 5.33）$$

根据例 5-12，求其标准差：

$$S_{W甲} = \sqrt{\frac{1}{15-1}\left[(65-64)^2 + (62-64)^2 \cdots + (70-64)^2\right]} = 11.83$$

$$S_{W乙} = \sqrt{\frac{1}{10-1}\left[(63-65.1)^2 + (62-65.1)^2 \cdots + (75-65.1)^2\right]} = 6.61$$

$S_{W甲} > S_{W乙}$，甲科室住院患者的体重离散程度大于乙科室。

样本标准差越大，说明变量值之间的差异就越大，距均值这个"中心值"的离散程度越大。样本标准差是有计量单位的，其单位即为所研究的变量的单位。因此在比较不同数据的离散程度时，应注意数据的单位，如例 5-12 中，体重和身高的单位不同，因此不能直接比较标准差。当两个均值不相等时，也不能直接用标准差度量均值的代表性，可以利用离散系数即变异系数加以评价。

在医学应用中，一般情况下，单峰对称分布数据的标准差小于均值；若出现标准差接近均值甚至大于均值的情况，则说明数据离散程度很大，且非单峰对称分布，不宜用均数和标准差测度数据的集中趋势和离散程度。

2. 全距和四分位差

（1）全距：也称为极差，是数据的最大值（maximum）与最小值（minimum）之间的绝对差。全距是刻画变量所有取值离散程度的另一个统计量。在相同样本容量下的两组数据，全距大的比全距小的分散程度高。全距越小说明数据越集中在一起。

（2）四分位差

见定性数据的相关内容。

3. 变异系数 变异系数（coefficient of variation，CV）是一个度量相对离散程度的指标，其计算公式为：

$$CV = \frac{S}{\overline{X}} \times 100\% \qquad \text{（公式 5.34）}$$

变异系数可以用来比较几个量纲不同的指标变量之间的离散程度的差异，也可以用来比较量纲相同但是均数相差悬殊的变量之间的离散程度的差异。CV 值越大，表示离散程度越大，反之，则越小。

如例 5-12 中欲比较甲科室住院患者身高和体重的变异程度，由于身高和体重的单位不同，不宜直接比较其标准差，应采用变异系数来比较。甲科室身高计算如下：

$$\overline{X}_H = \frac{1}{n}\sum_{i=1}^{n} X_i = \frac{1}{15}(171 + 169 + 157 + \cdots + 161) = 166$$

$$S_H = \sqrt{\frac{1}{15-1}\left[(171-166)^2 + (169-166)^2 \cdots + (161-166)^2\right]} = 9.62$$

$$CV_H = \frac{9.62}{166} \times 100\% = 5.8\%$$

根据前面的计算知甲科室体重的变异系数为：$CV_W = \frac{11.83}{64} \times 100\% = 18.49\%$

从计算结果可以看出，15 名患者体重的离散程度比身高大。

4. 描述离散程度的指标的比较 比较度量离散程度的几个指标：全距简单易求，单位和原变量的单位相同。它的缺点是：仅使用了原变量中很少部分的信息；没有涉及数据的集中位置的信息；对极端值很敏感；与样本含量 n 有关，n 越大，全距可能越大，一般来说，样本全距低估了总体全距。分位数对极端值的敏感性远远低于全距，受样本含量的影响较小。它的缺点是：仅使用了原变量中部分的信息；没有涉及数据的集中位置的信息。方差计算使用了变量的全部信息，因此用方差来度量数据的离散程度远远优于全距和分位数。由于方差的单位是原变量的单位的平方，使用起来不够方便。标准差是方差的算术平方根，度量衡单位和原变量相同，使用方便，是描述离散程度的最常用的度量指标。变异系数是无量纲指标，可以用来比较不同量纲变量之间的变异程度，也可以用来比较量纲相同但均数相差较大变量之间的变异程度。

（四）常用统计检验方法

本节主要围绕两样本总体均值比较，通过考察样本量的大小，资料的正态性，方差齐性，选用三种不同的检验方法，分别是 u 检验，t 检验以及非参数检验。下面分别对每种检验的使用条件，检验方法作介绍。并简要介绍常见的正态性检验和方差齐性检验方法。

1. u 检验 两样本总体均值比较 u 检验的运用条件。

当两样本分别来自相互独立的正态总体，或者样本量较大时（如 $n \geqslant 40$），可以使用 u

检验来对两样本总体均值进行比较。

检验方法

$H_0: \mu_1 = \mu_2$

$H_1: \mu_1 \neq \mu_2$

$\alpha = 0.05$

$$u = \frac{|(\overline{X}_1 - \overline{X}_2) - (\mu_1 - \mu_2)|}{\sqrt{\dfrac{\sigma_1^2}{n_1} + \dfrac{\sigma_2^2}{n_2}}} = \frac{(\overline{X}_1 - \overline{X}_2)}{\sqrt{\dfrac{S_1^2}{n_1} + \dfrac{S_2^2}{n_2}}} \qquad \text{（公式 5.35）}$$

当原假设成立时，$\mu_1 - \mu_2 = 0$，又由于总体标准差一般未知，所以用样本标准差作估计。

当 $|u| < 1.96$，$P > 0.05$，差别无统计意义，尚不能认为两总体均值不同。当 $|u| > 1.96$，$P < 0.05$，差别有统计意义，拒绝 H_0，可以认为两总体均值不同。

例 5-13：某医院在心肾内科普查工作中，测得 40 至 50 岁年龄组男性 193 人的脂蛋白平均数为 397.5（mg/L），标准差为 104.30（mg/L）；女性 128 人的脂蛋白平均数为 357.89（mg/L），标准差为 89.67（mg/L）；男性与女性脂蛋白平均数有无差别？

$H_0: \mu_1 = \mu_2$

$H_1: \mu_1 \neq \mu_2$

$\alpha = 0.05$

将数据代入式（5.35），得 $|u| = 3.636 > 1.96$，故 $P < 0.05$，可以认为男性与女性脂蛋白平均数有差别。

2. t 检验

（1）两独立样本比较 t 检验

运用条件：

主要用于两个小样本总体均数比较，要求样本个体测量值相互独立，样本资料服从正态或近似正态分布，两样本对应的总体方差相等。归纳起来就是小样本，独立，正态性，方差齐性。

检验方法：

当资料满足以上所有条件

$$t = \frac{\overline{X}_1 - \overline{X}_2}{S_{\overline{X}_1 - \overline{X}_2}} \qquad \text{（公式 5.36）}$$

$$S_{\overline{X}_1 - \overline{X}_2} = \sqrt{S_c^2 \left(\frac{1}{n_1} + \frac{1}{n_2} \right)} \qquad \text{（公式 5.37）}$$

$$S_c^2 = \frac{(n_1 - 1)S_1^2 + (n_2 - 1)S_2^2}{n_1 + n_2 - 2} \qquad \text{（公式 5.38）}$$

在公式（5.36）中，需要先求出合并方差 S_c^2，再求出两样本均数之差的标准误 $S_{\overline{X}_1 - \overline{X}_2}$，最后算出统计量 t。当 H_0 成立，即 $\mu_1 = \mu_2$ 时，t 服从自由度为 $n_1 + n_2 - 2$ 的 t 分布。

当资料不满足方差齐性时，使用 t' 检验。

$$t' = \frac{\overline{X}_1 - \overline{X}_2}{\sqrt{\dfrac{S_1^2}{n_1} + \dfrac{S_2^2}{n_2}}} \qquad \text{（公式 5.39）}$$

$$V = \frac{\left(\dfrac{s_1^2}{n_1} + \dfrac{s_2^2}{n_2}\right)}{\dfrac{\left(\dfrac{s_1^2}{n_1}\right)^2}{n_1 - 1} + \dfrac{\left(\dfrac{s_2^2}{n_2}\right)^2}{n_2 - 1}} \qquad \text{（公式 5.40）}$$

当 H_0 成立时，检验统计量 t 服从自由度为 V 的 t 分布。

例 5-14：某医院研究乳酸脱氢同工酶（LDH）测定对心肌梗死的诊断价值时，曾用随机抽样方法比较了 10 例心肌梗死患者与 10 例健康人 LDH 测定值的差别，结果如下，LDH 测定值在两组间有无差别？（假设方差齐性）

患者（X_1）23.2　45.0　45.0　40.0　35.0　44.1　42.0　52.5　50.0　58.0

健康人（X_2）20.0　31.0　30.5　23.1　24.2　38.0　35.5　37.8　39.0　131.0

建立假设

H_0：$\mu_1 = \mu_2$

H_1：$\mu_1 \neq \mu_2$

$\alpha = 0.05$

计算统计量　将上述数据代入式（5.36），得：

$$S_{\bar{x}_1 - \bar{x}_2} = \sqrt{\frac{1974.230 - 434.8^2/10 + 10025.59 - 310.10^2/10}{10 + 10 - 2}\left(\frac{1}{10} + \frac{1}{10}\right)} = 3.7217 \ \text{（\%）}$$

$$t = \frac{|43.48 - 31.01|}{3.7217} = 3.506, \quad v = 10 + 10 - 2 = 18$$

确定 P 界，作出结论　本例 $t \geq t_{0.05,18} = 3.197$，则 $P < 0.05$

得出结论　按 $\alpha = 0.05$ 水平，拒绝 H_0，可以认为乳酸脱氢同工酶测定值在心肌梗死与健康人之间有差别。

（2）两匹配样本比较 t 检验

匹配设计是将观察单位按照某些特征（如性别、年龄、病情等可疑混杂因素）配成条件相同或相似的对子，每对中的两个观察单位随机分配到两个组，给予不同的处理，观察指标的变化。

匹配 t 检验是将对子差数 d 看做变量，先假设两种处理的效应相同，$\mu_1 - \mu_2 = 0$，即 $\mu_d = 0$，再检验样本差值的均数 $\bar{d}$ 与 0 之间的差别有无显著性，从而推断两种处理因素的效果有无差别或某处理因素有无作用。

$$t = \frac{\bar{d}}{s_{\bar{d}}} \qquad \text{（公式 5.41）}$$

$$s_{\bar{d}} = \frac{s_d}{\sqrt{n}} \qquad \text{（公式 5.42）}$$

其中 d 为各个对子的差数，$\bar{d}$ 为差数的平均数。S_d 为差数的标准差，$s_{\bar{d}}$ 为差数的标准误，n 为对子数。当 H_0 成立时，t 服从自由度为 n-1 的 t 分布。

例 5-15：将大白鼠配成 8 对，每对分别饲以正常饲料和缺乏维生素 E 饲料，测得两组大白鼠肝中维生素 A 的含量如表 5-22 所示，试比较两组大白鼠中维生素 A 的含量有无差别。

表 5-22 不同饲料组大白鼠肝中维生素 A 的含量（U/g）

大白鼠匹配号	正常饲料组	维生素 E 缺乏组	差数 d
1	3550	2450	1100
2	2000	2400	−400
3	3000	1800	1200
4	3950	3200	750
5	3800	3250	550
6	3750	2700	1050
7	3450	2500	950
8	3050	1750	1300
合计			6500

建立假设

$$H_0: \mu_d = 0$$
$$H_1: \mu_d \neq 0, \quad \alpha = 0.05$$

计算检验统计量

$$\bar{d} = \frac{\sum d}{n} = \frac{6500}{8} = 812.5 \ (U/g)$$

$$S_{\bar{d}} = \frac{S_d}{\sqrt{n}} = \sqrt{\frac{\sum d^2 - (\sum d)^2/n}{n(n-1)}} = \sqrt{\frac{7370000 - (6500)^2/8}{8 \times (8-1)}} = 193.1298 (U/g)$$

$$t = \frac{|\bar{d} - \mu_d|}{S_d/\sqrt{n}} = \frac{812.5 - 0}{193.1298} = 4.2070, \nu = 7$$

得出检验结论

查 t 分布表（双侧），$t_{0.05}$（7）= 3.499，$P < 0.01$，因此，按 $\alpha = 0.01$ 水平，拒绝 H_0，可以认为两种饲料喂养的大白鼠肝中维生素 A 的含量有差别。

3. 非参数检验

当资料不满足正态性，方差齐性要求，对于小样本资料而言，一般使用非参数检验方法。

两独立样本比较的 Wilcoxon 秩和检验

例 5-16：为了比较甲乙两种香烟的尼古丁含量（mg），对甲种香烟做了 6 次测定，对乙种香烟做了 8 次测定，数据见表 5-23 第（1）、（3）列，问这两种香烟的尼古丁含量有无差别。

表 5-23 两种香烟尼古丁含量得秩和检验

甲种香烟	秩次	乙种香烟	秩次
25	6	28	9.5
28	9.5	31	13
23	4	30	12
26	7	32	14
29	11	21	2
22	3	27	8
		24	8
		20	1
$n_1 = 6$	$T_1 = 40.5$	$n_2 = 8$	$T_1 = 64.5$

1. 建立假设

H_0：两总体分布位置相同

H_1：两总体分布位置不同

$\alpha = 0.05$

2. 混合编秩 将全部14个观察值从小到大标出其秩次，见表5-23第（2）、（4）栏。其中甲乙两种香烟测定值均有28，则应取其平均秩次9.5。

3. 计算检验统计量 以样本含量较少组的秩和作为检验统计量 T，本例 $n_1 = 6$，$n_2 = 8$，则 $T = 40.5$。

4. 确定 P 值 查两样本比较秩和检验用 T 界值表，当 $n_1 = 6$，$n_2 - n_1 = 8 - 6 = 2$ 时，40.5 在 29～61 之间，$P > 0.05$，按 $\alpha = 0.05$ 水平不拒绝 H_0，因此尚不能认为两种香烟的尼古丁含量有差别。

多个独立样本比较的 K- W 检验

例5-17：某医院外科用三种手术方法治疗肝癌患者15例，每组5例，进入各组的患者用随机方法分配，每例术后生存月数如表5-24的第（1）、（3）、（5）栏所示。试问三种不同手术方法治疗肝癌的效果有无差别。

表5-24 三种手术方法治疗肝癌患者的术后生存月数

甲种手术后生存月数	秩次	乙种手术后生存月数	秩次	丙种手术后生存月数	秩次
3	4	9	13	1	1
7	10	12	15	2	2.5
7	10	11	14	6	7.5
6	7.5	8	12	4	5
2	2.5	5	6	7	10
$n_1 = 5$	$T_1 = 34$	$n_2 = 5$	$T_2 = 60$	$n_3 = 5$	$T_3 = 26$

1. 建立假设

H_0：三个总体分布位置相同

H_1：三个总体分布位置不全相同

$\alpha = 0.05$

2. 混合编秩 见表5-24第（2）、（4）、（6）列

3. 求秩和 见表5-24下部

4. 计算检验统计量 H 值 H = 6.32

表中有较多相同的秩次，需计算 H_c。

$H_c = H/c$，其中

$$C = 1 - \frac{\sum (t_j^2 - t_j)}{N^2 - N} \qquad (\text{公式 } 5.43)$$

本例 $N = 15$，n_1，n_2，n_3 均等于5，$H_{0.05} = 5.78$，$H_c = 6.39$，$6.39 > 5.78$，则 $P < 0.05$。按 $\alpha = 0.05$ 水平拒绝 H_0，可认为三种手术方法后生存月数不全相同。

4. 数据的正态性检验和方差齐性检验

（1）数据的正态性检验

1）正态性检验的原因：正态性检验是通过样本推断总体是否服从正态分布的检验方法。它决定描述中使用的统计量。如果数据服从正态分布，选用均值和标准差对资料进行基本的描述，如果数据不服从正态分布，则选用中位数和四分位数间距的组合。

此外，在参数检验中，对总体常常有正态性的假定。这也是进行正态性检验的原因之一。

2）常用的正态性检验方法

①图示法

P-P 图

以样本的累计频率作为横坐标，以按照正态分布计算的相应累计概率作为纵坐标，把样本值表现为直角坐标系中的散点。如果资料服从正态分布，则样本点应围绕第一象限的对角线分布。

Q-Q 图

以样本的分位数作为横坐标，以按照正态分布计算的相应分位点作为纵坐标，把样本值表现为直角坐标系中的散点。如果资料服从正态分布，则样本点应该围绕第一象限的对角线分布。

②统计检验法

W 检验

W 检验全称 Shapiro-Wilk 检验，是一种基于相关性的算法。计算可得到一个相关系数，它越接近 1，表明数据和正态分布拟合得越好。W 检验适用于小样本的正态性检验。

W 检验是建立在次序统计量的基础上的，将 n 个独立观测值按照升序排列，得到 X_1，X_2，…，X_n

计算公式为：

$$W = \frac{\left[\sum_{i=1}^{[n/2]} a_i (X_{(n+1-i)} - X_{(i)})\right]^2}{\sum_{i=1}^{n} (X_i - \overline{X})^2} \qquad （公式 5.44）$$

其中 α_1，α_2，…，α_n 是在特定样本量下查表得到的，$[n/2]$ 为 $n/2$ 的整数部分。若 $W > W_\alpha$，则 W 在显著性水平下未落入拒绝域，即可认为资料从正态分布。

D 检验

D 检验的全称是 Kolmogorov-Smirnov 法，其假设检验方法与 W 检验相同，但用于大样本。

其计算公式为：

$$D = \frac{\sum_{i=1}^{n} \left(i - \frac{n+1}{2}\right) X_{(i)}}{(\sqrt{n})^2 \sqrt{\sum_{1}^{n} (X_{(i)} - \overline{x})^2}} \qquad （公式 5.45）$$

卡方拟合优度检验

拟合优度检验是根据样本频率分布检验总体分布是否服从某一给定分布的方法。首先提出原假设：总体 X 的分布函数为 $F(x)$，其次根据样本的经验分布和所假设的理论分布之间的吻合程度来决定是否接受原假设。

这里主要介绍正态分布的卡方拟合优度检验

其基本思想为：

设 $X = (X_1, X_2, X_3, X_4, \cdots, X_n)$ 是从正态总体中抽取的简单随机样本，把 X 分成 k 个组段或类别。记 A_i 为 n 个样本观察值中落在第 i 个组段的个数，即观察频数，记 P_i 为正态分布条件下，样本值落在第 i 个组段的概率，概率可以通过对组段的上下限作标准正态变换后，查正态分布表得到。记 T_i 为正态分布条件下计算的理论频数，$T_i = nP_i$。如果样本观察频数和理论频数相符，那么当 n 足够大时，A_i 与 T_i 之间的差异会越来越小，A_i 与 T_i 之间的差异程度可以反映样本的频率分布是否服从正态分布。

Pearson 提出用卡方检验统计量来衡量：

$$\chi^2 = \sum \frac{(A - T)^2}{T}$$

（公式 5.46）

当总体服从正态分布时，若 n 足够大，该统计量近似服从自由度为 $k-1$ 的卡方分布。值得注意的是，在计算 T_i 时，有 s 个总体参数是用样本统计量来估计的，如用样本均数估计总体均数，用样本标准差估计总体标准差，则自由度为 $v = k-1-s$。

（2）方差齐性检验

在两样本总体均数比较的 t 检验中，除了要求总体服从正态分布或近似正态分布，还要求两总体方差相等，即满足方差齐性。

F 检验：

H_0：两总体方差相等

H_1：两总体方差不等 $\alpha = 0.1$（α 较大以减少第二类错误）

$$F = s_1^2 / s_2^2$$

（公式 5.47）

其中 s_1 为两样本标准差中较大的那一个。

在 H_0 成立的条件下，F 检验统计量服从第一自由度为 $V_1 = n_1 - 1$，第二自由度为 $V_2 = n_2 - 1$ 的 F 检验。若 $F > F_{0.1, V_1, V_2}$，则拒绝 H_0，可认为两总体方差不等。此时，可对变量进行变换，使资料满足方差齐性要求，或者使用非参数检验方法进行两总体均数的比较。

除了 F 检验，常见的方差齐性检验方法还有 Bartlett 检验和 Levene 检验，与 F 检验不同的是，这两种方法可以进行多样本的方差齐性检验。

Levene 检验既可以用于正态分布的资料，也可以用于非正态分布的资料或分布不明的资料，故其检验效果比较理想。而 F 检验和 Bartlett 检验仅适用于正态分布资料的方差齐性检验。

三、统 计 图 表

统计表（statistic table）和统计图（statistic chart）是描述性统计分析中常用的重要工具，以形象直观、简单明了、清晰易懂的方式对数据的基本特征进行描述，使人们对所要研究的数据有一个整体上的直观的印象。统计学对统计表和统计图有一定的规定和要求，应充分了解和严格把握，以免因表述错误而引起误解。

（一）统计表

1. 统计表的意义　统计表用简洁的表格形式，有条理地罗列数据和统计量，方便阅读、比较和计算。在统计描述过程中，统计表可展示统计数据的结构、分布和主要特征，便于在进一步分析中选择和计算统计量。

2. 制表原则 统计表的制表原则首先是重点突出，即一张表一般只表达一个中心内容，不要把过多的内容放在一个庞大的表里。其次，统计表要层次清楚，标目的安排及分组要符合逻辑，便于分析比较。最后，统计表应简单明了，文字、数字和线条都应尽量从简。

3. 统计表的基本结构与要求 从外形上看，统计表通常由标题、标目、线条、数字 4 部分组成。

（1）标题：它是每张统计表的名称，高度概括表的主要内容，一般包括研究时间、地点和研究内容，左侧加表序号，置于表的正上方。

（2）标目：标目分为横标目和纵标目，分别说明表格每行和每列数字的意义。横标目位于表头的左侧，代表研究的对象；纵标目位于表头右侧，表达研究对象的指标，应标明指标的单位。

（3）线条：统计表中的线条力求简洁，多采用三线表，即顶线、底线、纵标目下横线。其中，表格的顶线和底线将表格与文章的其他部分分隔开，纵标目下横线将标目的文字区与表格的数据区分隔开来。部分表格可再用短横线将合计分隔开，或用短横线将两重纵标目分隔开。其他竖线和斜线一概省去。

（4）数字：用阿拉伯数字表示。同一指标小数点位数一致，位次对齐。表内不留空项，无数字用"—"表示，缺失数字用"…"表示，数值为 0 者记为"0"。表中数据区不要插入文字，也不列备注项。必须说明者标"＊"号，在表下方以注释的形式说明。

不同类型的数据，统计表的内容和形式有所不同。本章前面给出的表都是统计三线表。一般来说，定性资料的统计表包含各组的频数和百分数等，而由定量资料构成的统计表包含各组的频数、均数（或中位数、百分位数）和标准差等（表 5-25）。

表 5-25　4 个小区居民的冠心病 3 个危险因素水平比较

分组	人数	空腹血糖（mmol/L）	吸烟量（支/天）	饮酒量（g/d）
小区 1	252	6.11 ± 1.49	8 ± 1	60.1 ± 7.5
小区 2	253	6.22 ± 1.62	10 ± 2	78.2 ± 8.5
小区 3	252	6.35 ± 1.24	15 ± 2	79.3 ± 6.8
小区 4	253	6.85 ± 1.65	15 ± 2	106.8 ± 10.2

（二）统计图

统计图是利用点的位置、线段的升降、直条的长短与体积的大小等各种几何图形，将研究对象的内部构成、对比情况、分布特点与相互关系等特征形象而又生动地表达出来，给读者留下深刻而又清晰的印象。在科研论文中统计图常与统计表联合使用。常用的统计图有条图、百分条图、圆图、线图、半对数线图、箱线图、散点图等。目前很多计算机软件都可以方便地绘制各种统计图。

所有的统计图都应包含标题，它位于图的正下方，概括地说明图的内容。一般情况下，标题应包含图的编号，以便在文字说明时使用方便。有时标题也包含资料产生的时间、地点或来源。对统计图的其他规定要因图而论。

1. 条图 条形图显示各个项目之间的比较情况。适用于分类资料各组之间的指标的比较。条图分为横向条图和纵向条图两种，一般常用纵向条图。纵向条图的横坐标轴是组别，纵坐标轴是频率（图 5-8、图 5-9）。

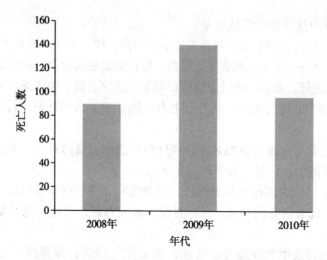

图 5-8　某市某医院 3 年肠恶性肿瘤死亡病例数比较

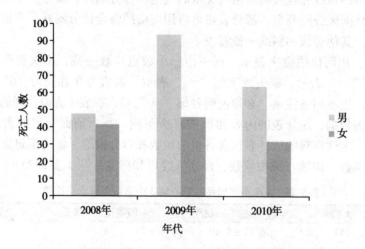

图 5-9　某市某医院 3 年肠恶性肿瘤男女死亡病例数比较

2. 百分条图　适用于描述分类资料的构成比或者比较多个分类资料的构成比。竖条形的百分条图中横坐标是组别，纵坐标是百分数；横条形的百分条图中纵坐标是组别，横坐标是百分数（图 5-10）。

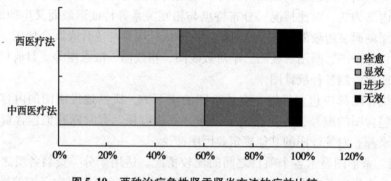

图 5-10　两种治疗急性肾盂肾炎方法的疗效比较

3. 饼图　饼图显示一个数据系列中各项的大小与各项总和的比例。图表中的每个数据系列具有唯一的颜色或图案并且在图表的图例中表示。可以在图表中绘制一个或多个数据系列。饼图中的数据点显示为整个饼图的百分比。

例如，将某种药物的用药天数分为 5 组：1 ~ 3 天、4 ~ 7 天、8 ~ 14 天、15 ~ 20 天和 21 天以上，得到各组用药天数的分布图 2 所示。

从图 5-11 看到，大多数病人的用药天数在正常范围内，用药时间在 8 ~ 14 天的患者数约占 37.3%；有 15.4% 的患者用药时间在 3 天以下，21.6% 的患者用药天数在 4 ~ 7 天；用药时间在 15 ~ 20 天之间的患者数约占 14.9%，用药时间在 21 天及以上的患者数约占 10.9%。

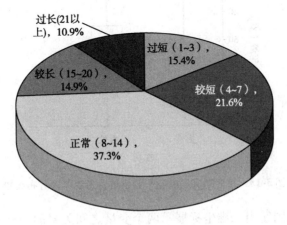

图 5-11　用药天数分布图

4. 线图　如果数值型数据是在不同时间上取得的，那么可以绘制线图，来反映现象随着时间变化的特征。

例如，为了考察病症种类与用药时间的关系，使用线图刻画患者住院天数和患病患者比例的关系如下图 5-12 所示。

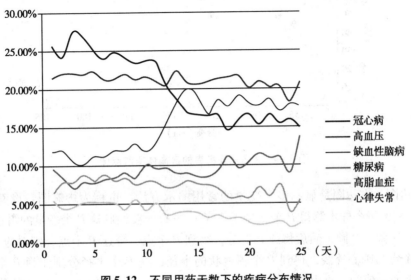

图 5-12　不同用药天数下的疾病分布情况

5. 箱线图　箱线图是由一组数据的最大值、最小值、中位数、两个四分位数这5个特征值绘制而成的，主要用于反映原始数据分布的特征，还可以进行多组数据分布特征的比较。箱线图的绘制方法是：先找出一组数据的最大值、最小值、中位数和两个四分位数，然后，连接两个四分位数画出箱子；再将最大值和最小值与箱子连接，中位数在箱子中间。通过箱线图的形状可以看出数据分布的特征。对于多组数据，可以将各组数据的箱线图并列起来，从而进行分布特征的比较（图5-13）。

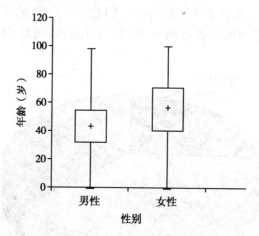

图 5-13　某时期某医院躯干骨折男女患者年龄分布比较

6. 散点图　散点图使用二维坐标展示两个变量之间关系的一种图形。它是用坐标横轴代表变量 x，用坐标纵轴代表变量 y，在坐标系中用一个点表示每组数据 (x, y)。这样就可以形成全部数据的散点图（图5-14）。

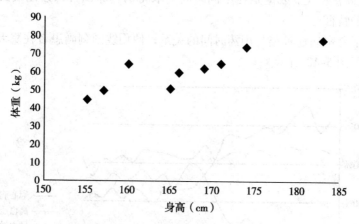

图 5-14　9 名癌症患者的身高体重散点图

7. 雷达图　雷达图是显示多个变量的常用图示方法，也称为蜘蛛图。设有 n 组样本 S_1，S_2……S_n，每个样本测得 P 个变量 X_1，X_2……X_P，要绘制这 P 个变量的雷达图，其具体做法是：先做一个圆，然后将圆 P 等分，得到 P 个点，令这 P 个点分别对应 P 个变量，再将这 P 个点与圆心连线，得到 P 个辐射状的半径，这 P 个半径分别作为 P 个变量的坐标轴，每个变量值的大小由半径上的点到圆心的距离表示，再将同一个样本的值在 P 个坐标上的点连线。这样，n 个样本形成的 n 个多边形就是一个雷达图。雷达图在显示或对比各变量的数据总和时十分有用。

例5-18：根据某时期某医院肠恶性肿瘤死亡人数与节气的频数分布表（表5-26），做雷达图（图5-15）。

表 5-26 肠恶性肿瘤死亡人数与节气的频数分布表

节气	频数	百分比
01 立春	11	3.34
02 雨水	18	5.47
03 惊蛰	13	3.95
04 春分	14	4.26
05 清明	20	6.08
06 谷雨	12	3.65
07 立夏	10	3.04
08 小满	15	4.56
09 芒种	20	6.08
10 夏至	17	5.17
11 小暑	18	5.47
12 大暑	6	1.82
13 立秋	8	2.43
14 处暑	14	4.26
15 白露	12	3.65
16 秋分	8	2.43
17 寒露	17	5.17
18 霜降	15	4.56
19 立冬	14	4.26
20 小雪	11	3.34
21 大雪	15	4.56
22 冬至	19	5.78
23 小寒	12	3.65
24 大寒	10	3.04

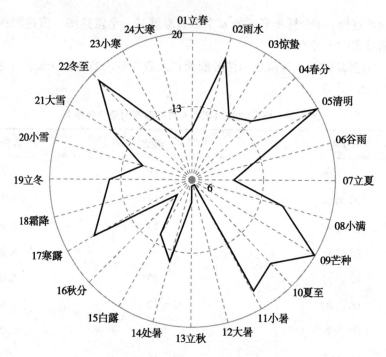

图 5-15 死亡人数与节气的雷达图

8. 常用统计图的绘制目的和规定

常用统计图的绘制目的和规定归纳如表 5-27。

表 5-27 常用统计图的绘制目的和规定

图形类型	适用的数据类型	主要目的	说明
条图	定量/定性	比较各组之间的统计指标的差别	一个坐标轴为组名称；另一个坐标轴为频率；可多个指标变量放在一个图中，这时需要图例
百分条图	定性	比较多个指标变量的构成比	一个坐标轴为各变量名称，另一个坐标轴刻度为 0~100%；必须使用图例来区分各个部分
饼图	定性	描述变量构成比	没有坐标轴，必须用图例区分各个部分
线图	定量	描述一个变量随另一个变量变化而变化的趋势	两个变量的观察值必须一一对应；横轴为自变量，纵轴为因变量
箱线图	定量	比较一个变量在多个组上的分布	一个坐标轴为各组的名称，另一个坐标轴为该变量的取值范围
散点图	定量	描述两个指标变量之间的关系	两个变量的观察值可以不一一对应；通常横轴为自变量，纵轴为因变量
雷达图	定量	描述或对比多个变量	每个变量值的大小由半径上的点到圆心的距离表示，需要图例

四、混杂因素的控制

前面介绍的常用统计分析方法中（如比较均数间差别的 t 检验和 F 检验、比较几个率差别的卡方检验等），都假设"样本来自同一总体"，所以要求在研究开始前进行随机分组，以保证各组数据具有可比性。然而，许多医学研究尤其是对 HIS 来源的数据所开展的研究都是无法做到随机分组的，如不可能将一个人群随机分为两组，一组服用某种药物，另一组作为对照，一段时间后比较这两组人群的治愈率。也不可能将病人随机分两组，分别在甲、乙两个医院就医，然后比较甲、乙两医院的治愈率。因此，在医学研究尤其是 HIS 来源数据研究中，大部分的数据都是未经过随机化分组的观察性数据。

在这类数据中，由于观察的对象来自不同总体（如服药和不服药，甲、乙两个医院），观察结果（如治愈率）必定会受到研究因素之外的一些因素的影响（如病情严重程度、就诊者的疾病构成等都会影响疾病治愈率）。当这些干扰因素在所观察的不同总体中分布不均匀时（如服药者病情偏重、甲医院外科病人多），就会造成偏差，使得观察结果无法解释。例如，当甲医院的治愈率高于乙医院时，可能确实由于甲医院的医疗技术高，也可能是由于甲医院收治的外科病人多，而外科治愈率一般都较高。

这种由非研究因素导致的偏差就是接下来要介绍的混杂偏倚。

（一）流行病学研究中的混杂偏倚

在流行病学病因研究中，为了探讨某因素（如某种药物）与结局（如治疗效果）的关系，需要设立处理组和对照组进行比较，而作此比较的前提是两者具有可比性，也就是说对比两者除了所研究的因素之外，其他因素应该尽可能齐同，这样才能凸显处理因素的效应。但如果研究人群中存在一个或多个既与研究结局有关，又与处理因素有关的外来因素，那么就可能会掩盖或夸大所研究的处理因素与研究结局之间的联系。这种影响称之为混杂偏倚（confounding bias），这些外来因素称为混杂因素（confounding factors）。例如：在未随机分组的观察性研究中，研究对象被分配到各组的机会往往取决于研究对象的基线特征，如年龄、性别、合并症、病情严重程度以及分级等，如比较腹腔镜与开放手术治疗乙状结肠憩室病的结果（如术后并发症或住院时间）时，年轻、健康状况较好的以及憩室病早期的患者接受腹腔镜切除的可能性较大，而年老体弱的、存在肠穿孔和脓肿的患者则更倾向于接受开放性外科手术。所以，各组间病人的基线特征（年龄、合并症、病情等）往往不同，而这些基线特征又会对术后结局产生影响，此时，直接比较各组间术后结局（如治愈率）的差异是不恰当的，因为这种由术式不同导致的真正差异可能会被由基线特征不同导致的差异所歪曲。

由此可以看出：混杂偏倚的本质是既与所研究的处理因素有关，又与研究结局有关的混杂因素在处理组和对照组中分布不均造成的。

在随机对照研究中，可以通过随机化分配研究对象，使混杂因素在处理组和对照组中的分布趋于平衡，然后分析处理因素与结局之间的关系，因而随机对照研究是验证因果联系最理想的流行病学方法。

但随机对照研究在人群中受到诸多条件的限制，如实施费用昂贵、医学伦理问题等。此外，大多数随机对照研究方案对研究人群有严格的入选标准，排除了部分人群，其研究结果的外推性受到了限制。因此，与随机对照研究相比，非随机对照研究（如观察性研究和非随机干预研究）由于不受上述限制而在人群研究中得到了广泛的应用。

虽然非随机对照研究应用广泛，但如何利用非随机化研究的资料探索处理因素与结局之间的因果关系，一直是流行病学研究中探讨的问题。

传统的控制混杂偏倚的方法包括在研究设计阶段进行匹配，限制一定条件的研究对象进入。在数据分析阶段使用标准化法，或按照混杂因素分层，以及采用多因素数学模型进行调整等。但这些方法都有一定的局限性，如匹配设计、分层分析需要考虑的混杂因素都不能太多，否则匹配的混杂因素太多会导致找不到合适的匹配对象，分层因素太多会由于所分层数太多导致每个层内的分析样本量太少而无法分析。多因素回归模型较为常用，但往往需要注意回归模型的适用条件。而倾向评分法则不受以上限制，它可以在分析和设计阶段有效平衡非随机对照研究中的混杂偏倚，使研究结果接近随机对照研究的结果。

（二）倾向评分法及其原理介绍

倾向评分法（propensity score）是由 Rosen-baum 和 Rubin 于 20 世纪 80 年代提出的一种方法。它将考虑到的混杂因素综合为一个变量（倾向评分值），通过平衡两对比组的倾向评分值而有效地均衡各个混杂因素的分布，达到一种类似随机化的状态，从而达到控制混杂偏倚的目的。

2000 年之后，倾向评分法日益受到人们的关注。国际上越来越多的研究者将倾向评分法应用到流行病学、健康服务研究、经济学以及社会科学等许多领域。

1. 倾向评分法的基本原理　Rosenbaum 和 Rubin 对倾向评分值（或称倾向值）的定义如下：倾向评分值是在给定某些协变量的条件下，研究对象进入处理组的条件概率，即：

$$e(x_i) = pr(W_i = 1 \mid X_i = x_i) \tag{公式 5.48}$$

其中 $e(x_i)$ 表示研究对象 i 的倾向值，$W_i = 1$ 表示 i 进入处理组，$W_i = 0$ 表示 i 进入对照组，$X_i = x_i$ 表示控制了 i 除处理因素以外的所有已知的混杂因素。

Rosenbaum 和 Rubin 推导并证明了一系列反映倾向值性质的原理，下面简要介绍两个比较重要的原理：

（1）倾向值可以平衡样本中处理组和对照组之间的差异。Rosenbaum 证明了具有相同倾向值的一名处理组个体和一名对照组个体在协变量上具有同样的分布。也就是说，只要有相同的倾向值，那么处理组和对照组的个体即使在协变量 X 的具体取值上有所差异（例如性别不同），这些差异也只是随机差异，而不是系统差异。

（2）在给定倾向值的情况下，处理分配和协变量相互独立，也就是说，在控制了倾向值的情况下，协变量可以认为是独立于处理分配的。所以，对于倾向值相同的个体来说，协变量的分布在处理组和对照组是一样。这一性质也就意味着，在控制了倾向值的情况下，每一个个体分配到处理组和对照组的概率是一样的，从而达到了一种类似随机的状态。

从以上两个原理可以看出：我们可以将处理组和对照组间的多个混杂因素综合为一个变量——倾向值，并且可以认为具有相同倾向值的两个个体在这些混杂因素上没有系统差异，两个个体是可比的。也可以认为具有相同倾向值的个体在分组结果上达到了一种类似随机的结果。因而可以认为在倾向值相同的前提下，处理组和对照组在混杂因素上是均衡的。

2. 倾向评分法的具体步骤　在了解了倾向评分法的原理后，我们不难设想倾向评分法的基本步骤：计算每个研究对象的倾向值，然后通过匹配或其他一些方法使得处理组和对照组的倾向值同质（严格相等实际上是很难做到的），最后基于匹配样本进行统计分析。另外，我们也可以不匹配，而是使用倾向值作为权重进行多元分析，或者使用倾向评分进行回归调整分析。

现将具体步骤归纳如图 5-16：

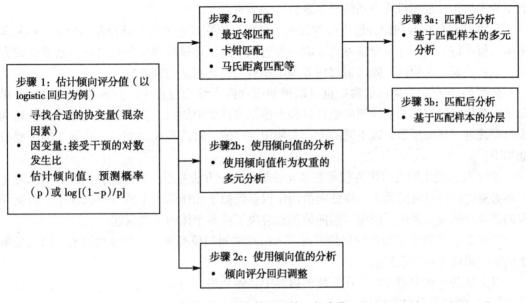

图 5-16　倾向值匹配的一般步骤

步骤 1：寻找合适的可能会导致研究结果产生偏倚的混杂因素，将这些混杂因素以协变量的形式放到模型中估计出倾向值。这一阶段的主要难点在于是确定影响研究结果的混杂因素并进一步为倾向值模型中的变量设定函数形式。那么哪些因素可以被怀疑为混杂因素呢？一般说来，混杂因素需具备以下三个条件：

（1）必须是所研究结局的独立危险因素，且在两比较组间分布不均衡；

（2）必须与研究因素有关，但不是这一研究因素的结局；

（3）一定不是研究因素与所研究结局因果链上的中间变量。

对于符合以上三个条件的变量，才将其列为可疑的混杂因素放入模型中分析。一般说来，年龄、性别、种族是通常考虑的一些混杂因素。

在估计倾向值时，大体上可以根据分组变量的不同类型选用不同的函数。例如，二分类变量通常选用 Logistic 回归模型、probit 回归模型或者判别分析，多分类变量则可以选用多分类 logit 模型。具体倾向值的估计将在后续内容介绍。

步骤 2a：匹配。获得倾向值后，数据分析人员可以使用这些值来匹配处理组个体和控制组个体。使用倾向值的优点在于可以解决基于多个协变量进行匹配时出现的匹配失败问题。由于估计的倾向值所形成的共同支持阈（common support region）并不总是覆盖研究的全部个体，对于一些处理组个体，可能找不到来匹配的对照组个体，并且一些对照组个体可能不会被使用，因此匹配通常会导致样本量的损失。

即使原始样本中处理组和对照组在协变量上并不平衡，经过匹配后，处理组和对照组在协变量上也会变得平衡。这一阶段的核心目标是使得两组个体在倾向值上尽量相似。目前已经发展出了多种算法来匹配具有相似倾向值的个体，这些方法包括最近邻匹配、卡钳匹配以及马氏距离匹配等。这些算法采用不同的办法来处理那些因倾向值的极端取值而导致匹配困难的个体。

步骤3a：基于匹配样本的匹配后分析。大体上，分析人员可以把经过步骤2a后得到的新样本当作经过随机化得到的样本进行多元分析。

步骤3b：使用倾向值分层进行的匹配后分析。研究者也可以不进行多元分析，而是采用倾向值进行分层。这一分层可以采取一种类似于随机化试验样本分析处理因素效应的方式，也就是说，比较同一倾向值层内处理组和对照组之间结局的差异。

如图5-16所示，倾向值模型也可以被使用在两步分析过程中。这种类型的模型使用几乎完全相同的方法来估计倾向值并且和上述三步模型中的第一步特征完全相同。但是两步模型跳过了匹配环节，以不同的方式来使用倾向值。对两步模型而言，步骤2的主要特征如下：

步骤2b：使用倾向值作为权重的多元分析。这一方法并不对数据进行匹配，因此避免了不必要的研究对象的丢失。将倾向值用作权重类似于抽样调查中的再加权程序，根据样本的概率对研究对象进行调整。倾向值加权解决了样本个体的丢失问题。

步骤2c：将各个对象的倾向值一起放入后续的回归模型中。分析处理因素与结局变量之间的因果联系及联系强度。

以上这些步骤中的方法将在后续的内容中具体介绍。

（三）倾向值及效应估计

1. 倾向值的估计　前文介绍了倾向评分法的整体过程，那么倾向值是怎么估计的呢？

之前提到过，有多种方法可以用来估计倾向值，包括 Logistic 回归、probity 回归以及判别分析。可以根据分组变量和协变量的不同类型选用不同的函数。如分组变量为二分类变量时通常选用 Logistic 回归模型、probit 回归模型或者判别分析，其中如果协变量均为正态分布的计量数值，可以选用判别分析法估计各个研究对象的倾向值，如果协变量中包含有分类变量，应该选用 Logistic 回归方法，而分组变量为多分类变量则可以选用多分类 logit 模型。由于二分类 Logistic 回归是最主要的方法，所以在此仅介绍上述方法中的二分类Logistic回归。

另外，近年发展起来的 GBM 法具有以上方法所不具备的一些优点，所以在此也介绍GBM 方法。

（1）二分类 Logistic 回归：当存在两种分组状态（即处理和对照）时，接受处理的条件概率是通过二分类变量 Logistic 回归来进行估计的，它将接受处理的条件概率表达如下：

$$P(W_i \mid X_i = x_i) = E(W_i) = \frac{e^{x_i \beta_i}}{1 + e^{x_i \beta_i}} = \frac{1}{1 + e^{-x_i \beta_i}} \qquad \text{（公式 5.49）}$$

其中，W_i 是第 i 个对象的二分类处理状态，即如果研究对象处于处理组，$W_i = 1$，如果研究对象处于对照组，那么 $W_i = 0$，X_i 代表各协变量，β_i 是各协变量对应的参数。

公式（5.49）经过 logit 变换后可写为：

$$\log_e\left(\frac{P}{1-P}\right) = x_i\beta_i \qquad\text{（公式 5.50）}$$

公式（5.50）中，P 代表公式（5.49）中的 P（W_i），可以采用最大似然估计对公式（5.50）进行估计，但实际中经常是依赖于数值程序（即迭代）的方法来找到 β_i 的估计值。

估计得到的 β_i 的值是使样本观测再现的可能性最大化时的 Logistic 回归系数。将这些回归系数代入到公式（5.50）中去，就能获得每一研究对象接受处理的预测概率（即估计的倾向值）。

在利用数据建模的时候，需要评估所建模型对数据的拟合情况。目前已有很多统计量可以用来评估模型的拟合优度，在此概略介绍一些统计方法并指出使用它们需要注意的地方。

1）皮尔逊卡方拟合优度检验（person chi-square goodness-of-fit test）：该检验检测对 Logistic 反应函数的偏离程度。当统计量的值较大时（即对应的 P 值较小）表明该 logistic 反应函数是不恰当的。但是，该检验对较小的偏离并不敏感。

2）所有系数的卡方检验（chi-square test of all coefficients）：该检验是一个似然比检验，它类似于线性回归模型的 F 检验。可以使用对数似然比进行卡方检验：

模型卡方 = 完全模型对数似然值的 2 倍 - 只含截距项的模型对数似然值的 2 倍

如果模型卡方 $>\chi^2$（$1-\alpha$，v = 条件变量的个数），那么拒绝除了截距之外的所有系数都等于 0 的假设。最大似然比检验要求样本量大，当样本较小时，这一检验是有问题的。

3）Hosmer-Lemeshow 拟合优度检验（Hosmer-Lemeshow goodness-of-fit test）：这一检验首先将样本分为较小的组，如：g 个组，然后计算由 $2×g$ 个观测频数和估计的期望频数所组成的表格的皮尔逊卡方检验统计量。如果统计量小于 χ^2（$1-\alpha$，v = g - 2）就意味着模型拟合效果好，该检验对样本量很敏感，所以，在通过分组简化数据的过程中，可能会错过由于一小部分个体数据点造成的对拟合的重大偏离，因此，主张在判断模型拟合情况之前，要对个体残差和有关诊断统计量进行分析。

4）虚拟 R^2（pseudo R^2）：由于 Logistic 回归是通过非线性估计量来进行估计的，所以无法得到因变量变异被自变量所解释的比例（即决定系数 R^2）。但是，已有类比于定义线性回归 R^2 的虚拟 R^2 应用于 Logistic 回归模型，这些虚拟 R^2 包括调整 R^2、计数 R^2、调整的计数 R^2。一般来说，虚拟 R^2 取值较高表明拟合效果较好，但是需注意：虚拟 R^2 不能用于比较不同数据间的拟合效果，只能用于比较同一数据的同一结果的多个模型拟合效果。

（2）GBM 法：Logistic 回归方法所估计的倾向值的正确性在很大程度上依赖于所选入的协变量是否以正确的函数形式纳入模型，如果所选入的协变量未以正确的形式纳入模型（而函数形式的设定通常是主观的），那么所估计得到的倾向值的正确性是很值得怀疑的。McCaffrey 等（2004）发展出一种程序，这种程序使用一般化加速建模（generalized boosted modeling，GBM）来寻找两个组在协变量上的最佳平衡。

GBM 是一个一般性的、自动的、数据自适应的算法，它并不像 Logistic 回归那样提供

β_i等估计的回归系数，而是通过回归树的方式拟合多个模型，然后合并由每个模型得到的预测结果。

回归树方法的主要优点和特征就是分析人员不需要设定预测变量的函数形式，因为回归树的结果不会因为自变量的一对一转换而变，因此，"不管使用年龄、年龄的对数还是年龄的平方作为研究对象的特征，都会获得完全相同的倾向值"。

GBM 不产生估计的回归系数，但是，它会给出影响力（influence），它代表每一个输入变量所解释的对数似然函数的百分比，所有预测变量的影响力的总和为 100%。例如，假设有 3 个预测变量：年龄、性别以及处理前的风险因素，GBM 的输出结果可能显示年龄的影响力是 20%，性别的影响力是 30%，风险因素的影响力是 50%，这说明，处理前风险因素对估计的对数似然函数的贡献最大，即该因素在两对比组间分布最为不平衡。

［应用实例］用倾向评分法探究服用双环醇片的患者与未服用患者治疗"肝硬化、病毒性肝炎"的疗效差异。

暴露组：选取双环醇片数据库中的患者，并且用药前 7 天有谷丙转氨酶检查，且检查提示异常，停药后 7 天内有谷丙转氨酶检查的患肝硬化或病毒性肝炎的人群，同时，需满足双环醇片用药天数 15 天以上、住院天数 30 天以内的要求。最后选取基线 ALT 为 40 到 200 的患者，暴露组共 251 人。

非暴露组：选取肝硬化数据库、病毒性肝炎中的患者，住院天数 30 天以内，15 天以上，未使用双环醇片，且住院期间有两次及以上的谷丙转氨酶检查，第一次检查提示谷丙转氨酶异常者，最后选取基线 ALT 为 40 到 200 的患者，非暴露组共 5988 人。

使用 GBM 法得到估计的倾向评分值，并根据各个协变量对模型对数似然函数的贡献，对它们在处理分配上的重要程度进行测量和排序。

图 5-17 选取了相对影响程度前十位的协变量进行展示，而表 5-28 则列出了全部协变量的相对影响程度。

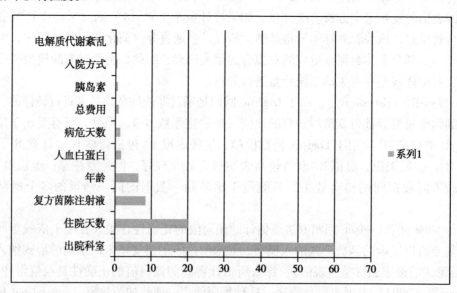

图 5-17　相对影响程度前十位的协变量

表 5-28 混杂因素对处理分配的影响程度表（全部协变量）

协变量	重要程度
出院科室	60.25404
住院天数	20.06045
复方茵陈注射液	8.298267
年龄	6.361182
人血白蛋白	1.564307
病危天数	1.251326
总费用	0.869639
胰岛素	0.638881
入院方式	0.404482
电解质代谢紊乱	0.231666
职业	0.065757
病重天数	0
入院科室	0
婚姻	0
费别	0
入院病情	0
性别	0
阿德福韦酯	0
奥美拉唑	0
多烯磷脂酰胆碱	0
复方氨基酸注射液	0
还原型谷胱甘肽	0
螺内酯片	0
乳果糖口服溶液	0
维生素 K_1	0
胸腺肽	0
呋塞米	0
腹腔感染	0
腹腔积液	0
肝良性肿瘤	0
乙肝肝硬化	0
原发性肝癌	0

2. 效应估计——反事实框架与因果推断 研究的目的是探索处理因素的效应，所以在了解了倾向评分的具体过程之后，还需要介绍一下如何获得处理因素的效应，这就需要用到接下来要讲的反事实框架与因果推断。

流行病学研究中通常要回答这样的问题：因素 x（如某种药物）对因素 y（如疾病结局）有什么样的影响？影响有多大？或者影响因素 y（如某疾病的发生）的因素有哪些？这些因素（x）的影响有多大？以上问题本质上都是对因素 x 与因素 y 之间因果关系的研究，它们旨在回答这样一个问题：在其他因素保持不变的情况下，处理组（有因素 x）和对照组（无因素 x）之间在结果上观测到的净差异在多大程度上能够归因于该处理？所以这本质上是一个因果推断的问题。

反事实框架（counterfactual framework）是探究因果关系的一个重要概念。什么是反事实？反事实就是在假设的情况下会发生的潜在结果或事件状态。例如，假设把一个处于处理组的研究对象分配到对照组，那么其相应发生的结局就是反事实，之所以称之为反事实就是因为这种结果是假设的，实际上不会发生。反事实框架强调，选入处理组或对照组的研究对象在两种状态中都有其潜在结果，即被观测到的状态和未被观测到的状态。更正式的说法是：如果令 $W_i = 1$ 表示接受处理，$W_i = 0$ 表示未接受，Y_i 表示所测量的结果变量，那么每一个个体 i 将会有两种潜在结果（Y_{0i}，Y_{1i}），分别对应对照和处理状态中的潜在结果。当考察组的平均结果时，用 $E\left[Y_1 \mid W_i\right]$ 来表示在 W_i 分组下的平均结果，具体见表 5-29。

表 5-29 反事实框架

分组	潜在结果	
	Y_{1i}	Y_{0i}
处理组（$W_i = 1$）	观测的结果 $E\left[Y_1 \mid W_i = 1\right]$	反事实 $E\left[Y_0 \mid W_i = 1\right]$
对照组（$W_i = 0$）	反事实 $E\left[Y_1 \mid W_i = 0\right]$	观测的结果 $E\left[Y_0 \mid W_i = 0\right]$

在反事实框架中，考察处理因素的因果效应的指标有多个，在此仅介绍主要的三个：

（1）平均处理效应（average treatment effect，ATE）：所有个体在接受处理的条件下的潜在结果减去未接受处理的潜在结果。即：

$$\begin{aligned}
E(\delta) &= E(Y_1 - Y_0) \\
&= E(Y_1) - E(Y_0) \\
&= \left[\pi E(Y_1 \mid W_i = 1) + (1 - \pi) E(Y_1 \mid W_i = 0)\right] - \\
&\quad \left[\pi E(Y_0 \mid W_i = 1) + (1 - \pi) E(Y_0 \mid W_i = 0)\right]
\end{aligned} \qquad \text{（公式 5.51）}$$

其中，π 是个体被分配到处理组的概率。

在随机分组的情况下，可以认为随机分配到处理组和对照组的研究对象具有相同的特征，则可以假定：

①如果处理组的个体没有接受处理的话，其结果与对照组观察到的相同。即：

$$E(Y_0 \mid W_i = 1) = E(Y_0 \mid W_i = 0) \qquad (公式 5.52)$$

②如果对照组的个体接受处理的话，其结果与处理组观察到的相同。即：

$$E(Y_1 \mid W_i = 0) = E(Y_1 \mid W_i = 1) \qquad (公式 5.53)$$

那么，公式（5.51）可以转换为：

$$E(\delta) = \left[\pi E(Y_1 \mid W_i = 1) + (1 - \pi) E(Y_1 \mid W_i = 1) \right] -$$
$$\left[\pi E(Y_0 \mid W_i = 0) + (1 - \pi) E(Y_0 \mid W_i = 0) \right]$$
$$= E(Y_1 \mid W_i = 1) - E(Y_0 \mid W_i = 0) \qquad (公式 5.54)$$

也就是说在随机分组的情况下，群体层次真正的因果效应可以由观测到的处理组的平均效应减去观测到的对照组的平均效应。

（2）处理组的平均处理效应（average treatment effect on the treated，ATT）：是接受处理的对象产生的结果与其如果未接受处理的情况下产生结果的差，表示处理因素在处理组产生的效应。表达为：

$$E(Y_1 \mid W_i = 1) - E(Y_0 \mid W_i = 1) \qquad (公式 5.55)$$

（3）未处理组的平均处理效应（average treatment effect on the untreated，ATU）：是未处理组的与 ATT 平行的一个效应。表达为：

$$E(Y_1 \mid W_i = 0) - E(Y_0 \mid W_i = 0) \qquad (公式 5.56)$$

（四）倾向评分值的利用

1. 倾向评分匹配　倾向得分匹配法是倾向得分分析时最常用的。传统的匹配只能针对某较少的协变量进行一对一的匹配，当存在高维数据时，并不适用。而倾向性得分匹配可以综合多个变量影响，克服传统匹配的缺点。通过计算对照组、处理组个体的得分后，在两组之间选出得分相同或相近的研究对象进行配比，通过对所有符合匹配规则的处理组研究对象进行匹配，来达到均衡两组之间协变量分布之间的不同，进而增大两组之间的可比性。

（1）倾向评分匹配的原理：假定观察性研究共抽取了 n 个被观察对象，其中 m 个施行了处理措施（比如技能培训），属于处理组；其中 $n-m$ 个没有进行处理措施，属于控制组。规定如下记号：随机变量 Y_1 表示进行处理措施的潜在结果，随机变量 Y_0 表示没有进行处理措施的潜在结果。T 为哑变量，等于 1 表示对象属于处理组，等于 0 表示属于控制组。X 表示所观察到的全部协变量。通常最感兴趣的参数是处理组的平均处理因果效应：

$$ATT = E(Y_1 \mid T = 1) - E(Y_0 \mid T = 1) \qquad (公式 5.57)$$

对 ATT 进行估计的难点在于：对于处理组的被研究对象，既然已经对其进行了处理，那么没有进行处理只是一种假设，即为我们前述过的反事实，因此其结果 Y_0 是观测不到的。而且由于在观察性研究中处理组和控制组之间存在着系统的差异，简单利用 $E(Y_0 \mid T = 0)$ 来估计 $E(Y_0 \mid T = 1)$ 将导致较大的估计偏差。

一个典型的基于倾向性得分匹配的方法的估计具有如下形式：

$$ATT_M = \frac{1}{n_1} \sum_{i \in I_1 \cap S_P} \left[y_{1i} - E(y_{0i} \mid T_i = 1, P_i) \right] \qquad (公式 5.58)$$

其中 $E(y_{0i} \mid T_i = 1, P_i) = \sum_{j \in I_0} W(i,j) y_{0j}$，$I_1$ 表示处理组，I_0 表示控制组，S_P 表示共同支撑域。所谓共同支撑域是指使处理组倾向得分密度函数 $f(P \mid T=1)$ 及控制组倾向得分密度函数 $f(P \mid T=0)$ 均大于 0 的那些倾向值。在实际应用中，如果被研究对象的倾向得分不属于共同支撑域，那么此研究对象将被舍弃，不参与对 ATT 的估计。n_1 是 $I_1 \cap S_P$ 中被研究对象的数量，y_{1i} 和 y_{0i} 在第 i 个被研究对象上的取值。p_i 为第 i 个被研究对象的倾向得分，其含义是给定相关协变量的条件下被研究对象接受某项处理措施的条件概率。

此估计量的基本思想是：处理组的第 i 个被研究对象在没有进行处理措施这一假设下的匹配值等于控制组观察值的加权平均值 $\sum_{j \in I_0} W(i,j) y_{0j}$，其权重 $W(i,j)$ 的大小取决于第 i 个被研究对象的倾向得分 p_i 和控制组第 j 个被研究对象的倾向得分 P_i。

Rubin 于 1983 年在假定倾向得分已知的情况下从理论上证明在如下条件下 ATT_M 为 ATT 的无偏估计：

假设 1：在给定所观测的协变量 X 的条件下，$(Y_0，Y_1)$ 与 T 独立。

假设 2：在给定所观测的协变量 X 的条件下，T 等于 1 的条件概率不等于 0 和 1。

（2）倾向评分匹配的具体方法：获得倾向评分值后，我们还无法估计出 ATT，原因在于，$p(X)$ 是一个连续变量，这使得我们很难找到两个倾向得分完全相同的样本，从而无法实现对照组和试验组之间的匹配。因此，文献又提出了许多匹配方法来解决这一问题。也就是选择匹配算法和进行匹配。

主要的算法分为两种，全局最优匹配法（global optimal algorithms）和局部最优匹配法（local optimal algorithms）。全局最优匹配法是将匹配的问题转化为运筹学中网络流（network flows）问题，即将处理组和对照组的研究对象当作一个个节点（node），把匹配的问题转化为求节点之间总距离之和最小的算法。这虽然不能保证每个处理组与对照组匹配的倾向性得分差值最小，但可以保证匹配数据集倾向性得分总体差值最小。但当数据量特别大时，这种方法需要建立高维距离矩阵，在计算量上过于庞大，因此实际应用并不常用。

局部最优匹配法是指对处理组研究对象进行随机排序后，从第一个研究对象开始，在对照组中查找倾向得分与其最接近的研究对象，直到处理组所有研究对象都形成匹配，它的优点在于匹配集的最大化，最大程度保留原始样本的信息。因为其运算速度快，现在主要的算法，在本质上也都属于局部最优算法。

这里要考虑是否存在放回（replacement）的问题，指在对照组与试验组匹配的过程中重复利用研究对象，匹配后的研究对象允许参加下一个匹配。允许放回使匹配数据集在局部最优匹配法的条件下，组间倾向得分差异总体可以达到最小。能在一定程度上减少不良匹配，特别是在对照组研究对象倾向得分只有少部分与处理组相近时。

如果匹配时允许放回考虑到匹配数据集内包含重复的研究对象，一个对照组可能要和多个试验组相匹配，这里就要分析某些研究对象之间不独立的特点，选用什么样的方法估计处理效应以及如何评价匹配之后协变量的均衡性等问题都有待解决，所以实际应用中，一般是不允许放回，即匹配之后的研究对象，不再被考虑进行匹配。

常用的倾向得分匹配方法有最近邻匹配（nearest neighbor match）、核匹配（kernel matching）、卡钳匹配（caliper matching）、马氏矩阵配比法（mahalanobis metric matching）

和半径匹配（radius matching）等。国内外研究当中应用最多的为最近邻匹配和卡钳匹配。

最近邻匹配的是最简单的匹配方法。其规则是先根据之前倾向值估计得分按大小对两组受试对象进行排序，从处理组中顺次选出研究对象，从对照组中再选出倾向性得分分值与处理组差值最小的 1 个对象作为匹配个体。假如对照组中倾向得分差值相同的个体有 2 个或 2 个以上，就按随机的原则选择。当处理组的所有对象都完成则匹配结束。

卡钳匹配（caliper matching）是 Cochran，W. 和 Rubin，D. B. 两位学者早在 1973 年就提出来。当我们在上面的基础上加一个差值的限制，即处理组与对照组的倾向性得分之间的差值在某一范围内，才可以进行匹配，卡钳值就是事先设定的这个范围限值。可以看出，卡钳设置越小，匹配之后的样本均衡性会越好，但是由于有部分研究对象没有可相应的匹配对象，会造成匹配集样本量会变小，从而降低估计处理效应的准确性。反之，卡钳值越大，能完成匹配的个体就越多，从而匹配集样本量就越大，但同时也会产生一些部分不良匹配，即倾向得分差值较大的对照组与处理组研究对象形成匹配，导致估计处理效应的偏倚增大。卡钳值的设定目前还没有统一的标准，在实际研究中，研究者选用了不同的卡钳值进行分析。卡钳的设定一直没有一个统一的标准。Cochran 和 Rubin 的研究表明，卡钳值取倾向得分标准差的 60% 可以减少 86% ~ 91% 的偏倚，取倾向得分标准差的 20% 可以减少 98% ~ 99% 的偏倚。Austin 等人总结了以往两分组资料中倾向得分匹配法研究用到的 8 种卡钳值，比较这些卡钳值在估计处理效应时的精度和偏度，模拟结果提示最优卡钳值是 0.02、0.03 或者是倾向得分经过 logit 变换后标准差的 20%。

马氏矩阵配比法（mahalanobis metric matching）：马氏矩阵配比是通过矩阵计算两个观察对象的马氏距离的一种匹配办法。马氏距离是由印度统计学家 P. C. Mahalanobis 提出的，表示 m 维空间中 2 个点之间的协方差距离。它不受量纲的影响，还可以排除变量之间的相关性的干扰，但马氏距离夸大了方差很小的变量的作用，同样也不适用协变量较多的情况。Rubin，D. B. 在 1980 年提出了 "Bias Reduction Using Mahalanobis- Metric Matching" 的方法。处理组研究对象 i 与对照组 j 之间的马氏距离 $d_{(i,j)}$ 可以用公式（5.59）表示：

$$d_{(i,j)} = (u - \nu)^T C^{-1} (u - \nu) \qquad （公式 5.59）$$

其中 u 和 ν 分别表示处理组中匹配变量的值，C 表示对照组全部对象匹配变量的协方差阵。将马氏距离与倾向性评分匹配法结合可以增加变量之间平衡能力。具体方法是：一种是把之前计算得出的倾向性评分值作为一个变量，再同其他还要重点平衡的变量一起来计算马氏距离，然后进行矩阵匹配。另外一种是首先在一定精度同上文提到的卡钳匹配相似，在倾向评分差值范围内选择对照组中全部可以匹配的对象，然后根据少数重点变量计算马氏距离，选择马氏距离最小的一个对象作为最终的对照。这一方法要求计算马氏距离的变量不能太多，可以看出，这种实现过程比较复杂。

Radius（半径）匹配法：基本思想是，预先设定一个常数 r，包含于对照组中的 PS 值与试验组中 PS 值差异小于 r 的都被选定为匹配象。其筛选原则可表示如下：

$$C(i) = \{ p_j \mid \| p_i - p_j \| < r \} \qquad （公式 5.60）$$

其中 $C(i)$ 表示试验组中第 i 个观测值对应的匹配样本（来自对照组）构成的集合

相应的倾向的分为 p_i。完成匹配后我们可以进一步计算平均处理效果 ATT。对于试验组中第 i 个观测值，即 $i \in T$，假设它有 N_i^C 个匹匹配象，若 $j \in C\ (i)$，则权重定为 $w_{ij} = 1/N_i^C$，否则设定权重为 $w_{ij} = 0$。设试验组有 N^T 个观测对象，则平均处理效果的估计式为：

$$T^K = \frac{1}{N^T} \sum_{i \in T} Y_i^T - \frac{1}{N^T} \sum_{j \in C} w_j Y_j^C \qquad \text{（公式 5.61）}$$

在半径匹配法里，所有在半径内的控制者样本都会使用到。它的目的就是通过减少控制者之间的噪声来改善效率。

分层（或分区）法：p_i 的共同支撑被划分为很多区间或层。对比每一层的参与者和控制者，ATT 就是平均所有层的估计值。这里如果控制者和参与者在同一层则权重为 1。

核匹配（kernel matching）是 Heckman. J. J 等人在 1997 年提出的，这种方法基于非参数估计方法进行匹配，其基本思想是：抽取若干个来自对照组的样本以构成一个虚拟样本，使该虚拟样本的特征与控制组中某个样本的特征最为接近。每一个参与者有多个控制者，权重随着距离的减小而增大。形式是：

$$\hat{ATE}_M = \frac{1}{n_T} \sum_{i \in I_T} \left\{ y_{1i} - \sum_{j \in I_C} y_{0j} \frac{G\left(\frac{p_j - p_i}{a_n}\right)}{\sum_{k \in I_C} G\left(\frac{p_k - p_i}{a_n}\right)} \right\} \qquad \text{（公式 5.62）}$$

这里 $G\ (.)$ 是一个 Kernel 函数（如 epaneshnikov，gaussian），a_n 是参数带宽。这里权重函数是 $W\ (i,\ j) = \dfrac{G\left(\frac{p_j - p_i}{a_n}\right)}{\sum_{k \in I_C} G\left(\frac{p_k - p_i}{a_n}\right)}$，这里保证了权重加总是 1。

在完成匹配后，可以得到经过倾向性得分调整后的样本。下一步是要评价倾向性得分后组间协变量的均衡性，协变量均衡性好坏是衡量倾向得分方法应用的关键。以往常用的均衡性评价方法是假设检验，Reidwyl 和 Flury 在 1986 年提出了一种新的均衡性评价方法，即标准化差异。现在标准化差异法在近年来应用较多。

对于连续型变量，其定义是：

$$d = \frac{|\bar{x}_T - \bar{x}_C|}{\sqrt{\dfrac{s_T^2 + s_C^2}{2}}} \qquad \text{（公式 5.63）}$$

其中 $\bar{x}_T$ 和 $\bar{x}_C$ 分别表示处理组和对照组中待检验变量的均值，s_T^2 和 s_C^2 分别表示处理组和对照组中待检验变量的方差。

对于分类变量，其定义是：

$$d = \frac{|p_T - p_C|}{\sqrt{\dfrac{p_T(1 - p_T) + p_C(1 - p_C)}{2}}} \qquad \text{（公式 5.64）}$$

其中，p_T 和 p_C 分别表示处理组和对照组中待检验变量的阳性率。一般认为，当标准化差异小于 0.1 时，组间该变量的均衡性较好。

综上来看，这种方法的优势是：①匹配法相对于分层法能在很大程度地减少选择性偏倚，匹配法的协变量均衡能力要优于分层法；②对处理效应的估计方面，匹配法可以做到无偏估计，而分层法往往是有偏估计，因此匹配法可以做到更加准确；③匹配后的数据集可以利用适当的方法比较不同组间协变量的均衡性，从而评价不同组间是否具有可比性，而分层法只能在每个层内比较协变量的均衡性；④在完成倾向性评分匹配后，可以采用敏感性分析来评价未测量的混杂因素对处理效应估计产生的影响，但针对回归校正法的敏感性分析没有提出；⑤有研究表明，当不同组之间协变量方差不齐的时候，回归校正法会增加偏倚，而在观察性研究中，不同组间协变量方差不齐的情况却非常常见。

但是，倾向性评分匹配法也有要继续深入研究的地方，除了上文提到的卡钳值的选择、选择无放回匹配的问题，还有匹配数量的选择，目前对于两分类资料最常用的匹配形式是1∶1匹配，即一个处理的研究对象同一个对照组的研究对象进行匹配。但1∶1匹配会舍弃较多的对照组研究对象，特别是对照组的研究对象显著多于处理组时，1∶1匹配会极大地减少样本量，降低检验效能，研究结果很难进行推广。为了解决这个问题，一些学者尝试用1∶n（$n>1$）匹配，一般不超过4，但是这种方法现在无法很好的评估灵敏度，所以现在大部分都是1∶1的匹配方法。

在匹配后因为去除了无法匹配的研究对象从而导致样本量的减少，如果对照组和处理组间样本量差别比较大，可能会造成匹配样本占原始样本的比例过小，从而改变样本特征，会降低估计处理效应的准确性。在实际应用中，倾向得分匹配法是最常用的倾向得分研究方法。

（3）倾向评分匹配资料的要求　要想合理应用倾向评分匹配，研究者必需首先明确所获取的资料是否适合进行倾向评分匹配。一般来说，倾向评分匹配适合于下列几种情况：①处理因素（或病例）在人群中的比例远低于非处理因素（或对照），这样保证有足够的对照人群可供选择和匹配，对照人群越大，匹配效果越好；②需要平衡的因素较多；③研究的结局变量的调查难度较大或费用较高，选择部分可比的观察对象无疑会保证研究的可行性和结果的准确性。所以在应用的过程中，应当注意倾向评分匹配前后处理组与对照组协变量分布的平衡性的评价不能仅仅根据各变量在匹配前后分布差异的显著性来评价。这是因为倾向评分匹配后对照组只选择了与处理组可以匹配的部分个体作为研究对象，因此样本量较原来的人群要小。由于样本量的改变，将会导致匹配后两组比较的显著性检验统计量减小，P 值增大。因此，需要使用与样本量改变无关的评价指标。

2. 倾向评分分层　在流行病学研究中，分层分析是资料分析阶段控制混杂偏倚的重要手段。将倾向评分法与传统的分层分析结合，则可更有效地控制混杂偏倚，同时可以克服传统方法的一些局限性。

（1）倾向评分分层的原理和方法：传统的分层分析是按照可能的混杂因素的不同水平将研究对象分为若干层，处在同一层的研究对象混杂因素趋于一致，可以直接比较效应。混杂因素的数量增加，分层数将成指数倍数增加。例如所有混杂变量为2分类变量，则平衡 k 个混杂变量的分层数为2的 k 次方，如果 k 很大，很可能在某些层中只有处理组或非处理组的研究对象，从而无法估计这些层的效应。

倾向评分分层分析（propensity score stratification）又称为亚分类分析（subclassification），原理与传统的分层分析方法基本相同，只是分层变量不是每个混杂变量，而是倾向评分值。

倾向评分分层分析的具体步骤如下：

第一步：根据协变量和处理分组计算倾向评分值，将倾向评分值排序，然后按照倾向评分值的百分位数将全部研究对象划分若干个亚组或层（一般 5 ~ 10 层）。

第二步：研究者根据两组人群的倾向评分或某一组人群的倾向评分来确定每一层的临界值。最常用的方法是根据两组共同倾向评分等分为若干层。

第三步：在每一层内对两组的协变量和倾向评分分布进行均衡性分析。对连续性协变量做方差分析或 t 检验，对分类协变量作 χ^2 检验。如果均衡性较差，则要重新分层或修改模型重新计算倾向评分值，如增加或减少某个协变量或交互项，然后用与传统分层分析相同的方法计算和合并各层统计量和效应尺度。

其中，在上述的第二步，分层方法可以多种多样，而不是固定不变的。研究者可以根据样本情况决定分层数量和各层临界值，主要原则是分层后能最大限度地保证各层倾向评分值的一致性。理论上讲，分层越多，层间距越小，则层内残余偏倚越小，可比性越强。如果分层过少，则层内可比性差，按层调整后也不能很好地消除组间差异。但是，如果分层过多，就会减少层内样本量，从而影响效应估计的稳定性，使推论可靠性下降。也可能导致某一层中的研究对象太少而无法进行效应估计。

一般根据估计的倾向值以升序排列样本，使用估计的倾向评分值的五分位刻度将样本分为 5 个层，在每一层内计算处理组和控制组成员之间的均值差和差值的方差，估计整个样本（即包括所有的 5 个层）的均值差（ATE），并检验样本结果的均值差是否统计显著。

整个样本的处理效应是这 5 个分类在两种处理状态下的平均反应差值的均值。即：

$$\hat{\delta} = \sum_{k=1}^{K} \frac{n_k}{N} [\bar{Y}_{0k} - \bar{Y}_{1k}] \qquad (公式5.65)$$

公式（5.65）中，k 是倾向值子类（subclass）的标识，N 是成员的总数，n_k 是第 k 个子类中成员数目，$\bar{Y}_{0k}$，$\bar{Y}_{1k}$ 是第 k 个子类中与两个处理组相对应的平均反应。此估计值的方差采用下面的公式：

$$var(\hat{\delta}) = \sum_{k=1}^{K} (\frac{n_k}{N})^2 var[\bar{Y}_{0k} - \bar{Y}_{1k}] \qquad (公式5.66)$$

最后使用 $z^* = \hat{\delta}/SE(\hat{\delta})$ 这一公式，可以进行无方向的显著性检验（即双尾检验）或者有方向假定的检验（即单侧检验）。

倾向评分分层降低了由于非随机分组所带来的组间偏倚，改善了组间可比性，从而得到对真实效应更精确的估计。由于倾向评分分层将各种混杂变量综合为一个变量，只按照一个变量进行分层，因此解决了传统分层方法中当需要平衡的混杂因素较多，导致分层数量太大而不可行的问题。与倾向评分匹配相比，由于其纳入了全部或绝大多数的研究对象，因此其分析结果外推到一般人群的代表性更好。当然，倾向评分分层分析方法也有同倾向评分匹配类似的局限性，例如该方法只能调整观察到的变量，而不能像随机化那样同时平衡所有变量的分布。

（2）应用实例：为了示范样本 ATE 的计算及其显著性检验，下面使用 Perkins、Zhou 和 Murray（2000）提供的例子。基于倾向值分层，Perkins 等（2000）报告了如下表 5-30

中结果变量的均值及其标准误。

表5-30 分层后估计整体的处理效应

层	成员数量	结果均值		差值	标准误	
		处理一	处理二		处理一	处理二
子类一	1186	0.0368	0.0608	-0.0240	0.0211	0.0852
子类二	1186	0.0350	0.0358	-0.0008	0.0141	0.0504
子类三	1186	0.0283	0.0839	-0.0556	0.0083	0.0288
子类四	1186	0.0653	-0.0106	0.0759	0.0121	0.0262
子类五	1186	0.0464	0.0636	-0.0172	0.0112	0.0212
合计	5950					

将公式（5.65）应用于这些数据，样本的 ATE 为

$$\hat{\delta} = \sum_{k=1}^{K} \frac{n_k}{N} \left[\overline{Y}_{0k} - \overline{Y}_{1k} \right]$$

$$= \frac{1186}{5930}(-0.024) + \frac{1186}{5930}(-0.0008) + \frac{1186}{5930}(-0.0556) +$$

$$\frac{1186}{5930}(0.759) + \frac{1186}{5930}(-0.0172) = -0.00434$$

同理,运用公式(5.66),得到样本的方差和标准差:

$$\text{var}(\hat{\delta}) = \sum_{k=1}^{K} \left(\frac{n_k}{N} \right)^2 \text{var} \left[\overline{Y}_{0k} - \overline{Y}_{1k} \right]$$

$$= \left(\frac{1186}{5930} \right)^2 \left[(0.0211)^2 + (0.0852)^2 \right] + \left(\frac{1186}{5930} \right)^2 \left[(0.0141)^2 + (0.0505)^2 \right] +$$

$$\left(\frac{1186}{5930} \right)^2 \left[(0.0083)^2 + (0.0288)^2 \right] + \left(\frac{1186}{5930} \right)^2 \left[(0.0121)^2 + (0.0262)^2 \right] +$$

$$\left(\frac{1186}{5930} \right)^2 \left[(0.0112)^2 + (0.0212)^2 \right] = 0.000509971$$

$$SE(\hat{\delta}) = \sqrt{\text{var}(\hat{\delta})} = \sqrt{0.000509971} = 0.023$$

由于 $-00043/0.023 = -0.1887$，所以整个样本的处理组之间的均值差（即平均的样本处理效应）在 $\alpha = 0.05$ 水平统计不显著。

（3）倾向评分分层分析中需要注意的问题：在进行倾向评分分层分析时，研究者应该首先对两组的倾向评分值的范围进行分析和比较。处理组和对照组的倾向评分值必须有足够的重叠范围，否则无法做出有效的平衡。

如处理组的倾向评分值范围为 0.05 ~ 0.8，对照组的倾向评分值范围为 0.3 ~ 0.95，则合理的评价范围大约在 0.3 ~ 0.8 之间。对于处理组中远离倾向评分重叠范围的极端个体，识别和剔除它们将能够保证边缘层研究对象的可比性。传统的多因素分析方法难以识别这些极端个体，可能受到模型的误判。如 Glynn 等在新泽西州的研究发现，体质较弱并有多种疾病的老年人较少使用降脂药物。研究者通过计算倾向评分识别出这类极端个体，剔除了这些没有对照的极端个体后进一步进行分析发现，降脂药物对老年人群有明显的益处。

另外，倾向评分估计建立在样本量足够大的条件下。在某些情况下，对于样本量较小的研究或混杂变量组间差异过大的研究（倾向评分重叠范围小），即使使用倾向评分分层进行调整，也无法消除该变量的组间不均衡性。

3. 倾向评分回归调整　在流行病学研究中，回归分析是资料分析阶段控制混杂偏倚的另一种重要手段。将倾向评分法与回归结合，则可更有效地控制混杂偏倚。

（1）倾向评分回归调整原理：倾向评分回归调整（propensity score regression adjustment）是将倾向评分作为协变量与传统的回归分析方法相结合的一种方法。在观察性研究中，尤其队列研究中，有些变量并不是导致分组差异的因素，这些变量就不能放入倾向性评分模型中，而是在计算各个对象的评分后一起放入后续的回归模型中。分析处理因素与结局变量之间的因果联系及联系强度。即先根据已知的协变量求出每个研究对象分组的倾向评分，然后将倾向评分作为协变量引入回归模型中，分析结果变量在协变量的影响下与分组变量的因果关系。另外，研究人员在实际中还可以把一些重要的变量与倾向评分一同加入最终的模型进行调整，这样可以更好地平衡重要变量的影响，还有一种方法是研究者在倾向性评分分层基础上进行倾向评分回归调整，进一步消除层内的残余混杂。

（2）倾向评分回归相比于 Logistic 回归模型估计的比较：多元 Logistic 回归分析和倾向评分在原理上有着本质的区别，多元 Logistic 回归分析是通过多因素模型直接得出结果和处理因素在调整其他协变量的条件下的效应关系。而倾向评分调整的是潜在混杂因素和分析变量之间的关系，通过倾向评分的分层或匹配，从而均衡处理组间的差异，达到一个类似随机化的状态，最后分析分组因素和结果因素的关联。

简单来说，如果用 Logistic 回归计算了倾向评分值，最终效应也用了 Logistic 回归模型估计，计算倾向评分的协变量不变，则直接用各个协变量进行调整后的效应点值与用倾向回归调整后的效应点值相同，其主要优势是研究者可以首先构建复杂模型，比如当纳入较多的变量或增加复杂多级交互项来计算倾向评分，然后在最后的效应模型中使用少量重点变量与倾向评分共同调整。

许多文献提到，当结果事件与协变量个数的比值（EPV）低于 7 时，使用多元 Logistic 回归分析的结果会产生偏倚，因此一般建议 EPV 的个数大于等于 10 才能得到较为准确的结果。比如评价药物疗效的分析中，如果我们考虑了 7 个协变量，那么用药结果是阳性的受试对象应该大于 70 人。而文献一致认同的是 EPV 的大小不会对倾向评分的结果产生影响。

在计算估计 OR 值的方法上，也与 Logistic 回归方法不同，倾向性评分调整是综合性的估计 OR 值。而 Logistic 回归分析通过含有混杂变量的模型来评价 OR 值。在基本条件相同时，这两个 OR 值常常不一致，这主要是求出每个研究对象的 OR 值的平均值并不等于整个研究对象群体的 OR 值。

多元 Logistic 回归分析和倾向性评分调整筛选协变量的方法不同，多元 Logistic 回归模型首先对协变量进行共线性分析，从多个具有共线性的变量中选择方差组最大的，对所描述的方面最具代表性的变量选入模型。而倾向性评分回归调整入选的方式是将所有可观察到的协变量选入模型，这种协变量筛选方法不会丢失信息。

多元 Logistic 回归模型对多元共线性敏感，当数据不独立时，统计软件产生的模型的有效性是存在问题的，因此在处理观察性资料时，常常选择最具代表的一个变量代表整个领域，虽然符合 Logistic 回归模型对数据的要求，但同时损失了很多有用信息，导致结果偏倚的产生。但也有文章指出，不同的处理方法的两组间比较，当两组协变量都为正态分布而且组间分布一致时，多因素调整和未调整协变量的结果没有区别。但如果两组协变量存在偏态分布，多因素调整和未调整协变量的结果并不一致。

倾向评分回归调整对数据并没有严格要求，数据非正态或数据之间存在相关性时，也能得到良好的估计值。

注意的问题：有文献表明，如果处理组和对照组的协方差差别很大，此时判别函数不是倾向评分的单调函数，则倾向评分调整可能增加预期的偏倚。在这种情况下，我们可以考虑倾向评分匹配或分层法。

当然倾向评分法也有其不足之处，如处理变量只能是二或三分类的，对更多分类变量和连续性变量无法处理，对各个变量的缺失值也没有很好的处理方法，其实也并不能处理未知的混杂偏倚，而且倾向性评分法也不能够代替 Logistic 回归分析，但在某些条件下，和传统的 logistic 相比，倾向评分会得到更为真实的效应值。

4. 倾向评分加权标化　倾向评分的加权分析法（propensity score weighting）是将倾向评分与传统标准化法结合发展成的一种新型的分析方法，可以称之为"基于个体的标准化法"。

传统的标准化法（standardization method）的基本思想就是指定一个统一的"标准人口"，按"标准人口"中混杂因素构成的权重来调整两组观察效应的平均水平，以消除比较组之间由于内部混杂因素构成不同对平均水平比较的影响。如在比较两组人群的死亡率时，年龄往往是重要的混杂因素，老年人口的死亡率高于低年龄组的死亡率。如果两组人群的年龄构成存在差别，即年龄在两组中的分布不同，就不宜直接比较各组人群总死亡率的差别，而应统一使用标准的人口构成，使两组在年龄分布相同的情况下计算标准化死亡率，然后比较两组标准化死亡率的高低水平。该方法常用于消除两组或多组人群内部某些混杂因素构成不同而导致的对观察效应平均水平（率、比或均数等）比较的影响。标准化法也是流行病学中在数据分析阶段消除混杂偏倚的传统方法之一。

（1）倾向评分加权的原理：倾向评分加权法首先将多个主要混杂变量的信息综合为一个变量倾向评分，然后将倾向评分作为需要平衡的混杂因素，通过标准化法的原理加权，使各对比组中倾向评分分布一致，则达到使各混杂因素在各比较组分布一致的目的。

该方法将每一观察单位看作一层，不同倾向评分值预示这一观察单位在两组中的概率不同。在假定不存在未识别混杂因素的条件下，加权调整是基于在一定条件下的两种相反事件的对比来对数据进行调整的，即假设使每个观察对象均接受处理因素和使每个观察对象均不接受处理因素两种相反情况。用倾向评分估计的权重对各观察单位加权产生一个虚拟的标准人群，在虚拟人群中，两组的混杂因素趋于一致，均近似于某一预先选定的标准人口分布。

倾向评分加权调整方法：逆处理概率加权法与标准化死亡比加权法选择的标准人群不同，调整的方法也不同。根据调整后标准人群的不同，又可分为两种加权方法：逆处理概率加权法（inverse probability of treatment weighting，IPTW）和标准化死亡比加权法（standardizedmortality ratio weighting，SMRW）。

IPTW 法是以所有观察对象（处理组与对照组合并的人群）为"标准人群"进行调整。计算方法是：处理组观察单位的权数 $Wt = 1/PS$，对照组观察单位的权数 $Wc = 1/(1 - PS)$。PS 为观察单位的倾向评分值。

这一方法得到的人群往往与原来人群的数量不同，因此虚拟人群各变量的方差大小发生了变化，Hernan 将整个研究人群的处理率和非处理率加入公式进行调整得到稳定权数，从而调整了计算方法。处理组观察单位的权数 $Wt = Pt/PS$，对照组观察单位的权数 $Wc = (1 - Pt)/(1 - PS)$。Pt 为整个人群中接受处理因素的比例。

SMRW 法是将处理组观察对象作为"标准人群"进行调整。Sato 和 Matsuyama 给出的加权系数计算方法是：处理组观察单位的权数 $Wt = 1$，对照组观察单位的权数 $Wc = PS/(1 - PS)$。

当每一个观察单位的权数计算出来后，就可以对每个观察单位加权后用传统的方法（如直接效应比较或 Logistic 回归）进行效应估计。

（2）应用实例：仍选用之前引用的倾向评分法探究服用双环醇片的患者与未服用患者治疗"肝硬化、病毒性肝炎"的疗效差异的实例。在计算得到倾向评分之后，接下来探讨双环醇片对疗效变化的影响。

首先建立指标异常变化的对数似然比关于分组变量是否用双环醇片的 Logistic 回归模型，则分组变量的回归系数值即为处理效应的估计值。采用以下三种方法估计处理效应：①未使用倾向评分加权的 Logistic 回归，同时也没有协变量调整，即不考虑任何混杂因素；②倾向性评分加权的 Logistic 回归。通过倾向性评分的加权，平衡了大部分混杂因素，此时相当于一个随机试验，所以不再加入协变量调整；③带协变量调整的倾向性评分加权 Logistic 回归。有时，倾向性评分加权后并不能平衡所有的混杂因素，为了获得更稳健的处理效应估计，可把这些协变量也加入到 Logistic 回归模型中。以上三种方法，准确性依次递增。

具体结果如表 5-31 所示，首先采用单变量的 Logistic 回归，得到的回归系数 0.2393 大于 0，P 值 $0.181 > 0.05$，统计检验不显著，不能认为双环醇片组的治疗结果差于对照组。（Logistic 回归系数 β 的意义：$\ln(OR) = \beta$，即 $OR = e^{\beta}$，所以当 β 小于 0 时，OR 小于 1）。在使用倾向评分对非暴露组个体进行加权处理后，再次进行单变量 Logistic 回归，回归系数大于 0，P 值 $0.0996 > 0.05$，统计检验不显著，不能认为双环醇组的疗效优于对照组。最后，把加权后 K-S 检验 P 值依然小于 0.05 的协变量纳入到带协变量的倾向评分加权Logistic回归（当然此步骤也可以纳入感兴趣的希望能估计对结局效应大小的变量，比如年龄、性别等）。计算带协变量的倾向评分加权 Logistic 回归处理变量的回归系数以及对该系数进行检验，发现系数仍大于 0，且系数不显著，尚不能认为双环醇组的疗效优于对照组。

表 5-31　3 种方法对谷丙转氨酶异常变化分析表

方法	回归系数 β	P
Logistic 回归	0.2393	0.1810
不带协变量的倾向评分加权 Logistic 回归	0.3272	0.0996
带协变量的倾向评分加权 Logistic 回归	0.3456	0.0876

（3）倾向评分加权应用中需要注意的问题：通常情况下，选择 IPTW 和 SMRW 两种方法调整混杂因素的结果基本一致。但如果有影响处理因素分配的重要混杂变量或交互项没有纳入模型，或者混杂因素对处理效应具有较强的效应修饰作用时，IPTW 和 SMRW 两种方法的调整结果之间将存在较大的差异。

如 Kurth 等在研究组织纤维蛋白溶解酶原活化剂使用与缺血性脑卒中病人死亡危险性的关系时发现：如果不调整混杂因素，其 OR 值为 3.35（95% CI：2.28 ~ 4.91），用 IPTW 调整的 OR 值为 10.77（95% CI：2.47 ~ 47.04），而用 SMRW 调整的 OR 值为 1.11（95% CI：0.67 ~ 1.84），两者相差约 10 倍。究其原因，是由于部分混杂因素存在较强的效应修饰作用，通过倾向评分分层可以发现各层 OR 值存在较大差别。在这种情况下，SMRW 调整的 OR 值结果与倾向评分匹配结果及随机对照研究的结果相似。因为，倾向评分匹配和 SMRW 均以处理组作为参照，而随机对照研究由于规定了部分入选条件，其研究对象也趋于与处理组一致。而 IPTW 是以整个人群为参照，更全面地考虑了一般人群的特征，因此在效应估计上可能不及前面几种方法稳定，但在识别效应修饰因子或没有纳入的重要变量或交互项方面则具有较大优势；虽然 SMRW 与倾向评分匹配的平衡结果基本一致，但 SMRW 在数据分析阶段更具优势，这是因为倾向评分匹配只是选择了部分对照个体，而 SMRW 利用了全部对照个体的信息，其方差与原人群相近；SMRW 过程要比倾向评分匹配过程容易实现。

如果倾向评分估计和多变量效应估计所用的协变量和模型相同，则直接用各协变量进行调整后的效应点值应该与用倾向评分调整后的效应点值相同。但倾向评分的优势是研究者可以首先构建复杂的模型（如纳入较多的变量或增加复杂多级交互项来计算倾向评分），然后在最后的效应模型中使用少量的重点变量与倾向评分共同调整。由于倾向评分综合了全部混杂因素的共同作用，将众多的因素综合为一个变量，使最终估计因果联系的模型简单化，对模型的诊断比同时纳入较多变量要容易和可靠，同时避免了效应估计时参数过多及共线性的问题所导致的偏倚。

（五）倾向评分法的优势和局限性

1. 倾向评分方法的优势

（1）能减少非随机观察性研究中的选择性偏倚。通过倾向评分方法来均衡处理组和对照组间的协变量分布，减少估计处理效应时的选择性偏倚。

（2）通过倾向值调整组间的混杂因素，使临床观察性数据可以成为循证医学的诊疗证据，而这些数据获取成本低且量大，更能够反映医疗实践中实际存在的疾病谱。

（3）该方法适用于混杂因素很多，而结局变量发生率很低的情况，而传统多元模型并不适合。

（4）在无法实现随机化的药物临床试验以及医疗器械临床试验中，可以通过倾向评分方法，均衡组间的混杂因素。

（5）在意向性治疗（intention to treat，ITT）分析中，综合考虑脱落病例的基线水平与结局发生情况，采用倾向评分方法对其完成临床试验的条件概率进行估计并纳入 ITT 分析，与传统分析中对于脱落病例只采用末次观察推进法（last observation carried forward）进行数据接转完成 ITT 分析相比，对外部人群具有更强的外推性。

2. 倾向评分方法的局限性

（1）该方法只能均衡观测到的变量，对潜在的未知混杂因素引起的偏倚无能为力（但目前也有学者认为使用工具变量分析可以均衡未知混杂因素引起偏倚，具体方法请参考相关文献）。对于倾向评分不能控制潜在的未知混杂因素引起的偏倚这一局限性，目前通常采用敏感性分析来判断倾向评分过程中是否遗漏了重要的混杂因素（敏感性分析具体方法见后文"3. 敏感性分析"）。

（2）样本量较小时，即使通过倾向评分方法调整，组间协变量的分布也不能达到满意的均衡效果。

（3）如果匹配后样本占匹配前样本的比例过小，会改变样本构成，从而影响对处理效应的估计。

（4）当处理组和对照组倾向值没有重叠或者重叠范围较少时，组间缺乏可比性，无法进行合适的匹配。

总之，倾向评分方法在大样本观察性临床研究中的应用日益广泛，但在运用时，仍要考虑其是否使用于所分析数据。

3. 敏感性分析 倾向评分法能够平衡处理组和对照组间混杂因素的前提条件是所有的混杂因素都考虑到了，但是如果仍有重要的混杂因素被遗漏了，那么这种遗漏会导致回归方程中由误差项所反映的未被观测到的异质性变得不随机，由此产生的偏差称为隐藏偏倚。隐藏偏倚的存在会导致这样一种现象的发生：具有相同协变量（即混杂因素）观测值的个体却具有不同的处理分配概率，即处理分配依赖于未考虑到的协变量。例如，两个研究个体具有相同协变量观测值，但是由于存在一些潜在的协变量没有被考虑到，而它们在这些潜在变量上的取值可能是不同的，那么研究个体实际被分配到处理组的概率也不同，因而我们估计出来的倾向值和平均处理效应就会有误差。

潜在偏倚是无法从数据中估计的，但是可以通过敏感性分析来检验或评估研究结果对潜在偏倚的敏感程度。

敏感性分析的具体过程为：从原模型中移除一个协变量，重新进行倾向评分，得到一系列 range（E_0），如果其与没有移除变量时的 E_0 相比，变化不大，则说明原模型平均处理效应估计对潜在偏倚不敏感；或者协变量对应的 break even（ρ）都很小，也说明原模型平均处理效应估计对潜在偏倚不敏感。

下面以灯盏细辛注射液对肝功能的影响为例介绍敏感性研究。

在研究中，我们考虑了阿司匹林、总费用等 50 多个变量，但做敏感性分析时，在不影响分析结果的情况下，表中只给出部分重要变量的敏感性分析结果，如表 5-32。第 1 列

Var 表示从倾向评分模型中移除的协变量名称；第 2 列 E_0 表示排除 Var 后由倾向评分模型估计的 E_0 和 $range$（E_0），第 3 列为 $break\,even$（ρ）。

表 5-32　部分重要变量敏感性分析结果

Var	E_0	$range$（E_0）		$break\,even$（ρ）
阿司匹林	0.05	0.02	0.18	−0.01
总费用	0.07	0.02	0.13	−0.02
费别	0.08	0.02	0.13	0.00
参麦注射液	0.05	0.04	0.09	0.01
住院天数	0.09	0.04	0.12	0.00
职业	0.06	0.04	0.07	−0.02
辛伐他汀	0.07	0.04	0.09	0.00
头孢硫脒	0.07	0.05	0.08	0.01
硝苯地平	0.05	0.04	0.07	0.01
美托洛尔	0.07	0.05	0.07	0.00
前列地尔	0.06	0.05	0.07	0.01
苦碟子注射液	0.05	0.04	0.07	0.00
地高辛片	0.08	0.05	0.09	0.00
硝酸异山梨酯	0.05	0.04	0.06	0.01

表 5-32 的结果表明，大多数协变量的 $range$（E_0）与 E_0 比较，变化都不大，且它们对应的 $break\,even$（ρ）都很小，则说明平均处理效应估计对潜在偏倚不敏感，即表本研究可能不存在没有考虑到的混杂因素。

（易丹辉　凤　博　冯　倩　刘　艳　张一开　贾萍萍）

第三节　数据挖掘

信息时代里，大数据在给人们提供方便的同时也带来一系列问题。由于数据量过大，超出了人们掌握、理解数据的能力，因而，如何正确使用数据是一个问题。数据挖掘和知识发现是 20 世纪 90 年代兴起的一门信息处理技术，它是在数据和数据库急剧增长，远远超过人们对数据处理和理解能力的背景下产生的，也是数据库、统计学、机器学习、可视化与高性能计算技术等多学科发展融合的结果。

知识发现是指从大量数据中提取有效的、新颖的、潜在有用的、最终可被理解的模式的非平凡过程。数据挖掘是整个知识发现过程中的一个重要步骤，它运用一些算法从数据库中提取用户感兴趣的知识。由于数据挖掘对知识发现的重要性，目前大多数知识发现的研究都集中在数据挖掘的算法和应用上，因此很多研究者往往对数据挖掘与知识发现不作严格区分，把两者等同使用。

数据挖掘涉及各种各样的算法来完成不同的任务。所有这些算法都试图为数据建立合适的模型，利用算法来分析数据，并确定与所分析数据的特征最符合的模型。一般来说，数据挖掘算法由模型、偏好和搜索三部分组成。算法的目的就是找到适合于数据的模型，但必须使用一些标准来进行模型选择。所有的算法都要使用搜索与优化技术对模型进行搜索。

如图 5-18 所示，数据挖掘模型在本质上可分为预测型模型和描述型模型两类。在图中可以看到，每类模型都用来完成一些数据挖掘任务。

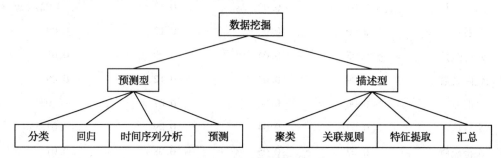

图 5-18　数据挖掘模型与任务

预测型模型是对数据的值进行预测。它能够完成的数据挖掘任务包括分类、回归、时间序列分析和预测等。描述型模型是对数据中的模式或关系进行辨识。与预测型模型不同的是，描述型模型提供了一种探索被分析数据性质的方法，而不是预测新的性质。聚类、关联规则、特征提取和汇总都通常都被视为是描述型的。

一、数据挖掘的基本步骤

知识发现是一个包含了许多不同步骤的过程，这个过程的输入的是原始数据，而过程的输出则是用户期望的有用信息和知识。然而，由于挖掘目标可能是不清楚或不准确的，因此，过程本身是人-机交互的，而且可能要花费大量的时间。为了保证知识发现过程最终结果的有用性和准确性，整个过程都离不开交互作用，并且需要领域专家和技术专家的参与。图 5-19 列出了知识发现的全过程。

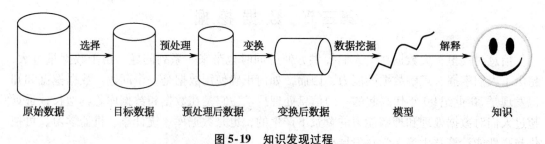

图 5-19　知识发现过程

知识发现过程由以下五个基本步骤组成：

步骤 1：选择。数据挖掘过程所需要的数据可能从不同的异构数据源获取，因此，第一步就是从各种数据库、文件和非电子数据源中获取数据。

步骤 2：预处理。初始数据中可能会有一些错误的或者缺失的数据。由于数据源、数据类型以及度量的多样性，可能会有一些不规则数据，还会有一些同时实施的不同操作。

错误的数据可以被修正或剔除，但缺失的数据必须被补充或者预测（通常使用数据挖掘工具）。

步骤3：变换。为了便于挖掘，从不同数据源获取的数据必须转换成统一的格式。一些数据可能需要编码或者变换成更容易使用的格式，或者采用数据归约来减少所考虑的数据属性值的数量。

步骤4：数据挖掘。基于所进行的数据挖掘任务，应用算法于变换后的数据来产生期望的挖掘结果。

步骤5：解释/评价。数据挖掘的结果如何提交给用户是一个非常重要的问题，这是因为数据挖掘结果的有用性主要取决于这一步。在知识发现最后一步，通常使用各种可视化工具和图形用户界面来展现结果。

为了使数据适于挖掘以及提供更有意义的结果，需要使用数据变换技术，即数据的实际分布需要一定的变换，以便于要求特殊类型数据分布的技术更容易使用；在某些情况下将实值属性离散化可能更适于处理；有些数据可能还需要剔除，如异常点和不经常发生的极端值等；还可以利用函数对数据进行变换，如一个常用的变换函数就是对数函数，即使用数值的对数而不是数值本身。不论是降低维数（属性数），还是减轻数据值的可变性，以上这些技术都使得数据挖掘任务更加容易进行。异常点的剔除实际上可以提高挖掘结果的质量。但在整个知识发现过程中，进行变换时一定要谨慎小心。如果错误地使用变换改变了数据，很可能导致数据挖掘的结果不准确。

这里所说的可视化是指数据的视觉展现。当考查数据结构的时候，可视化是非常有用的技术。例如，一个展现数据变量分布的折线图要比用公式表示的数据变量分布更容易理解，并可能提供更多的信息。将挖掘结果的数学符号表示与文本型描述相比，可视化技术使用户更容易概括、抽取和掌握复杂的结果。可视化工具不但可以作为一项数据挖掘技术来汇总数据，而且数据挖掘任务的复杂结果也可用可视化技术来展现。

数据挖掘过程本身也很复杂，有许多不同的数据挖掘应用方法和算法。为了使算法更加有效，每种算法都要谨慎地使用。而为了保证挖掘结果准确和有意义，一定要正确地解释和恰当地评价发现的模式。

二、数据挖掘的主要任务与基本方法

数据挖掘的主要任务包括降维与特征提取、关联规则、分类与回归、聚类和异常检测等。

（一）降维与特征提取

在数据挖掘中，一个经常碰到的情形就是数据具有高维特征。传统的数据库模式都是由许多不同属性组成的，但在求解某一给定的数据挖掘问题时可能并不需要全部属性。事实上，其中的一些属性可能会对数据挖掘任务的正确执行造成干扰，而另一些属性则可能增加算法的复杂性并降低算法的效率。这个问题有时被称作"维数灾难"，即由于涉及属性过多，导致难以确定使用哪些属性。高维问题的一个解决方案是降维，即减少属性的个数。但是，确定哪些属性是多余的，并非能够轻易完成。在模式分类、回归分析和聚类分析等数据挖掘任务中，降维通常是一个重要的数据预处理步骤。降维的主要方法包括特征选择和特征提取两类。

特征选择包括信息增益、互信息、卡方检验等多种方法，其中信息增益和卡方检验是比较常用的两种方法。特征选择方法的基本思想是首先将各个特征的重要程度进行量化，然后根据各个特征的重要性得分值进行选择。因此，如何量化特征的重要性，建立特征评估函数，就成了各种特征选择方法间最大的不同。以模式识别为例，在卡方检验中使用特征与类别间的关联性来进行这个量化，关联性越强，特征得分越高，该特征越应该被保留。在信息增益中，重要性的衡量标准就是看特征能够为分类系统带来多少信息，带来的信息越多，说明特征越重要。

特征提取是指对输入模式的原始观测数据所进行的一组变换，以便在比原始观测数据维数较低的特征空间对模式进行有效的描述或分类。在模式识别系统设计等实际问题中，原始数据经常包含一些多余的或重复的信息，为了减少整个识别系统获取原始观测数据的费用和相应的计算工作量以及改善识别系统的性能，有必要通过特征提取把模式变换到较低维数的特征空间中去。事实上，特征提取是模式识别的一个关键步骤。

特征抽取的方法主要有主成分分析、独立成分分析、因子分析以及多维尺度分析等多元统计分析方法。

（二）关联规则

1. 算法原理　关联规则是数据挖掘中最重要的任务之一，它的目标是发现事务（transactions）数据库中项目（items）之间有趣的关联。关联规则算法分析（association rule analysis）是被广泛应用于大规模单维或多维数据项目集内部隐藏关联的解析，其原理简洁、形式简单、易于解读，适用于 HIS 数据挖掘，常被应用于不同类别中、西药物联合用药规律的探索性研究。

Apriori 算法是最为常用的经典的关联规则数据挖掘算法，其算法核心为基于两阶段频集递推思想，对数据集进行逐层搜索以迭代识别所有的频繁项目集（frequent item sets）并据此构造关联规则。识别全部频繁项目集是 Apriori 算法的关键过程，此过程中关联规则模型的建立受到支持度和置信度的双重约束。

在 Apriori 算法分析过程中，每一条关联规则都呈现为 $A \rightarrow B$ 形式的蕴含式，支持度（support）与置信度（confidence）是必备的重要约束参数，其公式分别为：Support $(A \rightarrow B) = P(A \cup B)$；Confidence$(A \rightarrow B) = P(A \mid B)$。任何事件间的关联规则都是在支持度与置信度的条件约束下建立的。简而言之，对于事件 A 与事件 B 的关联规则而言：支持度即为在所有的事务中同时出现事件 A 和事件 B（两种事件同时发生）的概率，描述关联规则的频度，是对关联规则重要性的度量。置信度是在所有事务中，在出现事件 A 的基础上再出现事件 B（从一个事件发生可以推断另一个事件发生）的概率，属于条件概率，描述关联规则的强度，是对关联规则准确度的度量。最小支持度（min-support）表示筛选提取的项目集在统计意义上的最低重要性，最小置信度（min-confidence）表示建立的关联规则的最低可靠性。因此，基于关联规则的数据分析，就是寻找全部同时满足预先设定最小支持度、最小置信度条件的关联规则。

Apriori 算法是最著名的关联规则算法，已经为大部分商业软件所使用。该算法在关联规则挖掘过程主要包含两个阶段：第一阶段必须先从数据集合中找出所有的高频项目组（frequent itemsets），第二阶段再由这些高频项目组中产生关联规则。

关联规则挖掘的第一阶段必须从原始数据集合中找出所有高频项目组。高频的意思是指相对于所有记录某一项目组出现的频率，必须大于等于所设定的最小支持度阈值。一个满足最小支持度的 k-itemsets，则称为高频 k-项目组（frequent k-itemsets）。算法从高频 k-项目组中再产生高频（$k+1$）-项目组，直到无法再找到更长的高频项目组为止。

关联规则挖掘的第二阶段是要从高频项目组产生关联规则。利用前一步骤的高频 k-项目组来产生规则，在最小置信度的条件阈值下，若一规则所求得的置信度满足最小置信度，称此规则即为关联规则。

2. 优势与缺点 Apriori 算法的突出优势在于算法架构简单、易于操作、对数据要求低，可以定量地精细刻画变量间相互影响的复杂关系。在药物核心关联网络的可视化构建中，可以用来阐明临床联合用药特征等关键规律。

Apriori 算法的缺点为分析过程中伴随大量候选集的产生与数据库全部记录的重复扫描，由此导致的庞大计算量占据过多资源，这在大规模临床数据库分析中表现得较为突出。

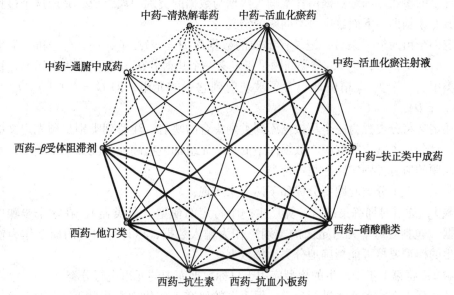

注：粗线表示联合使用频率 30% 以上，细线表示联合使用频率 10%～30%，
虚线表示联合使用频率 10% 以下

图 5-20 冠心病患者各类中西药物联合使用关联规则网络例图

关联规则网络图对变量关联性的呈现具备良好直观性，如上图 5-20 所示：在相应支持度、置信度的筛选与建立条件约束下，10 种类别的中西药物被纳入关联规则网络图，粗线表示联合使用频率 30% 以上，细线表示联合使用频率 10%～30%，虚线表示联合使用频率 10% 以下。

从上面的介绍还可以看出，关联规则挖掘通常比较适用于记录中的指标取离散值的情况。如果原始数据库中的指标值是取连续的数据，则在关联规则挖掘之前应该进行适当的数据离散化，数据的离散化是数据挖掘前的预处理环节，离散化的过程是否合理将直接影响关联规则的挖掘结果。随着许多实际应用问题越加复杂，已有大量研究从不同的角度对关联规则做了扩展，将更多的因素集成到关联规则挖掘方法之中，以此丰富关联规则的应用领域，拓宽支持管理决策的范围。例如，考虑属性之间的类别层次关系、时态关系和多表挖掘等。近年来围绕关联规则的研究主要集中于两个方面，即扩展经典关联规则挖掘能够解决问题的范围和改善经典关联规则挖掘算法的效率。

（三）分类与回归

分类是指将数据映射到预先定义好的群组或类。因为在分析观测数据之前，类别就已经被确定了，所以分类通常被称作有指导的学习。分类算法通常通过观察已经知道所属类别的数据特征来描述类别。模式识别就是一类分类问题。输入的模式根据它与预先定义好的类别的相似度，被划分到某一类中去。作为最常用的一种数据挖掘技术，分类技术已经被广泛应用于许多领域，如图像识别、医疗诊断、贷款审批、工业应用中的故障检测和金融市场走势分类等。分类与预测有着密切的关系。通常认为，当被预测的值是连续值时，称之为预测；当被预测的值是离散值时，称之为分类。回归分析是预测中最重用的一种建模方法。

进行分类的所有方法都假设已知训练数据的类别标签。通常利用训练集来计算分类技术需要确定的参数，训练数据由样本输入数据与数据的类别归属组成。完成这个过程一般需要领域专家辅助。下面给出分类问题的定义。

给定一个由元组（条目，记录）组成的数据库 $D = \{t_1, t_2, \cdots, t_n\}$ 和一个类别集合 $C = \{C_1, C_2, \cdots, C_m\}$，分类问题是指定义一个映射 $f: D \rightarrow C$，其中每个元组 t_i 被分配到一个类中。一个类 C_j 精确地包含了被映射到它中的元组，即 $C_j = \{t_i \mid f(t_i) = C_j, 1 \leq i \leq n, t_i \in D\}$。

上述定义将分类视为一个从数据库到类别集合的映射。注意到类别是预先定义的，不重叠的，且分割了整个数据库。数据库中的每个元组都被精确地分配到某个类中。对于一个分类问题的所有类别实际上是等价类。

实际上，一个分类问题要分成如下两步来实现：

步骤 1：通过对训练集进行计算产生一个特定的模型（分类器）。在这个步骤中，以训练数据（包括对每个元组定义的类别）作为输入数据，以计算得到的模型作为输出数据。产生的模型要尽可能精确地分类训练数据。

步骤 2：将第 1 步中产生的模型应用于目标数据库中的元组进行分类。

虽然实际上在步骤 2 才进行分类，但更多的研究工作集中在步骤 1，步骤 2 通常是很简单的。

根据分类算法所采用的基本思想，可以给出不同类型的分类算法，如图 5-21 所示。其统计算法直接基于统计信息进行分类，基于距离的算法利用相似性或者距离度量进行分类。决策树、神经网络和支持向量机等利用各自的结构进行分类，基于规则的分类算法则生成 IF-THEN 规则进行分类。

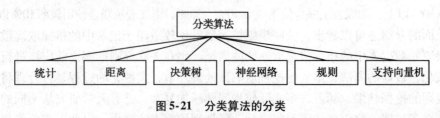

图 5-21　分类算法的分类

在实际的模式分类问题中，我们不但有多种不同类型的分类器可供选择，而且在每种类型的分类器中也有多种参数需要选择，比如在 k-最近邻分类器中选择多少近邻、在决策树分类器中的叶节点数目和在神经网络的隐层中有多少个神经元。不同的选择就对应着不同的分类器。一个自然的、判断分类器表现的评价准则是这个分类器做出错误分类的概率有多大。一个没有发生错误的分类器可能是完美的，但由于存在噪声数据，在实际中我们并不希望构建这样的分类器，这就是过拟合问题。如果分类器精确地拟合训练数据，则它可能不会很好地应用于更广泛的数据总体。解决过拟合问题的有效途径是依据结构风险最小化准则来选择和设计分类器。所谓的结构风险最小化就是在保证分类精度（经验风险）的同时，降低分类器的模型复杂度，从而使分类器在整个样本集上的期望风险得到控制。

回归是指将数据项映射到一个实值预测变量。事实上，回归涉及学习一个可以完成该映射的函数。回归首先假设一些已知类型的函数（如线性函数、Logistic 函数等）可以拟合目标数据，然后利用某种误差分析确定一个与目标数据拟合程度最好的函数。

下面用简单的一元线性回归公式描述一下回归建模过程。假设在训练样本中有 k 个点，则可以得到下列 k 个等式。

$$y_i = c_0 + c_1 x_i + \varepsilon_i, \ i = 1, \ 2, \ \cdots, \ k \qquad \text{（公式 5.67）}$$

对于简单的线性回归，给定观测值 (x_i, y_i)，可以用平方误差技术来表示误差 ε_i。为了使平方误差极小化，需要应用最小二乘法。用这种方法找到适当的系数 c_0、c_1 以使平方误差在观测值集合上最小化。误差的平方和为：

$$L = \sum_{i=1}^{k} \varepsilon_i^2 = \sum_{i=1}^{k} (y_i - c_0 - c_1 x_i)^2 \qquad \text{（公式 5.68）}$$

取相应系数的偏导数并令其为零，求解后可以得到系数的最小二乘估计 $\hat{c}_0$ 和 $\hat{c}_1$。

回归分析与相关关系之间有紧密的联系。相关分析研究的是现象之间是否相关、相关的方向和密切程度，但一般不区别自变量或因变量。而回归分析则要分析现象之间相关的具体形式，确定其数量依存关系，并用数学模型来表现具体关系。比如说，从相关分析中我们可以得知"质量"和"用户满意度"变量密切相关，但是这两个变量之间到底是哪个变量受哪个变量的影响，影响程度如何，则需要通过回归分析方法来确定。

一般来说，回归分析是通过规定因变量和自变量来确定变量之间的数量依存关系，建立回归模型，并根据实际观测数据来求解模型的各个参数，然后评价回归模型是否能够很好地拟合实测数据。如果能够很好地拟合，则可以根据自变量作进一步预测。

（四）聚类与异常点检测

聚类作为数据挖掘的一个重要的研究领域，近年来备受关注。从机器学习的角度看，聚类是一种无监督的机器学习方法，它是将样本数据集合划分为由类似的样本点组成的多个类的过程。聚类方法作为一类非常重要的数据挖掘技术，其主要是依据样本点间相似性的度量标准将数据集自动分成几个群组，且使同一个群组内的样本点之间相似度尽量高，而属于不同群组的样本点之间相似度尽量低的一种方法。聚类中的组不是预先定义的，而是根据实际样本数据的特征，按照样本点之间的相似性来定义的，聚类中的组也称为簇。一个聚类分析系统的输入数据是一组样本和一个度量样本点间相似度（或距离）的标准，而输出则是簇集，即数据集的几个类，这些类构成一个分区或者分区结构。

聚类的过程可以分为特征选择和特征提取、聚类算法选择和设计、聚类验证以及结果解释和可视化四个基本步骤，如图 5-22 所示。

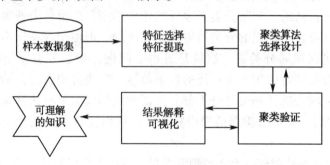

图 5-22　聚类的过程

　　根据聚类算法所采用的基本思想，可以给出不同类型聚类算法的分类，如图 5-23 所示。其中层次聚类方法与划分聚类方法是最主要的两大类方法。所谓层次聚类是指产生一个嵌套的簇集。在层次体系中，每一层都有一些分开的簇；在最低层，每一个元组都组成一个单独的簇；在最高层，所有的元组都属于同一个簇。在层次聚类中，不必输入簇的数目。所谓划分聚类是指利用算法构造成一个簇集，其中簇的数目由用户指定或系统指定。传统的聚类算法为了满足内存要求，一般都是针对数值型的小型数据库设计的。但是，近来的许多算法都是针对大型动态数据库设计的，并且能够处理类别数据。为了满足内存约束，这些针对大型数据库设计的算法或者采取对数据进行抽样，或者利用数据结构来压缩或修剪数据库。基于是否产生重叠或非重叠的簇也可得到其他的聚类算法。

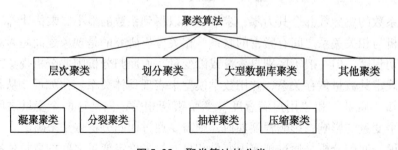

图 5-23　聚类算法的分类

　　聚类分析的一个附加的结果是对每个类的综合描述，这种结果对于更进一步深入分析数据集的特性是尤其重要的。聚类方法尤其适合用来讨论样本间的相互关联从而对一个样本结构做一个初步的评价。数据挖掘中的聚类研究主要集中在针对海量数据的有效和实用的聚类方法上。聚类方法的可伸缩性、高维聚类分析、分类属性数据聚类、具有混合属性数据的聚类和复杂类型数据聚类等问题是目前数据挖掘研究人员最为感兴趣的。

　　在聚类过程中，异常点的处理是非常困难的。所谓异常点是指不属于任何簇的成员。虽然它们可以被视为孤立的簇，但是如果一个聚类算法试图发现较大的簇，则这些异常点就会被迫被归入到某些簇中。由于将两个簇合并到一起并且保留了异常点的簇，这可能会导致产生效果不好的簇。

　　为了保证聚类效果，聚类算法可以发现并剔除异常点。但在实际剔除异常点时一定要谨慎。例如，假设数据挖掘问题是水灾预报，与正常水位值相比，非常高的水位值很少发生，因此可视为异常点。但如果剔除异常点，则数据挖掘算法就不能有效地预报水灾，这是因为反映水灾即将发生的数据已经被剔除了。

异常点检测或异常点数据挖掘是指在数据集中标识出异常点的过程。发现异常点后，利用聚类或者其他数据挖掘算法可以剔除它们或者按不同方式处理。许多异常点检测是基于统计技术的。通常假设数据集服从一个已知的分布，然后通过众所周知的不一致性检验来检测出异常点。但是由于现实世界数据集不一定服从简单的数据分布，所以这种方法对于真实数据是不适用的。另外，大多数统计检验都假设使用单属性数值，而现实世界中数据集中的数据都是多属性的。此时采用基于距离测度的检测技术可能是一条可行的途径。

聚类和异常点检测已经被广泛应用于许多领域，如生物学、药学、人类学、市场营销和经济学等。聚类应用包括动植物分类、疾病分类、图像处理、模式识别和文本检索。例如，利用聚类分析可能发现同种疾病不同年龄段的患者用药不同，从而获得不同年龄段患者用药特点，还可对患者进行分层分析，更具有针对性。同聚类分析技术一样，异常检查也具有广泛的应用，如发现药物特异用法、疾病的特殊证型等。

三、文本数据挖掘

文本挖掘就是从大量的文档中发现隐含知识和模式的一种方法和工具，它从数据挖掘发展而来，但与传统的数据挖掘又有许多不同。

文本挖掘的对象是文档。文档内容是人类所使用的自然语言，因而缺乏计算机可理解的语义。传统数据挖掘所处理的数据是结构化的，而文档大都是半结构或非结构的。所以，文本挖掘面临的首要问题是如何在计算机中合理地表示文本，使之既要包含足够的信息以反映文本的特征，又不至于过于复杂使学习算法无法处理。

对文本挖掘技术的理解可以用图5-24来说明。图5-24由三部分组成：底层是文本挖掘的基础领域，包括数据挖掘与机器学习、数理统计、自然语言处理；在此基础上是文本挖掘的基本技术，有五大类，包括文本数据预处理、文本分类与聚类、文本关联分析、文本信息检索与抽取、文本自动摘要；在基本技术之上是两个主要应用领域，包括信息访问和知识发现，信息访问包括信息检索、信息浏览、信息过滤、信息报告，知识发现包括文本数据分析与文本数据分类、聚类与关联分析等。总之，这里把对文本数据的预处理、信息检索、信息抽取和自动摘要以及从文本中发现知识都看作是文本挖掘。

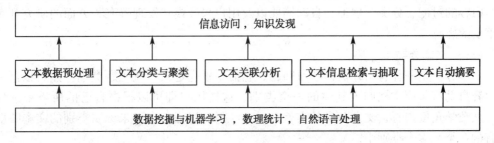

图5-24　文本挖掘技术

对于人类而言，目前的大多数信息都是以文本数据的形式生成、呈现、存储、加工和处理的，而且随着互联网的快速发展，电子化的文本数量增长越来越快。同时，在企业、政府机构中，绝大多数的信息也都以文本的形式存在。因此，文本挖掘技术被认为具有较高的潜在价值。

文本数据预处理是文本挖掘的一个基本问题，主要包括文本表示及其特征提取。文本表示是指将半结构或无结构的原始文本转化为结构化的计算机可以识别处理的信息的过程，即对文本进行科学的抽象，建立它的数学模型，用以描述和代替文本，使计算机能够通过对这种模型的计算和操作来实现对文本的识别。由于文本是非结构化的数据，要想从大量的文本中挖掘有用的信息就必须首先将文本转化为可处理的结构化形式。目前人们通常采用向量空间模型来描述文本向量，但是如果直接用分词算法和词频统计方法得到的特征项来表示文本向量中的各个维，则会产生一个高维向量空间。在高维空间中，这种未经处理的文本向量不仅给后续工作带来巨大的计算量，使整个处理过程的效率非常低下，而且会损害分类和聚类算法的精确性，从而使所得到的结果很难令人满意。因此，必须对文本向量做进一步处理，在保证原文含义的基础上，找出对文本特征类别最具代表性的文本特征。为了解决这个问题，最有效的办法就是对文本向量通过特征提取技术来降维。

目前有关文本表示的研究主要集中于文本表示模型的选择和特征项选择算法的选取上。用于表示文本的基本单位通常称为文本的特征或特征项。特征项必须具备以下特性：①特征项要能够确实标识文本内容；②特征项具有将目标文本与其他文本相区分的能力；③特征项的个数不能太多；④特征项分离要比较容易实现。

在中文文本中可以采用字、词或短语作为表示文本的特征项。相比较而言，词比字具有更强的表达能力，而词与短语相比，词的切分难度比短语的切分难度小得多。因此，目前大多数中文文本分类系统都采用词作为特征项，称作特征词。这些特征词作为文档的中间表示形式，用来实现文档与文档、文档与用户目标之间的相似度计算。

向量空间模型是文本挖掘中最常用的文本表示模型。向量空间模型把对文本内容的处理简化为向量空间中的向量运算，并且以空间上的相似度表达语义的相似度。

如果把所有的词都作为特征项，那么特征向量的维数将过于巨大，从而导致计算量太大，在这样的情况下，要完成文本分类几乎是不可能的。特征项的选择和提取应在保留文本核心信息的情况下尽量减少要处理的单词数，以此来降低向量空间维数，从而简化计算，提高文本处理的速度和效率。对于文本数据，除了可用一般性方法进行降维外，还可用一些特殊的特征选择和提取方法，例如停用词的过滤和关键词抽取等。文本特征提取对文本内容的过滤、分类、聚类、自动摘要以及用户兴趣模式发现等有关方面的研究都有非常重要的影响。

（一）文本分类

文本分类是一种有指导机器学习问题，它需要事先定义一些主题类别。然后根据文本的内容自动将每篇文档归入其中的一个类别，这样用户即可以根据自己的所需来选择信息。从数学角度来看，文本分类其实就是一个映射的过程，它将未标明类别的文本映射到已有的一个或多个类别中。

与一般的模式分类过程一样，文本分类也分为训练和分类两个阶段，具体过程如下：

训练阶段，首先需要确定类别的集合 C，这些类别可以是层次式的，也可以是并列式的。再选择适量具有代表性的文档组成训练文档集合 D，确定训练文档集 D 中的每个训练文档 D_i 所属的类别 C_j，然后提取训练文档 D_i 的特征，得到特征向量。通过对以特征向量表示的训练文档集进行计算产生一个特定的模型（分类器）。

分类阶段，将训练阶段产生的模型应用于测试文档集合 T 中的每个待分类文档进行分类。

文本分类本质上就是为一个文档分配一个或多个预定义类别的问题，因此，文本分类的方法大部分来自于模式分类，例如朴素贝叶斯分类、决策树、支持向量机、神经网络和 K-最近邻方法等。

（二）文本聚类

文本聚类是指将文本根据其特征归类。也就是说，将给定的文本集合分为若干子集，称之为类，使得各个类内部的文本相似，而类与类之间的文本不相似。各种聚类方法原则上都可以用在文本聚类上。目前，有多种文本聚类算法，大致可以分为两种类型，即层次聚类法和划分聚类法。

（三）文本关联分析

文本关联分析是指从文档集合中找出不同特征词之间的关系。同文本分类与文本聚类一样，文本关联分析首先也要对文本数据进行预处理，然后才能调用关联规则挖掘算法进行关联分析。

在文档数据库中，可以将每个文档视为一个事务，文档中特征词或者关键词可视为事务中的项目，文档数据库可以表示为事务数据库的形式，即 ｛Document_ID, Keyword_1, Keyword_2, …, Keyword_k｝，从而文档数据库中特征词关联挖掘的问题就可以映射为事务数据库中的关联规则挖掘。

值得一提的是，频繁地出现连续或者非常邻近的特征词可形成短语。文本关联分析与挖掘过程有助于找出领域相关的短语，即复合关联（compound associations）；文本关联分析与挖掘过程也有助于找出领域相关的术语，即非复合关联（noncompound associations）。基于复合关联和非复合关联的挖掘统称为"术语级关联挖掘"。在文本分析中，术语级关联挖掘有两个优点：第一，可以自动标记术语和短语，而无须人工标记；第二，挖掘算法的运行时间很短且无意义的结果数量极大减少。在术语级关联分析与挖掘的基础上，还可以进一步进行文本分类和文本聚类等挖掘任务。

四、时间序列数据挖掘

时间序列是一种重要的高维数据类型，它是由客观对象的某个物理量在不同时间点的采样值按照时间先后次序排列而组成的序列，在经济管理以及工程领域具有广泛应用，在医学领域也有重要应用，如使用某种药物出现某种 ADR，从而使用另一种药物对 ADR 进行治疗，即表现为时间序列关系，利用时间序列数据挖掘，可以获得数据中蕴含的与时间相关的有用信息，实现知识的提取。时间序列数据本身所具备的高维性、复杂性、动态性、高噪声特性以及容易达到大规模的特性，因此时间序列挖掘是数据挖掘研究中最具有挑战性的十大研究方向之一。目前重点的研究内容包括时间序列的模式表示、时间序列的相似性度量和查询、时间序列的聚类、时间序列的异常检测、时间序列的分类、时间序列的预测等。

由于时间序列数据本身所具备的特性，直接在时间序列上进行数据挖掘不但在储存和计算上要花费高昂代价而且可能会影响算法的准确性和可靠性。时间序列的模式表示是一种对时间序列进行抽象和概括的特征表示方法，是在更高层次上对时间序列的重新描述。时间序列的模式表示具有压缩数据、保持时间序列基本形态的功能，并且具有一定的降噪能力。常用的时间序列模式表示方法主要包含频域表示法、分段线性表示法、符号表示法以及主成分分析表示法等。频域表示的基本思想是将时间序列从时域通过傅里叶变换或小波变换映射到频域，用很少的低频系数来代表原来的时间序列数据，这种方法虽然数据浓缩的效率很高，但是对噪声敏感，而且不直观。分段线性表示法的基本思想是用 k 个直线段来近似代替原来的时间序列，这种方法能够实现数据压缩的目的，而且允许在时间轴上进行缩放，但实现过程较复杂，且要求事先给出直线段数 k。k 值的选择是一个关键因素，太小则丢失有用信息，太大又会产生过多的冗余信息。时间序列的符号化表示就是通过一些离散化方法将时间序列的连续实数值或者一段时间内的时间序列波形映射到有限的符号表上，将时间序列转换为有限符号的有序集合。符号化表示的优点在于可以利用许多字符串研究领域的成果，缺点在于如何选择合适的离散化算法，解释符号的意义，以及定义符号之间的相似性度量。主成分分析是一种常见的降维方法。在时间序列的模式表示中，通过对整个时间序列数据库的整体表示实现对整个时间序列数据库的特征提取和压缩。其优点在于计算精度高且对噪声数据的鲁棒性强，但由于在奇异值分解过程中涉及特征值计算，计算开销较大。

时间序列的相似性度量是时间序列数据挖掘的基础。时间序列由于其特定的形状特征，使得目前常用的一些相似性度量和聚类方法失去了原有的优越性，而几乎所有的时间序列挖掘算法都涉及计算序列之间的相似性问题。目前，时间序列的相似性度量主要采用 L 范数（例如欧几里得距离）、动态时间弯曲距离、最长公共子序列、编辑距离、串匹配等。前两种相似性度量方法应用较为广泛。但是欧几里得距离不支持时间序列的线性漂移和时间弯曲，动态时间弯曲距离的计算量很大，不适合直接应用于海量时间序列的挖掘，从而限制了其在时间序列数据挖掘上的广泛应用。

虽然各种聚类方法已经在数据挖掘领域中得到了较为深入的研究，但这些方法大多是针对关系数据库中的静态数据对象而提出的。然而在现实世界中越来越多的应用涉及流数据和时间序列数据等随时间变化的复杂动态数据对象的聚类分析。由于时间序列数据与静态数据有着极大的不同，故对其进行聚类分析有着很大的复杂性。近年来，涌现出许多时间序列聚类方法，这些时间序列数据聚类方法大体上可以分为三种，即基于原始数据的聚类、基于特征的聚类和基于模型的聚类。其中后两种方法的核心思想是利用时间序列的模式表示方法把时间序列数据转化为静态的特征数据或者是模型参数，然后再直接应用静态数据的聚类方法来完成聚类任务。

在对时间序列进行分析时，经常希望能够发现这些时间序列在不同时间段的形态有何关联关系。这种关联关系一般表现为时间序列中频繁出现的变化模式和极少出现的变化模式。这种极少出现的变化模式称之为异常模式。在某些领域，异常模式的发现对人们来说往往更有价值，例如医院可以从患者的心电图序列中发现异常模式从而进行诊断和治疗。按照异常的表现形式不同，线性时间和空间上时间序列的异常主要可以分为点异常和模式异常两种，它们都是用于发现一条时间序列上的异常情况的。模式异常是指在一条时间序列上与其他模式之间具有显著差异的模式。事实上，点异常也可以认为是长度为 1 的模式异常。目前已经提出多种时间序列异常检测方法，例如基于人工免疫系统的时间序列异常检测、基于支持向量聚类的时间序列异常检测以及后缀树和马尔可夫模型的时间序列异常检测。

时间序列分类是时间序列数据分析中的重要任务之一，不同于时间序列分析中常用的算法与问题，时间序列分类是要把整个时间序列当作输入，其目的是要赋予这个序列某个离散标记。它比一般分类问题困难，主要在于要分类的时间序列数据不等长，这使得一般的分类算法不能直接应用。即使是等长的时间序列，由于不同序列在相同位置的数值一般不可直接比较，一般的分类算法依然还是不适合直接应用。为了解决这些难点，通常有两种方法：第一，定义合适的距离度量，使得在此度量意义下相近的序列有相同的分类标签，这类方法属于领域无关的方法；第二，首先对时间序列建模（利用序列中前后数据的依赖关系建立模型），再用模型参数组成等长向量来表示每条序列，最后用一般的分类算法进行训练和分类，这类方法属于领域相关的方法。

预测是对尚未发生或目前还不明确的事物进行预先的估计和推测，是在现时对事物将要发生的结果进行探讨和研究，简单地说就是指从已知事件测定未知事件。进行预测的总原则是：认识事物的发展变化规律，利用规律的必然性进行科学预测。时间序列预测主要包括三种基本方法：内生时间序列预测技术；外生时间序列预测技术；主观时间序列预测技术。

五、复杂网络社区发现

（一）复杂网络简介

许多真实世界中的复杂系统可以被抽象表示成网络的形式，用网络的节点表示系统的组成要素，网络中的边表示组成要素之间的各种关系。例如，在对复方药物配伍网络进行建模时，可以把单个复方的组成药物作为节点，并相互构成完全图，连接某两个不同药物的边的权重表示这两种药物在多个复方中被使用的频度。由此，一个较大的复方集合构建的药物配伍网络将成为大量药物节点与带权重的边连接的网络。药物节点之间的连接边的权重在一定程度上表现了药物之间同时配伍应用的强度；在对生物网络进行建模时，可以把细胞内 DNA、mRNA、蛋白质及其复合物等作为节点，把它们之间的相互作用表示成边，这样就组成了细胞调控网络；在对社会合作网络进行建模时，可以把某种活动、事件或者组织中的参与者作为节点，节点之间的边表示参与者之间在此活动、事件或者组织中的合作关系；在对经济网络进行建模时，可以把经济个体（参与经济活动的个人、企业或者组织）作为节点，个体之间发生的某种相互的关系（经济的交换关系、信息交流关系、组织关系等）表示成边。

由于许多网络所对应的系统都具有很高的复杂性，所以这类网络通常被称为"复杂网络"，其复杂性主要表现在以下几个方面：①结构复杂性，表现在节点数目巨大，网络结构呈现多种不同特征。②连接多样性，表现在节点之间的连接权重存在差异，且有可能存在方向性。③节点多样性，复杂网络中的节点可以代表任何事物，例如复方药物配伍网络的节点可以表示不同药物，人际关系构成的复杂网络节点代表单独个体。④动态演化性，表现在节点或连接的产生与消失，网络结构不断发生变化。节点集可能属于非线性动力学系统，节点状态随时间发生复杂变化。⑤多重复杂性融合，即以上多重复杂性相互影响，导致更为难以预料的结果。

网络在数学领域早有研究，称其为图论问题，最早可以追溯到著名的欧拉七桥问题。20世纪60年代，由两位匈牙利数学家，Erdos和Renyi建立的随机图理论被公认为是数学上开创了网络理论的系统性研究。在这之后，复杂网络的研究就把随机图理论当作基础。但在真实世界中，用来表示复杂系统的复杂网络并不是完全随机的，而是有一定的规律性。在20世纪90年代，对复杂网络的研究才有了重大转折，比较有代表性的是1998年Watts和Strogatz在《Nature》上提出建立的小世界网络模型以及1999年Barabási和Albert在《Science》上提出的无标度网络。从此以后，物理学、生物学、社会学等不同领域的学者都参与到复杂网络的研究中来，关注真实网络的整体特性，掀起了研究复杂网络的热潮。复杂网络是现实世界复杂系统的抽象表示，复杂网络研究有助于人们更好地去认识现实世界，为构建更加优化的网络体系提供理论支持。同时，复杂网络研究的理论成果也可以应用到物理、生物、社会科学等各个学科领域。用复杂网络来描述复杂系统是一种新的角度和方法，通过研究网络的拓扑结构和动力学性质，可以更好地理解复杂系统的结构、功能和演化规律。

对于小规模网络，可以通过肉眼观测其形态、特征，但是对于大规模复杂网络，则很难通过肉眼深入理解和预测网络的结构、功能和行为，需要借助各种复杂网络分析方法。复杂网络的研究主要关注以下几点：实际网络的统计特性，如聚类系数、最短路径、度分布等；网络的形成机制及演化模型，如随机图、小世界网络模型、无标度网络模型等；网络的动力学分析，如网络的鲁棒性和相继故障模型、复杂网络的同步及传播行为等。除此之外，复杂网络的社区结构也成为近来广受关注的热点问题之一。网络的拓扑结构对于研究复杂网络至关重要，它是研究复杂网络功能、构建模型的基础。

（二）复杂网络表示方法与测度

通常情况下，复杂系统可以用复杂网络来表示，而一个网络在数学上可以抽象为一个由点集V和边集E组成的图$G = (V, E)$。$V = \{1, 2, \cdots, n\}$表示图G的顶点集合，n表示网络的顶点总数，边数记为$m = |E|$，E中每条边都有V中一对点与之相对应。如果不考虑网络节点之间边的指向关系，则该网络为无向网络，否则为有向网络。有些网络中，代表节点之间联系的边的重要程度不同，表现为权值的大小，如果考虑边上的权重，则该网络为加权网络，否则为无权网络。无权网络是一种特殊的加权网络，即权值都等于1。当网络是无向无权网络时，邻接矩阵A是一个0-1对称矩阵，表示图中顶点之间的连接关系。如果顶点i，j之间有连接，则$A_{ij} = 1$；否则$A_{ij} = 0$。当考虑边的指向时，邻接矩阵A是非对称的0-1矩阵；当考虑边的权重时，权重用A中的非零元素表示。

在复杂网络中，把连接两个节点i和j之间的最短路径经过的边的数目称为两个节点的距离d_{ij}，其中，所有d_{ij}中的最大值称为网络的直径，网络的平均路径长度L则定义为d_{ij}的平均值，即

$$L = \frac{1}{n(n-1)} \sum_{i \neq j \in G} d_{ij}$$ （公式5.69）

其中n为网络节点数。通过大量的观察发现，在真实世界中，很多网络都具有较小的平均路径长度。

复杂网络由大量节点组成，它们在网络中的地位通常是不同的，而节点的介数（node betweenness）就可以用来描述节点在网络中的重要性。顶点i的介数B_i定义为：

$$B_i = \sum_{j,k \in V} \frac{n_{jk}(i)}{n_{jk}} \qquad （公式5.70）$$

其中 n_{jk} 表示节点 j、k 之间的最短路径的个数，$n_{jk}(i)$ 表示节点 j、k 之间的最短路径中经过节点 i 的个数。

度是复杂网络中刻画一个节点特性的概念，节点 i 的度用 k_i 来表示，定义为与它相连的边的数目或者它的邻居节点的个数。在有向网络中，节点的度分为出度和入度，出度是指从该节点指向邻居节点的边的条数，入度是指从邻居节点指向该节点的边的条数。度也可以用来衡量节点在网络中的重要性，一般该值越大，表示该节点越重要。

复杂网络除了具有一些基本的统计特性外，还具有另外一个共同性质，即"簇"或"群"结构，通常被称之为社区或社团。社区结构是复杂网络研究的一个重要领域。社区结构是网络共有的一个属性，社区内部的节点之间联系密切而社区之间的节点联系稀疏。

社区结构的研究可以帮助人们更好地了解复杂系统的功能结构、属性及行为模式等，所以如何发现和了解这些社区结构成为复杂网络研究中的一个重要问题。社区结构通常定义为这样的局部网络或子网，每个社区内部的节点之间连接相对紧密，即边的数目较多，而各个社区之间边的数目相对较少，如图5-25所示，每个社区用虚线圈出。在这三个社区内，节点之间联系较紧密，而社区之间比较稀疏。

社区存在于各种真实的复杂网络中，如复方药物配伍网络中的社区可能对应名老中医的核心处方配伍结构、万维网中的社区可能对应处理某一相关主题的一组网页、社

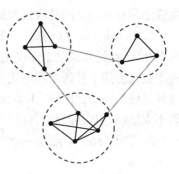

图5-25　一个含有三个社区的图

会网络中的社区可能对应由于家庭或者工作关系形成的一个群体等。通过节点在网络中的拓扑位置就可以确定社区和它们的边界，即对节点进行分类。在各社区中处于中心位置的节点，如与其他社区存在许多连边的节点，可能在该社区中有重要的控制功能和稳定性。位于社区边界上的节点，可能对于不同社区之间的交流、调解，扮演着重要角色。

模块度 Q 是复杂网络社区发现中的一个重要指标，它通常用来衡量社区划分结果的好坏。模块度定义为如下形式：

$$Q = \frac{1}{2m} \sum_{ij} \left(A_{ij} - \frac{k_i k_j}{2m} \right) \delta(C_i, C_j) \qquad （公式5.71）$$

其中，A 是网络图的邻接矩阵，m 代表网络中边的数目，k_i 代表节点 i 的度。如果节点 i,j 在同一个社区，则 $\delta(C_i, C_j)$ 函数值为1，否则为0。

将权重引入到模块度中则得到加权模块度 Q_w，定义如下：

$$Q_w = \frac{1}{2T} \sum_{ij} \left(w_{ij} - \frac{T_i T_j}{2T} \right) \delta(C_i, C_j) \qquad （公式5.72）$$

其中，w_{ij} 表示节点 i,j 之间的权重，$T_i = \sum_i w_{ij}$，$T = \frac{1}{2} \sum_{ij} w_{ij}$。在加权网络的社区发现中，通常使用该加权模块度作为判断二分步骤停止的标准。

有向模块度与无向无权或加权模块度形式相似，但要考虑出度与入度的区别，其形式如下：

$$Q_{dir} = \frac{1}{m} \sum_{ij} \left(A_{ij} - \frac{k_i^{out} k_j^{in}}{m} \right) \delta(C_i, C_j) \qquad \text{（公式 5.73）}$$

其中，A 表示网络的邻接矩阵，当有边从节点 i 指向 j 时 $A_{ij} = 1$，否则为 0，m 代表网络中边的数目，k_i^{out} 代表节点 i 的出度，k_j^{in} 代表节点 j 的入度。如果节点 i, j 在同一个社区，则 $\delta(C_i, C_j)$ 函数值为 1，否则为 0。

（三）复杂网络社区发现的典型算法

社区发现的目的就是找到网络中基于拓扑结构的模块，这一问题的数学表示就是图分割问题。另外一种重要的技术是层次聚类，通过节点之间的相似度来进行划分。图分割中主要有 Kernighan-Lin 算法和谱平分法等，层次聚类则以著名的 Girvan-Newman 算法为代表。Kernighan-Lin 算法、谱平分法和 Girvan-Newman 算法都是用于无向无权网络的，但真实世界的网络，节点之间的连边通常是带有权重或带有方向，因此还需要设计加权网络的社区发现算法和有向网络的社区发现算法。下面介绍五种典型的复杂网络社区发现算法：

1. Kernighan-Lin 算法　Kernighan-Lin 算法是一种试探优化法。首先将网络随机分为两个社区，社区规模是事先设定的，再引入一个增益函数 Q，这里的 Q 指的是两个社区内部的边数减去两个社区之间的边数，不断交换两个社区之间的节点，使得 Q 值逐渐增大，直到找到最终的两个社区。K-L 算法有一个明显的缺点，需要事先设定社区的规模，否则，结果可能不太准确。但实际当中，社区的规模是无法事先知道的，所以它的应用性受到很大限制。

2. 谱平分法　给定一个含有 n 个节点的无向网络图，它的 Laplace 矩阵可表示如下：

$$L = K - A \qquad \text{（公式 5.74）}$$

其中，K 是一个对角矩阵，$K_{ii} = \sum_{j=1}^{n} A_{ij}$，$n$ 表示节点数目，而 A 则为该网络的邻接矩阵。L 矩阵的所有行、列之和为 0，它总会有一个特征值为 0，对应的特征向量为 $l = (1, 1, \cdots, 1)^T$。可以从理论上证明，不为零的特征值所对应的特征向量的各元素中，如果节点在同一个社区中，则它们的对应值是近似相等的，这是谱平分法的理论基础。当要寻找网络的两个社区时，就可以根据 Laplace 矩阵第二小的特征值对应的特征向量元素的正负来得到，这就是谱平分法的基本思想，该方法适用于恰有两个社区的网络。

除了基于 Laplace 矩阵的谱平分法，还有一种基于规范 Laplace 矩阵的谱平分算法。规范 Laplace 矩阵表示如下：

$$N = K^{-1} A \qquad \text{（公式 5.75）}$$

该方法即使是对于社区结构不是十分明显的网络也能取得较好的效果，尤其是对于社区结构非常明显的社区结构划分，效果更佳。如果网络的社区结构比较明显，网络对应的规范 Laplace 矩阵 N 的第二大的特征值对应的特征向量中的元素分布就呈明显的阶梯状，社区的数目 k 恰好等于阶梯的等级数，如图 5-26 和图 5-27 所示。如果网络的社区结构不是十分明显时，第二特征向量的元素分布就不具非常明显的阶梯状，而接近一条连续曲线，此时就不能只根据第二特征向量进行多社区划分。

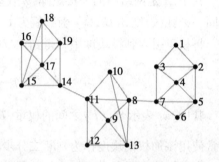

图 5-26　由 19 个节点组成的三社区网络

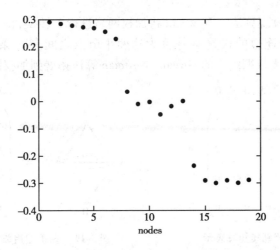

图 5-27　规范 Laplace 矩阵 N 的第二特征向量元素分布

Newman 结合谱分析的思想,提出了一种基于模块度矩阵的算法。这种方法也属于一种谱平分方法,这里介绍该方法的二分步骤,多社区划分需要重复应用该方法,直到达到设定的终止条件为止。社区通常定义为内部连接紧密,而社区间连接稀疏的结构,所以寻找网络社区的目标就是使社区内部边数尽可能多。基于模块度矩阵的社区划分方法就是一种使得社区内部边数与社区之间边数差别最大的一种方法。令 $S = (s_1, s_2, \cdots, s_n)^T$ 表示社区成员归属向量,$s_i = 1$ 表示节点 i 属于第一个社区,$s_i = -1$ 表示其属于第二个社区。因为若 i,j 属于同一社区,则 $s_i s_j + 1 = 2$,否则为 0,式(5.70) 可以写成

$$Q = \frac{1}{4m} \sum_{ij} \left(A_{ij} - \frac{k_i k_j}{2m} \right) (s_i s_j + 1) \qquad \text{（公式 5.76）}$$

其中 m 为网络中的边数,A_{ij} 为网络邻接矩阵中的元素,$\frac{k_i k_j}{2m}$ 为在随机网络中,节点 i 与节点 j 之间拥有边的概率。利用模块度矩阵 B 的数学性质,式(5.75) 可以写成:

$$Q = \frac{1}{4m} \sum_{ij} \left(A_{ij} - \frac{k_i k_j}{2m} \right) s_i s_j = \frac{1}{4m} s^T B s \qquad \text{（公式 5.77）}$$

基于模块度矩阵的谱平分法步骤如下:先求得模块度矩阵 B 的最大特征值及其所对应的特征向量,然后利用向量元素值的正负,得到两个社区。该算法的时间复杂度为 $O(n^2 \log n)$,其中 n 为网络中节点的个数。该方法在每次二分完成时采用一种类似于 Kernighan-Lin 算法的方法对二分结果进行后处理以获得更高的 Q 值。目前,这种算法已经被扩展到了有向网络和二部图网络的社区结构分析。

3. Girvan-Newman 层次聚类算法　Girvan-Newman 算法是一种典型的分裂层次聚类算法,其核心思想是寻找位于社区之间的边,通过移除这些边,则网络就分裂为孤立社区。可以利用边介数的概念来度量社区之间的边,所谓边介数指的是网络中所有节点对的最短路径中,经过该条边的最短路径的数目。通常,位于社区之间的边,被经过的次数更多,所以去掉这样的边就可以逐渐地将整个网络分解为小社区。通过边介数的概念,就可以更好地区分社区内的边和社区间的边。该算法的时间复杂度为 $O(m^2 n)$,对于稀疏网络,复杂度为 $O(n^3)$(m 为网络中的边数,n 为节点数),计算速度比较缓慢。

4. 加权网络社区发现算法　Newman 将加权网络进行了转换,得到了一种多重图的形式,即把两个节点之间连边的权重 w 等价为这两个节点之间有 w 条边相连(图 5-28、图 5-29)。这样,就可以把无权网络中的 Girvan- Newman 算法拓展到加权网络中。

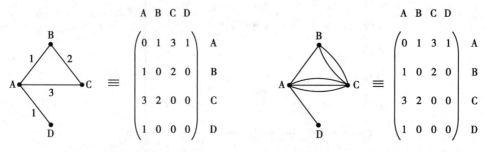

图 5-28　加权网络用邻接矩阵表示　　　　图 5-29　多重图用邻接矩阵表示

得到加权网络的多重图之后,就可以求取每条边的边介数,通常权重越大,求得的边介数越大,这样,该边被首先移除的概率也是最大,不符合社区划分的定义。因此,用原有算法的边介数再除以权重得到加权网络中的边介数,再利用 Girvan- Newman 算法的思想进行社区划分。

加权网络中 Girvan- Newman 算法的步骤为:首先忽略边的权重,利用无权网络中 GN 算法的步骤求得每条边的边介数,然后再用该介数除以这条边的权重得到加权网络中的边介数,再利用 Girvan- Newman 算法的步骤求得最终的社区划分。

5. 有向网络社区发现算法　在有向网络中,节点的度分为出度和入度。节点的出度指的是从该点出发的所有的边的数目之和,即 $k_i^{out} = \sum_{j=1}^{N} A_{ij}$,如果有边从节点 i 指向节点 j,则 $A_{ij} = 1$,否则为 0。节点的入度指的是所有到达该节点的边的数目之和,即 $k_j^{in} = \sum_{i=1}^{N} A_{ij}$。节点的总强度则是节点的出入度之和,即 $k_i = k_i^{out} + k_i^{in}$。

在有向网络中,如果网络只分为两个社区,其模块度可以写成下面的形式:

$$Q = \frac{1}{2m} \sum_{ij} \left(A_{ij} - \frac{k_i^{out} k_j^{in}}{m} \right) (s_i s_j + 1) = \frac{1}{2m} s^T B s \qquad (公式 5.78)$$

其中,如果节点 i 属于社区 1,则 $s_i = 1$,属于社区 2,则 $s_i = -1$。

注意到,Q 是一个标量,所以它的值等于它的转置,于是就有

$$Q = \frac{1}{2m} s^T B^T s \qquad (公式 5.79)$$

则 Q 可以取上面两式的平均值,得到:

$$Q = \frac{1}{4m} s^T (B + B^T) s \qquad (公式 5.80)$$

无向网络中的模块度矩阵 $B_{ij} = A_{ij} - \frac{k_i k_j}{2m}$,相应的在有向网络中,$B_{ij} = A_{ij} - \frac{k_i^{out} k_j^{in}}{m}$,其中 m 表示网络中边的数目。但是谱平分法要求模块度矩阵必须是对称的,有向网络中的邻接矩阵 A 并不对称,而矩阵 $B + B^T$ 显然是对称的,所以通过计算该对称矩阵的特征值及特征向量,并通过最大特征值对应的特征向量元素符号将网络分为两个社区即成为可能。

六、数据可视化技术

数据挖掘技术的实现通常有两种方式，一种方式是使用基于机器学习或统计方法的自动算法，另一种方式就是通过可视化的方式利用人的视觉与认知能力探索数据的结构，也就是可视化数据挖掘。

人的视觉接受信息是最灵敏的，将数据用可视化的形式表示出来，人就很容易从中得到许多有用的信息。目前，可视化在情报检索、信息分析及知识发现中有着广泛的应用。可视化基本的应用是使用统计软件以图形的形式对数据进行描述，以便于比较不同数据的特征，在知识发现过程中，可视化技术通常用于展示数据挖掘的结果。随着数据挖掘的实际需要，可视化常被领域专家应用于数据挖掘过程中，允许交互及调节操作，以获取与领域知识相关的挖掘结果。可视化技术与其他技术一起，成为数据挖掘过程的工具，贯穿于数据准备、挖掘过程、结果展示的各个步骤中。

可视化数据挖掘的目的是将人的认知能力整合到数据挖掘过程中。其基本思想是将数据以可视化的形式表示出来，允许数据分析人员观察数据、得出结论，以及直接对数据进行交互划分。当数据挖掘的目标不太清楚时，可视化数据挖掘尤其有用，这是由于用户直接参与到数据探索的过程中，随时可以调整探索的目标。可视化结果引导人们识别模式并发现隐藏在数据中的趋势。

数据可视化方法主要包括 5 个步骤：①根据领域知识或应用问题提出数据分析的目标；②选择适当的分析维度，进行数据类型的转换或归一化处理；③将处理得到的数据使用可视化方法进行可视化；④根据可视化结果进行可视化分析；⑤对得到的分析结果解释和后处理。

三维及三维以下的数据经过数据清洗、属性选择等预处理后可以直接进行可视化。这些数据在实际应用中比较少见，一般只用于特定行业和领域中。一维数据是指线性数据，典型的一维数据是时间序列数据，如某只股票的价格变化数据。使用一维数据可视化，可以观察股票的价格走势，以预测股票未来的价格趋势，一维数据可视化是股票形态学中经常使用的可视化方法。单只股票的价格走势往往意义不大，通常将多只股票的价格走势画在一张图中进行比较，或将不同时间点的股票数据看成不同的维度，将时间序列数据看成多维数据，进行数据分析。二维和三维数据可视化在地理信息系统中具有广泛应用。地理信息系统可用于城市规划、交通规划等。

在商业、医学、生物学、教育等领域中的数据大多是三维以上的数据，即多维数据，如商场中的购物数据、学生的成绩数据等。多维数据经过预处理之后，需要通过降维处理才能进行可视化。目前，多维数据的可视化技术主要包括基于图标的技术、基于层次的技术、基于像素的技术以及基于几何的技术。

（郭崇慧　杨薇）

参 考 文 献

1. 廖星，曾宪斌，谢雁鸣，等. 运用倾向性评分方法探索真实世界苦碟子注射液治疗冠心病的疗效 [J]. 2013, 38 (18)：3172-3179.

2. 姜俊杰，李霖，谢雁鸣，等. 真实世界中疏血通注射液治疗脑梗死疗效分析［J］. 中国中药杂志，2013，38（18）：3180-3185.

3. 杨靖，李霖，谢雁鸣，等. 参附注射液治疗冠心病临床用药方案实效研究［J］. 中国中药杂志，2013，38（18）：3099-3103.

4. 杨薇，程豪，谢雁鸣，等. 灯盏细辛注射液疑似类过敏反应病例相关影响因素分析——巢式病例对照研究［J］. 中国中药杂志，2013，38（18）：3024-3027.

5. 杜婧，杨薇，易丹辉，等. 基于 HIS "真实世界" 的丹红注射液治疗冠心病患者合并用药分析［J］. 中国中药杂志，2011，36（20）：2821-2824.

6. 燕丽，王连心，谢雁鸣，等. 真实世界中过敏性紫癜的发病特点及中医证候分布［J］. 中医杂志，2014，55（21）：1872-1876.

7. 姜俊杰，唐浩，谢雁鸣，等. 基于真实世界的参麦注射液治疗冠心病合并用药分析［J］. 中国中药杂志，2013，38（18）：3137-3140.

8. 李贵华，姜红岩，谢雁鸣，等. 真实世界大数据冠心病患者中西医联合治疗规律初探［J］. 中国中药杂志，2014，39（18）：3474-3478.

9. Parsons LS. Ovation Research Group Seattle WA Reducing bias in a propensity score match-pair sample using greedy matching technique［EB/OL］http：//www. docin. com/p-467895177. html.

10. 杨伟，易丹辉，谢雁鸣，等. 基于 GBM 倾向评分法对疏血通注射液导致谷丙转氨酶异常变化的影响分析［J］. 中国中药杂志，2013，38（18）：3039-3047.

11. 叶晓勤，杨伟，谢雁鸣，等. 基于倾向性评分的中医复杂干预临床疗效评价［J］. 中国中医基础医学杂志，2012，18（2）：218-220.

12. Rosenbaum, PR. And Rubin, DB. The central role of the propensity score in observational studies for causal effects［J］. Biometrics，1983，70，41-55.

13. Rosenbaum PR, and Rub in DB. Constructing a control group using multivariate matched sampling methods that incorporate propensity score［J］. American Statistician，1985，39，33-38.

14. 李智文，刘建蒙，张乐，等. 倾向评分配比在流行病学设计中的应用［J］. 中华流行病学杂志，2009，30（5）：514-517.

15. D'Agostino RB. Propensity score methods for bias reduction in the comparison of a treatment to a non randomized control group［J］. Statistics in Medicine，1998，17（19）：2265-2281.

16. 艾青华，谢雁鸣，李霖，等. 运用倾向评分法研究参芪扶正注射液对 ALT 水平的影响［J］. 中华中医药杂志，2014，29（5）：1687-1691.

17. Austin PC. A critical appraisal of propensity score matching in the medical literature between 1996 and 2003［J］. Statistics in Medicine，2008，27（12）：2037-2049.

18. Rub in DB, Thomas N. Matching using estimated propensity scores：Relating theory to practice［J］. Biometrics，1996，52：249-264.

19. 谢雁鸣，等. 中药上市后临床再评价设计方法与实施［M］. 北京：人民卫生出版社，2012.

20. 孙振球，等. 医学统计学［M］. 北京：人民卫生出版社，2005.

21. 邓纳姆. 数据挖掘教程［M］. 郭崇慧，田凤占，靳晓明，等译. 北京：清华大学出版社，2005.

22. Fayyad U M, Piatetsky-Shapiro G, Smyth P, et al. Advances in knowledge discovery and data mining［M］. California：AAAI press，1996.

23. Han J, Kamber M. Data mining：concepts and techniques［M］. 2nd Edition, San Fransisco：Morgan Kaufmann Publishers，2006.

24. 毛国君，段立娟，王实，等. 数据挖掘原理与算法［M］. 第 2 版. 北京：清华大学出版社，2007.

25. 苗夺谦，卫志华. 中文文本信息处理的原理与应用［M］. 北京：清华大学出版社，2007.

26. 陈国青，卫强. 商务智能原理与方法［M］. 北京：电子工业出版社，2009.

27. 奥尔森，石勇. 商业数据挖掘导论［M］. 吕巍，等. 译. 北京：机械工业出版社，2007.

28. 钱铁云，王元珍，冯小年. 结合类频率的关联中文文本分类［J］. 中文信息学报，2004，18（6）：30-36.

29. 宋擒豹，沈钧毅. 基于关联规则的 Web 文档聚类算法［J］. 软件学报，2002，13（3）：417-423.

30. Yang Q，Wu X. 10 challenging problems in data mining research［J］. International Journal of Information Technology & Decision Making，2006，5（4）：597-604.

31. 范明，孟小峰，Jiawei Han，等. 数据挖掘概念与技术［M］. 第 2 版. 北京：机械工业出版社，2008.

32. 郭崇慧，田凤占，靳晓明，等译. 数据挖掘教程［M］. 北京：清华大学出版社，2005.

33. 李晓菲. 数据预处理算法的研究与应用［D］. 成都：西南交通大学计算机应用技术，2006.

34. 马玉慧. 中医小儿肺炎辨证标准数据挖掘系统中的数据预处理技术［D］. 沈阳：东北大学计算机软件与理论，2006.

第六章

大数据真实世界研究的质量控制

第一节　专属数据库的质量控制

基于大数据的真实世界研究数据来源多种多样，许多情况下无法从源头上控制数据的质量，只能通过数据处理来达到研究对数据的要求。然而，有些情况下，研究者可以干预数据的采集，那么对数据开展严格的质量控制，对于提高大数据真实世界研究的质量具有不可忽视的作用。例如大型的前瞻性观察性研究，其临床研究数据管理包括将大量研究数据及时填写、准确录入、计算机辅助人工审核校对、疑问问答校正，数据盲态下审核与锁定等全过程；又如基于 HIS 数据的真实世界研究，HIS 数据本质上是前瞻性数据，通过对 HIS 的系统性优化，可以极大地提高 HIS 数据的质量，从而增加研究结果的科学性。观察性临床试验的数据质量控制贯穿整个研究的始终，包含了数据质量控制的所有环节，因此，本节重点阐释有前瞻设计的观察性试验的数据质控。其他数据类型的质量控制，往往涉及这个全链条的一个或几个环节，或可以此为例，从数据层面保证大数据真实世界研究的质量。

观察性临床试验的数据质量控制要求在包括研究计划阶段的数据管理设计、研究过程中的数据管理工作相关知识培训与实施、研究收尾阶段的数据整理等各个环节中均具备严格的质量控制措施。数据质量控制具体措施有：制订数据管理计划、数据保密及受试者隐私保护、设计数据采集工具、建立专有数据库、制订数据核查计划、实现逻辑检查功能、数据采集的质量控制、源数据现场核查、数据清理与数据库闭合、数据管理文件归档等。

一、数据管理计划

数据管理计划（data management plans，DMP）又称数据处理计划、数据处理方案等。由于样本量不同，收集数据类型、数量、方法不同，每项研究对数据处理均有独特的要求。因此，数据管理机构应制订针对具体研究的数据管理计划并保证可以从源数据中产生可用于分析的数据库。研究人员通过参考 DMP，可了解数据管理的要求，以应用到研究中。DMP 是质量控制人员实现数据追溯重现的重要参考资料，并可促进各方的信息交流，使数据收集更加高效、准确。

DMP 通常包括：研究的一般情况，研究方案的完整名称、研究目的、研究的整体设计等；参与研究人员名单、职责及联系方式，包括临床研究人员、合同研究组织人员等；时间安排与重要活动，数据管理、研究人员及有关方面达成的数据管理的活动安排日程表，如研究开始日期、第一次研究病历回收日期、数据库闭合日期等；数据库设计，包括数据库结构与数据录入界面的设计；数据审查与清理指南；数据流程与数据追踪；数据录入规程；关于实验室数据的说明：有中央实验室数据时的数据传输格式与方法，各中心参考值范围、单位、有效期限、超出正常值范围的标记等；电子数据传输：有外部来源数据时，与外部服务供应商之间达成数据传输协议；数据备份与恢复；归档与保密；与合同研究组织合作时的问题。在此基础上结合自身情况酌情增减。

数据管理团队是数据管理的核心组织，也是数据管理计划贯彻实施的人员保障。研究中，依据数据管理质量体系需建立相应的数据管理团队，明确各成员的具体分工，在研究过程中定期进行工作汇报与总结。一般来说，数据管理团队的成员及职责如表6-1。

表 6-1　数据管理团队的成员及职责

成员	职责
数据中心负责人	数据统筹管理
项目负责人	数据库统筹管理、核查
数据管理专员	复核程序和核查结果
数据录入人员	数据库测试、数据双录入

数据管理的培训是数据质量的机制保障，使数据管理团队扩大化。通过培训，使参与研究的各类人员了解和掌握数据管理的目标、要求和方法等，保证数据流的每个阶段都按照数据管理的要求实施。临床研究中，研究人员、监查员等均需要参与到数据管理工作中，因此，要对其进行相应的培训。介绍的材料应围绕核心问题展开，尽量用流程图或其他可视图说明一个过程，对研究病历/病例报告表等表格的介绍应以已完成的表格为例来介绍，阐明各类研究人员在数据库平台中的权限及职责。

二、设计数据采集工具

如果是前瞻性设计大样本的研究，数据采集工具包括病例报告表（case report form，CRF）和研究病历，主要是CRF。CRF又包括纸质病例报告表和电子病例报告表。临床试验主要依赖于CRF来收集试验过程中产生的各种临床试验数据。CRF的设计必须保证收集试验方案里要求的所有临床数据。CRF的设计、制作、批准和版本控制过程必须进行完整记录，其设计、修改及最后确认涉及多方人员的参与，包括申办者、申办者委托的CRO、研究者、数据管理和统计人员等。一般而言，CRF初稿由申办者或CRO完成，但其修改与完善由上述各方共同参与，最终定稿必须由申办者或申办者委托的CRO完成。

以上几种数据采集工具，其设计的原则与流程大致相同。设计病例报告表与研究病历应做到：①易于理解：设计时考虑不同使用者的语言、专业、文化背景，尽可能保证对研究病历/病例报告表的理解趋于一致，从而得出可靠、一致的数据。②易于填写、便于录入。③适于统计分析：设计研究病历/病例报告表时应考虑统计分析的要求，尽可能对数据项进行编码后收集，考虑编码的一贯性、合理性。④便于存档与读取：如对于分次回收的病例报告表，在每一页或每一回收单元的封面和/或书脊上有便于识别的标识符和分册名。⑤与研究方案和数据库保持一致。

三、建立专有数据库

应根据临床研究目的、类型以及数据特点建立专有数据库。数据库设计包括定义数据库、建立数据库、录入界面设计。

（一）定义数据库

数据管理员需充分理解研究方案，并与主要研究者确认需求后，根据库中的变量定义数据库中的变量内容、变量规格等。

1. 变量内容

（1）一般记录项目：包括研究用药编码、医院编码、受试者代码、门诊/住院、研究开始日期等；

（2）观察指标：包括生物学指标中的人口学特征，如性别、年龄、身高、体重；生命体征，如体温、静息心率、呼吸、收缩压、舒张压；诊断指标，如病名、病程、病情程度、舌象（舌质、舌苔）、脉象，以及理化检查指标等；

（3）疗效指标：包括主要疗效指标和次要疗效指标，包括特定疾病的评价量表等；

（4）安全性观察指标：包括血常规、尿常规、便常规；心电图、肝功能、肾功能；不良事件等；

（5）研究评价指标：包括合并用药、脱落与剔除、依从性等；

（6）观测时点。

2. 变量规格

（1）字段名与标题；

（2）数据所述的数据集标签、数据处理界面等；

（3）数据类型，包括数值型、字符型、整数、小数、日期型；

（4）数据长度：包括小数点后的字符数，如为小数，要规定小数点前后的字符数；

（5）所制订代码的含义；

（6）数据来源；

（7）导出或计算出的变量值的运算法则。

对数据库进行良好的定义，可较好地保证数据库的完整性和正确性，避免疏漏和错误。

（二）建立数据库

数据库设计技术员根据数据库定义内容和规格，使用标准化模块建立数据库。标准化模块包括：受试者登记模块、剂量或治疗信息模块、标题与病人识别信息模块、人口统计学资料模块、生命体征模块、病史与体格检查模块、不良事件数据模块、合并用药模块、实验室数据模块、完成/退出信息模块等。

需根据如下流程设计数据库：

（1）根据数据库定义内容与规格建立数据库：定义要收集的模块、变量及其属性；

（2）确保在数据库中建立了唯一识别研究项目的信息，如申办者名称、方案编号；

（3）按照研究病历/病例报告表建立录入界面，确保数据录入界面与研究病历/病例报告表相同或相似；

（4）数据库完成后，通知负责测试数据录入界面的数据管理人员进行测试；

（5）数据库通过测试，经项目数据管理负责人及相关专业人员批准，方可正式使用。

研究过程中，研究方案、病例报告表、研究病历可能需要修改，数据库亦需相应修改，数据管理人员需做到以下几点：

（1）评估由于方案修订引起的研究病历/病例报告表变动对数据库结构，以及已录入数据带来的影响；

（2）记录数据库需要做的变动，提请相关负责人批准；

（3）对数据库作出适当修改并通知测试人员完成改动后的测试；

（4）记录修改的内容与结果，归档在数据管理总文档中；

（5）通知项目相关的数据管理人员关于数据库的变动。

四、源数据的现场核查

源数据的现场核查是常规监查的一部分，是指核对源数据与书面病例报告表或电子病例报告表数据的一致性，从而保证后续工作顺利开展，是保证数据质量的重要环节。现场监查可对全部数据进行检查，也可抽查一部分，监查员对查出的错误应保持追踪直至解决，并保留详细的记录。

五、整体数据核查

在数据统计分析之前，应对数据进行整体核查，以保证数据完整、正确，而数据的清理过程耗时巨大，可分为人工数据核查和计算机数据核查。项目数据管理员基于统一质控标准对数据进行及时、高效处理，提出客观规范的疑问项，以确保报告数据的高质量。数据核查的目的是确保数据的有效性和正确性。在进行数据核查之前，应列出详细的数据核查计划，数据核查包括但不局限于以下内容：

（1）确定原始数据被正确、完整地录入到数据库中：检查缺失数据，查找并删除重复录入的数据，核对某些特定值的唯一性（如受试者ID）；

（2）随机化核查：在随机对照试验中，检查入组随机化实施情况；

（3）违背方案核查：根据临床试验方案检查受试者入选/排除标准、试验用药计划及合并用药（或治疗）的规定等；

（4）时间窗核查：核查入组、随访日期之间的顺序判断依从性情况；

（5）逻辑核查：相应的事件之间的逻辑关联来识别可能存在的数据错误；

（6）范围核查：识别在生理上不可能出现或者在研究人群的正常变化范围外的极端数值。

数据管理人员应对方案中规定的主要和次要有效性指标、关键的安全性指标进行充分地核查以确保这些数据的正确性和完整性。数据核查应该是在未知试验分组情况下进行，数据质疑表内容应避免有偏差或诱导性的提问，诱导性的提问或强迫的回答会使试验的结果存有偏差。数据核查可通过手动检查和电脑程序核查来实现。数据核查程序应当是多元的，每个临床研究人员有责任采用不同的工具从不同的角度参与数据库的疑问清理工作。有时在数据清理过程中无需研究中心批准，数据管理员便可对数据按照事先特许的规定进行修订，主要是指定由具备一定资历的数据管理人员对于明显的拼写错误进行更正，或根据研究中心提供的计量单位进行常规的数值转换。这些数据清理惯例必须在数据管理计划中明确详细地列举，并明确地告知研究中心，同时保留可溯源性。

对于计算机数据核查，要由程序员与方案执行者合作，编辑程序，实现逻辑检查功能。步骤大致如下：首先，要制订逻辑检查清单。内容包括数据收集模块名称、主检字段名称、核对字段名称、逻辑检查种类、疑问类型、出错信息等。其次，进行逻辑检查编程。由数据管理员提出编程需求，再由计算机程序员编写程序。再次，进行逻辑检查验证。系统逻辑检查运行时自动核查录入数据，自动发出疑问，不受人员与工作时间的限制，大大提高了数据清理工作的效率。但如果逻辑检查程序是错误的，对正确的数据发出了疑问，或输出了错误的受试者编码，或未能对错误数据发出疑问，都可能给研究和数据管理工作带来混乱，因此在数据正式录入数据库之前，所有的逻辑检查程序都要经过严格验证，方可运行。

验证时需要注意：①错误数据正确识别功能：只有当数据符合一条逻辑检查的判断条件时才能输出相应的疑问，正确的数据不会发出疑问；但错误的数据，如不符合判断条件，也不发出疑问，否则数据的错误与"出错信息"不配套，研究者不能正确理解数据存在的错误。②错误数据准确定位功能：任何一条逻辑检查生成疑问时，除了显示相应的出错信息提醒数据管理人员关于错误的具体内容外，还需定位受试者编号、访视时间、录入页面名称/研究病历页码、字段名称等，使数据管理员清楚地寻找错误数据出处，提高效率。③疑问发出的唯一性：同一疑问更新了数据，再次对该数据项进行逻辑检查时，可能再次产生相同出错信息的新疑问，但针对的错误是来后更新的数据。

数据核查将产生大量的疑问表，产生的疑问表以电子或纸质文档的形式发送给申办方临床监查员，由其整理并转交给研究者。研究者对疑问做出书面回答后，申办方临床监查员将已签字的疑问表复印件返回到数据管理部门。数据管理员检查返回的疑问表后，根据疑问表对数据进行修改。疑问表中未被解决的质疑将以新的疑问表形式再次发出。疑问表发送和返回过程将重复进行，直至数据疑问被清理干净。数据管理部门保存质疑表电子版。由研究者签名的疑问表复印件待研究完成后连同 CRF 一起返还给申办方。

六、数据库锁定

锁定数据库是防止在数据最终分析与报告开始后未经授权而修改数据的基本措施。数据库锁定是临床研究过程中的一个重要里程碑。它是为防止对数据库文档进行无意或未授权的更改，而取消的数据库编辑权限。数据库锁定过程和时间应有明确的文档记录。

数据库锁定时，必须有证据显示数据库的数据编辑权限在定义好的时间点之前收回，并将这一证据记录在文件中。为了减少数据库锁定之后重新开启的需要，应事先定义好一个有组织的程序，并且严格遵守这个程序，以保证完成所有数据处理，完成数据质量等级评定，通知试验相关工作人员，并且所有相关人员批准锁定试验数据库。数据管理员应制定数据库锁定清单。数据库锁定清单应涵括以下内容：

（1）所有的数据已经收到并正确录入数据库；

（2）所有的数据疑问表已经解答并进入数据库；

（3）非病例报告表数据（例如中心实验室电子数据）已经合并到试验数据库中，并完成了与试验数据库的数据一致性核查；

（4）已完成医学编码；

（5）已完成最终的数据逻辑性和一致性验证结果审查；

（6）已完成最终的明显错误或异常的审查；

（7）已完成数据质量审核，并将质量审核中发现的错误发生率记录在文档中；

（8）根据标准操作程序更新并保存了所有试验相关文档。

一旦完成上述步骤，就应书面批准数据库锁定，并由试验相关人员签名及签署日期。试验相关人员包括：数据管理人员、生物统计师、临床监查员代表、研究者代表等。一旦获得数据库锁定的书面批准文件，就应收回数据库的数据编辑权限，并将收回数据编辑权限的日期记录在文档中。针对期中分析，应严格按照方案中规定时间点或事件点进行分析，期中分析数据库锁定过程与最终分析的数据库锁定要求可能有所不同，但是所有数据库锁定的要求以及采取的步骤都应记录在文件中，还应报告截止到进行期中分析时的数据情况、时间情况及终点事件情况等。

如果数据库锁定后发现有数据错误，应仔细地考虑处理并记录这些错误数据。最重要的是，应评估这些数据错误对安全性分析和有效性分析的潜在影响。然而，并非所有发现的数据错误都必须更正数据库本身。数据错误也可以记录在统计分析报告和临床报告文档中。一些申办者会更改发现的数据库中的所有错误，另一些申办者可能只更改对安全性/有效性分析有重要影响的数据错误。最重要的是，申办者应事先确定一个程序来决定处理哪些数据错误和记录这些数据错误。

如果一个数据库锁定后又重新开锁，这个过程必须谨慎控制，仔细记录。重新开锁数据库的流程应包括通知项目团队，清晰地定义将更改哪些数据错误，更改原因以及更改日期，并且由主要研究者、数据管理人员和统计分析师共同签署。数据库的再次锁定应遵循和数据库首次锁定一样的过程。

七、数据管理文件归档

数据归档的目的是保证数据的安全性、完整性和可及性。保证数据的安全性主要是防止数据可能受到的物理破坏或毁损。在临床试验过程中，把所有收集到的原始数据（如CRF和电子数据）存储在安全的地方，诸如受控的房间，保证相应的温度、湿度，具有完善的消防措施，防火带锁文档柜。这些原始文档是回溯到原始数据的审核路径的一部分，应如同电子审核路径对数据库的任何修改或备份所做记录一样，严格进行保护。建议数据至少保存10年。

数据的内容及其被录入数据库的时间、录入者和数据在数据库中所有的修改历史都需要保存完整。保证数据的可及性是指用户在需要时能够自如登录和获取数据，以及数据库中的数据可以按照需要及时传输。

八、数据保密及受试者隐私保护

数据保密是临床研究过程中必须遵守的基本原则，需建立适当的程序保证数据库的保密性，包括制定及签署保密协议以规范相应人员的行为，以及建立保密系统以防止数据库的泄密。

临床试验受试者的个人隐私应得到充分的保护。受保护医疗信息包含：姓名、出生日期、单位、住址；身份证/驾照等证件号；电话号码、传真、电子邮件；医疗保险号、病历档案、账户；生物识别（指纹、视网膜、声音等）；照片；爱好、信仰等。个人隐私的保护措施在设计数据库时就应在技术层面考虑，在不影响数据的完整性和不违反 GCP 原则的条件下尽可能不包括上述受保护医疗信息，比如：数据库不应包括受试者的全名，而应记录下全名的缩写。以中文姓名为例，应该采用该受试者姓的首字母和名字的首字母等。

九、数据采集的质量控制

（一）受试者纳入前的登记

在研究开始前，进行受试者登记可以降低选择偏倚。在登记时，对照纳入标准选择，避免纳入不宜参加研究的患者。登记时需要确认的项目：研究机构是参加单位，未因任何原因被中止参加研究；研究者是经授权参加该项研究的；研究项目有伦理委员会批件；受试者符合纳入标准；收集人口统计学信息。完成登记步骤后，才能分配受试者标识符和发放药物，同时记录入组日期，研究机构名称和编号，受试者姓名首字母、年龄、性别等。

（二）纸质病例报告表的管理

1. 病例报告表的记录与修改　根据受试者的原始观察记录，将数据正确、完整、清晰地载入病例报告表。修改数据时，要求修改后的源数据仍清晰可辨，并注明修改人与日期。

2. 病例报告表的接收与确认　病例报告表的接收与确认规程，应做到过程有记录。受试者纳入时，根据试验方案，交给受试者的就诊、检查日程表，以及供研究者用的病例报告表提交日程表，从而增加受试者的依从性。对于逾期未交的病例报告表要及时进行催促，也可以在到期前预先发出通知。接收方式可为邮寄、监查员亲自递送等，但均需有详细的交接记录。

（三）数据录入

数据录入应及时开展以实现审核清理工作的尽早进行。录入形式有多种：①独立双份数据录入，由第三人比较两人独立录入的双份数据，并解决录入间的不一致；②双份数据录入，盲态下审核，即两人独立录入数据，在第二次录入时解决两次录入间的不一致，但看不到第一次的录入值；③双份数据录入，交互审核，即第二次录入的操作员解决两次录入间的不一致，并知晓第一次录入的数值；④单份数据录入，人工核查；⑤单份数据录入，没有人工核查。

（姜俊杰）

第二节　实施过程的质量控制

临床研究质量控制的方法是通过针对中医临床研究过程的相关环节进行科学管理和规范化，从而保证中医临床研究质量的一系列方法。这些方法主要来源于药物临床试验质量管理规范（GCP）。我国从 2001 年 12 月 1 日起开始实施的《中华人民共和国药品管理法（修订）》第 30 条明确规定：药物的非临床安全性评价研究机构和临床试验机构必须分别执行药物非临床研究质量管理规范、药物临床试验质量管理规范，这表明药物临床试验实施 GCP 已成为我国的法定要求。通过实施中医临床研究质量控制，不仅可以保护受试者的安全和权益，而且可以为临床试验过程的规范性和结果的科学性、可靠性提供有力保障，也就是保证中医临床研究的质量，即科学性、可靠性、准确性、完整性。

临床研究质量控制可分为四级检查：

一级检查，是从课题承担/参加单位自身角度进行的对本机构的质量自检。应任命质量检查员，并制定质量检查清单，按观察时点定期检查数据的记录、数据报告、药物管理、不良事件的处理与报告。主要研究者应审核质量检查清单并签字，对存在的研究质量问题应采取相应的措施，及时处理。

二级监查，是临床研究课题负责单位的课题负责人对本课题临床研究的质量控制负责。课题负责人要委派监查员，制订监查计划和监查程序，以保证研究的实施遵循研究方案和 GCP 的各项原则，并保证研究数据准确、完整，并能由源文件证实。监查员应对全部研究记录进行现场数据确证，并能进行电子病例报告表与源文件数据的一致性检查。监查员访视频率应能保证临床研究质量控制的需要。课题负责人应审核监查报告并签字。

三级稽查，属于第三方的质量检查，优点是独立、客观。QA 稽查可由项目组织管理部门或课题负责单位委托专门的组织或单位承担。受托单位负责委派稽查员，制定稽查计划和稽查程序。稽查的目的是评价课题各参加单位的临床研究质量控制体系是否有效运行，研究的实施是否遵循研究方案、SOP 和 GCP。稽查员还应抽查一定样本量的研究病历与电子病例报告表数据核对，并定期向项目管理部门提交稽查报告。

四级视察，是项目组织管理部门负责对临床研究的质量控制和质量保证体系进行视察，负责委派视察员，制定视察计划和视察程序。视察员应抽查一定样本量的研究病例数据记录。项目组织管理部门负责人应审查视察报告并签字。

一、四级检查的程序

（一）检查前准备工作

1. 检查人员　检查组由组长 1 名，组员 2 名或者 2 名以上构成。

2. 联系被检查的单位，告知具体检查计划　包括检查时间、地点、人员安排，被检查课题名称，被检查单位名称，课题负责人，联系人及其联络方式、明确检查所需提供的材料和现场配合检查的人员等。

3. 提前制订现场检查程序和检查清单　检查清单包括被检查课题名称、检查时间、被检查单位名称、课题负责人姓名、参加检查的人员姓名、检查内容及具体条目、存在的问题、检查意见、检查员姓名等。

4. 准备检查所需物品　检查清单若干、笔记本、录音笔、照相机、笔、复写纸等。

5. 每次检查选派检查员 3 名，并向质控组提交一份检查报告。

（二）检查现场

1. 检查人员到达现场后，需召开首次会议　主要介绍检查组成员，说明检查目的和检查内容。要求被检查机构提供试验资料，主要研究者需到场配合检查。

2. 现场检查　方式为查阅试验资料、摄像或复印材料取证，文字材料的复印件需加盖机构印章。

3. 随时记录，最后将检查情况形成现场检查报告　对于现场检查报告无异议时，检查组全体成员签字，被检查单位负责人签字并加盖单位公章。有异议时，被检查单位可以提出不同意见，做出解释和说明。检查组核实被核查单位提出的问题，做好详细记录。最后，检查组全体成员签字，被检查单位负责人签字并加盖单位公章。

4. 检查完毕，召开末次会议　检查组向被检查单位反馈检查情况，宣读现场检查意见。

5. 清场　检查组应收回检查报告、检查方案、检查记录、现场取证资料。被检查单位收回本单位提供检查的全部资料。

6. 现场检查报告、记录和取证材料等全部上交，委托检查部门审核。

（三）检查反馈

在每次访视后，检查员将与研究者讨论试验进展及实施状况，以评估该试验中心及研究者的表现，听取被检查者意见。若被检查机构对检查报告持有不同意见，可向课题质控组提出。

（四）形成报告

检查员通过填写检查报告的方式定期向项目管理部门汇报。对于不能依进度按时完成试验或严重违背试验方案及我国法律法规的试验单位或研究者，检查员有义务及时通告相关管理部门。

二、四级检查的内容

四级检查均为现场检查，内容包括研究机构、研究人员、硬件条件、临床研究资料的管理、研究方案执行情况检查、研究进度、研究药物、源文件的检查、知情同意、不良事件、电子数据管理、质量管理、依从性检查、实验室检查、课题经费使用。

（一）研究机构

研究机构应由研究负责人、主要研究者、临床医生、药师、研究护士及其他工作人员等组成。研究负责人与主要研究者应熟悉研究方案，参与过与试验相关的培训，应出示培训证书，参与的工作与实际情况一致，应具体参与管理，审查试验方案、试验小结、试验总结，且审查后应有本人签名。机构成员应具备临床抢救经验和紧急处理突发医疗事件的能力。机构成员中应至少有一名医学专业成员。机构应设立质控人员。所有参与试验的研究人员都应具备承担药物临床研究的专业资质和专业研究的能力，并经过专业的 GCP 培训。研究人员应组成合理，分工明确，了解试验项目相关背景、有关规定和各自职责。

（二）研究人员

临床研究实施需要多学科、多层次的人员参与，研究人员的学科结构、专业能力、管理能力等应能满足研究的要求。承担研究的团队应包括研究课题负责人、主要研究者（医师、药师、护士、研究生等均可）、数据录入员、质控员、统计人员等。研究成员要有明确的分工，各负其责。

1. 课题负责人　课题负责人负责管理和协调研究的全过程，包括人员安排、任务分配、进度监督、质量控制等，应具备承担该项研究的专业特长、资格和能力。对课题负责人的要求如下：

（1）应熟悉研究方案，已参加课题相关的培训会；

（2）专业背景与研究相关；

（3）应具备管理研究日常工作以及应对各种突发事件的能力，保证课题的正常进行；

（4）保证有充足的时间和精力进行研究。

2. 主要研究者　主要研究者是承担研究的重要人员，负责完成绝大多数的研究任务，包括收集病例、填写研究表、文档管理等。应根据研究内容及参加单位的具体情况确定主要研究者的职业，医师、药师、护士、研究生均可。对主要研究者的要求如下：

（1）应熟悉研究方案，已参加课题相关的培训会；

（2）专业背景与研究相关；

（3）保证有充足的时间和精力进行研究。

3. 数据录入员　数据录入员负责将研究表格的数据准确无误地录入至计算机。最好采取双人双录模式，故每个参加单位至少有 2 名数据录入员。对数据录入员的要求如下：

（1）应熟悉研究方案，已参加课题相关的培训会；

（2）专业背景与研究相关；

（3）熟练掌握研究数据录入的操作；

（4）保证有充足的时间和精力进行数据上传。

4. 质控员　每个参加单位内部需设立质控员，主要负责控制本单位研究的进度和质量。对质控员的要求如下：

（1）应熟悉研究方案，已参加课题相关的培训会；

（2）专业背景与研究相关；

（3）熟练掌握质量控制的要点；

（4）保证有充足的时间和精力进行质量控制。

（三）硬件条件

课题承担单位要为课题研究的实施提供必要的工作硬件条件，才能保证研究工作的顺利实施。内容包括：

1. 具有满足承担临床试验要求的床位数；

2. 具有满足临床试验要求的月门诊、住院人数；

3. 具有必要的抢救设备（心电监护仪、呼吸机、负压装置或吸引器、除颤仪、抢救车等）；

4. 具备单独的试验资料保存柜/室，并上锁。

（四）临床研究资料的管理

临床研究资料是临床研究过程中，直接产生的各种文字、图表、声像等不同形式的历史记录，最原始地记载了科学研究的详细内容和过程。一套完整规范的研究档案可随时为研究者提供研究进展状况，也是研究管理规范化、科学化、信息化的重要标志。

1. 档案分类

（1）管理文件：与本研究相关的管理机构下发的通知；

（2）工作文件：研究合同、经费拨划证明、研究方案、伦理批件、研究表样本、研究清单样本、知情同意书样本、血样采集登记卡样本、血样运输交接表样本、质量检查清单等；

（3）标准操作规程文件：研究表填写 SOP、网上数据录入 SOP、不良反应处理 SOP、血样采集 SOP、研究人员培训 SOP 等；

（4）研究者履历/培训文件：研究人员学历、职称等复印件，培训会的会议记录、签到表、照片等；

（5）质量检查文件：质量检查计划、清单，已完成的各级质量检查的记录、报告等；

（6）会议资料：课题启动会、专家咨询会、方案论证会等会议资料；

（7）研究相关文件：研究表、研究清单、已签署的知情同意书、血样采集登记卡、血样运输交接表；

（8）其他文件：除以上文件外的文件。

2. 对研究档案的要求：

（1）所有试验相关文件均备案归档及专人、专柜、加锁保存，督促研究者按规定妥善保存必备的试验文件；

（2）及时建立临床试验文件夹；

（3）研究方案需有版本号、版本日期；

（4）课题启动前的研究方案应有申办方与主要研究者的共同签字；

（5）及时更新研究者手册；

（6）应有档案查阅和出入的详细记录；

（7）档案储存设施应有防虫、防火、防潮、防盗等安全措施。

（五）研究方案执行情况检查

研究参与单位需严格按照研究方案执行试验，要求如下：

1. 需确认研究者是否严格按照已批准的临床研究方案开展试验；

2. 已被发现有不良反应的受试者是否按照正确的研究程序进行试验；

3. 确认研究药物使用量是否与研究总病例数相等；

4. 数据的记录分析、报告是否遵照研究方案中的规定填写；

5. 所给予药物的剂量、间隔和给药途径与试验方案要求是否一致；

6. 不良反应/事件的判断是否与研究方案一致；

7. 发现不良反应后是否给予及时处理，以保证受试者安全。

（六）研究进度

按照预期进度开展临床研究是按期完成课题项目的重要保障。将研究进度作为重要的检查内容，对于保证科研课题保质保量完成起到促进作用。研究进度包括课题负责单位及各分中心病例任务数、筛选病例数、入组病例数、正在进行观察、治疗已完成、随访已完成、剔除病例、脱落病例数以及所占比例，采取课题组汇报或现场核对的方式检查。应与研究方案中预期研究进度进行比较，检查实际完成情况。

（七）研究药物

1. 药品存放

（1）保存地点：实地检查是否设有专门药房存放研究药物，保存空间面积是否足够。可存放于中心药房、科研专用药房或专门房间存放，药品存放数量要充足。

（2）保存条件：保存研究药物的房间要符合药品存放条件，包括安全、温度、湿度等，一般药品于室温、避光、干燥、阴凉、密闭状态下保存，有特殊保存需要的药品需放入冰箱低温冷藏。

（3）保存记录：记录保存研究药物的名称、生产厂家、剂型、批号、有效期、合格证书、接收数量、发放数量、回收数量、销毁数量、剩余数量、日期等。

2. 药物管理员　设专人负责研究药物管理，明确药物管理员的职责，通过现场提问的方式对研究药物的管理办法进行考核。具体包括负责药物的验收、分送、保存、发放、回收、处理等工作，对研究药物进行全程管理，对每一环节进行详细记录，检查各种相关记录。

3. 药品质量　药品质量直接影响临床用药的安全性、有效性，尤其是目前采用多中心临床研究的课题，参研单位范围广，研究用药管理不当将直接影响课题质量。要提供研究用药的批号、质量检测报告、有效期等。要保留样品作为鉴定使用。试验用药的名称、包装、剂量、用法要与研究方案一致。药检报告的批号要与试验药物管理各环节记录的批号一致。药物的使用记录和实际研究用药的数量一致。临床试验用药的接收数量、发放数量、回收数量及剩余数量之间的关系对应一致。以上一致性的检查情况均应核实并做出说明。

（八）源文件的检查

原始资料是与研究相关的原始数据被第一次记录的文件。指 CRF 表、原始病历（住院病历）、实验室检查、影像学检查、ECG 等检查的原始资料。

1. 原始病历是否保存完整。

2. 现场检查研究病历，判断 CRF 表的填写是否及时、完整、规范、真实、准确，与原始病历的数据是否一致，可否溯源。规范性检查包括：研究病例报告表应保持完整、整洁，不得缺页、拆开、损坏。病历记录应使用钢笔或签字笔书写，字迹应规范、工整、清晰。记录应使用规范的专业术语，采用国际标准计量单位。填写规范要符合病例报告表制定的填写说明。临床研究中的化验报告单和知情同意书等应按顺序粘贴在研究病例报告表中。完整性和及时性包括在规定的时间内收集和填写数据，形成完整的病例报告表。

3. 原始病历中，每位受试者入选时的基本状况（姓名、性别、年龄、一般情况、生命体征、病史、既往用药史等）、实验室检查、试验用药过程、同期联合用药、不良事件等内容是否与所提供的报告对应一致。病例报告表中的数据来源于原始文件，所以应与原始文件保持一致。现场核对研究病历与源文件之间的一致性。

4. 是否按照研究方案执行　受试者是否符合纳入标准和排除标准，受试者是否按研究方案规定的访视时点进行访视，实验室检查结果（尤其是异常结果）的记录，记录前后的一致性核对。

5. 试验记录错误或遗漏的修改是否规范，原记录是否清晰可辨，是否有修改者的签名和修改时间。

6. 对内部检查及监查员提出的问题是否进行改正和反馈的记录。

（九）知情同意

知情同意书的设计要符合完全告知、充分理解、自主选择的原则。内容包括：受试者的义务、责任和权益；研究的安全性以及风险；补偿和赔偿；医疗监护或救护的设施和措施以及保密等；语言表述应适合受试者群体的阅读和理解水平，避免复杂句型和技术术语的使用；知情同意书的修改应获得伦理委员会的批准，修改后的知情同意书需再次获得受试者同意。

检查知情同意书签署内容是否齐全，如日期、电话号码等；研究者签名是否及时、规范；患者或受试者法定代理人签名是否及时、规范，是否有伪造他人签字的现象，必要时可向受试者电话核实；签字日期是否在入选日期之后，核对真实性；检查签署的知情同意书份数与参加研究的受试者人数是否一致，是否有未签署知情同意书的情况；知情同意书一式两份，一份交给患者，一份留存在病历中。

抽查一定比例的患者，进行受试者真实性核对。采取现场电话随访的方式，询问患者病情、服药情况、病情改善情况等。

（十）不良事件

在临床研究过程中，受试者出现不良医学事件，无论与治疗是否有关，都应视为不良事件。严重不良事件是试验过程中发生的需住院治疗、延长住院时间、伤残、影响工作能力、危及生命或死亡、导致先天畸形等事件，应严格按照《不良事件及严重不良事件处理及报告标准规程》要求处理。检查内容与方式如下：

1. 现场考核研究者对不良事件的认识，包括概念、处理、记录、报告等要求，尤其是对不良事件和不良反应的区分；

2. 检查是否有不良事件，是否有未报告的不良事件；

3. 不良事件的书面记录，包括不良事件的临床表现、出现时间、频率、严重程度、处理措施、转归，判断是否与本研究有关；

4. 是否有严重不良事件，是否有未报告的严重不良事件；

5. 严重不良事件除在研究病历中记录，还应填写专门的严重不良事件报告表，并签名、署明日期；

6. 严重不良事件应及时向管理部门、项目负责人、伦理委员会、省食品药品监督管理部门报告，并尽快通知其他参与研究的单位。在原始资料中应记录何时、以何种方式、向谁报告了严重不良事件。

（十一）电子数据管理

数据管理是贯穿临床研究各个环节，以保证研究质量为目的的综合过程，为保证研究数据的真实性及课题及时有效的管理，通过网络即时将各临床研究单位的数据上报到数据管理中心。检查内容与方式如下：

1. 应有专人负责电子数据管理，一般至少应设 2 名数据管理员，负责临床课题组研究数据录入、核查、上报、答疑等工作；

2. 查看电子数据管理员的培训证明材料，并进行相关知识的现场提问；

3. 采用的数据管理软件形成的数据库是否合格，是否符合项目组管理和课题统一要求，是否委托第三方进行数据管理；

4. 应及时按随访时点实时录入研究数据，一般按照 SOP 要求在完成纸质研究病历的规定时间内录入，否则视为脱离时间窗。同时要求进行数据的独立二次录入，并对数据准确性进行自检；

5. 是否按时提交数据，能否及时答复数据管理员发出的疑问；

6. 数据现场核对，即抽查纸质研究病历与已上报电子数据进行一致性核对，尤其是关键指标的核查。

（十二）质量管理

二级、三级、四级检查均需检查下一级或下几级的质量管理情况，需依次核实如下项目：

1. 各级质量检查员资格审查，包括具有医学研究背景证明资料、临床研究检查培训、电子病例报告表与数据管理系统使用培训；

2. 现场考核质量检查员对质量检查相关内容的掌握情况；

3. 是否制定切实可行的检查计划并制定质量检查清单；

4. 是否按规定时间、规定数量、规定内容进行检查；

5. 参加单位科研管理部门对课题监管情况；

6. 查看质量检查报告质量，是否对研究数据记录、数据报告、药物管理、不良事件的处理与报告等进行了全面检查；

7. 对照质量检查报告中提出的问题检查所采取的措施和实际整改情况；

8. 是否接受第三方质量检查，如项目组织管理部门或委托专门的组织或单位承担稽查工作，并对稽查工作发现的问题及时处理。

（十三）依从性检查

临床研究中，尽管有一个确有疗效的试验药物和良好的临床研究方案，但如果研究者或病人执行临床研究方案依从性差，则整个临床研究就有可能失败或导致错误的结论，故在临床研究中关注和改善依从性十分必要。依从性包括研究者依从性和受试者依从性。检查内容与方式如下：

研究者依从性：检查内容主要是研究者对研究方案的了解情况，如是否了解方案的研究目的、纳入标准、排除标准、设计类型。可以通过现场提问、研究实际开展情况与研究方案一致性检查等方式进行。

受试者依从性：在研究过程中，受试者在药物的使用、接受访视、随访等方面不能依从临床试验方案执行，受试者药物服用率、到诊率低时，势必影响研究结果，甚至造成研究病例脱落，因此，脱落病例比例可以反映受试者依从性。脱落病例的数目占入组病例比例，一般不宜超过15%；对脱落病例要以家访、电话、信件等方式与受试者联系，记录最后一次服药时间，完成所能完成的评估项目；脱落原因分析及处理：研究者应将受试者退出原因进行分析，并如实记录在病例报告表中。在分析原因的基础上，制定提高受试者依从性的有效措施；保留所有脱落病例的观察资料，研究结束时应交组长单位汇总，进行统计分析。

（十四）实验室检查

对实验室的检查方式及要求如下：

1. 实验室资格认证文件和实验室质量控制合格的相关证明文件。

2. 是否制定实验室设备操作的SOP，包括仪器使用和维护，实际、质控品、校准品的使用等，以避免或减少因操作者不同而引起的误差。关键疗效和安全性指标检验操作程序的SOP，包括标本采集要求、运送要求、标本预处理、标本的保存条件与时限、检测的仪器与方法、操作人员的资格、指标的正常值范围。对实验人员掌握情况和实际操作进行现场考核。

3. 实验员培训合格证明，相应岗位上岗资格证明。

4. 各分中心实验室检验结果一致性措施：对于跨省、市或地区的多中心临床研究，应有因不同医院而使实验室条件、所用仪器设备、实验室化验结果不一样时的处理措施。

5. 抽查一定比例病例报告表中的关键指标，对检验报告单进行溯源，核对受试者姓名、检验数据、检验流水号及送检和报告日期与试验过程是否相符。

三、人员培训

除四级检查外，人员培训也是临床研究实施过程中质量控制的重要环节，由课题负责部门统一策划与实施。必须采取有针对性的措施，进行有效的人员培训，才能保证课题正常运转。临床研究往往涉及多个组织及人员的参与。要保证研究各环节工作能够流畅开展，就必须细化人员分工、完善相关管理和规定。重视人员培训和场地等条件的管理，若研究人员出现专业知识缺乏、科研能力差等问题，可以通过举办培训班、研讨会、单独或集中培训等各种形式，提高伦理委员会、研究者、药学人员、研究护士等团队的素质和能力。要重视临床研究前的培训与教育，重视临床研究的流程管理与人员分工，必要时申办者需要组建研究协调员团队进行集中培训与教育，解决个别研究机构整体能力不足与研究者精力相对不足等矛盾，处理研究者与申办者、临床科室与辅助科室的沟通与协商事务，增加研究各相关者/单位间的理解与互信，保证方案的依从性和临床研究的质量。

（一）培训计划

应针对临床研究的具体任务要求和研究人员的实际情况，制定切实可行的培训计划。培训工作一般进行两次：第一次是课题启动时，对课题研究骨干（包括主要研究者、研究助理、数据管理员、质控员）进行科研培训，以提高对项目研究背景、目的意义、研究方法等的认识。第二次是课题研究开始后的现场培训，针对具体任务，让各位研究者掌握如何在临床工作中开展试验，并应保证在较短时期内完成对全部研究者的培训任务。

（二）培训内容

1. 实施方案培训　包括研究背景、研究目的、设计类型、研究人群、纳入/排除/脱落/剔除/中止标准、观察指标、不良反应/事件的判断与处理等。

2. 病例报告表填写培训　必须记录真实可靠的原始数据，要求做到规范、及时、准确、完整、可读。强调每次试验按照 SOP 规定的时间及时填写病例报告表，逾期则视为脱离时间窗，须及时补充。病例报告表的所有项目必须填写完整，无漏项缺项。研究者需使用黑色签字笔、钢笔填写病例报告表，若使用铅笔填写则不符合规范。每处改动需有证据或经得起合理解释，所有错误或漏项要有修正或注明，并附研究者签名和日期。若随意改动并未说明理由，则被视为无效涂改。

3. 临床数据采集系统使用操作培训　使用测试库进行现场操作训练，掌握系统的接入、登录、添加病例、病例信息录入等，并介绍操作注意事项。强调应采取双人双录入的形式，即两人独立录入数据，在第二次录入时解决两次录入间的不一致，但看不到第一次的录入值。数据录入过程应考虑到临床研究对数据质量的要求。通常，双份数据录入可减少数据录入时经常发生的随机按键错误，避免随机误差对分析可能产生的影响。数据录入应尽早，这样数据审核的清理工作也可以尽早进行，因而可及早发现研究中存在的问题，尽早解决。

4. 不良事件判断培训　培训内容包括不良事件与不良反应的区别，不良反应的分型、机制、特点、产生原因、常见症状等。应强调本着"可疑即报"的原则，做到不遗漏，另外，某些轻度不良反应，例如恶心、头晕等，亦应予以重视。

5. 质量控制培训　课题负责部门应为各级临床单位举办质量控制方面的培训，内容包括质量控制的内容、程序、清单等，为一、二、三级质控提供必要的参考。

（三）培训考核

培训结束时应就有关的研究方案、操作规程等内容进行书面考核或口头提问。凡考核仍存在错误者，培训人员应就此内容重新讲解，被培训者集体讨论，在澄清问题后当场修改，考核合格后，颁发培训证书，方可进行临床研究工作。因故未参加培训者，需补培训并参加再次考核。

四、制定标准操作规程

标准操作规程（standard operation procedure，SOP）是为有效地实施和完成临床试验中每项工作所拟定的标准和详细的操作规程。随着大规模、多中心临床研究的大量开展和受试者自我保护意识的增强，对临床试验的要求也越来越高。按 GCP 标准完成临床试验的经验和教训使所有临床试验的参与者认识到，临床试验的质量是其是否能达到试验设计目的的关键；也认识到制定和执行严谨、详细和可行的 SOP，并贯穿于试验全过程，是规范操作、达到统一标准的有效方法。

临床试验过程的每项工作都应根据 GCP、有关法规及管理规定、工作职责、该工作的技术规范和该试验方案的要求制定这一工作的 SOP。例如，试验方案设计的 SOP，知情同意书准备的 SOP，伦理委员会申报和审批的 SOP，研究者手册准备的 SOP，研究者的选择和访问的 SOP，临床试验程序的 SOP，实验室 SOP，实验室质控 SOP，药品管理 SOP，不良事件记录和严重不良事件报告的 SOP，数据处理和检查的 SOP，数据统计与检查的 SOP，研究档案保存和管理的 SOP，研究报告撰写的 SOP 等。

SOP 应是可操作的，有详细的操作步骤以便遵从。临床试验前应对所有参试人员进行相关 SOP 的培训，并在试验开始阶段认真监查 SOP 的执行，在执行中应对 SOP 的适用性和有效性进行系统的检查，对确认不适用的 SOP 进行修改或补充。

研究单位应根据 GCP、有关法规及管理规定及岗位职责制定常规的 SOP，其中包括所有常规要素的 SOP，在临床试验准备时再按照临床试验方案和试验的特殊要求进行修改和补充，制定特定的临床试验标准操作规程（CSOP）。SOP 应定期进行复查，至少每年复查 1 次，对过时或不适用的 SOP 进行更新或修改。

（姜俊杰）

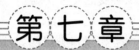

第七章

研究报告的撰写

研究报告是大数据真实世界研究的最终呈现形式,不恰当、不充分、不准确的试验设计及研究报告将使评价结果产生偏倚,从而严重影响研究结果的真实性与可靠性。为此国际相关专家与编辑共同制定了一系列用来规范临床研究报告的统一标准,譬如针对干预性研究的系统综述/Meta 分析报告、观察性研究的系统综述/Meta 分析报告,针对临床随机对照试验、临床观察性研究、非随机对照试验等亦都有相应的国际报告标准和规范。另有由英国国家医疗体系中公共卫生医疗办法委员会主导的"严格评价技术研究计划(critical appraisal skills program,CASP),开发的包括随机对照试验、系统综述、队列研究、病例对照研究、定性研究、经济学研究、诊断试验、临床预测准则、定性研究等多种研究类型的报告标准。目前诸多国际优秀期刊已经采用上述一系列报告标准,这些报告规范不仅提高了医学研究的报告质量,同时也促使了更好的研究设计和实施,为包括临床科研人员、医学编辑和患者在内的临床证据生产者和使用者了解实施过程、规范研究设计、利用研究成果等方面都起到了积极的作用。各种评价工具的出台,为研究者提高临床试验质量提供了基本原则,使得相关结果的评价和解释更加方便规范。真实世界常见研究类型包括实用性随机对照试验、观察性研究设计,如队列研究、病例对照研究、横断面研究等,以下仅从真实世界研究常用报告规范、针对医疗电子数据研究的报告规范、中药上市后安全性监测报告规范三方面进行介绍阐述。

第一节 国际常用研究报告规范

一、系统综述/Meta 分析报告规范

就临床研究设计而言,研究者在开展真实世界临床研究时,可以有多种不同研究设计类型的选择,如系统综述/Meta 分析、随机对照试验、非随机对照试验、观察性研究(如队列研究、病例对照研究)等。这些都是目前临床研究中发展较为成熟的设计类型,其报告规范也都是世界公认的标准。以下就这些常见不同研究类型的报告规范进行简要介绍。

(一)系统综述和 Meta 分析优先报告

2009 年由国际著名专家组成的系统综述和 Meta 分析优先报告的条目(preferred reporting items for systematic reviews and Meta-analysis,PRISMA)小组制定,即 PRISMA 工具。

该标准的制定对于改进和提高系统综述和 Meta 分析的报告质量起到重要作用。PRISMA 声明由一个 27 个条目清单和一个信息收集流程图组成，虽然针对的是随机对照试验的系统综述，但是 PRISMA 也适合作为其他类型研究系统综述报告的基础规范，尤其是对干预措施的评价研究。PRISMA 是对失效的 QUOROM 声明的升级和扩展。

（二）流行病学观察性研究 Meta 分析报告

1997 年由美国疾病预防控制中心资助，召集临床实践、现场干预、统计学、流行病学、社会科学以及生物医学编辑等方面专家，讨论并制定了流行病学中观察性研究 Meta 分析（Meta-analysis of observational studies in epidemiology，MOOSE）的报告。该声明包含七大部分内容，35 个条目的清单，主要针对队列研究、病例对照、横断面研究等观察研究的 Meta 分析。

二、实用性 RCT 的报告规范

2008 年发布的实用性 RCT 报告规范（improving the reporting of pragmatic trials：an extension of the CONSORT statement）。该报告规范是基于 2010 年修订的 CONSORT 设计而成。目前版本由 5 部分含有 22 个条目的清单组成。可在 CONSORT 声明官方网站（http：//www. Consort-statement. org）上免费获取。

三、非随机试验的报告规范

非随机设计研究的报告规范（transparent reporting of evaluations with nonrandomized designs，TREND）（http：//www. cdc. gov/trendstatement/）于 2003 年发布，由美国疾病预防控制中心综合防治小组制定，共含有 22 个条目，适用于非随机的干预性研究。

TREND 清单只适用于采用非随机设计的干预评价研究，而非所有采用非随机设计的研究。干预评价必须包括：①定义明确的干预研究；②一个提供了评价干预措施效果和效益的研究设计。清单应着重于对干预措施的描述，包括理论基础、比较条件、完整的结果报告及设计中与评价结果数据中可能存在的偏倚有关的资料。

四、观察性研究报告规范

（一）STROBE（strengthening the reporting of observational studies in epidemiology）声明

2004 年由 STROBE 小组制定（http：//www. strobe-statement. org/）。目前最新版为 2007 年制定的第四版，共包括 6 部分 22 个条目，主要用于指导队列研究、病例对照研究、描述性研究的报告规范。以下（二）~（四）为 STROBE 的拓展声明。

（二）STROBE-ME 分子流行病学（molecular epidemiology）的报告规范。

（三）传染病分子流行病学的报告规范（strengthening the reporting of molecular epidemiology for infectious diseases（STROME-ID）：an extension of the STROBE statement）。

（四）RECORD 声明——使用日常数据的观察性研究报告规范（the reporting of studies conducted using observational routinely-collected data（RECORD）statement）（http：//record-statement. org/）。

该报告规范旨在对使用日常常规医疗数据如医疗保险数据、电子医疗数据、疾病注册登记数据以及初级监测数据的使用提供指南。

五、诊断性试验报告规范

STARD（the standards for reporting of diagnostic accuracy）于 2003 年发布，共有 25 项条目和一个流程图（http：//www. stard- statement. org/）。

六、病例报告的报告规范

病例报告的报告规范（CARE guidelines）包含 13 条清单（http：//www. CARE- statement. org），旨在提高当前病例报告撰写的完整性与科学性，进一步促进和提高病例报告的报告质量。

七、经济学评价报告规范

经济学评价标准 CHEERS 声明由国际药物经济学会（International Society for Pharmaco-economics and Outcomes Research，ISPOR）主导研发，共涵盖 6 大部分：标题和摘要、前言、方法、结果、讨论、其他，细化为 24 条项目清单（http：//www. ispor. org/TaskForces/ EconomicPub Guidelines. asp）。

八、定性研究报告规范

目前国际上有三种针对定性研究的报告规范："Standards for reporting qualitative research：a synthesis of recommendations"、"Enhancing transparency in reporting the synthesis of qualitative research：ENTREQ"、"Consolidated criteria for reporting qualitative research（COREQ）：a 32-item checklist for interviews and focus groups"。三种报告规范在下述 EQUATOR 网站上均可获得。

值得一提的是，2006 年 3 月由英国 NHS 国家智库服务部所发起的 EQUATOR（enhancing the quality and transparency of health research）network 网站（http：//www. equator- network. org/）诞生，其致力于推动医疗卫生研究报告的透明度和准确性，改进科学文献质量。该网站汇聚了国际诸多报告标准，涉及不同研究类型，如系统综述、RCT 研究、队列研究、病例对照、病例报告、定性研究、诊断性试验；不同研究对象，如临床试验、动物实验；此外还有经济学评价研究、统计分析方法、临床试验方案报告标准等，一应俱全。目前收集了 276 个报告标准，涵盖了医学研究领域的各方面，可称之为目前国际上最全的医学研究报告标准数据库检索平台。

（廖　星）

第二节　RECORD 和 GRACE 清单的解读

近几年来，医学研究领域进入一个"高概念"的时代，新生的概念和理念层出不穷。从早期效力研究到效果研究之争，再从临床流行病学衍生的循证医学，到现如今的真实世界研究、实效研究（pragmatic research，PR）、比较效益研究和注册登记研究、转化医学（translation medicine，TM）、精准医疗等。医学研究的发展趋势已经从理想状态走向现实和实际，研究者们不再一味追求以经典解决一切问题，同样热衷于队列研究等观察性研究。就数据收集来源而言，观察性研究较 RCT 更具优势，可以对大数据时代下的医疗电子数据以及其他医疗日常实践的数据（如医保数据、医院 HIS 数据）进行研究，这些真实世界下的数据，对研究结果的外延性而言更具推广性。而对于当下热门的比较效益研究特别是一些安全性研究来讲，这些来自真实世界的大样本数据更为合适。对于以往各种经典设计的研究，医学研究领域已经有许多规范的公认的报告标准，国内研究者也在这方面越来越强调这些报告标准的遵循。而对于近年来国内大样本观察性研究，特别是来自真实世界电子医疗数据等临床日常实践的数据如何进行规范的研究报告，国内研究者尚缺乏这方面的意识。以下就观察性流行病学研究报告规范 STROBE 的扩展板"RECORD 声明"（reporting of studies conducted using routinely collected data，RECORD），即"常规医疗数据研究的报告规范声明"和国际药物流行病学会（International Society of Pharmacoepidemiology）签署的"好的比较效益研究准则（good research for comparative effectiveness，GRACE）"（http：//www. graceprinciples. org/）清单进行解读。

一、RECORD 声明

随着医疗电子信息化发展，研究者越来越青睐于"常规医疗信息和数据"（routine data），这些数据包括用于决策分析的医疗电子数据和医疗保险数据，还有疾病注册登记数据（disease registries）以及其他各种社会人口学数据。上述数据已经"客观"存在，而非因为某种科研目的而设计出来，它们往往能够为特定科研问题提供有关创新、高效、效益方面的信息。然而如何科学规范地研究这些信息对于现今研究者和决策者以及临床医生来说还存在诸多挑战，如这些数据本来存在的优劣势以及各种偏倚并不被熟知，对于使用这些数据的研究由于缺乏规范报告更加使得这类研究缺乏论证力度。2008 年研发的"STROBE 声明"是公认的用于有关观察性研究的报告规范，但是却没有对上述"日常常规医疗数据"的研究进行明确规范。鉴于此，在 STROBE 工作组成员的支持下，RECORD 声明应需而生，该声明旨在规定如何报告使用"日常常规医疗数据和信息"的研究。该声明于 2012 年 1 月英国伦敦召开的感染性疾病研究网络初级保健医疗数据库论坛上进行了讨论，包括来自 STROBE 促进会的五个召集人在内的 100 多名专家参与了讨论，成立的 RECORD 国际促进会，用于开发作为 STROBE 清单拓展的 RECORD 清单。研究过程中，RECORD 促进会广招世界相关医疗数据研究领域的专家进行了广泛而深入的讨论。对国际上医学研究报告规范最全汇集网 EQUATOR 网站（http：//www. equator-network. org）上收集的三种相关的评价清单进行了分析，发现这三个评价指南主要关注研究方法而非具体如何报告这些研究，而且这三个指南主要涉及的是比较效益研究，而非所有观察性研究，此外这些指南也未被国际杂志广泛接受，更没有接受过正式的国际化专家讨论形成共识或申请成为 STROBE 声明的拓展。通过三个阶段的调研：第一轮改良德尔菲法，第二轮面对面讨论，第三轮创建专门网站，进行网上征求意见（http：//record-statement. org/），形成 RECORD清单。RECORD 工作组于 2015 年 5 月发表了如何制作 RECORD 声明过程一文，不仅对于 RECORD 声明清单有具体展示，而且对如何制作一份报告标准也给国际医学研究者同行做了很好的示范。

总体来说，RECORD 声明主要关注三个方面的内容：数据库的特征、诊断编码的验证和暴露和结局的识别规则、每条数据记录的链接方法。RECORD 出台，使得基于"常规医疗数据和信息"的观察性研究过程更为透明化,研究者可以依据此声明向众人展示研究过程中数据存在的优缺点以及各种偏倚。另外清单的制作可以方便研究者们用于事后评价及阐明一些方法学问题,告知读者研究者如何进行研究,以及研究结果是什么,进而可以提高这类研究的质量。以下就 RECORD 工作组对于 RECORD 声明讨论稿中的内容进行解析,以便为国内研究者提供最新参考信息。

根据 STROBE 大纲,RECORD 工作组主要从 6 个方面对基于"常规医疗数据和信息"的观察性研究报告进行了规范:题目/摘要、背景、方法、结果、讨论、其他。涉及"常规医疗数据和信息"使用的特殊规定有 15 个细目。由于 RECORD 的开发是基于 STROBE 的拓展,因此应用于 STROBE 的其他相关条目同样也适用于 RECORD,具体见表 7-1。

表 7-1　常规医疗数据和信息使用的特殊规定

项目	编号	STROBE	RECORD
题目和摘要			
	1	①在题目或摘要中有研究设计类型 ②摘要需要信息丰富并结构化告知研究做了什么,发现了什么	①报告数据类型,如有可能标明数据库名称 ②如有可能应报告研究发生的地理位置和时间 ③如果链接了不同数据库,应该明确在此说明
前言			
背景	2	对所报告的研究背景和原理进行解释	解释所报告研究开展的科学背景以及理由
目的	3	阐明研究目标,包括任何预先确定的假设	阐明研究目的以及相关研究假说
方法			
研究设计	4	首要报告研究设计的各个要素	
研究场所	5	描述研究场所和地点以及相关日期,如招募时间、暴露、随访以及数据采集时间	
研究对象	6	①队列研究:描述纳入和排除标准、研究对象的来源和选择方法;描述随访的时间范围和方法;对匹配研究应该给出匹配标准、暴露和非暴露人数 ②病例对照:分别给出病例和对照的纳入和排除标准、来源和选择方法;给出精确的病例诊断标准和对照选择的原理;对匹配研究,应描述匹配标准和每个病例匹配的对照数 ③横断面研究:描述纳入和排除标准、研究对象的来源和选择方法	①人群选择方法(如编码或用于识别研究对象的规则)必须翔实报告。如果无法报告,则需解释原因 ②任何用于验证选择人群编码或相关规则的其他研究应列入参考。如果本研究中所用验证方法是未发表的,则应该详细报告细节 ③如果链接了不同数据库,则应使用流程图或其他相关图示展示数据库链接过程,包括每个阶段数据链接中病人个体的总数

项目	编号	STROBE	RECORD
研究变量	7	对所有感兴趣的研究变量列出明确定义，并区分结局、暴露、潜在预测因子、潜在的混杂因子或效应修正因子	用于识别暴露、结局、混杂以及效应修正因素的所有编码和规则应该进行详细完整的列示；如果不能，则需要进行解释
数据来源/测量	8	对每个有意义的变量，给出数据来源和详细的测量方法，如果有一个以上的组，描述各组之间测量方法的可比性	
偏倚	9	描述解决潜在偏倚的方法	
研究样本量	10	描述样本量确定的方法	
定量变量	11	解释定量变量是如何分析的，如果相关，描述分组的方法和原因	
统计方法	12	描述所用的所有统计方法，包括减少混杂因素的方法；描述所有分析亚组和交互作用的方法；解释如何解决数据缺失；如果相关，描述如何对病例和对照进行配对；描述所有的敏感性分析方法	
数据获取和清理方法			①研究者如何获得数据库人群进而聚焦研究人群及其聚焦程度应该有所报告 ②应该报告数据清理方法
数据库链接			③报告该研究是否在两个及以上数据库之间进行了个体水平、单位水平或其他形式的数据链接。链接的方法以及链接的质量评估应该进行报告
结果			
研究对象	13	①报告研究的各个阶段研究对象的数量，如可能合格的数量、被检验是否合格的数量、证实合格的数量、纳入研究的数量、完成随访的数量和分析的数量 ②描述各个阶段未能参与者的原因 ③推荐使用流程图	详细报告本研究中纳入研究对象的过程（如研究人群的选择），包括如果基于数据质量、数据可及，以及链接来过滤选择人群。研究对象的选择过程可以通过文字描述也可以通过流程图展示
描述性资料	14	①描述研究对象的特征（人口学特征、临床与社会特征）以及暴露和潜在混杂因素的相关信息 ②描述每个研究变量数据的完整程度 ③队列研究：总结平均的和总的随访数量以及随访天数	

续表

项目	编号	STROBE	RECORD
结局资料	15	①队列研究：报告发生结局事件的数量或综合指标 ②病例对照：报告各个暴露类别的数量 ③横断面：报告结局事件的数量或综合指标	
主要结果	16	①陈述未调整的和按照混杂因子调整的关联强度、精确度（如95%可信区间）阐明按照哪些混杂因素进行调整以及选择这些因素，未选择其他因素的原因。 ②对定量变量分组进行的比较要报告每组观察值的范围或中位数 ③对有意义的危险因素，可以把相对危险度转化成绝对危险度	
其他分析	17	报告进行的其他分析，如亚组分析和敏感性分析	
讨论			
主要结果	18	概括与研究假设有关的重要结果	
局限性	19	结合潜在偏倚和不精确的来源，讨论研究的局限性，以及分析有可能偏倚的方向和大小	讨论本研究中所用"常规医疗数据"的意义。讨论研究中可能出现的错分类偏倚，未测量混杂、缺失数据和因时间推移而致的各种变化
解释	20	结合研究目的、局限性和分析的多样化，谨慎给出一个总体的结果解释，并注意其他类似研究和相关证据的结果	
可推广性	21	讨论研究结果的可推广性（外推有效性）	
其他			
资助	22	给出当前研究的资助来源和资助者，如果可能，给出原始研究的资助情况	
研究方案、原始数据以及程序编码是否可获得			应该提供如何获取补充信息（如研究方案、原始数据或程序编码）的途径

具体的条文解释与范例，RECORD 工作组在其正式发表的文章"The Reporting of studies Conducted using Observational Routinely-collected health Data（RECORD）Statement"中有所阐述。

二、GRACE 清单

2010 年 GRACE 准则在提倡 CER 的大环境下被提出，其主要内容是关于观察性研究的准则，例如大样本的贴近真实世界的队列研究。与 STROBE 等规范关注观察性研究报告过程不同，GRACE 旨在评价 CER 领域中观察性研究的质量。

GRACE 的结构主要由 3 组问题构成，且主要从评价的角度针对 CER 观察性研究制定了一系列的准则。三组问题是：是否在实施前已经详细制定了研究计划？研究的执行、分析和报告是否从好的临床实践出发，报告是否足够详细，可以用来准确评价和重复？CER 结果的解释对研究人群来说能有多大程度的真实有效？有学者曾经撰文对该准则进行了详细介绍。2014 年 GRACE 清单被相关研究者开发并公布于 http：//www. graceprinciples. org/grace- c. html 上。

GRACE 清单的开发旨在帮助研究者选择高质量的 CER 观察性研究。该清单通过文献调研和专家咨询编撰而成，主要用于对 CER 观察性研究中治疗和决策的实用性进行评价。清单形成后，通过三方面的内容进行了校正：对于已发表的系统评价进行质量评估、个体专家意见、专家共识评估，目前尚未涉及评分。该清单主要围绕"数据"和"方法"两方面的内容制定了 11 条评价要素，其中 6 条是关于数据评价，5 条关于方法评价。评价者以"是/否"的形式作答，并需给出评语。清单主要内容见表 7-2。

表 7-2　GRACE 清单

评价要素	如何评价
数据（data）	
D1. 在数据/资料收集部分有没有根据研究目的的充分描述相关的治疗措施或暴露？注意：并不是所有研究问题都需要详细描述治疗措施	（＋）有，根据研究目的有关治疗措施或干预措施进行了必要信息的描述和记录（如：对于药物，充分描述了剂量、使用天数、途径或其他重要信息；对于疫苗，则描述批次、剂量、途径和使用地方等；对于器械，则描述器械类型、所使用地方、外科手术过程、序列号等） （－）没有，在文中数据/资料部分缺乏描述或者信息描述不充分
D2. 是否根据研究目的充分描述了主要结局指标？（如：在数据/资料收集部分对主要结局进行了充分描述）	（＋）是，在数据收集部分对于结局指标有明确充分的描述（如：如果临床结局是在保险数据库中以 ICD-9-CM 诊断编码确定的，那么由编码所获得的敏感性和特异性水平可以充分用于评估结局） （－）没有，数据收集部分明显缺少（如：编码所涉及的疾病范围要么太宽，要么太窄，且来自诸如病历记录中的补充信息无法获取）；或者信息描述不充分

评价要素	如何评价
D3. 主要临床结局的测量是否客观而非依赖于主观判断（如：有关病人疾病状态是否有所改进的主观意见）	（+）是客观的（如住院，死亡） （+）不适用，主要结局非临床（比如病人报告结局的PROs） （-）没有（如病人状态是否改善的主观意见，或信息描述不充分）
D4. 主要结局是否具备一定的效度和可评判性，或者是否在小样本人群中被验证过	（+）是，结局指标具有一定的效度和可评判性，或者是基于清晰定义的病历记录摘要，如：校正后的工具用于评价PROs（如SF-12生存量表）；通过相关医学委员会正式评判审定病历记录后使用ICD-9-CM编码的临床诊断，以此来证实诊断或其他过程以便获得合理的敏感性和特异性；收支数据被用来评估卫生资源的使用度等 （-）没有，或信息描述不充分
D5. 主要结局指标在组间的测量和识别是否是同等的	（+）是 （-）不是，或没有足够信息描述
D6. 一些重要的可能是已知混杂因素或效应修正（effect modifiers）的协变量是否被记录了？协变量的重要性在于其是否和治疗措施和/或结局有因果关系（如：对于糖尿病研究来说体重指数是应该有所记录的，而对于高血压和青光眼研究来说，种族是应该记录的）	（+）是，大部分已知重要的混杂因素和效应修正被考虑到了（如：药物剂量和疗程的测量） （-）没有，至少有1个可能已知的混杂因素或效应修正没被考虑（已被作者提及或通过临床知识可以推得），或整个这方面信息描述不充分
方法（methods）	
M1. 该研究（或分析）人群是否限定为首次使用该治疗措施或那些开始新疗程的人群？对于仅纳入初次使用治疗措施者的研究在研究开始之前，需要对入选队列的人群限定洗脱期（即特定的无药物使用时期）	（+）是，仅对初次使用该治疗措施的病人纳入到队列，或者首次进行外科手术和使用器械，即仅在进行随访前这些病人从未接受过该治疗 （-）不是，或信息描述不充分
M2. 如果是一组或多组进行对照，那么这些对照是否是平行对照？如果不是，研究者是否阐述了使用历史对照的理由	（+）是的，数据采集来自于同时间段，或者是有合适理由使用了历史对照（如：研究者无法识别旧治疗措施的当下使用者时，或者同时段对照组无法形成，因为新产品使用是如此之快以至于同时段对照组对影响结果的因素差异非常大） （-）不是，没有科学依据地使用了历史对照，或信息描述不充分

评价要素	如何评价
M3. 重要的混杂变量或效应修正是否在设计或分析阶段被考虑到？处理这些变量的措施可以由限制法、分层法、交互项法、多变量分析法，倾向性评分匹配法，工具变量或其他方法	（＋）有，大多数有可能会改变效应量估计的协变量都被考虑到了（如：对于药物使用剂量和周期的测量） （－）没有，有些重要的协变量没有被恰当地分析，或者至少有 1 个重要的协变量没有被测量，或者信息描述不充分
M4. 暴露和非暴露"人时"分类是否避免了未亡时间偏倚（未亡时间在流行病学中是指队列随访时间，在该时间里死亡或某个决定随访结束的结局不会发生）	（＋）有 （－）没有，或者信息描述不充分
M5. 是否对基于主要结果的重要假说进行了有意义的检验分析（如：有没有一些分析是用于评价有关暴露和结局潜在偏倚的，比如对不同暴露和/或结局定义的影响做检验用于检查该影响对结果的作用）	（＋）有，主要结局并没有本质改变 （－）有，主要结局有本质改变 （－）没有提及，或信息描述不充分

注：ICD-9-CM：International Classification of Diseases，Ninth Revision，Clinical Modifications；

　　PRO：patient-reported outcome.

目前，基于常规医疗数据的观察性研究或 CER 日渐增多，这些研究均可视为真实世界的研究。与前瞻性研究（如 RCT）设计不同，这类研究的数据来源更为广泛，特别是当前大数据时代下电子医疗数据的应用为医学研究提供了更为广阔的空间。这些数据随着时间推移而不断积累，并不为研究者所设计，数据量巨大，能提供以往研究所不能提供的重要信息。但是同时其所存在的问题也很多，科学规范地设计、报告是基于此类研究获得有价值信息的关键。上述两个清单，既可以用于指导这一类研究的设计（如对于电子数据的规范使用），也可用于评价这类研究，促进这类研究方法学质量的提升，最为重要的是可以促使研究结果的报告更为客观化，研究过程更加透明化。

（廖　星）

第三节　中药上市后安全性监测报告规范

近年来，国家食品药品监督管理总局（China Food and Drug Administration，CFDA）先后发布《关于推动生产企业开展药品重点监测工作的通知》和《生产企业药品重点监测工作指南》等相关法律法规和技术文件，应国家之需，中医药行业发展要求，以及民众安全用药的长远利益，国内有关中药安全性的监测研究方兴正艾。对于监测研究的开展，目前国内主要的研究设计有大样本注册登记研究（医院集中监测）、基于医院电子信息系统大数据的研究（队列研究）、基于自发报告的回顾性数据分析和巢式病例对照研究等。虽然国际上有针对上述研究类型的报告规范和标准可供参考，但是一些特殊的内容并不适用，因此基于中药安全性监测的特色以及实际情况，亟须制定具体的可操作的报告规范，帮助研究者更加完整、透明地报告中药安全性监测研究，从而进一步促进对中医药安全性监测研究的评价及其结果的推广应用，从而不断促进和提高中医药安全性监测研究的质量，达到国际认可的水平。为此，参考系列国内外相关安全性监测报告规范和指南制定了有关中药上市后安全性监测报告规范，以期提高中药安全性监测的报告质量，提供完整、准确和透明的研究报告，促进医疗决策和临床实践。

一、报告规范制定的五个关键步骤

按照国际报告规范通则，其制定需要经过五个关键步骤：

1. 初始准备　确定撰写报告规范的必要性，检索文献，筹集研究经费。

2. 共识会前准备　确定参与人员，应用德尔菲方法，形成讨论清单，准备会议。

3. 面对面共识会议　陈述会前准备工作和结果，如讨论清单设置的合理性，讨论流程图的设置，讨论需要的相关文件和具体的人员分工和著作权，讨论发布转化方式等。

4. 共识会后筹备　研发正式的报告规范，研发相应的解释文件，确定发布策略，如同步多个出版物发布。

5. 发布后的反馈修改　寻找反馈的信息和建议，鼓励报告规范支持，评价报告规范的影响，网络公开，翻译，更新。

因此，中药上市后安全性监测报告规范的制定也应该遵循上述五个步骤开展。

二、中药上市后安全性监测报告规范要点

根据国家《药品不良反应报告和监测管理办法》（中华人民共和国卫生部令第 81 号）以及当前药品安全性监测注册登记研究设计要素，从以下几个方面考虑中药上市后安全性监测报告规范要点。

（一）监测药品信息

需要报告药品通用名及商品名、药品上市批准文号。对所监测药品说明书的概述，应提供该品种系统的非临床安全性评价研究概述及其安全性评价文献资料的综述。应提供药品上市后发现的安全性风险信号（来自临床、文献、SRS、基础研究等）以及针对风险信号所做的研究报告的综述。应提供监测药品在人体的已知作用，包括关于药物动力学/代谢/药效学、剂量反应、安全性、有效性和其他药理学领域。应当提供从先前人体试验中得到的关于监测药品的安全性、药效学、有效性和剂量反应资料。对已发生的 ADR/AE 资料应该进行详细介绍，特别是对于上市后发生的 ADR/AE 报道，应从 ADR 类型/发生率的重要差异，以及处方、剂量、给药途径进行讨论。简述上市后近 5 年的销售情况，所监测药品的监测背景（是国家批文或是企业自发）；简述监测立项依据，附件中提供相关文件，如主管部门对监测方案的认可/批准/通报或企业提供主动监测函。

（二）伦理学问题

提供伦理审批号。说明监测实施符合医学伦理学原则，尤其应对被监测者相关信息保密。说明伦理委员会组成及批准临床监测方案情况，并在附件中提供独立伦理委员会成员表。说明在采集生物样本时，是否签署相关知情同意书。对于特殊人群的知情同意书，需有特殊说明。

（三）监测方案

监测方案是整个监测研究在实施之前所制定的，应该进行国际注册（如 http：//www. clinicaltrial. gov），并取得注册号。监测方案在监测报告中需要体现以下几个方面的内容：

1. 阐明监测的目的　可分为主要目的和次要目的。

2. 报告监测者　如需简述主要监测者（PM）个人背景，提供监测者的履历和/或证明其资格的其他相关文件。其他参加监测者需提供人员清单。需要告知方案设计者，如概述参加监测方案设计人员背景，并提供履历。

3. 报告监测场所　简述监测场所的资质及级别。提供资质证明材料，监测负责单位与申办单位之间的合同。

4. 报告监测设计　简述监测数据收集类型（如医院集中监测、处方监测、问卷调查等）。监测设计类型（如病例系列研究、队列研究、病例对照研究等），是否采用嵌套设计，如巢式病例对照设计。总体监测设计和计划的描述（包括临床监测的流程图）。

5. 报告监测样本量　如计算方法和原则，以及样本量。

6. 监测对象　简述被监测者的选择标准，所监测药品的适应证，是否是住院、门诊或两者兼有的监测范围。

7. 告知对照及其依据　简述是否设有对照及其依据。

8. 告知方案设计中的监测内容与过程　简述监测药品使用方法（即给药途经、剂量、疗程、溶媒、给药次数和用药持续时间、间隔时间），以及监测期间的相关记录。

9. 告知方案设计中的评价指标与方法

（1）概述所定义的监测中的暴露、预测因素、潜在的混杂因素，报告所有结局。

（2）简述主要监测指标和次要监测指标。

（3）监测中对 ADR/AE 的观察、记录、处理、报告的规定。所采用的 ADR/AE 报告术语集（如 WHOART、MedDRA、ICD），以及 ADR/AE 采集信息的表格（如国家药品不良反应/不良事件报告表）和判定标准（WHO 六级标准、Naranjo 法、概率法或贝叶斯法）。

10. 数据来源和测量　简述监测的主要数据来源以及采集形式，如监测表、医院 HIS/LIS 信息等。

11. 重点监测时间表　是否有监测实施阶段各时间节点的记录。

12. 提供应急处置措施　是否有监测过程中出现严重 ADR/AE 或药品群体事件的应急处置和报告措施。

以上内容要说明实际监测研究是否与方案设计中的一致，不一致要说明原因。

（四）质量控制与保证

由于监测研究基本上都是观察性研究，观察性研究设计类型自身最大的不足就是存在大量偏倚。因此报告在不同的监测阶段中，为防止各种偏倚与影响因素所采取的质控措施是判断该项监测研究设计水平的一项重要判断指标。

（五）数据管理

报告监测数据的采集、核查、录入、审核、数据锁定过程和措施，并提供相应数据管理报告材料。此外，需要参考以下两个国内外标准，制定好数据管理规划。

参照国际上临床数据管理学会发布的《良好临床数据管理规范》（good clinical data management practices，GCDMP），监测研究的数据管理也应涉及：数据隐私、管理计划、供应管理及管理标准，数据获得，电子数据采集原则及监测表填写指南，监测表印刷，数据库验证、编程和标准，实验室和其他外部数据，结局报告，临床数据管理会议和培训，监测研究中的测量，数据质量保证，数据质量的测量，数据存储，数据录入和处理流程，医学编码，严重不良事件核实，关闭数据库，临床数据存储。

另外，国家食品药品监督管理总局药品审评中心于 2012 年 5 月 24 日发布了《临床试验数据管理工作技术指南》，对于监测研究的数据管理也极具指导意义，如要以质量管理体系的理念建立和实施监测研究数据管理。监测研究中数据管理不论用纸质化或电子化，系统均需要满足 3 个基本要求：系统可靠、数据可溯源、设置权限管理。突出强调数据质量的保障与评估工作的重要性，措施包括制定标准操作规程、稽查、纠正和预防措施等。指南中提出用数据错误率评价数据质量，可接受的错误率为：数值变量不超过 0.2%，文本变量不超过 0.5%。另外，报告还需体现数据管理相关人员的职责以及培训情况，统一的监测研究数据标准体系、实验室及安全性数据的规范化和标准化等内容。

（六）统计学分析

报告监测数据的统计分析过程，基本原则有以下几点：

1. 描述统计分析计划和获得最终结果的统计方法（为国内外所公认的方法和软件），且遵循一般统计分析原则。

2. 人口学特征和基线特征分析　对被监测者的人口学信息（性别、年龄、个人史、家族史、既往疾病史、目前患有的其他疾病及用药等）进行统计描述；对被监测者的诊断、严重程度、证候分类、治疗措施及剂量给予统计描述。

3. 对于监测数据分析中的各种混杂因素的处理，说明分析过程　如混杂因素的筛选、统计方法和模型的选择，以及统计分析结果和临床实际之间的解释。

4. 明确列出主要监测指标和次要监测指标的定义、各种指标的统计分析方法，重点阐述如何对离群值和缺失值的处理。

5. 分别描述和计算 AE、ADR、导致脱落的 AE、SAE 的发生例数和例次，重点阐述发生 ADR/AE 病例因果关系的统计分析过程。

6. 按照生理系统名称及标准化安全性事件名称分类给予统计描述，并报告其严重程度。对于主要的安全性事件时间类型，应对发生时间、持续时间、严重程度、处置措施、与药物的关系以及结局给予统计描述，必要时通过生存分析方法分析安全性事件发生的时间特征。

7. 安全性事件的相关因素分析　根据数据特征选择多元 Logistic 回归、COX 回归分析方法探讨与安全性事件发生相关的临床因素，治疗因素以及人口学因素。其他辅助检查主要包括心电图检查、B 超以及影像学检查。

8. 其他安全性信息　实验室检查指标的评价：包括血常规、血生化等。采用交叉表的形式对治疗前后各检查时间实验室检查结果的临床判断结果：正常/异常（无临床意义）、异常有临床意义和未查，用例数、百分数进行描述。

（七）监测结果

1. 报告监测完成情况　负责单位及分中心的起止时间、任务数和完成数、ADR/AE 数。多中心监测的各分中心也应在附件中提供分中心小结（由该分中心的主要监测者负责）。

2. 基线分析结果　以主要人口学指标和基线特征数据进行分析（如性别、年龄、身高、体重、原患疾病、合并疾病和并发症、合并用药等）。

3. 合理用药分析　监测病例是否按照说明书用药的分析，简述与出现的 ADR/AE 之间的关系。

4. 相关影响因素的分析　充分考虑相关影响因素如基础疾病及并发症、合并用药等对于发生 ADR/AE 的影响。评价不同时间长度使用被监测药品后的风险。评估不同药物使用方式（例如不同剂量、联合用药、错误用药等情况）以补充药物安全使用信息。

5. 评价药品在特殊人群（如儿童、老人、孕妇及哺乳期妇女，特定年龄组，肾或肝损害等患者）中的安全信息。

6. ADR/AE 评价分析　①报告所有 ADR/AE 发生数目列表及其发生率，区分个体和群体 ADR/AE 发生的报告。②对 ADR/AE 描述，包括症状、体征、严重程度、实验室指标改变。③被监测药品的使用情况（用药途径、剂量、用药持续时间、溶媒等）。④对 ADR/AE 进行合理的分类，以合适的统计方法分析影响 ADR/AE 发生频率的可能因素（如时间依赖性、剂量或浓度、人口学特征、合并用药、合并疾病和并发症等）并进行相应因果关系判断。⑤一般 ADR/AE 病例分析结果：是否经过不同层次临床专家的论证。应主动收集药品 ADR 信息并按规定上报，其收集途径应广泛，包括销售渠道、投诉、热线电话、文献、上市后研究等。⑥严重 ADR/AE 病例的分析结果：是否经过不同层次临床专家的论证。⑦死亡病例：是否经过不同层次专临床专家的论证。查看死亡病例是否进行调查，调查内容是否全面，是否符合要求或者书面程序。⑧特殊人群所发生的 ADR/AE：是否经过不同层次临床专家的论证，且需单独列出分析。

7. 如有嵌套或单独进行巢式病例对照设计，则需单独列出这部分分析结果。

8. 安全性报告小结　需具备如下要点：①描述监测完成情况和基线分析结果；②对不同时间长度使用被监测药品、不同药物使用方式以及不同人群的风险进行分析；③有关 ADR/AE 的描述和 ADR/AE 的因果关系判断；④严重 ADR/AE 的描述和 ADR/AE 的因果关系判断；⑤对于药品上市后安全使用决策的意义。

（八）讨论

讨论内容应包括以下几个方面：

1. 参照监测目标，结合结果的临床相关性和重要性，根据已完成上市后安全性监测加以讨论，对评估本监测结果对产品的风险-受益平衡的影响。

2. 估计药品在不同人群中使用的风险差异，并探讨危险因素和效应。

3. 讨论和结论应清楚地阐明新的或非预期的发现，评论其意义，并讨论所有潜在的问题。

4. 分析监测中存在的局限性，如潜在的偏倚来源和事件的不精确性及其验证均应该讨论。需考虑到可能会影响数据质量或完整性的各种原因，用来解决这些问题（例如响应率、数据缺失及数据、填补）的方法。

5. 还应明确说明受试者个体或群体受益、风险及风险的特殊预防措施，及对进一步监测的指导意义。

（九）结论

对结果的解释需要考虑监测的目标、局限性、分析的多重性，以及类似的监测和其他相关证据的结果，审慎地给监测下结论。

参照目前的英国牛津大学观察性研究证据等级体系和推荐强度，评价该监测质量和监测质量等级及其推荐监测结论应用的强度。

（十）风险管理计划撰写规范

1. 品种风险梳理

（1）非临床安全性小结：包括①药材资源、药物成分及药学研究综述；②一般药理学和毒理学研究综述；③其他研究综述。

（2）临床安全性小结：结合上市前临床安全性数据和文献安全性报道、自发呈报系统报告的信号等信息，总结出上市后药品的突出安全性问题，包括药品的已知重大风险和潜在重大风险，以及相应的高危人群。

（3）ADR/AE 监测资料综述：包括药品 ADR/AE，分析风险的严重程度与结局、风险的性质和严重性、ADR/AE 发生率以及 95% 可信区间、ADR/AE 的背景发生率、风险因素、可能的发生机制、可预防性、该事件对公众健康的潜在影响、证据来源以及所采取的管理措施等。

（4）安全性问题总结：包括重要的已确认风险、重要的潜在风险和重要的可能遗漏应该被关注的安全信息。

2. 风险最小化行动计划

（1）启动风险最小化行动计划必要性评估：基于风险梳理总结出来的突出的安全性问题，评估每一个突出的安全性问题是否有必要实施风险最小化措施。

（2）风险最小化行动计划的制定：①对药品标准、药品说明书和标签的修订的建议；②有针对性的药品安全宣传教育；③药品获得各环节的提醒；④限制药品使用。

（3）风险最小化行动计划的后效评估：风险最小化行动计划的后效评估计划，包括评估内容、评估期限；对已定义风险是否最小化的后效评估。

（4）风险最小化行动计划其他要求：成立专门的药品风险管理部门，配备相应医药学资质的专业人员。制定相关工作程序或标准操作规程，以保证工作顺利开展。

（十一）附件

一个完整的监测，根据实际研究情况，需要提供如下相关附件。

1. 监测相关批件（如国家课题、企业自主函、药监局批文等）；

2. 三个委员会名单（伦理委员会、数据管理委员会、安全性及终点事件判断委员会）；

3. 伦理审批文件（如有生物样本采集，需提供知情同意书）；

4. 临床监测单位情况，主要监测人员的姓名、单位、在监测中的职责及其简历；

5. 临床监测国际注册号；

6. 监测方案及监测表；

7. 所监测药品的说明书；

8. 分中心小结提纲；

9. 数据管理及统计分析计划和统计分析报告；

10. 质量控制及监查报告；

11. 监测者资质证明和履历，监测单位资质证明；

12. 数据管理人员和统计分析人员的履历；

13. 主要参考文献及复印件，其他相关资料。

（廖 星）

参 考 文 献

1. 马彬. 中医药临床研究方法与报告质量研究［D］. 兰州大学，2013.

2. 李青，夏芸，牟钰洁，等. 国内中文期刊发表的中医药系统综述和 Meta 分析文献质量再评价［J］. 北京中医药大学学报（中医临床版），2012，19（3）：28-33.

3. 胡丹，康德英，吴宇侠，等. 国内发表的中药相关系统评价的方法学质量评价［J］. 中国中西医结合杂志，2011，31（3）：402-406.

4. 张天嵩，钟文昭，李博. 实用循证医学方法学［M］. 第 2 版. 长沙：中南大学出版社有限责任公司，2014.

5. Moher D, Liberati A, Tetzlaff J, et al. Preferred reporting items for systematic reviews and meta-analyses: the PRISMA statement［J］. PLoS Med, 2009, 6（7）：e1000097.

6. Stroup DF, Berlin JA, Morton SC, et al. Meta-analysis of observational studies in epidemiology: a proposal for reporting. Meta-analysis of Observational Studies in Epidemiology（MOOSE）group［J］. JAMA, 2000, 283：2008-2012.

7. Zwarenstein M, Treweek S, Gagnier JJ, et al. Improving the reporting of pragmatic trials: an extension of the CONSORT statement［J］. BMJ, 2008, 337：a2390.

8. Des Jarlais DC, Lyles C, Crepaz N, and the TREND Group. Improving the reporting quality of nonrandomized evaluations of behavioral and public health interventions: The TREND statement［J］. Am J Public Health, 2004, 94：361-366.

9. 罗晓敏，詹思延. 如何撰写高质量的流行病学研究论文第六讲非随机对照试验研究报告规范——TREND 介绍［J］. 中华流行病学杂志（Chin），2007，4（28）：408-410.

10. The CARE guidelines: consensus-based clinical case report guideline development［J］. Diet Suppl, 2013, 10（4）：381-390.

11. Husereau D, Drummond M, Petrou S, et al, on behalf of the CHEERS Task Force. Consolidated Health Economic Evaluation Reporting Standards（CHEERS）statement［J］. Pharmacoeconomics, 2013, 31（5）：361-367.

12. 廖星，谢雁鸣，申浩. 国际临床研究相关报告标准概述［J］. 中国中西医结合杂志，2013，33（4）：549-553.

13. Berger ML, Mamdani M, Atkins D, Johnson ML. Good research practices for comparative effectiveness research: defining, reporting and interpreting nonrandomized studies of treatment effects using secondary data sources: the ISPOR Good Research Practices for Retrospective Database Analysis Task Force Report-Part I［J］. Value Health, 2009, 12（8）：1044-1052.

14. Motheral B, Brooks J, Clark MA, et al. A checklist for retrospective database studies-report of the ISPOR Task Force on Retrospective Databases［J］. Value Health, 2003, 6（2）：90-97.

15. Peterson AM, Nau DP, Cramer JA, et al. A checklist for medication compliance and persistence studies u-

sing retrospective databases ［J］. Value Health, 2007, 10 (1)：3-12.

16. Sinéad M Langan, Eric I Benchimol, Astrid Guttmann, et al. Setting the RECORD straight：developing a guideline for the Reporting of studies Conducted using Observational Routinely collected Data ［J］. Clinical Epidemiology, 2013：529-531.

17. Nicholls SG, Quach P, von Elm E, et al. (2015) The Reporting of Studies Conducted Using Observational Routinely-Collected Health Data (RECORD) Statement：Methods for Arriving at Consensus and Developing Reporting Guidelines ［J］. PLoS ONE, 10 (5)：e0125620.

18. H Liyanage, S-T Liaw, S de Lusignan. Reporting of Studies Conducted using Observational Routinely Collected Data (RECORD) statement：call for contributions from the clinical informatics community ［J］. Informatics in Primary Care, 2012, 20：221-224.

19. Eric I. Benchimol, Sinead Langan, Astrid Guttmann, on behalf of the RECORD Steering Committee. Call to RECORD：the need for complete reporting of research using routinely collected health data ［J］. Journal of Clinical Epidemiology, 2013, (66)：703-705.

20. 谢雁鸣，廖星. 对比较效益研究 GRACE 准则的解析 ［J］. 中国中西医结合杂志，2012，32 (8)：1121-1125.

21. Nancy A. Dreyer, Sebastian Schneeweiss, Barbara J. McNeil, et al. GRACE Principles：Recognizing High-Quality Observational Studies of Comparative Effectiveness ［J］. Am J Manag Care, 2010, 16 (6)：467-471.

22. Moher D, Schulz KF, Simera I, et al. Guidance for developers of health research reporting guidelines ［J］. PLoS medicine, 2010, 7 (2)：e1000217.

23. ICH GCP Guideline (International Conference on Harmonisation (ICH) Good Clinical Practices (GCPs)) 之一的 "Efficacy Guidelines" (http：//www. ich. org/).

24. 2013 年 03 月，国家食品药品监督管理局安监司发布《关于推动生产企业开展药品重点监测工作的通知（征求意见稿)》食药监安函 ［2013］ 12 号.

25. 2011 年 7 月 1 日起施行《药品不良反应报告和监测管理办法》（中华人民共和国卫生部令第 81 号).

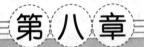

医疗大数据中成药研究实例

第一节　中成药临床应用分析

中成药是传统中医药与现代高科技手段相结合的产物，广泛应用于临床，取得了良好的临床疗效。受到传统观念影响，中成药临床用药往往并不严格遵守说明书，表现为超适应证、超剂量和长期用药；同时，药品上市前研究条件限制严格，老年人、儿童、妊娠或哺乳期妇女、肝肾功能异常的患者都被排除在外，而上述人群往往也是用药人群；另外，药品上市后用药环境复杂，联合用药十分普遍。以上情况导致中成药临床使用的有效性、安全性以及经济性都可能与上市前不同。而来自于临床医疗的事务型数据则可真实地反映中成药在临床应用的情况，并可直接或间接地分析考察期应用的实际效果。本节主要通过医疗大数据分析中成药的临床应用特点及其实效，为临床使用中成药提供参考。

一、注射用丹参多酚酸盐治疗冠心病不同证候的实效分析

注射用丹参多酚酸盐的主要成分是丹参乙酸镁，从丹参中提取精制而成，用于治疗冠心病稳定型心绞痛（心血瘀阻证），具有活血、化瘀、通脉的作用。目前冠心病常规的药物治疗原则为减低心肌耗氧、抗凝、抗血小板、稳定斑块等，因为血小板的活化、黏附、聚集和释放诱发血栓是冠心病发生及发展的重要因素，有效抑制血小板活化、抗血小板聚集对于冠心病患者的治疗具有重要意义。临床前药理学研究显示，丹参多酚酸盐具有抗血小板聚集、抗血栓形成、改善微循环、抗氧化损伤和多途径发挥心肌保护的作用，对冠心病心绞痛及心电图 ST-T 改变有显著疗效。

（一）目的

通过比较真实世界中注射用丹参多酚酸盐治疗冠心病中医辨证为"瘀"证和非"瘀"证患者的凝血指标变化率，进一步评价注射用丹参多酚酸盐对冠心病"瘀"证的有效性。

（二）方法

1. 数据纳入标准及分组　在所有使用注射用丹参多酚酸盐的 14191 例患者中，提取年龄在 18~80 岁范围内，且用药前后 7 天内有两次凝血指标检查的患者，共 10109 例，其中有中医诊断的患者 1088 例，包括中医证型诊断为"瘀"证的患者 845 例，非"瘀"证患者 243 例。

从该人群中分别提取测量了凝血酶原时间（PT）、凝血酶时间（TT）、活化部分凝血活酶时间（APTT）、纤维蛋白原（FIB）、血小板比积（PCT）、血小板计数（PLT）和血小板体积分布宽度（PDW）7个指标，根据中医辨证为"瘀"证或非"瘀"证，将患者分为2组。各指标在"瘀"证组和非"瘀"证组分布的人数为：PT（19/4）、TT（48/7）、APTT（19/4）、FIB（50/10）、PCT（236/72）、PLT（237/73）、PDW（236/73）。

2. 分析内容　将患者用药前7天内最后一次理化指标定义为"用药前理化指标"，停药后7天内最早一次理化指标定义为"用药后理化指标"。两个指标均分为高于、低于、处于正常范围三种情况，对"瘀"证组和非"瘀"证组7个指标在用药前后的变化率进行比较，变化率 = （用药后指标值 - 用药前指标值）/用药前指标值。

3. 混杂因素的界定　根据所提取HIS数据的实际情况及医学专业知识，考虑对2组凝血指标变化率的混杂因素包括：年龄、性别、入院病情、住院费用、费别、住院天数、病危天数、病重天数、用药疗程、单次用药剂量以及合并用药（除目标药物"注射用丹参多酚酸盐"之外频数最高的前50种用药，剩余用药归为"其他合并用药"），共61个。

4. 分析方法

（1）列联分析：以用药后凝血指标高于、低于、处于正常范围三种情况，做分组与年龄、性别、入院病情、单次用药剂量、用药疗程、中医主证治疗结果的列联分析。

（2）Wilcoxon秩和检验：描述分析用药后凝血指标处于正常范围的患者凝血指标变化率并进行Wilcoxon秩和检验，同时按照年龄、性别、入院病情、单次用药剂量、用药疗程进行分层，在每层内进行Wilcoxon秩和检验。

（3）倾向性评分法：利用倾向性评分对目标组和对照组进行协变量平衡。

（三）结果与结论

1. 不分层对2组用药后7个指标变化率的对比分析　使用丹参多酚酸盐后"瘀"证组和非"瘀"证组PT高于正常范围高限患者例数为（0/1）；低于正常范围低限患者例数为（1/0）；处于正常范围内患者例数为（17/3）。用药后PT处于正常范围内"瘀"证组辨证为气滞血瘀、痰瘀、瘀血，非"瘀"证组辨证为肝肾亏虚、气血亏虚。

用药后TT 2组均无高于正常范围高限病例；低于正常范围低限患者例数分别为（3/0）位患者；处于正常范围内患者例数分别为（45/7）。用药后TT处于正常范围内"瘀"证组辨证为气滞血瘀、痰瘀、瘀血，非"瘀"证组辨证为肝肾亏虚、外伤、气血亏虚、气滞血郁。

用药后APTT指标高于正常范围高限患者分别为（3/0）；无低于正常范围低限病例；处于正常范围内患者分别为（16/4）。用药后APTT处于正常范围内"瘀"证组辨证为气滞血瘀、痰瘀、瘀血，非"瘀"证组辨证为肝肾亏虚、气血亏虚。

用药后FIB高于正常范围高限患者分别为（13/3）；低于正常范围低限患者分别为（1/0）；处于正常范围内患者分别为（36/7）。用药后FIB处于正常范围内"瘀"证组辨证为气滞血瘀、痰瘀、气虚血瘀、瘀血，非"瘀"证组辨证为外伤、风痰、肝肾亏虚、气血亏虚、气滞血郁、卒心痛病。

使用丹参多酚酸盐后2组PCT高于正常范围高限患者分别为（0/1）；低于正常范围低限患者分别为（6/5）；处于正常范围内患者分别为（230/66）。用药后PCT处于正常范围内"瘀"证组辨证为气滞血瘀、痰瘀、气虚血瘀、瘀血、血瘀，非"瘀"证组辨证为肝肾亏虚、外伤、气阴两虚、脾肾亏虚、痹证、肝肾阴虚、气血亏虚、气滞血郁、热毒证、湿热下注、湿热壅滞、痰湿、血败肉腐。

用药后 PLT 高于正常范围高限患者分别为（39/10）；低于正常范围低限患者分别为（8/7）；处于正常范围内患者分别为（190/56）。PLT 处于正常范围内"瘀"证组辨证为气滞血瘀、痰瘀、气虚血瘀、瘀血、血瘀，非"瘀"证组辨证为肝肾亏虚、外伤、肝肾阴虚、气阴两虚、脾肾亏虚、痹证、气血亏虚、湿热下注、湿热壅滞、痰湿、血败肉腐、卒心痛病。

用药后 PDW 无高于正常范围高限患者，2 组低于正常范围低限患者分别为（46/12）；处于正常范围内患者分别为（190/61）。用药后 PDW 处于正常范围内"瘀"证组辨证为气滞血瘀、痰瘀、气虚血瘀、瘀血、血瘀，非"瘀"证组辨证为肝肾亏虚、气阴两虚、肝肾阴虚、脾肾亏虚、外伤、脾肾亏虚、气血亏虚、气滞血郁、湿热下注、湿热壅滞、痰湿、邪毒内结、血败肉腐、阳闭证、卒心痛病。

在未平衡协变量影响的情况下，对"瘀"证组和非"瘀"证组处于正常范围内患者的凝血指标变化率进行 Wilcoxon 秩和检验。结果显示：除凝血酶时间和血小板比积的变化率在统计学上有显著差异外，其他 5 项凝血指标在两组间均没有显著性差异，说明"瘀"证与非"瘀"证使用丹参多酚酸盐对患者凝血指标变化率的影响没有显著差异，见表 8-1。

表 8-1 不分层对 2 组指标变化率的对比分析

	分组	病例数	均值	标准差	中位数	最小值	最大值	95%CI 上界	95%CI 下界	Wilcoxon 检验（P）
PT	观察组	17	0.01	0.09	0.00	−0.12	0.21	−0.04	0.06	0.4661
	对照组	3	0.03	0.05	0.03	−0.01	0.08	−0.09	0.16	
TT	观察组	15	0.03	0.08	0.01	−0.08	0.20	−0.01	0.07	0.0162
	对照组	4	−0.10	0.04	−0.11	−0.13	−0.04	−0.16	−0.03	
APTT	观察组	16	0.00	0.14	0.01	−0.29	0.31	−0.07	0.08	0.1865
	对照组	4	0.14	0.23	0.23	−0.21	0.29	−0.24	0.51	
FIB	观察组	19	0.08	0.71	0.00	−0.75	1.99	−0.26	0.43	0.5076
	对照组	6	0.01	0.36	0.08	−0.67	0.29	−0.36	0.38	
PCT	观察组	230	0.09	0.35	0.00	−0.55	1.36	0.04	0.14	0.0103
	对照组	66	−0.03	0.31	−0.07	−0.55	1.33	−0.11	0.05	
PLT	观察组	190	0.05	0.31	−0.01	−0.49	1.42	0.01	0.09	0.0602
	对照组	56	−0.05	0.25	−0.09	−0.50	0.60	−0.12	0.02	
PDW	观察组	190	−0.01	0.14	−0.02	−0.37	0.97	−0.03	0.01	0.3782
	对照组	61	−0.01	0.12	−0.01	−0.40	0.30	−0.04	0.02	

2. 按照年龄、性别、入院病情、单次用药剂量、用药疗程进行分层分析　为避免混杂因素可能导致的估计偏倚，将"瘀"证组和非"瘀"证组按年龄段分为 18 ~ 45 岁，46 ~ 65 岁，66 ~ 80 岁 3 个层；按入院病情分为一般、急、危 3 个层；按单次用药剂量分为 51 ~ 100mg、101 ~ 150mg、151 ~ 200mg、201 ~ 500mg、> 500mg 5 个层；按用药疗程分为 7 天（含）以下、8 ~ 14 天、15 ~ 28 天 3 个层。采取 CMH 分层卡方检验分别从年龄、性别、入院病情、单次用药剂量、用药疗程 5 个方面进行分层分析。

（1）PCT　按照年龄分层，18 ~ 45 岁、46 ~ 65 岁两个年龄层内"瘀"证组和非"瘀"证组 PCT 的变化率没有显著性差异，66 ~ 80 岁年龄层患者的 P 值均 < 0.05，显示在 66 ~ 80 岁的年龄层内"瘀"证组和非"瘀"证组血小板比积的变化率有显著性差异。按性别分层，两组间女性的 P 值 < 0.05，表明女性 PCT 变化率有显著性差异。以入院病情分层，显示以"一般"病情入院的 2 组患者的 PCT 变化率有显著性差异。2 组单次用药剂量为 151 ~ 200mg 患者 P 值 < 0.05，PCT 变化率有显著性差异，其他单次用药剂量均无显著性差异。用药疗程 8 ~ 14 天患者 P 值 < 0.05，显示 2 组 PCT 的变化率有显著性差异，其他用药疗程均没有显著性差异。结果显示：冠心病患者中"瘀"证组和非"瘀"证组的 66 ~ 80 岁年龄段患者、女性、"一般"病情、用药剂量在 151 ~ 200mg、用药疗程在 8 ~ 14 天这五类人群的 PCT 变化率表现出显著性差异，其他患者 PCT 的变化率在 2 组间均无显著差异。

（2）PLT　按照年龄分层，三个年龄段 P 值均 > 0.05，表明在不同的年龄层内 2 组 PLT 变化率没有显著性差异。女性患者 P 值 < 0.05，有显著性差异，男性组没有显著性差异。入院病情为"一般"患者 P 值 < 0.05，有显著性差异。2 组单次用药剂量为 151 ~ 200mg 患者 P 值 < 0.05，PCT 变化率有显著性差异，其他单次用药剂量均无显著性差异。用药疗程 8 ~ 14 天患者 P 值 < 0.05，显示 2 组 PCT 的变化率有显著性差异，其他用药疗程均没有显著性差异。结果显示：冠心病患者中"瘀"证组和非"瘀"证组女性、"一般"病情、用药剂量在 151 ~ 200mg、用药疗程在 8 ~ 14 天这四类人群的 PCT 变化率表现出显著性差异，其他患者 PLT 的变化率在 2 组间均无显著差异。

（3）PDW　冠心病患者中"瘀"证组和非"瘀"证组按年龄、性别、入院病情、单次用药剂量、用药疗程分层，P 值均 > 0.05，说明 2 组间 PDW 变化率没有显著性差异。

3. 采用倾向性评分比较使用丹参多酚酸盐后"瘀"证组和非"瘀"证组凝血指标的变化率　本研究针对 61 个混杂因素进行了处理，做了 3 种 Logistic 回归分析，以从多个角度分析 2 组间差异，做出进一步更准确的估计。

通过对 61 个混杂因素的倾向性评分估计，分别筛选针对 PCT、PLT、PDW 变化率的混杂因素，以其重要程度进行排序，计算 K-S 和 P 值，且将每个混杂因素及其亚变量进行 2 组间的平衡以消除混杂因素可能造成的偏倚。PCT、PLT、PDW 三个指标在 2 组间 61 个混杂因素的平衡情况见图 8-1，加权前（实心点），许多混杂因素 P 值 < 0.05，两组间有显著的差异；加权后（空心点），大多数混杂因素 P 值 > 0.05，两组间的差异不显著。可以认为经过加权，两组患者间混杂因素的分布基本无差异。2 组人群中对 PCT 指标影响程度较高的 10 个混杂因素分别为"西咪替丁"、"住院费用"、"硝酸异山梨酯"、"甲氧氯普胺"、"住院天数"、"头孢唑林"、"头孢呋辛"、"依替米星"、"美托洛尔"、"地塞米松"。对 PLT 指标影响程度最高的是"西咪替丁"，其次是"住院费用"、"住院天数"、"硝酸异山梨酯"、"青霉素"、"美托洛尔"、"甲氧氯普胺"、"胰岛素"、"秋水仙碱"、"维生素

C"。对 PDW 指标影响程度最高的是"住院费用",其次是"西咪替丁"、"住院天数"、"尼美舒利"、"美托洛尔"、"生脉"、"甲氧氯普胺"、"异丙嗪"、"七叶皂苷"、"年龄"。综合来看,"西咪替丁"和"住院费用"的影响程度最大,说明在基线对估计倾向性评分的贡献最大。

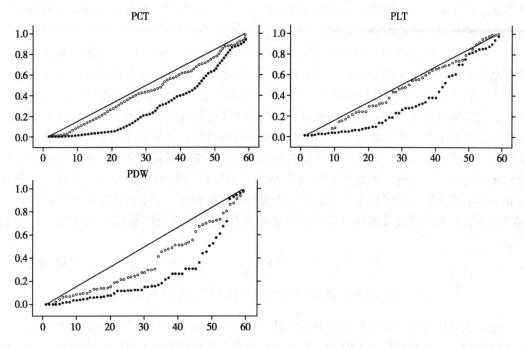

图 8-1 采用倾向性评分对 2 组间 61 个混杂因素进行平衡图(PCT、PLT、PDW)

表 8-2 显示,除针对 PCT 和 PLT 的未加权 Logistic 回归系数为正值,$P < 0.05$,有显著差异外,倾向性评分加权的 Logistic 回归和带协变量调整的倾向性评分加权的 Logistic 回归显示系数均为负值,且检验 $P > 0.05$,2 组间凝血指标变化率无显著性差异。综合 3 种方法,可以认为丹参多酚酸盐治疗"瘀"证组和非"瘀"证组患者时,其凝血指标变化率没有显著性差异。

表 8-2 Logistic 回归分析(PCT、PLT、PDW)

Logistic 回归方法	PCT		PLT		PDW	
	系数(标准误)	P	系数(标准误)	P	系数(标准误)	P
未加权	0.1181(0.048)	0.014	0.1000(0.046)	0.029	−0.0035(0.020)	0.863
倾向性评分加权	−0.0572(0.099)	0.565	−0.0099(0.070)	0.888	−0.0145(0.039)	0.712
带协变量调整的倾向性评分加权	−0.0907(0.099)	0.361	−0.0300(0.069)	0.669	−0.0019(0.040)	0.962

(四)讨论

冠心病心绞痛属于中医"胸痹"、"真心痛"范畴,其病机主要与本虚和心血瘀阻有关。本研究中"瘀"证组主要辨证为气滞血瘀、痰瘀、气虚血瘀、瘀血和血瘀 5 个证型,非"瘀"证组主要以肝肾亏虚和气阴两虚为主。中医治疗冠心病心绞痛，采取活血化瘀的手段以期达到"通则不痛"的目的。注射用丹参多酚酸盐于 2002 年 9 月通过国家食品药品监督管理局药审中心的技术评审，获得 SFDA 批准进入临床试验阶段。有大量实验表明注射用丹参多酚酸盐治疗冠心病心绞痛（心血瘀阻证）疗效确切、安全，能明显减少病人心绞痛发作次数、缩短疼痛持续时间、降低疼痛程度及对胸痛、胸闷、心悸症状有明显治疗作用，能有效改善心肌缺血状况。

本研究从全国 20 家医院 HIS 中提取数据，平衡了"瘀"证组和非"瘀"证组中的 61 个混杂因素，并使用 3 种 Logistic 回归方法进行不同角度比较 2 组患者用药后凝血指标的变化率，结果显示：丹参多酚酸盐治疗"瘀"证组和非"瘀"证组患者时，两组间凝血指标变化率没有显著性差异。本研究属于回顾性非随机的观察性研究，可能存在以下几点问题：①样本量不足和数据的缺失会影响研究结果的质量；②可能存在不能被均衡掉的混杂因素，因此不能真实全面地反映数据的内部关联；③中医辨证存在人为的主观因素，可能对研究结果产生影响。因此"瘀"证组和非"瘀"证组间凝血指标变化率没有显著性差异，并不意味着注射用丹参多酚酸盐对改善冠心病心绞痛（心血瘀阻证）没有疗效，尚需要在今后分析中通过增加样本量和其他方法控制未知的混杂变量以获得更接近真实的结果。

（廖 星）

二、参麦注射液治疗肿瘤的证候及用药特征分析

参麦注射液为临床常用补益类中药注射剂，其主要有效成分为人参、麦冬提取物，含有人参皂苷、土茯苓总皂苷等成分。参麦注射液中人参具有补元益气、补肺健脾、扶正祛邪之功，麦冬具有养阴润燥、清热除烦之效。药品说明书中记载其临床用于治疗气阴两虚型之休克、冠心病、病毒性心肌炎、慢性肺心病、粒细胞减少症，能提高肿瘤病人的免疫功能，与化疗药物联合使用时起到增效、降低化疗药物毒副作用的效果。文献报道指出参麦注射液能改善病人全身健康状况、保护骨髓造血功能、改善肿瘤病人的细胞免疫功能，对化疗有明显的增效减毒作用。

（一）目的

了解真实世界中参麦注射液治疗肿瘤患者的特征及用药规律，为进一步研究其在临床的应用提供参考依据。

（二）方法

1. 数据纳入及排除标准

（1）纳入标准：提取患者出院诊断中含有"肿瘤"患者，主要为恶性肿瘤；合并药物使用均在参麦注射液的使用时间范围内。

（2）排除标准：剔除溶媒，包括 5% 葡萄糖注射液、0.9% 氯化钠注射液、葡萄糖氯化钠注射液等；剔除氯化钾和维生素；对同一名患者，胰岛素如果和葡萄糖合并使用则剔除，否则纳入分析；肝素的给药途径如果是静滴、静脉注射、静脉滴注、泵入或皮下注射则纳入分析，否则剔除。

2. 数据分析方法 本研究频数分析采用统计软件 SAS9.3；同时运用 SPSS clementine12.0，采用 Apriori 算法进行关联分析。

（三）结果与结论

1. 患者一般信息　使用参麦注射液的7139例肿瘤患者中，有性别记录的患者中男性4105例，占63.41%，女性2369例，占36.59%，男女比例为1.73∶1。职业分布中，体力劳动者最多，共6091例，占总人数85.32%；其次是专业技术人员，共194例，占总人数的2.71%。有年龄记录者4206例，平均年龄为57.46岁，年龄最小者5岁，最大者96岁，年龄分布情况见表8-3。

表8-3　肿瘤患者年龄阶段分布情况

年龄	病例数	有效百分比（%）	累计百分比（%）
18岁以下	58	1.38	1.38
18~45岁	810	19.26	20.64
46~65岁	1950	46.36	67.00
66~80岁	1172	27.86	94.86
81岁及以上	216	5.14	100.00
合计	4206	100	

患者入院病情为急危者共546例，占总人数7.64%，其余均为一般病情。患者入院科室分布为外科36.4%、放射治疗科14.52%、血液病科13.85%、肿瘤科4.64%、中医科4.19%等。患者住院天数平均21.16天，多集中于15~28天。共2080例患者，占总人数29.15%。其次为8~14天，共1989例患者，占总人数27.87%。患者住院费别为医保4859人，占总人数71.56%，自费1704人，占总人数25.10%，公费193人，占总人数2.84%。患者住院费用平均为33 906元，分布最多为5001~10 000元（22.58%），其次为10 001~20 000元（22.50%）。

2. 诊断信息

（1）西医诊断：肿瘤患者疾病频数分布排列前100位者，用SPSS Clementine12挖掘得到肿瘤的合并病分布。合并疾病分布如表8-4、表8-5所示。

表8-4　肿瘤合并1种疾病分布

目标疾病	合并病	支持度（%）	置信度（%）	提升度
肿瘤	高血压病	5.939	100.0	1.0
肿瘤	冠心病	5.099	100.0	1.0
肿瘤	肺部感染	4.23	100.0	1.0
肿瘤	糖尿病	3.74	100.0	1.0
肿瘤	肝炎	2.703	100.0	1.0
肿瘤	肝硬化	2.409	100.0	1.0
肿瘤	胃炎	2.115	100.0	1.0
肿瘤	胸膜疾病	1.835	100.0	1.0

续表

目标疾病	合并病	支持度（%）	置信度（%）	提升度
肿瘤	气管炎	1.723	100.0	1.0
肿瘤	胆囊炎	1.639	100.0	1.0
肿瘤	脑梗死	1.359	100.0	1.0
肿瘤	肝囊肿	1.331	100.0	1.0
肿瘤	心律失常	1.275	100.0	1.0
肿瘤	贫血	1.149	100.0	1.0
肿瘤	胆结石	1.051	100.0	1.0
肿瘤	心功能不全	1.009	100.0	1.0

表 8-5　肿瘤合并 2 种疾病分布

目标疾病	合并病	支持度（%）	置信度（%）	提升度
肿瘤	冠心病 and 高血压病	1.541	100.0	1.0
肿瘤	糖尿病 and 高血压病	0.812	100.0	1.0
肿瘤	肝炎 and 肝硬化	0.7	100.0	1.0
肿瘤	心功能不全 and 冠心病	0.602	100.0	1.0
肿瘤	糖尿病 and 冠心病	0.574	100.0	1.0
肿瘤	肺部感染 and 冠心病	0.462	100.0	1.0
肿瘤	脑梗死 and 高血压病	0.434	100.0	1.0
肿瘤	肺气肿 and 气管炎	0.406	100.0	1.0

由表 8-4 与表 8-5 可以看出，临床上肿瘤患者常同时患有高血压病、冠心病、糖尿病、肝炎、肝硬化以及肺部感染等疾病，常使用参麦注射液进行治疗。

（2）中医证候分布：7139 例使用参麦注射液的肿瘤患者中，共有 372 例患者有中医证型记录，使用参麦注射液治疗的肿瘤患者多为气阴两虚证、气血亏虚证。气阴两虚证共有 123 例，占总人数 14.78%；痰瘀互结证共有 39 例，占总人数 10.48%；气血亏虚证共有 34 例，占总人数 9.14%；气虚血瘀证共有 30 例，占总人数 8.06%；气滞血瘀证共有 20 例，占总人数 5.38%。

3. 临床用药信息　参麦注射液说明书中记载：单次使用剂量为 20～100ml，1 个疗程为 15 天，因此分别对单次用药剂量与用药疗程进行分析。

（1）单次使用剂量：肿瘤患者单次用药剂量平均为 77.62ml，其具体单次使用剂量分布为 81～100ml 最多，共有 8491 例患者，占总人数 48.70%；其次为 41～60ml，共 6160 例，占总人数 35.33%；另外 ≤40ml 者共 2214 例，占总人数 12.70%。

（2）单次用药疗程：使用参麦注射液的肿瘤患者，用药疗程平均为 5.44 天，用药疗程分段分布最多的为用药当天，共 12186 例，占总人数 68.89%；其次为 3～7 天，共 2430

例，占总人数 13.74%；1~2 天者 1072 例，占总人数 6.06%；8~14 天共 985 例，占总人数 5.57%。

4. 联合用药 提取肿瘤患者使用最多的前 200 种药物进行关联分析。分别进行参麦注射液与其他 1 种、2 种药物联合使用的情况分析，由于参麦注射液与其他 3 种药物联合使用支持度较低，因此未列举结果。

（1）参麦注射液与另 1 种药物联合使用分析：在 7139 例使用参麦注射液的肿瘤患者中，其最常与地塞米松联合使用，支持度为 44.63%。参麦注射液治疗肿瘤的常用单个联合用药为地塞米松、托烷司琼、甲氧氯普胺、泮托拉唑，具体联合用药情况见表 8-6。

表 8-6 参麦注射液治疗肿瘤时与 1 种药物联合使用情况分布表

目标药物	联合用药	支持度（%）	置信度（%）	提升度
参麦注射液	地塞米松	44.63	100.0	1.0
参麦注射液	托烷司琼	31.22	99.92	1.0
参麦注射液	甲氧氯普胺	20.53	100.0	1.0
参麦注射液	泮托拉唑	20.03	100.0	1.0
参麦注射液	呋塞米	19.48	100.0	1.0
参麦注射液	胸腺肽	19.07	100.0	1.0
参麦注射液	复方氨基酸	17.80	100.0	1.0
参麦注射液	异丙嗪	17.63	100.0	1.0
参麦注射液	氨溴索	16.32	100.0	1.0
参麦注射液	电解质	15.98	100.0	1.0
参麦注射液	果糖	13.78	100.0	1.0
参麦注射液	顺铂	13.32	100.0	1.0
参麦注射液	奥美拉唑	13.11	100.0	1.0
参麦注射液	甘草酸	11.98	100.0	1.0
参麦注射液	丙氨酰谷氨酰胺	11.96	100.0	1.0
参麦注射液	利多卡因	11.52	100.0	1.0
参麦注射液	脂肪乳	10.59	100.0	1.0
参麦注射液	多西他赛	10.30	100.0	1.0

（2）参麦注射液与另 2 种药物联合使用分析：采用关联规则方法分析参麦注射液治疗肿瘤与 2 种药物同时使用时，常与托烷司琼 + 地塞米松、甲氧氯普胺 + 地塞米松、异丙嗪 + 地塞米松等联合使用，支持度分别为 23.12%，14.66%，14.47%。具体情况见表 8-7。

表 8-7　参麦注射液治疗肿瘤时与 2 种其他药物联合使用情况分布表

目标药物	联合用药	支持度（%）	置信度（%）	提升度
参麦注射液	托烷司琼 and 地塞米松	23.12	100.0	1.0
参麦注射液	甲氧氯普胺 and 地塞米松	14.66	100.0	1.0
参麦注射液	异丙嗪 and 地塞米松	14.47	100.0	1.0
参麦注射液	呋塞米 and 地塞米松	13.13	100.0	1.0
参麦注射液	甲氧氯普胺 and 托烷司琼	12.36	100.0	1.0
参麦注射液	异丙嗪 and 托烷司琼	11.28	100.0	1.0
参麦注射液	顺铂 and 地塞米松	10.85	100.0	1.0
参麦注射液	泮托拉唑 and 地塞米松	9.99	100.0	1.0
参麦注射液	顺铂 and 托烷司琼	9.97	100.0	1.0
参麦注射液	胸腺肽 and 地塞米松	9.92	100.0	1.0
参麦注射液	甲氧氯普胺 and 呋塞米	9.42	100.0	1.0
参麦注射液	多西他赛 and 地塞米松	9.22	100.0	1.0

　　将与参麦注射液同时使用的多种药物进行关联分析，其结果见图 8-2：

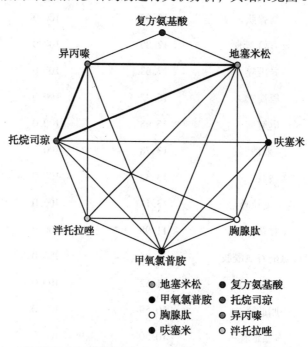

图 8-2　参麦注射液的主要联合用药关联规则网络例图

　　由图 8-2 可见，地塞米松、托烷司琼、异丙嗪之间的连线最粗，因此三者之间关系最紧密，即参麦注射液治疗恶性肿瘤时，与地塞米松、托烷司琼、异丙嗪同时出现的几率最大，最可能作为参麦注射液治疗肿瘤的联合用药。

（四）讨论

1. 使用参麦注射液的肿瘤患者多为中老年人，且男性多于女性 本研究通过对全国20家三级甲等医院HIS中使用参麦注射液治疗肿瘤的患者信息进行分析，患者平均年龄为57.46岁，45岁以上患者占79.36%。根据WHO定义的年龄划分标准，使用参麦注射液的肿瘤患者主要为中老年人，且患者常合并高血压病、冠心病、糖尿病、肝炎、肝硬化以及肺部感染。《素问·上古天真论》中："女子……七七，任脉虚，太冲脉衰少，天癸竭，地道不通……男子……七八，肝气衰，天癸竭，精少，肾脏衰，形体皆极。"中老年人整体生理状态属于肝肾阴虚。中老年人免疫功能下降，亦好发肺部感染，并发休克等，肿瘤患者本身属于本虚标实状态，在合并冠心病、高血压病、糖尿病等时，更易出现本虚标实，气阴两虚的状态，糖尿病、肝硬化等疾病后期，亦较多属于气阴两虚型。参麦注射液具有益气养阴生津之功，因此可以有效改善中老年人整体生理功能，尤其对于合并有冠心病、高血压病气阴两虚证。男性多于女性，这与全国肿瘤男女发生率相符，2006年中国肿瘤登记地区肿瘤发病率男性303.84/10万，女性243.01/10万。

2. 参麦注射液治疗肿瘤的用法符合药品说明书 参麦注射液药品说明书用法用量项目说明：参麦单次使用剂量为20～100ml，1个疗程为15天。通过分析发现，肿瘤患者使用参麦注射液单次用药剂量平均为77.62ml，单次使用剂量分布为81～100ml最多，其次为41～60ml；用药疗程平均为5.44天，用药疗程分段分布最多的为1～2天，其次为3～7天。本研究显示，临床使用参麦注射液治疗肿瘤基本符合参麦注射液药品说明书用法用量，但仍有部分超出说明书使用剂量。杨薇等关于120例中药注射剂临床医嘱点评得出，临床上超说明书剂量使用药物达到70%，这需要引起临床医生的关注。姜俊杰等基于医院信息系统的参麦注射液不同使用剂量对肾功能作用分析中得出超说明书推荐剂量组与未超说明书推荐剂量组比较，导致血肌酐、尿素氮发生异常变化的可能性相同。但临床上仍有超说明书剂量使用中药制剂而导致的不良反应，因而临床上使用参麦注射液治疗肿瘤时需谨慎，尤其中老年人肝肾功能减退，对药物的吸收、分布、代谢及排泄功能减退，更应该按照说明书，掌握最佳用药剂量，合理给药，保证临床使用参麦注射液治疗肿瘤的用药安全。

3. 参麦注射液治疗肿瘤常用联合药物 糖皮质激素在肿瘤治疗过程中，可以作为化疗方案主要组成药物直接抗肿瘤，治疗肿瘤的某些并发症和肿瘤治疗相关的不良反应。肿瘤患者化疗后常会产生外周血细胞下降、体力下降、消化道反应、肝功能改变等不良反应，托烷司琼、甲氧氯普胺、泮托拉唑等止吐类药物可以缓解化疗后产生的消化道反应；甘草酸可起到保肝作用；复方氨基酸、果糖等营养支持类药物可改善患者营养状况，保证肿瘤患者机体正常新陈代谢。本研究所得出的数据分析符合临床肿瘤治疗用药指南。因此可以看出，临床上参麦注射液在治疗肿瘤时常与化疗药物及改善化疗副作用的药物联合使用。邹方宁关于参麦注射液的抗肿瘤作用研究得出，参麦注射液在体内、体外均对肿瘤细胞增殖有抑制作用。刘晓雁等对于参麦注射液辅助肿瘤化疗的系统评价，丁爱华等关于参麦注射液对恶性肿瘤化疗时增效减毒作用的观察，均表明参麦注射液对于肿瘤化疗后出现的消化道反应、骨髓抑制率、肝功能损害等不良反应有良好的改善作用。

4. 参麦注射液治疗肿瘤的中医辨证论治 本研究基于HIS分析得出，使用参麦注射液的肿瘤患者多具有气阴两虚证、痰瘀互结证、气血亏虚证、气虚血瘀证。中医学中一般把肿瘤的病机概括为气滞血瘀、痰湿凝聚、热毒蕴结和正气亏虚四种情况，这四种情况同时与整体的正气亏虚、阴阳寒热失调密切相关，即本为正气亏虚，标为痰热血瘀互结的本虚标实之证。参麦注射液主要具有益气固脱，养阴生津，生脉之功效。从本研究数据可以看出，使用参麦注射液治疗肿瘤符合临床中医辨证论治。参麦注射液在肿瘤治疗中起到扶正祛邪之功。

（杨 薇）

三、喜炎平注射液临床常用剂量分析

喜炎平注射液是穿心莲总内酯经磺化而得到的穿心莲内酯磺酸盐灭菌水溶液，具有强力抑制或杀灭细菌和病毒的作用，临床应用较多，效果确切。儿童是喜炎平注射液的重要使用人群。2012年2月，喜炎平注射液修改了说明书，规定了小儿剂量为 $5 \sim 10 mg/kg$，使喜炎平注射液临床使用摆脱了"小儿酌减"或"遵医嘱"的粗放模式，开始使用精确剂量。

（一）目的

探讨喜炎平注射液在临床使用中的实际剂量，找出其随年龄变化的规律，为临床用药提供参考依据。

（二）方法

1. 数据来源 数据来自来全国各地9家三甲医院的 HIS，共有患者6119例，医疗记录18842条。9家医院包括中医医院5家，西医医院4家。

2. 数据整合 采用面向多元异构数据集成的 ETL 技术，将来自于9家医院的 HIS 数据库离散标准化，并通过设计视图将结构和数据统一形成一体化数据仓库。

3. 数据筛选 18842条用药记录中，剔除年龄和剂量缺失的记录4134条，共有4551例患者的14708人次用药记录，分布在7家医院。各家医院的记录数量如表8-8。其中用药次数最少的患者用药1次，用药次数最多的患者用药40次，平均每人用药3.23次，用药次数的中位数为2。

表8-8 用药记录的医院分布

医院代码	用药人次	医院代码	用药人次
医院1	10813	医院5	12
医院2	3020	医院6	37
医院3	443	医院7	111
医院4	272		

记录了给药途径的患者共计4446条，占比97.14%。其中，静脉滴注4421例，占比99.43%，其他给药途径还有静脉注射、肌肉注射等。由于不同的给药方法药物用量也不同，因此，本研究通过用药途径分类数据，仅讨论静脉滴注的用药剂量。

4. 缺失值处理 由于 HIS 数据在录入时常有缺失项，而且数据来自多家医院，其数据内容、格式不同，在 ETL 过程中也伴随着某些项目的合并及缺失，因此剂量单位存在较多的缺失值，须分析填充后才可被用于研究。本研究采用对完整数据的分析来处理缺失值。

从完整数据来看，剂量单位主要有"mg"、"ml"、"支"3种单位，其中以 mg 为最多（表 8-9）。

表 8-9 剂量单位分布

剂量单位	记录数
mg	445
ml	304
支	113
g	1

7 家医院中，医院 1 的剂量单位全部记录为"未知"，医院 2 的剂量单位全部为空，医院 3、医院 4、医院 5、医院 6 的剂量单位项目下没有缺失值，医院 7 的剂量单位全部为"支"。

分析以 mg 为单位的剂量数值，发现全部集中于 20～500mg 之间。通过前期的文献研究发现，喜炎平注射液静脉滴注给药不会高于 500mg，但常低于 250mg。完整的 HIS 数据中静脉滴注的最低剂量为 25mg，最高剂量为 500mg，这与文献研究的结果一致（表 8-10）。

分析以 ml 为单位的剂量数值，基本集中于 1～20ml 之间，最低数值为 1.5。记录中存在异常高值，其中 100～500ml 共 19 例。按照喜炎平注射液说明书，其成人用量最高为 500mg，即 20ml。异常高值超过正常范围 5 倍～25 倍，不仅与文献研究的结果不符，同时也与以 mg 为单位的 HIS 记录不符，因此判断为记录错误，应为 mg；另外，20～50ml 的区间内有一条异常值记录，为 25ml，超过说明书剂量上限，基于同样的原因，认为其单位应为 mg（表 8-10）。

表 8-10 喜炎平注射液以 ml 和 mg 为单位的剂量分布

剂量数值	以 ml 为单位		以 mg 为单位	
	频数（人次）	百分比（%）	频数（人次）	百分比（%）
≤1	0	0.00	0	0.00
≤10	172	56.58	0	0.00
≤20	112	36.84	0	0.00
≤50	1	0.33	24	5.44
≤100	0	0.00	41	9.30
≤300	14	4.61	340	77.10
≤500	5	1.64	36	8.16
≤1000	0	0.00	0	0.00

喜炎平注射液单位 ml 与 mg 之间，由于其数值相差 25 倍，因此在临床记录中基本不会出现交集。据此，制定剂量单位缺失值处理的原则如下：

设剂量数值为 x，

（1）如果 x>20，其单位为"mg"；

（2）如果 x<1.5，其单位为"支"；

（3）如果 20≥x>10，其单位为"ml"；

（4）如果 1.5≤x≤10，无法判断其单位。

根据缺失值处理原则，分别分析各家医院的剂量数据，填充缺失值；按照 2ml∶50mg 的比例，将用药记录为 ml 数值统一转换为以 mg 为单位。

处理缺失值时，有以下两点须特殊提及：

（1）医院 7 的剂量单位全部为"支"。喜炎平注射液有 2ml/支和 5ml/支两种规格，而以"支"为单位者，无法判断其准确用量。调查喜炎平注射液的销售系统，发现医院 7 销售的喜炎平注射液只有 2ml/支的规格，因此，按照 1 支=50mg 的计算方法更新数据。

（2）医院 1 的剂量单位全部为"未知"。分析医院 1 的用药记录，其剂量单位有 mg，也可能存在 ml 或"支"的情况。同样，通过喜炎平注射液销售系统，查询到该医院只有 2ml/支的规格；而根据喜炎平注射液从未出现超过说明书最高剂量使用的情况，判断 10 以上的数值，其单位应为"ml"，而非"支"。

（三）结果与结论

经过缺失值处理，纳入研究的用药记录共 11083 人次，患者最小年龄为 1 岁，最大年龄为 91 岁，平均 9.81 岁；用药剂量最低 25mg，最高 500mg，平均 67.67mg。从用药人次的年龄分布来看，14 岁以下的患者最多，占 88.72%（图 8-3）。

以患者的年龄和使用的剂量做 XY 散点图（图 8-3），可见剂量主要集中于 50mg、100mg、125mg、150mg、300mg、375mg 和 500mg，其中 250mg 用药人次最多。以喜炎平

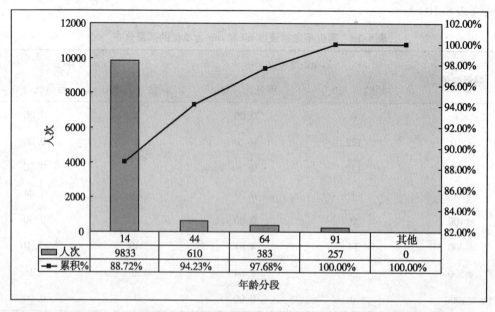

年龄分段	14	44	64	91	其他
人次	9833	610	383	257	0
累积%	88.72%	94.23%	97.68%	100.00%	100.00%

图 8-3　喜炎平注射液用药人群年龄分布

注射液说明书标示的成人剂量为标准，则总体呈现出低剂量使用较多，而高剂量使用较少的规律。其中，20岁以下和80岁以上的患者，很少使用300mg以上的剂量；1岁的患者则更多的使用50mg以下的剂量；使用500mg剂量的患者，基本上集中在20岁以上70岁以下（图8-4）。

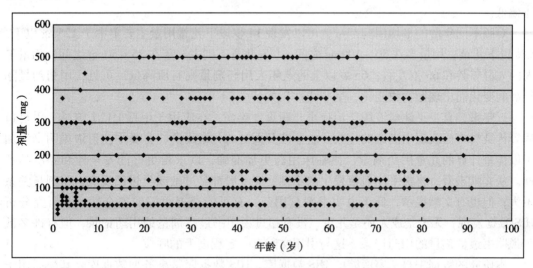

图8-4　喜炎平注射液用药人群年龄与剂量关系1

以年龄为自变量（x），剂量为应变量，做回归分析，回归方程如下：

$$f(x) = -0.05336x^2 + 6.809x + 14.53$$

根据方程做回归曲线（图8-5），可以看到剂量随年龄的变化呈抛物线变化。65岁以前，随着年龄的增大，剂量也在逐渐增大；65岁以后，剂量随年龄增大逐渐降低。

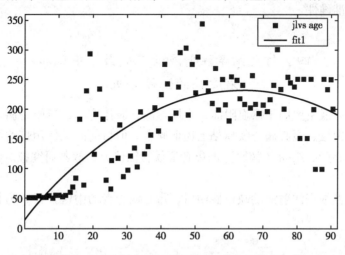

图8-5　喜炎平注射液用药人群年龄与剂量关系2

（四）讨论

喜炎平注射液药品说明书上规定了成人用量为250～500mg，儿童剂量为5～10mg/kg。从HIS数据来看，成人用量多集中于250mg以下，而且未见到超过500mg的记录；由于数据中没有患儿体重的数据，为探讨儿童用量是否在正常范围，本研究根据"The WHO Child Growth Standards"将年龄换算为标准体重，根据说明书上的儿童剂量估算标准用量，对照实际剂量，发现也没有高于高限用量的情况。然而，无论是成人还是儿童，用量低于说明书低限的记录较多。说明与说明书的标准剂量相比，临床实际使用的剂量总体偏低。

对照不同年龄的平均用药剂量，可以发现14岁以下儿童用量主要集中于125mg以下；5岁以下儿童，用量多在50～100mg之间；1岁儿童，则主要集在25～50mg之间；用量最大的人群年龄在65岁左右；65岁以上的老年人用药剂量则有所降低。可见，用药剂量随年龄的变化而出现抛物线变化，呈非线性相关。

近年来，喜炎平注射液用于治疗小儿病毒性疾病，在应用于甲型H1N1流感、手足口病等传染病方面表现出满意的疗效。由于涉及大量的儿童用药，喜炎平注射液说明书增加了以体重计算的儿童用药剂量，使临床用药更加准确，以求得更好的安全性和经济学特性。从文献来看，喜炎平注射液发生的不良反应一般都是过敏或类过敏反应，与剂量关系不大；但也有文献提示，低于说明书剂量用药，有可能获得更好的安全性。本研究分析HIS数据发现，无论是成人还是儿童，没有超过说明书最高剂量的用药记录，但有许多低于说明书最低剂量的用药记录，这与引用文献有一定程度上的呼应。

本研究的数据来自7家医院的HIS数据库。HIS数据库是事务型数据库，其数据用于科研存在许多难题。从各个原始数据库记录的准确性、完整性和标准性到ETL数据离散标准化过程中某些信息丢失，都会影响分析的精细度。尤其是由于大量剂量单位缺失，本研究进行了基于完整数据的缺失值处理。这一措施假设了完整数据与缺失值处于同样的分布之中。这一假设，有可能会给最后的结论带来风险。另外，本研究分析的HIS数据只有11083人次的用药记录，与喜炎平注射液每年上千万支的销售量相比，本研究样本量偏小，也会影响结论的准确性。

（王志飞）

四、灯盏细辛注射液治疗缺血性中风和冠心病的证候分析

灯盏细辛注射液主要用于瘀血阻滞，中风偏瘫，肢体麻木，口眼歪斜，语言謇涩及胸痹心痛；缺血性中风、冠心病心绞痛见上述证候者。但目前尚无使用灯盏细辛注射液治疗缺血性中风和冠心病心绞痛（胸痹）的患者证候特征研究，故本研究拟对此进行分析。

（一）目的

了解使用灯盏细辛注射液的缺血性中风、冠心病患者的中医证候，为临床用药提供参考依据。

（二）方法

选取HIS数据库中使用灯盏细辛注射液西医诊断为脑梗死（即缺血性中风）且有中医证候诊断的患者共599例，西医诊断为冠心病（即胸痹）且有中医证候诊断的患者共487例，进行频数分析，解析脑梗死和冠心病的证候要素分布。

（三）结果与结论

灯盏细辛注射液治疗缺血性中风及冠心病患者的前10位证候列表如表8-11：

表 8-11 使用灯盏细辛注射液适应证患者中医证候分布表

缺血性中风				冠心病			
排序	证候	频数	百分比%	排序	证候	频数	百分比%
1	痰瘀阻络	203	33.89	1	气虚血瘀	146	29.98
2	肝肾阴虚	143	23.87	2	痰瘀阻络	111	22.79
3	气虚血瘀	87	14.52	3	气阴两虚	84	17.25
4	痰热互结	37	6.18	4	气滞血瘀	45	9.24
5	风痰阻络	30	5.00	5	瘀血内阻	24	4.93
6	气阴两虚	21	3.51	6	湿热下注	19	3.90
7	气滞血瘀	11	1.84	7	肝肾阴虚	18	3.70
8	瘀血内阻	9	1.50	8	痰热互结	13	2.67
9	肝阳上亢	8	1.34	9	肝阳上亢	7	1.44
10	风痰瘀阻	6	1.00	10	脾肾阳虚	5	1.03

将中医证候拆分为证候要素，其分布如表 8-12：

表 8-12 使用灯盏细辛注射液适应证患者证候要素分布表

缺血性中风				冠心病			
排序	证候要素	频数	百分比%	排序	证候要素	频数	百分比%
1	血瘀	316	52.75	1	血瘀	326	66.94
2	痰	276	46.08	2	气虚	230	47.23
3	阴虚	164	27.38	3	痰	124	25.46
4	气虚	108	18.03	4	阴虚	102	20.94
5	内热	37	6.18	5	气滞	45	9.24
6	内风	30	5.01	6	内热	32	6.57
7	气滞	11	1.84	7	内湿	19	3.90
8	肝阳上亢	8	1.34	8	肝阳上亢	7	1.44
				9	阳虚	5	1.03

由上表可见，灯盏细辛注射液治疗的中风和胸痹患者，其证候要素均以血瘀、痰、阴虚、气虚为主（百分比>15%），其次为内热、内风、气滞、肝阳上亢、阳虚。

（四）讨论

使用灯盏细辛注射液的中风患者最常见的证候是痰瘀阻络，其次为气虚血瘀、风痰阻络，而胸痹患者最常见的证候是气虚血瘀、痰瘀阻络、气阴两虚。将证候拆分为证候要素进行统计，可见临床使用灯盏细辛注射液治疗中风及胸痹的证候要素均以血瘀、痰、阴虚、气虚为主，以上证候要素为缺血性中风和冠心病主要证候要素，灯盏细辛注射液具有活血化瘀的作用，考虑临床使用灯盏细辛注射液治疗缺血性中风和冠心病主要从瘀论治，改善心、脑循环，达到心脑同治的目的，这也与灯盏细辛注射液的说明书基本相符。

（黎元元）

第二节　中成药疑似过敏反应影响因素分析

近年来，中药发生药品不良反应（adverse drug reaction，ADR）的报道时有发生，其中多数为中药注射剂，文献报道显示，在各种中药及其制剂相关的不良反应中，中药注射剂约占59%，而中药注射剂所致的不良反应中，由过敏反应引起的占70%~80%。中药注射剂由中药提取制成，可能含有多种蛋白质、多肽、酚酸类、色素、树脂、挥发油等致敏成分，并且中药注射剂直接进入血液，更易发生过敏反应。

过敏反应研究类型主要有个案报道、病例系列研究，或对药品不良反应自发呈报系统（spontaneous reporting systems，SRS）数据的分析等，但是这些研究仅纳入发生了过敏反应患者信息，却无法了解与未发生过敏反应患者的差异之处。另外，过敏反应发生属于小概率事件，在数据量较少的情况下难以发现规律。重点监测时间较长，产生数据量大。因此，利用大样本真实世界数据进行回顾性分析以探讨其过敏反应发生影响因素更加简便易行。HIS中记录了大量来源于真实世界的临床诊疗数据，完整记录了患者住院期间的所有用药信息，但并未记录患者是否发生了ADR，如当患者使用某种中成药发生过敏反应时，可能使用地塞米松注射液进行治疗，在时间上存在序列关系，符合处方序列分析（prescription sequence analysis，PSA）的使用条件，因此适宜采用此种方法进行分析。过敏反应发生数量较少，结合巢式病例对照研究设计（nested case-control study，NCCS）可进行发生过敏反应患者影响因素分析，同时保证较高的证据等级。

一、舒血宁注射液疑似过敏反应影响因素分析

舒血宁注射液主要成分为银杏叶提取物，临床用量大且用药范围广，其ADR主要为过敏反应。2013年11月国家食品药品监督管理总局（china food and drug administration，CFDA）发布的《食品药品监管总局办公厅关于修订舒血宁注射液说明书的通知（食药监办药化管〔2013〕106号)》中，重点指出在舒血宁注射液药品说明书中应增加警示语，提示该药ADR包括过敏性休克，应在有抢救条件的医疗机构使用，且明确指出过敏反应的表现，可见国家对该药过敏反应高度重视。

（一）目的

结合PSA与NCCS，对筛选出的疑似舒血宁注射液过敏反应患者进行危险因素分析，以期减少舒血宁注射液过敏反应发生，指导临床安全用药。

（二）方法

1. PSA　根据文献报道，舒血宁注射液ADR以速发型过敏反应为主，多发生于用药后1小时内，另通过分析SRS中的ADR数据可知，舒血宁注射液ADR多于用药当天发生，且ADR表现主要为皮疹、瘙痒、寒战等过敏样反应，因此本研究将使用舒血宁注射液发生疑似过敏反应的时间定为用药24小时以内。

临床中地塞米松注射液常被用作抗过敏反应药物，因此当地塞米松注射液与舒血宁注射液的使用存在时间序列关系时，采用PSA方法可用来推断发生过敏反应的患者。具体步骤是将舒血宁注射液作为指示药，将地塞米松注射液作为标记药，在开始使用舒血宁注射液至其停止使用的时间范围为0~24小时，此期间仅有1次使用舒血宁注射液记录者，同时停止使用舒血宁注射液24小时内使用地塞米松注射液者，且使用舒血宁注射液前和使

用过程中无地塞米松注射液使用记录者作为疑似发生舒血宁注射液过敏反应患者，即暴露组，共纳入 98 例患者。

2. NCCS　应用 NCCS 设计，以所有使用舒血宁注射液的患者作为总队列人群，以疑似过敏反应患者作为暴露组，在同一队列中选择可能没有发生过敏反应的患者作为非暴露组，并按照 1∶4 的比例进行匹配以增加检验效能。非暴露组患者纳入条件为开始至停止使用舒血宁注射液时间 >7 天。考虑患者发生过敏反应还可能使用了其他抗过敏药物而未停止使用舒血宁注射液，因此选择非暴露组患者时排除了用药期间使用过地塞米松注射液、异丙嗪注射液、氯雷他定口服剂、维生素 C 注射液 + 葡萄糖酸钙注射液等常用抗过敏药物的患者。以暴露组患者年龄 ±5 岁，性别相同作为匹配条件，在符合条件的患者中按照 1∶4 比例随机抽取非暴露组（一个患者作为一组的匹配后即不再作为下一组匹配的备选对象），共 392 例。

3. 分析方法及统计学方法　根据数据结构特点，采用分析方法为 χ^2 检验、Wilcoxon 秩和检验，先采用单因素 Logistic 回归模型筛选影响因素，再将筛选出的因素全部纳入多因素 Logistic 回归模型筛选过敏反应相关影响因素；采用 SAS 9.2 作为统计软件。以 $P <$ 0.05 为差异有统计学意义。

4. 研究路线图（图 8-6）

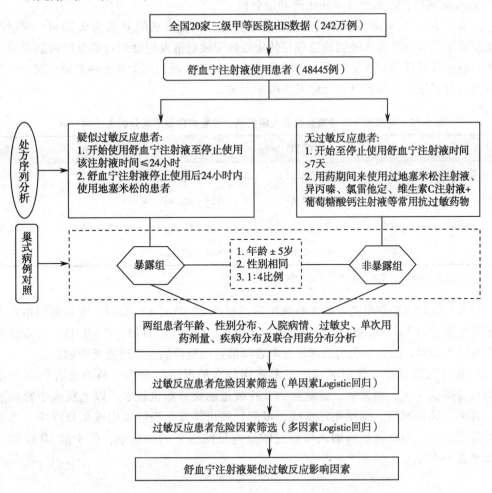

图 8-6　舒血宁注射液疑似过敏反应影响因素分析路线图

（三）结果与结论

1. **患者一般情况**　20 家医院的 48445 例使用舒血宁注射液住院患者中共有 98 例发生疑似过敏反应的患者，其比例约为 0.20%，但对其是否真正发生过敏反应还需进行临床确认。98 例患者入院时间分布于 2007 年 7 月 ~ 2011 年 3 月之间。

经 NCCS 匹配后，暴露组患者平均年龄为 59.21 岁 ± 15.85 岁，与非暴露组平均年龄 59.26 岁 ± 15.67 岁接近；两组患者性别男女比例为 1.51∶1，两组性别差异无统计学意义。两组患者匹配效果较好，在年龄与性别分布上无差异（表 8-13）。

表 8-13　暴露组与非暴露组患者年龄与性别分布表（岁）［例（%）］

组别	例数	年龄段（岁）				性别	
		≤44	45 ~ 59	60 ~ 74	75 ~ 89	男	女
暴露组	98	15（15.31）	33（33.67）	33（33.67）	17（17.35）	59（60.20）	39（39.80）
非暴露组	392	63（16.07）	118（30.10）	147（37.50）	64（16.33）	236（60.20）	156（39.80）

2. **入院病情、过敏史及单次用药剂量分析**

从表 8-14 可以看出，暴露组与非暴露组相比，入院病情的 P 值为 0.2094，两组间差异无统计学意义，患者入院病情急危与使用舒血宁注射液发生疑似过敏反应可能无关；而患者过敏史在暴露组和非暴露组分布的 P 值为 0.7839，两组间无显著性差异，基于该数据发现患者有过敏史与疑似过敏反应发生可能无关。

表 8-14　暴露组与非暴露组患者入院病情、过敏史危险因素分析表［例（%）］

协变量	分类	暴露组	非暴露组	χ^2 值	P 值
入院病情	急危	25（25.51）	77（19.75）	1.58	0.2094
	一般	73（74.49）	315（80.36）		
过敏史	有	7（7.14）	25（6.38）	0.08	0.7839
	无	91（92.86）	367（93.62）		

注：入院病情分析中，非暴露组有 2 例患者数据缺失。

舒血宁注射液暴露组患者单次静脉用药剂量为 22.45ml ± 6.38ml，非暴露组单次静脉用药剂量为 21.93ml ± 6.35ml，Wilcoxon 秩和检验 P 值为 0.1113，$P > 0.05$，未发现两组间存在显著差异，因此单次用药剂量对患者疑似过敏反应的发生可能无影响。

3. **患者疾病分布**　分别对两组患者疾病分布情况进行分析，两组患者疾病分布以心脑血管疾病为主，糖尿病、肾脏疾病及呼吸道感染分布也较多，以上疾病中肾功能不全、肾炎、肺部感染、脑梗死等疾病，可能导致机体发生炎性反应或免疫反应，可能与过敏反应有关，因此将疾病纳入疑似过敏反应危险因素的筛选中，位于前 10 位的疾病分布见表 8-15。

表 8-15 暴露组与非暴露组患者疾病分布表（前 10 位）

暴露组（98 例）		非暴露组（392 例）	
疾病名称	频数（%）	疾病名称	频数（%）
高血压病	60（61.22）	糖尿病	232（59.18）
肾功能不全	43（43.88）	高血压病	203（51.79）
糖尿病	34（34.69）	肾功能不全	125（31.89）
肺部感染	32（32.65）	脑梗死	116（29.59）
贫血	25（25.51）	肾炎	105（26.79）
心功能不全	25（25.51）	贫血	57（14.54）
冠心病	24（24.49）	心功能不全	53（13.52）
脑梗死	19（19.39）	冠心病	49（12.50）
高脂血症	15（15.31）	动脉狭窄	46（11.73）
肾炎	14（14.29）	气管炎	35（8.93）

4. 舒血宁注射液疑似过敏反应危险因素筛选　采用单因素 Logistic 回归方法，分别对患者入院病情、过敏史、单次用药剂量进行筛选，无危险因素被筛出，未发现以上各因素能够增加舒血宁注射液疑似过敏反应发生的可能性，将舒血宁注射液的疾病与联合用药进行疑似过敏反应危险因素筛选。

采用多因素 Logistic 回归模型，分别以舒血宁注射液使用患者的前 50 种疾病和联合使用的前 100 种药物作为分析对象，建立 Logistic 回归模型，采用逐步选择法筛选变量，未发现疾病因素被筛出，因此，仅探讨联合用药是否为疑似过敏反应患者危险因素，结果详见表 8-16。

表 8-16 舒血宁注射液疑似过敏反应患者联合用药危险因素筛选表

联合药物	系数估计值	P 值	OR 值	95% 置信区间	
甲钴胺注射液	1.9804	0.0001	7.246	[2.634,	19.929]
参附注射液	1.7087	<0.0001	5.522	[2.487,	12.261]
氯化钾注射液	1.7051	<0.0001	5.502	[2.767,	10.941]
注射用头孢替安	1.2458	0.0022	3.476	[1.568,	7.705]
肝素注射液	1.1066	0.0012	3.024	[1.547,	5.910]
注射用泮托拉唑钠	0.8183	0.0238	2.267	[1.115,	4.609]

注：此处联合用药指与舒血宁注射液先后使用或不同途径同时进入体内，并非为配伍使用。

从表 8-16 可以看出，使用舒血宁注射液分别与甲钴胺注射液、参附注射液、氯化钾注射液、注射用头孢替安、肝素注射液、注射用泮托拉唑钠中的任意一种药物联合使用时可能发生过敏反应，其 OR 值均 >1，且 95% 置信区间也均 >1，P 值均 <0.01。

（四）讨论

1. 舒血宁注射液联合用药可能增加发生过敏反应的风险　通过以上分析可知，使用舒血宁注射液发生疑似过敏反应的危险因素可能是联合使用甲钴胺注射液、参附注射液、氯化钾注射液、注射用头孢替安、肝素注射液、注射用泮托拉唑钠等6种药物。舒血宁注射液为银杏叶提取物，其中含有黄酮类化合物、白果总内酯，以及蛋白质、多肽、酚酸类、色素、树脂、挥发油等致敏成分。有报道指出，舒血宁注射液与抗感染药、注射用泮托拉唑钠、某些中药注射剂等18种药物配伍会发生性状改变，存在配伍禁忌。不同药物先后进入机体，或者通过不同途径同时进入体内，药物之间可能产生交互作用，或者代谢产物之间可能产生化学作用或生成新的成分，从而比单独使用这些药物更易发生ADR，也更易导致过敏反应的发生。研究结果提示临床使用舒血宁注射液并需要联合使用其他药物时，在使用过程中最好有一定时间的间隔，使用过程中要密切注意观察患者是否发生过敏反应或者其他ADR，一旦发生则需马上停药并采取相应的治疗措施。

2. PSA方法在回顾性医疗电子大数据安全性研究中适宜使用　PSA方法的使用要求基于现有的、完备的处方记录数据库来实现，当某些药物的ADR本身是其他药物使用的指征时可以使用。HIS中记录了大量来源于真实世界的临床诊疗数据，完整记录了患者住院期间的所有用药信息，虽然HIS数据中并未记录患者是否发生了过敏反应，但当患者使用舒血宁注射液发生过敏反应时，成为地塞米松注射液的使用指征，符合PSA的使用条件，因此，适宜采用此种方法进行分析。

PSA作为ADR研究的一种类型，相较其他药物流行病学研究方法耗时少且经济性能，研究结果外推性更好。但是本研究结果也存在局限性，由于属于回顾性观察性数据，偏倚与混杂会对结果造成一定影响。在本研究中，偏倚与混杂的成因可能包括患者发生轻度过敏反应，仅停药处理而未纳入本研究，或者由于该数据库结构限制，其他对过敏反应发生有影响的因素未纳入本研究，因此本研究结果中疑似过敏反应发生影响因素仅能作为临床参考。

进一步研究可追溯疑似过敏反应病例以确认，并可针对本研究筛选出的危险因素进行重点监测，对舒血宁注射液联合用药的药理学机制进行深入研究，从而为指导临床安全用药提供证据，进一步做好舒血宁注射液的药品风险管理工作。

（杨　薇）

二、喜炎平注射液疑似过敏反应影响因素分析

本研究目的为喜炎平注射液临床安全性的提高，通过对9家医院信息系统数据的回顾性分析，探讨喜炎平注射液过敏反应的影响因素，为临床合理用药提供参考。

（一）目的

分析喜炎平注射液过敏反应发生的影响因素。

（二）方法

根据住院期间的用药信息，筛选HIS数据中应用喜炎平注射液的疑似过敏反应患者；分为24小时内病例组（病例组1）和24~48小时病例组（病例组2），通过年龄和性别1：4匹配对照组；通过卡方检验、秩和检验和Logistic回归从入院病情、过敏史、溶媒、单次给药剂量、合并药物5个方面分析了病例组和对照组的差异。

1. 数据来源　检索医嘱中喜炎平注射液的用药记录，根据其关系映射到患者 ID，检索该患者在本数据库中的全部记录（包括基本信息、诊断信息、医嘱信息、治疗结果和实验室检查信息）。检索筛选出应用喜炎平注射液的患者 5822 位，涉及医疗记录 18468 条，分布于全国 9 家三甲医院。

2. 分组与匹配

（1）病例组：开始使用喜炎平注射液前和使用喜炎平注射液期间未使用地塞米松，停用喜炎平注射液 24 小时内服用地塞米松。病例组进一步分成两个亚组：即开始使用喜炎平注射液至停止使用喜炎平注射液时间在 24 小时内与 24 小时 ~ 48 小时，分别作为病例组1 与病例组 2。

（2）对照组：开始使用喜炎平注射液后，未使用过以下抗过敏药：地塞米松、异丙嗪（非那根）、氯雷他定、同时使用维生素 C 和葡萄糖酸钙，且开始使用喜炎平注射液至停止使用喜炎平注射液时间 >7 天者。

为使两组临床用药情况更具可比性，本研究对患者的基本信息进行了匹配。以年龄 ±5 岁，性别相同作为配比条件，采用随机抽样法在符合条件的患者中按照 1∶4 比例进行配比。配比时如果某患者已作为一组的匹配，则其不再作为下一组匹配的备选对象。匹配后进行统计检验，两组年龄和性别 P 值都 >0.05，匹配效果良好（表 8-17、表 8-18）。

按照上述原则分组，病例组共有 50 人，其中病例组 1 有 39 人，病例组 2 有 11 人；对照组有 200 人，其中对照组 1 有 156 人，对照组 2 有 44 人。

表 8-17　年龄的匹配效果

分组	人数	均值	标准差	中位数	最小值	最大值	检验（P 值）
病例组 1	39	24.04	32.32	7.00	1.00	85.00	Wilcoxon 检验
对照组 1	156	22.89	30.49	6.00	1.00	85.00	（0.1852）
病例组 2	11	24.33	31.62	8.00	3.00	82.00	Wilcoxon 检验
对照组 2	44	24.08	30.42	7.50	2.00	82.00	（0.1271）

表 8-18　性别的匹配效果

	病例组 1	对照组 1	病例组 2	对照组 2
男	14（66.67%）	48（55.81%）	1（20.00%）	12（57.14%）
女	7（33.33%）	38（44.19%）	4（80.00%）	9（42.86%）
人数	39	156	11	44
检验（P 值）	卡方检验（0.3664）		卡方检验（0.1355）	

3. 统计方法　离散变量的组间差异分析用卡方检验；连续变量的组间差异分析用秩和检验；影响因素筛选用 Logistic 回归。本研究的统计分析在 PASW Statistics 17 下完成。

（三）结果和结论

分别分析了患者的入院病情、过敏史、溶媒、单次给药剂量、合并用药 5 个方面，结果如下（表 8-19 ~ 表 8-23）：

表8-19　入院病情的组间分布情况

	病例组1	对照组1	病例组2	对照组2
危急	3（7.69%）	8（5.13%）	0（0.00%）	4（9.09%）
一般	36（92.31%）	148（94.87%）	11（100.00%）	40（90.91%）
人数	39	156	11	44
检验（P值）	卡方检验（0.5347）		卡方检验（0.2990）	
OR（95%置信区间）	1.5417（0.3894，6.1034）		0.3913（0.0196，7.8144）	

表8-20　过敏史的组间分布情况

	病例组1	对照组1	病例组2	对照组2
有	0（0.00%）	0（0.00%）	1（9.09%）	0（0.00%）
无	39（100.00%）	156（100.00%）	10（90.91%）	44（100.00%）
人数	39	156	11	44
检验（P值）	—		卡方检验（0.0435）	
OR（95%置信区间）	—		0.0787（0.0030，2.0704）	

表8-21　溶媒的组间分布情况

	病例组1	对照组1	病例组2	对照组2
0.9% NaCl	80（27.40%）	232（18.38%）	160（59.48%）	32（15.53%）
5% GS	198（67.81%）	1008（79.87%）	91（33.83%）	160（77.67%）
GS-NaCl	14（4.79%）	22（1.74%）	18（6.69%）	14（6.80%）
人数	292	1262	269	372
检验方法（p值）	卡方检验（<0.0001）		卡方检验（<0.0001）	

表8-22　单次给药剂量的组间分布情况

	人数	均值	标准差	中位数	最小值	最大值	检验（P值）
病例组1	39	45.70	21.19	50.00	20.00	100.00	Wilcoxon检验
对照组1	156	52.75	52.55	45.00	10.00	250.00	（0.5562）
病例组2	11	62.50	32.27	62.50	25.00	100.00	Wilcoxon检验
对照组2	44	49.75	41.37	35.00	20.00	127.50	（0.2724）

　　注：HIS数据中，患者在住院期间多次用药，其单次给药剂量可能会有所不同。如果患者有多条剂量，则取其中位数作为其单次给药剂量。

表 8-23　可能影响过敏反应发生的合并药物

药物	回归系数	P 值	OR 值	95% 可信区间
利巴韦林	−2.14	<0.0001	0.118	(0.043, 0.321)
庆大霉素	−2.80	0.0004	0.061	(0.006, 0.660)
头孢西丁	−3.17	0.0086	0.042	(0.004, 0.427)
细辛脑	−2.35	0.0041	0.095	(0.014, 0.666)

注：选用频数≥100 的药物建模分析。本研究运用了条件 Logistic 回归，采用逐步选择法筛选变量。

可见，喜炎平注射液的疑似过敏反应可能与溶媒有关。以 0.9% 氯化钠注射液作为溶媒的患者，其疑似过敏反应的发生率可能会高于以 5% 葡萄糖注射剂作为溶媒的患者。提示喜炎平注射液临床应用时应尽量选用 5% 葡萄糖注射液作为溶媒，避免使用 0.9% 氯化钠注射液。

（四）讨论

1. 溶媒对疑似过敏反应的影响　在对患者基本情况进行匹配的前提下，本研究从入院病情、过敏史、溶媒、单次给药剂量、合并药物 5 个方面分析了使用喜炎平注射液的疑似过敏患者和非疑似过敏患者的不同。统计分析可见，疑似过敏患者和非疑似过敏患者的入院病情、过敏史、单次给药剂量都没有差异，但无论是疑似过敏患者还是疑似类过敏患者，与对照组相比，溶媒的使用都有不同。由结果可知，疑似过敏患者和疑似类过敏患者使用 0.9% 氯化钠作为溶媒的比例与对照组相比较高，而使用 5% 葡萄糖注射液作为溶媒则较少。这一数据提示，喜炎平注射液以 0.9% 氯化钠作为溶媒，可能会增加过敏反应和类过敏反应的发生。

中药注射剂一般都由天然药物提取纯化而成，成分较为复杂。中药注射剂与特定溶媒配伍，可能引起其稳定性下降，理化性质发生变化，产生不溶性微粒，从而诱发过敏反应。文献报道表明，喜炎平注射液在用药剂量较大的情况下，以 5% 葡萄糖注射液作为溶媒，与以 0.9% 氯化钠注射液作为溶媒相比，其不溶性微粒生成较多。由于葡萄糖分子较大，与 0.9% 氯化钠注射液相比，一般认为葡萄糖注射液作为中药注射剂的溶媒可能会带来更多风险。然而，分子大小并不是决定配伍稳定性的唯一因素，pH 值在其中的重要性也不容忽视。不同的溶媒其 pH 值也有不同，5% 葡萄糖注射液的 pH 值为 3.2 ~ 5.5，0.9% 氯化钠注射液 pH 值为 4.5 ~ 7。中药注射剂本身的 pH 值不同，其所含成分不同，应选用的溶媒也应不同。

因此，有文献提出喜炎平注射液溶媒尽量选用葡萄糖。因为喜炎平注射液使用含电解质的稀释剂会增加较多的微粒，这可能是由于喜炎平注射液和含电解质的稀释剂配伍后，盐析作用会造成许多不溶性微粒产生。本研究的研究结果发现应用喜炎平注射液的患者，其溶媒为 0.9% 氯化钠注射液时发生疑似过敏反应和类过敏反应的比例更高，与该文献的报道一致。而且对于中药注射剂而言，这种盐析作用可能有一定的普遍性，其内在机制值得进一步深入研究。

2. 合并用药对疑似过敏反应的影响　本研究运用了条件 Logistic 回归，采用逐步选择法筛选变量。针对病例组 1 和对照组 1 的建模分析，有 4 种药物入选；而针对病例组 2 和对照组 2 的分析，则没有变量选入。

病例组 2 和对照组 2 的分析没有变量选入，说明没有发现与过敏有关的药物。而针对病例组 1 和对照组 1 分析时入选的 4 种药物，其回归系数为负，说明过敏病例相比对照组，应用以上药物的病人比例显著更少。

喜炎平注射液配伍利巴韦林、庆大霉素、头孢西丁、细辛脑 4 种药物时，其疑似过敏反应和类过敏反应的比较都较小，可能提示此 4 种药物能降低使用喜炎平注射液的患者发生过敏反应和类过敏反应的几率。然而，由于本研究未能均衡更多的影响因素，因此不能排除未纳入研究的因素（如病情或原发病）与此 4 种药物之间存在相互影响的可能。

3. 局限性　由于基于 HIS 数据，本研究存在一定的局限性。首先疑似过敏反应的病例可能无法代表真实的过敏反应发生情况；其次，数据分析没有充分考虑各考察因素之间的相互关系；第三，研究没有考察患者自身情况对于疑似过敏反应的影响。这使本研究的结论仅具有"提示线索"的意义，可为下一步的深入研究指出可能的方向，但不宜作为临床应用的直接参考。

（王志飞）

三、参麦注射液疑似过敏反应影响因素分析

参麦注射液由红参和麦冬组成，具有益气固脱、养阴生津、生脉之功效，现代药理学研究证实红参含人参皂苷和少量挥发油、糖类、多种维生素以及多种氨基酸等生物活性物质，具有兴奋中枢、强心、抗过敏性休克及增强机体对一切刺激适应能力的作用，麦冬含甾体皂苷、谷甾醇、氨基酸和葡萄糖等生物活性物质，具有强心、抗心律失常、增强心脏耐缺氧能力和抗菌等功效。然而，参麦注射液作为中药注射剂的一种，成分较为复杂，临床也有引起变态反应的报道。

（一）目的

分析导致参麦注射液过敏反应发生的可疑因素，为前瞻性研究及临床安全用药提供基础支撑。

（二）方法

将使用参麦注射液前和使用参麦注射液期间均未使用过地塞米松、异丙嗪（非那根）、氯雷他定、维生素 C 和葡萄糖酸钙等抗过敏药，但在停用参麦注射液 24 小时内使用上述抗过敏药者作为过敏组，并进一步将过敏组分成三个亚组，分别为开始使用参麦注射液至停止使用参麦注射液时间为 0～1 天、1～2 天、2～7 天，将其作为过敏组 a、过敏组 b 与过敏组 c。同时，将开始使用参麦注射液后，未使用过地塞米松、异丙嗪（非那根）、氯雷他定、维生素 C 和葡萄糖酸钙等抗过敏药，并且开始使用参麦注射液至停止使用参麦注射液时间＞7 天的患者作为对照组。采用随机抽样方法在符合纳入标准的患者中按照 1 : 4 比例进行配比，以年龄 ±5 岁、性别相同作为配比条件，一个患者作为一组的匹配后便不再作为下一组匹配的备选对象。

确定过敏组与对照组后，从 HIS 整个研究队列的资料中提取上述两组病例的相关信息，诸如年龄、性别、入院病情、过敏史、溶媒、用药剂量及合并用药等，作为分析内容。过敏组与对照组进行均衡性检验，计数资料进行卡方检验，计量资料比较采用 t 检验；并基于 one-way ANOVA 分析所得数据，运用 Logistic 回归分析对导致过敏反应发生的

可疑因素进行相关性分析等，得到相关研究结果。

（三）结果与结论

1. 纳入人数　符合纳入标准的过敏组有 491 人，其中包括过敏组 a 359 人，过敏组 b 35 人，过敏组 c 97 人；对照组有 1964 人，按匹配条件给过敏组匹配对照，则对照组 a 有 1436 人，对照组 b 有 140 人，对照组 c 有 388 人。

2. 匹配效果

（1）年龄：过敏组 a 359 人，信息缺失 80 人，有年龄记录 279 人，平均 58.95 岁，最小 3 岁，最大 95 岁；对照组 a 1436 人，信息缺失 187 人，有年龄记录 1249 人，平均 58.69 岁，最小 4 岁，最大 92 岁。过敏组 b 35 人，信息缺失 9 人，有年龄记录 26 人，平均 53.73 岁，最小 19 岁，最大 80 岁；对照组 b 140 人，信息缺失 17 人，有年龄记录 123 人，平均 54.47 岁，最小 15 岁，最大 81 岁。过敏组 c 97 人，信息缺失 31 人，有年龄记录 66 人，平均 57.02 岁，最小 11 岁，最大 90 岁；对照组 c 388 人，信息缺失 55 人，有年龄记录 333 人，平均 58.07 岁，最小 9 岁，最大 95 岁。可见，年龄匹配效果良好。

（2）性别：过敏组 a 359 人，信息缺失 120 人，239 人参与分析，其中男性 128 人（占分析总数 53.56%），女性 111 人（占分析总数 46.44%）；对照组 a 1436 人，信息缺失 302 人，1134 人参与分析，其中男性 595 人（占分析总数 52.47%），女性 539 人（占分析总数 47.53%）。过敏组 b 35 人，信息缺失 10 人，25 人参与分析，其中男性 17 人（占分析总数 68.00%），女性 8 人（占分析总数 32.00%）；对照组 b 140 人，信息缺失 17 人，123 人参与分析，其中男性 77 人（占分析总数 62.60%），女性 46 人（占分析总数 37.40%）。过敏组 c 97 人，信息缺失 25 人，72 人参与分析，其中男性 43 人（占分析总数 59.72%），女性 29 人（占分析总数 40.28%）；对照组 c 204 人，信息缺失 2 人，202 人参与分析，其中男性 198 人（占分析总数 59.10%），女性 137 人（占分析总数 40.90%）。可见，性别匹配效果良好。

3. 可疑过敏因素

（1）入院病情：过敏组 a 359 人，其中病情危急者 57 人（占分析总数 15.88%），病情危急一般者 302 人（占分析总数 84.12%）；对照组 a 1436 人，其中信息缺失 61 人，1375 人参与分析，病情危急者 190 人（占分析总数 13.82%），病情一般者 1185 人（占分析总数 86.18%）。经卡方检验，$P = 0.3202 > 0.05$，无统计学意义，两组入院病情危重程度没有差异。过敏组 b 35 人，其中病情危急者 6 人（占分析总数 17.14%），病情一般者 29 人（占分析总数 82.86%）；对照组 b 140 人，其中信息缺失 6 人，134 人参与分析，病情危急者 24 人（占分析总数 17.91%），病情危急一般者 110 人（占分析总数 82.09%）。经 Fisher 精确检验，$P = 1.0000 > 0.05$，无统计学意义，两组入院病情危重程度没有差异。过敏组 c 97 人，其中病情危急者 12 人（占分析总数 12.37%），病情危急一般者 85 人（占分析总数 87.63%）；对照组 c 388 人，其中信息缺失 17 人，371 人参与分析，病情危急者 75 人（占分析总数 20.22%），病情一般者 296 人（占分析总数 79.78%）。经卡方检验，$P = 0.0770 > 0.05$，无统计学意义，两组入院病情危重程度没有差异。可见，过敏组患者与对照组患者在入院病情危重程度方面没有差别。

（2）过敏史：过敏组 a 359 人，其中有过敏者 26 人（占分析总数 7.24%），病情危急一般者333人（占分析总数92.76%）；对照组a 1436人，其中有过敏者127人（占分析总数8.84%），病情危急一般者1309人（占分析总数92.76%）。经卡方检验，$P = 0.3310 > 0.05$，无统计学意义，两组过敏史没有差异。过敏组b 35人，其中有过敏者2人（占分析总数5.71%），病情危急一般者33人（占分析总数94.29%）；对照组b 140人，其中有过敏者11人（占分析总数7.86%），病情危急一般者129人（占分析总数92.14%）。经卡方检验，$P = 0.2747 > 0.05$，无统计学意义，两组过敏史没有差异。过敏组c 97人，其中有过敏者3人（占分析总数3.09%），病情危急一般者94人（占分析总数96.91%）；对照组c 388人，其中有过敏者46人（占分析总数11.86%），病情危急一般者342人（占分析总数88.14%）。经卡方检验，$P = 0.0079 < 0.05$，有统计学意义，两组过敏史比例不同。可见，参麦注射液使用2~7天亚组的过敏组与对照组患者的过敏史不同，可能是导致过敏反应发生的因素之一。

（3）溶媒：过敏组a溶媒记录2701条，其中0.9%氯化钠注射液记录1668条（占分析总数61.75%），5%葡萄糖注射液记录918人（占分析总数33.99%），葡萄糖氯化钠注射液记录115条（占分析总数4.26%）；对照组a溶媒记录13567条，其中0.9%氯化钠注射液记录7238条（占分析总数53.35%），5%葡萄糖注射液记录5908人（占分析总数43.55%），葡萄糖氯化钠注射液记录421条（占分析总数3.10%）。经卡方检验，$P < 0.0001$，有统计学意义，两组溶媒使用情况有差异。过敏组b溶媒记录581条，其中0.9%氯化钠注射液记录303条（占分析总数52.15%），5%葡萄糖注射液记录240人（占分析总数41.31%），葡萄糖氯化钠注射液记录38条（占分析总数6.54%）；对照组b溶媒记录1347条，其中0.9%氯化钠注射液记录728条（占分析总数54.05%），5%葡萄糖注射液记录573人（占分析总数42.54%），葡萄糖氯化钠注射液记录46条（占分析总数3.41%）。经卡方检验，$P = 0.0086 < 0.05$，有统计学意义，两组溶媒使用情况有差异。过敏组c溶媒记录1242条，其中0.9%氯化钠注射液记录634条（占分析总数51.05%），5%葡萄糖注射液记录574人（占分析总数46.22%），葡萄糖氯化钠注射液记录34条（占分析总数2.74%）；对照组c溶媒记录817条，其中0.9%氯化钠注射液记录2456条（占分析总数55.58%），5%葡萄糖注射液记录1813人（占分析总数41.03%），葡萄糖氯化钠注射液记录150条（占分析总数3.39%）。经卡方检验，$P = 0.0038 < 0.05$，有统计学意义，两组溶媒使用情况有差异。可见，无论是哪个亚组，溶媒均是导致过敏反应发生的可疑因素之一。

（4）用药剂量：过敏组a 359人，信息缺失40人，有单次给药剂量记录（若一人对应多条剂量记录，取中位数）者319人，平均用药剂量84.61ml，最小剂量20ml，最大剂量200ml，标准差27.80ml；对照组a 1436人，信息缺失118人，有单次给药剂量记录者1318人，平均用药剂量68.30ml，最小剂量10.50ml，最大剂量200ml，标准差25.33ml。经Wilcoxon检验，$P < 0.0001$，有统计学意义，过敏组a单次给药剂量较对照组a相比，剂量偏高。过敏组b 35人，信息缺失4人，有单次给药剂量记录者31人，平均用药剂量83.55ml，最小剂量30ml，最大剂量150ml，标准差24.70ml；对照组b 140人，信息缺失12人，有单次给药剂量记录者128人，平均用药剂量67.05ml，最小剂量30ml，最大剂量150ml，标准差26.04ml。经Wilcoxon检验，$P = 0.0012 < 0.05$，有统计学意义，过敏组b单次给药剂量较对照组b相比，剂量偏高。过敏组c 97人，信息缺失6人，有单次给药剂

量记录者 91 人，平均用药剂量 76.26ml，最小剂量 30ml，最大剂量 120ml，标准差 24.69ml；对照组 c 388 人，信息缺失 33 人，有单次给药剂量记录者 355 人，平均用药剂量 70.42ml，最小剂量 20ml，最大剂量 150ml，标准差 25.42ml。经 Wilcoxon 检验，$P = 0.0210 < 0.05$，有统计学意义，过敏组 c 单次给药剂量较对照组 c 相比，剂量偏高。可见，单次给药剂量偏高是过敏反应发生的可疑因素之一。

（5）合并用药：本研究运用条件 Logistic 回归建模分析，采用逐步选择法筛选变量，根据联合用药的频数选择参与 Logistic 回归建模分析的联合用药，以对何种药物与参麦注射液联合使用容易或不容易引发过敏做出初步判断。

首先，对过敏组 a 与对照组 a 进行比较，根据联合用药频次情况，选择频次 ≥100 的药物，共 33 种药物参与建模分析。结果如表 8-24 所示，过敏组与对照组相比，参麦注射液与地西泮、美托洛尔联合使用发生过敏的情况往往更少，同时并未筛选到可疑的联合用药因素。

表 8-24　亚组 a 非可疑因素

药物	系数	P 值	Odds Ratio	95% Confidence Limits	
地西泮	-3.6420	0.0003	0.026	0.004	0.188
美托洛尔	-3.0118	<0.0001	0.049	0.016	0.155

然后，进行过敏组 b 与对照组 b 的比较，根据联合用药频次情况，选择频次 ≥10 的药物，共 47 种药物参与建模分析。结果如表 8-25、表 8-26 所示，过敏组与对照组相比较，参麦注射液联合使用甘露醇、甲硫氨酸维 B_1、维生素 B_6、依达拉奉等药物的患者发生过敏的可能性往往很大，而联合使用肝素的病人发生过敏的情况往往较少。

表 8-25　亚组 b 可疑因素

药物	系数	P 值	Odds Ratio	95% Confidence Limits	
甘露醇	1.4264	0.0465	4.164	1.022	16.956
甲硫氨酸维 B_1	1.8486	0.0137	6.351	1.460	27.629
维生素 B_6	1.1351	0.0329	3.112	1.097	8.828
依达拉奉	2.0329	0.0097	7.636	1.635	35.659

表 8-26　亚组 b 非可疑因素

药物	系数	P 值	Odds Ratio	95% Confidence Limits	
肝素	-1.8521	0.0116	0.157	0.037	0.661

最后，进行过敏组 c 与对照组 c 的比较，根据联合用药频次情况，选择频次 ≥20 的药物，共 69 种药物参与建模分析。结果如表 8-27、表 8-28 所示。过敏组与对照组相比较，参麦注射液联合使用高渗氯化钠、肌苷、泮托拉唑等药物发生过敏的可能性往往较大，而与氢氯吡格雷、三磷酸胞苷、硝酸异山梨酯发生过敏反应的可能往往更少。

表 8-27 亚组 c 可疑因素

药物	系数	P 值	Odds Ratio	95% Confidence Limits	
高渗氯化钠	1.0845	0.0064	2.958	1.357	6.447
肌苷	1.1001	0.0247	3.005	1.151	7.844
泮托拉唑	0.8591	0.0027	2.361	1.346	4.142

表 8-28 亚组 c 非可疑因素

药物	系数	P 值	Odds Ratio	95% Confidence Limits	
氢氯吡格雷	-2.1121	0.0456	0.121	0.015	0.959
三磷酸胞苷	-2.1558	0.0419	0.116	0.015	0.924
硝酸异山梨酯	-1.0545	0.0152	0.348	0.149	0.816

（四）讨论

与普通的中药制剂相比，中药注射剂起效迅速、作用强，由于其直接进入血管、皮下或肌肉组织，且中药成分复杂，使用不合理等因素，使得中药注射剂的不良反应主要为速发型，且大部分为变态反应，尤其是 I 型变态反应。参麦注射液作为中药注射剂的一种，亦有发生过敏反应的报道。

本研究基于 NCCS 探讨导致参麦注射液发生过敏反应可疑因素，研究结果显示，过敏组与对照组在年龄、性别方面匹配良好，并发现过敏组患者与对照组患者在入院病情危重程度方面没有显著性差别，在参麦注射液使用 2~7 天的亚组里，患者过敏史可能是导致过敏反应发生的因素之一。另外，无论哪个亚组，溶媒均是导致过敏反应发生的可疑因素之一。同时，在参麦注射液使用 0~1 天的亚组里，其与地西泮、美托洛尔联合使用发生过敏反应的情况往往更少，而未筛到可疑致敏的联合用药。在参麦注射液使用 1~2 天的亚组里，其联合使用甘露醇、甲硫氨酸维 B_1、维生素 B_6、依达拉奉等药物发生过敏反应的可能性往往很大，而联合使用肝素发生过敏反应的情况往往较少。在参麦注射液使用 2~7 天的亚组里，其联合使用高渗氯化钠、肌苷、泮托拉唑等药物发生过敏反应的可能性往往较大，而与氢氯吡格雷、三磷酸胞苷、硝酸异山梨酯发生过敏反应的可能往往更少。

本研究的局限性在于 HIS 提供的是回顾性数据，并且来自 HIS 中患者信息中的溶媒、用药剂量与合并用药各不一致，而回顾性 NCCS 研究本身亦不规定患者使用的剂量、溶媒、联合用药等干预因素，因而可疑过敏因素的最终发现与确定还需要药学实验与临床前瞻性研究等进一步证实。

（王连心）

四、参芪扶正注射液疑似过敏反应影响因素分析

参芪扶正注射剂（以下简称参芪扶正）自 1999 年上市以来，主要应用于肿瘤患者的辅助治疗，随着临床应用的日渐广泛，其药品的安全性也逐渐受到人们的关注。文献报道参芪扶正可以引起全身各系统的反应，引起的不良反应主要为过敏反应。然而，这些个案

报告的数量存在较大程度的不可控性，另一方面，难以分析过敏反应的发生率及影响因素。

（一）目的

采用处方序列分析结合巢式病例对照研究探讨基于全国 20 家三级甲等医院的 HIS 中参芪扶正发生疑似过敏反应的主要影响因素。

（二）方法

研究设计采用 PSA 结合 NCCS 设计，根据开始至停止使用参芪扶正后是否使用地塞米松注射液将人群分为观察组与对照组。主要统计分析方法为卡方检验和 Logistic 回归分析。

观察组：开始使用参芪扶正前和使用参芪扶正期间未使用地塞米松注射液，停用参芪扶正 24 小时内使用地塞米松注射液。进一步分成两个亚组：即开始使用参芪扶正至停止使用参芪扶正时间在 0~24 小时，24~48 小时，分别作为观察组 1、观察组 2。观察组 1483 例，观察组 2105 例。

对照组：开始使用参芪扶正后，未使用以下抗过敏药：地塞米松注射液、异丙嗪（非那根）、氯雷他定、同时使用维生素 C 和葡萄糖酸钙，且开始使用参芪扶正至停止使用参芪扶正时间 >7 天。以年龄 ±5 岁，性别相同作为配比条件，采用随机抽样法在符合条件的患者中按照 1:4 比例进行配比（注：一个患者作为一组的匹配后即不再作为下一组匹配的备选对象）对照组 11932 例，对照组 2420 例。经 Wilcoxon 检验和卡方检验，观察组与对照组的年龄与性别匹配效果良好。

（三）结果与结论

基于现有 HIS 数据库信息和相关研究报道，考虑可能影响过敏反应发生的因素主要有入院病情、过敏史、单次用药剂量及合并用药，因此对以上变量在疑似类过敏反应发生中的影响作用进行探讨（表 8-29 ~ 表 8-34）。

表 8-29 入院病情比较分析表

分组	病例数	有效数	缺失数	危急例数 （比例%）	一般例数 （比例%）	检验方法 （P 值）	OR （95% 置信区间）
观察组 1	483	381	102	15 （3.94）	366 （96.06）	卡方检验 （<0.0001）	0.2144 （0.1260，0.3647）
对照组 1	1932	1807	125	290 （16.05）	1517 （83.95）		
观察组 2	105	79	26	4 （5.06）	75 （94.94）	Fisher 精确检验	0.319
对照组 2	420	391	29	56 （14.32）	335 （85.68）	（0.0254）	（0.1122，0.9070）

观察组 1 与对照组 1、观察组 2 与对照组 2 统计结果显示，分别以卡方检验和 Fisher 精确检验，P 值均 <0.05，可以认为观察组相比对照组，入院病情危急者比例不同。然而，观察组病情危急者比例少于对照组。因而，从统计学角度可以认为，入院病情可能不

是参芪扶正发生过敏反应的影响因素。

表8-30 过敏史比较分析表

分组	病例数	有效数	缺失数	有过敏史人数（比例%）	无过敏史人数（比例%）	检验方法（P值）	OR（95%置信区间）
观察组1	483	483	0	8 (1.66)	475 (98.34)	卡方检验 (<0.0001)	4.7819 (2.3297, 9.8151)
对照组1	1932	1932	0	144 (7.45)	1788 (92.55)		
观察组2	105	105	0	0 (0)	105 (100)	Fisher 精确检验 (<0.0001)	–
对照组2	420	420	0	37 (8.81)	383 (91.19)		

观察组1与对照组1、观察组2与对照组2统计结果显示，分别以卡方检验和Fisher精确检验，P值均<0.05，可以认为过敏病例相比对照组，有过敏史者比例不同。然而，观察组病情危急者比例少于对照组。因而，从统计学角度可以认为，过敏史可能不是参芪扶正发生过敏反应的影响因素。

表8-31 单次给药剂量比较分析表

分组	病例数	有效数	缺失数	均值	标准差	中位数	最小值	最大值	检验方法（P值）
观察组1	483	331	152	256.04	38.45	250.00	250.00	500.00	Wilcoxon 检验
对照组1	1932	1764	168	251.19	20.03	250.00	100.00	750.00	(0.0002)
观察组2	105	88	17	250.00	0.00	250.00	250.00	250.00	Wilcoxon 检验
对照组2	420	389	31	251.09	18.32	250.00	175.00	500.00	(0.7856)

参芪扶正静脉给药单次用药剂量为250～500ml，以是否超过说明书推荐最大剂量500ml来比较观察组与对照组单次用药剂量对发生疑似类过敏反应的影响，若一人对应多条剂量，取中位数。从上表可以看出，观察组1与对照组1统计结果显示，Wilcoxon秩和检验，P值<0.05，可以认为观察组相比对照组，单次给药剂量不同。观察组均值>对照组，因而，从统计学角度可以认为，单次给药剂量较大可能是参芪扶正发生过敏反应的影响因素。观察组2与对照组2统计结果显示，Wilcoxon秩和检验，P值>0.05，2组比较无统计学意义。

表8-32 亚组1合并用药中的疑似危险因素

药品	P值	回归系数	标准误	OR	OR的95%置信区间	
苦参碱注射液	<0.0001	2.6611	0.2852	14.312	8.184	25.029

表 8-33　亚组 1 排除的合并用药危险因素

药品	P 值	回归系数	标准误	OR	OR 的 95% 置信区间	
氯化钾	< 0.0001	− 1.0604	0.1897	0.346	0.239	0.502
复方苦参注射液	< 0.0001	− 1.5101	0.288	0.221	0.126	0.388
甲氧氯普胺	< 0.0001	− 1.9415	0.3605	0.143	0.071	0.291
肝素	< 0.0001	− 2.8206	0.3532	0.06	0.03	0.119

在建模分析中，我们运用条件 Logistic 回归，采用逐步选择法筛选变量。从而初步判断，何种药物与参芪扶正注射剂合用，容易或不容易引发过敏。本研究选用频数排在前 100 位的药物，建模分析。再选出 P 值 < 0.05 的药物。由表 8-32 可知，从统计学角度可以认为，合并使用苦参碱的病例发生过敏反应的可能性较大。而合并使用氯化钾、复方苦参注射液、甲氧氯普胺、肝素的病例发生过敏反应的可能性更小。

表 8-34　亚组 2 合并用药非疑似危险因素比较分析表

药品	P 值	回归系数	标准误	OR	OR 的 95% 置信区间	
复方甘草	0.011	− 2.5957	1.0212	0.075	0.01	0.552
氯化钾	0.0004	− 1.1276	0.3174	0.324	0.174	0.603

研究选用频数排在前 50 位的药物，建模分析。再选出 P 值 < 0.05 的药物。由上表可知，从统计学角度可以认为，合并使用复方甘草、氯化钾的病例，发生过敏反应的可能性更小。未选出存在疑似危险因素的药物。

（四）讨论

本研究旨在通过比较使用参芪扶正后疑似发生过敏反应人群与未发生过敏反应人群的一般特征，探讨患者的人口学特征和用药情况与发生疑似过敏反应的相关性。以上研究结果表明，单次用药剂量较大，合并使用苦参碱对疑似过敏反应的发生有显著影响。关于参芪扶正的用量，药品说明书明确注明"静脉滴注，一次 250ml"，建议在临床使用中应严格按照药品说明书使用。苦参碱注射液临床多用于活动性慢性迁延性和肿瘤的辅助治疗，临床使用也有过敏反应的报道。参芪扶正与苦参碱注射液合用，可能会增加发生过敏反应的概率。入院病情和过敏史不是过敏反应的主要影响因素，提示临床所有的用药患者，都有可能发生过敏反应，用药期间应密切观察患者情况。

研究采用 PSA 基于药品上市后的处方记录数据库判断疑似过敏反应，因此该分析方法是基于真实世界的研究，有较好的外部真实性。通过处方数据来评价药物安全性，相比于其他流行病学研究耗时短且经济。采用 NCCS 的优点在于收集资料在先，选择偏倚较小，研究样本较队列研究小，节约人力物力，符合因果推论要求，论证强度高。可应用于一些发生率较低的 ADR 研究，在中药注射剂上市后临床安全性评价研究方面，NCCS 也可以起到重要的作用。

本研究为回顾性设计研究，数据来源于 20 家三甲医院 HIS 结构性数据库，无疗程记录等文本数据，疑似过敏反应病例的判断基于患者用药序列，用药品代替结局进行分析，存在选择偏倚，此为本研究的局限性，研究结果仅供临床用药参考。验证性研究仍需前瞻性设计的经典 RCT 研究。

（艾青华）

第三节 基于实验室指标的中成药安全性评价

实验室检查结果是药品安全性研究的客观指标，也是药品安全性研究中最常用到的指标。但是药品上市前由于样本量限制，难以发现药品对实验室检查结果的影响，而且由于伦理学要求，开展药品安全性研究也无法进行 RCT 研究，因此需要通过开展真实世界研究来发现药品对实验室检查结果的影响。

但是实验室检查项目价格较高，而药品 ADR 发生数量较少，开展大规模前瞻性研究则需耗费大量的人力、物力与财力。HIS 中记载了大量患者临床诊疗数据，其中包括患者所有实验室检查结果，基于 HIS 数据可快速分析药品是否能够引起实验室指标异常变化，从而评价药品的安全性。

然而，正是由于 HIS 中记录的大量患者信息，此类研究属于观察性研究，观察性研究中最为核心的问题来自于对混杂偏倚的控制。倾向性评分方法近年来越来越受到国内外医学研究者的青睐，然而有关倾向性评分方法在中医药临床研究中的应用尚不多见。本节所举范例使用改良后的倾向性评分方法进行数据分析，即 Generalized Boosted Models（GBM）倾向性评分加权法，该方法的优势在于可以产生带有较好概率估计校准功能的模型，GBM 概率评估更为符合处理措施的实际概率估计。采用倾向性评分法，可以通过混杂因素加权的方法达到拟随机的效果，使研究结果更加接近临床实际，因此基于 HIS 中实验室检查结果可有效开展中药安全性评价研究。

一、舒血宁注射液对肝功能影响的分析

临床中，活血化瘀类中药注射液的应用越来越广泛，但不良反应的数量亦在增长。舒血宁注射液是临床常用的活血化瘀药之一，其主要组成为银杏叶提取物，主要有效成分为银杏叶总黄酮、银杏内酯等。《中华人民共和国药典》（2010 年版）记载：银杏叶可活血化瘀，通络止痛，化浊降脂等；用于瘀血阻络，胸痹心痛，中风偏瘫，高脂血症等。近年来，关于舒血宁注射液不良反应的报道增多。舒血宁注射液的严重不良反应表现主要以全身性损害、呼吸系统损害为主，而对肝功能影响仅有少数报道。

（一）目的

了解舒血宁注射液对肝功能的影响，为临床实践中的安全应用提供参考。

（二）方法

1. 结局指标 由于不同医院使用检验制剂的不同，故理化指标的正常范围也略有不同，因此以 ALT、AST 是否发生异常变化作为结局指标。将 ALT 与 AST 检测值高于正常范围上限的 200% 定义为异常变化。将其用药前 7 天内的最后一次理化指标值定义为"用药前理化指标值"，停药后 7 天内的最早一次理化指标值定义为"用药后理化指标值"。无论用药前 AST 或 ALT 正常或者异常，如果用药后异常或者更加异常定义为"发生异常变化"；如果用药后指标正常或者指标异常程度减轻，则定义为"无异常变化"。

2. 数据纳入排除标准

（1）纳入标准患者年龄在 18～80 岁，使用舒血宁注射液前后间隔≥7 天，有至少 2 次 ALT 与 AST 检测者，若该时间段内有多次检测，则取开始用药前最近的 1 次检测与停止用药后最近的 1 次检测。

（2）排除标准年龄 >80 岁或者 <18 岁，基本信息缺失、缺少肝功能化验指标的病例。

3. 病例筛选流程见图 8-7。

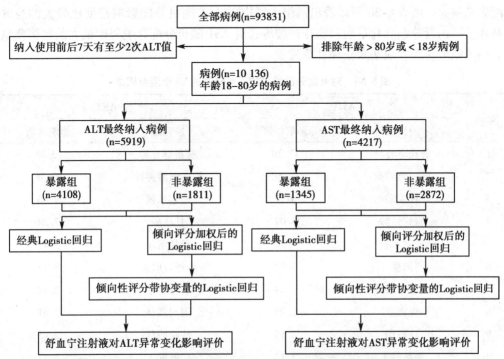

图 8-7 舒血宁注射液对肝脏功能影响的数据分析流程图

4. 统计方法采用分层分析、经典 Logistic 回归、Generalized Boosted Models（GBM）加权倾向性评分 Logistic 回归、带协变量的 GBM 倾向性评分加权 Logistic 回归方法进行数据分析；统计软件为 SAS 软件 9.20 版，R 软件 2.15 版。

（三）结果与结论

1. 一般信息 符合纳入及排除标准且具有治疗前后 ALT 记录的患者共 5919 例，其中暴露组 4108 例，非暴露组 1811 例。男性 3603 例，女性 2316 例，男女比例为 1.56：1（P 值 0.53）；年龄分布暴露组平均年龄为 60.74 岁，非暴露组平均年龄为 60.76 岁（P 值为 0.86）。

符合纳入及排除标准的 4217 例有治疗前后 AST 记录的患者中，暴露组 1345 例，非暴露组 2872 例。其中男性 2459 例，女性 1758 例，男女比例为 1.40：1；暴露组平均年龄为 60.78 岁，非暴露组平均年龄为 60.70 岁（P 值为 0.38）；入院病情危的病例为 103 例，急的病例为 599 例，一般的病例 3318 例（P 值为 0.85）。

暴露组与非暴露组患者 ALT 与 AST 变化情况见表 8-35。

2. ALT 及 AST 分析结果

（1）主要混杂因素及其影响程度：根据倾向性评分的 GBM 算法，得到各混杂因素对处理组分配的相对影响程度，相对影响程度越大，表示该协变量作为混杂因素对分组的随机

表 8-35　暴露组与非暴露组患者 ALT 与 AST 变化情况

组别	ALT（n = 5919）		AST（n = 4217）	
	异常变化（%）	无异常变化（%）	异常变化（%）	无异常变化（%）
暴露组	1368（33.3）	2740（66.7）	124（9.22）	1221（90.78）
非暴露组	173（9.55）	1638（90.45）	273（9.51）	2599（90.49）

分配影响越大。由表 8-36 可以看出两组人群中对 ALT 随机分配影响程度比较大的是薯蓣皂苷片、肠内营养剂、甘草酸和腺苷钴胺等；对 AST 随机分配影响程度最大的是薯蓣皂苷片、门冬氨酸钾镁、地塞米松和甘草酸等。

表 8-36　对处理分配的影响程度较高的 10 个混杂因素

序号	ALT		AST	
	协变量	影响程度	协变量	影响程度
1	薯蓣皂苷片	17.30	薯蓣皂苷片	15.95
2	肠内营养剂	13.56	门冬氨酸钾镁	10.38
3	甘草酸	8.77	地塞米松	9.86
4	腺苷钴胺	8.07	甘草酸	7.28
5	地塞米松	4.80	美托洛尔	5.45
6	果糖	3.02	心通口服液	3.75
7	心通口服液	2.94	法莫替丁	2.88
8	青霉素	2.24	阿司匹林	2.61
9	总费用	2.13	呋喃西林	2.45
10	法莫替丁	2.12	肝素	2.17

（2）倾向性评分效果：采用倾向性评分方法对暴露组与非暴露组之间协变量进行平衡，具体效果见图 8-8。

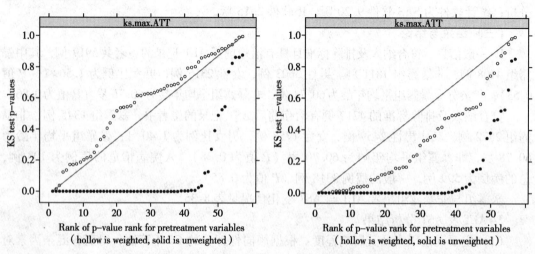

图 8-8　加权后 57 个协变量差异检验的 P 与均匀分布值的比较

图 8-8 显示了倾向性评分加权前后的 P 值（实心点为前，空心点为后）。加权前，许多协变量在两组间有显著的差异，P 值接近于 0，故拒绝原假设。加权后，大多数协变量在两组间的差异不显著。总之，经过加权后达到拟随机化效应。

分别采用经典 Logistic 回归、GBM 倾向性评分加权后 Logistic 回归和 GBM 倾向性评分加权结合协变量调整 Logistic 回归分析舒血宁注射液对 ALT、AST 的影响，具体结果见表 8-37。

表 8-37　Logistic 回归分析舒血宁注射液对 ALT 及 AST 的影响

肝功能	Logistic 回归	是否使用舒血宁注射液对检测指标影响		
		回归系数	标准差	P
ALT	经典 Logistic 回归	− 0.232	0.097	0.017
	GBM 倾向性评分加权后 Logistic 回归	− 0.150	0.167	0.133
	GBM 倾向性评分加权结合协变量调整 Logistic 回归	− 0.150	0.168	0.370
AST	经典 Logistic 回归	− 0.034	0.114	0.767
	GBM 倾向性评分加权后 Logistic 回归	− 0.036	0.146	0.803
	GBM 倾向性评分加权结合协变量调整 Logistic 回归	− 0.091	0.147	0.538

表 8-37 显示了 3 种估计方法估计出来的平均处理效应（即回归系数）及对两个肝功能指标的分析结果。在对 ALT 检测指标分析中，将未被平衡的薯蓣皂苷片、心通口服液、益心舒胶囊 3 个重要协变量纳入倾向性评分加权结合协变量调整的 Logistic 回归模型进行分析，可以看出经典 Logistic 回归分析显示：使用舒血宁注射液对 ALT 异常变化有显著影响（回归系数 − 0.232，P 为 0.017），但使用倾向性评分的方法后则无显著差异（回归系数 − 0.150，P 为 0.370），即用舒血宁注射剂比未用舒血宁注射剂导致谷丙转氨酶发生异常变化的可能性要小，但是统计学差异不显著。在对 AST 检测指标分析中，将未被平衡的薯蓣皂苷片、心通口服液、阿托伐他汀钙、益心舒胶囊、氯化钾 5 个重要协变量纳入倾向性评分加权结合协变量调整的 Logistic 回归模型进行分析显示，倾向性评分前后均未发现使用舒血宁注射液对 AST 异常变化有明显影响。

由于方法 2，即倾向性评分加权的 Logistic 回归，通过倾向性评分的加权，平衡了大部分混杂因素。为了获得更稳健的处理效应估计，把一些协变量也加入到 Logistic 回归模型中即方法 3 带协变量调整的倾向性评分加权 Logistic 回归。从统计的角度可以认为，方法 2 和方法 3 可能精确度更高，所以认为使用舒血宁注射液与不使用舒血宁注射液相比，导致谷丙转氨酶及谷草转氨酶发生异常变化的可能性要小。

（3）敏感性分析：由于模型中的变量较多，在不影响分析结果的情况下，表 8-38 及表 8-39 中只给出部分重要变量分别对 ALT、AST 的敏感性分析结果。第 1 列 Var 表示从原模型中移除的协变量名称；第 2、3、4 列分别表示移除 Var 后由模型估计的 E_0、$range$ (E_0)、$break\ even$ (ρ)。表 8-38 及表 8-39 的结果表明，大多数协变量的 $range$ (E_0) 都不大，且它们对应的 $break\ even$ (ρ) 都很小，则说明倾向性评分法基本上平衡了所有的混杂因素。具体结果见表 8-38、表 8-39。

表 8-38　对于 ALT 的暴露组处理效应估计变化的敏感性分析

Var	E_0	range (E_0)		break even (ρ)
薯蓣皂苷片	0.10656	0.069031	0.166632	−0.00756
肠内营养剂	0.11051	0.062297	0.195375	−0.0029
腺苷钴胺	0.116987	0.048842	0.227922	−0.00394
甘草酸	0.112286	0.04671	0.187048	0.012723
地塞米松	0.111544	0.049892	0.20641	0.001375
果糖	0.115144	0.059021	0.196855	0.008063
美托洛尔	0.113633	0.072401	0.160807	−0.0067
总费用	0.109952	0.073347	0.158618	0.005416
维生素	0.107404	0.053382	0.211164	0.002149
青霉素	0.107428	0.073431	0.171014	0.009674

表 8-39　对于 AST 的暴露组处理效应估计变化的敏感性分析

Var	E_0	range (E_0)		break even (ρ)
薯蓣皂苷片	0.09532	0.044581	0.160804	0.00095
总费用	0.093916	0.047857	0.184002	−0.00394
地塞米松	0.095012	0.028801	0.179205	−0.00626
门冬氨酸钾镁	0.088684	0.049544	0.185586	−0.00313
美托洛尔	0.09565	0.047549	0.163818	0.006112
住院时间	0.093332	0.049811	0.171246	0.001386
甘草酸	0.102689	0.028914	0.169933	0.006679
年龄	0.099151	0.041595	0.164101	−0.00154
硝酸异山梨酯	0.094131	0.046643	0.170393	0.001889
果糖	0.097841	0.039463	0.176105	0.00056

（四）讨论

1. 未发现舒血宁注射液对肝功能有影响的证据　基于现有 HIS 数据分析结果显示，使用舒血宁注射液对肝功能无明显影响。药物由静脉进入体内，经血液循环后分布全身，而机体内的物质代谢主要在肝脏，多数药物在肝脏要经过不同程度的结构变化，故可能对肝功能有一定影响，但本研究未发现使用舒血宁注射液对肝功能有显著影响。且相关研究显示未发现其用药剂量在 20～50ml 时对 ALT、AST 的异常变化有显著影响。舒血宁注射液提取物具有对缺血心肌、受损肝脏再灌注以及缺血区脑组织的保护作用，可改善肠缺血再灌注，而肠缺血易影响多脏器功能，其中肝脏受损发生较早，持续时间较长，故考虑舒血宁注射液对肝功能无明显影响可能与其药理作用有关。但是临床用药应注意合理用药，以避免不良反应的发生。

2. 电子医疗数据分析需控制混杂因素 本研究为观察性研究，电子医疗数据库记录的各种信息数据之间存在较广泛的关联性，但数据各组之间又存在多种因素影响下的不均衡性。采用传统方法分析，由于混杂因素太多，分层分析会使得分组过多，而 Logistic 回归分析存在着共线性等问题，从而使统计效能过低。

倾向性评分法可以减少或避免分层分析中的分层过小问题和 Logistic 回归分析中的共线性问题。倾向性评分法可以在分析和设计阶段有效平衡非随机对照研究中的混杂偏倚，使研究结果接近随机对照研究的效果。该方法可以自动根据数据利用自适应算法去估计所关注的处理变量和大量协变量之间的非线性关系，特别是当模型中协变量很多协变量与处理变量之间线性非线性或交互效应等函数形式无法确定时，此方法优势较大。故选择倾向性评分法来均衡各组间数据，能够清晰的展现电子医疗数据库中使用舒血宁注射液对肝功能的影响。

3. 研究的局限性与不足 本研究数据来源于 HIS 及 LIS 数据库，未经随机处理化的数据，不同于随机对照实验，未进行前瞻性的设计研究及长期的临床随访，仅限于患者住院期间的观察。而各个单位电子医疗数据库数据结构不统一，存在不同的偏倚及各种复杂的混杂因素。另外，由于分析方法有限，研究过程中可能还存在一些未被发现的混杂因素，而倾向性评分不能平衡任何未被观察到的混杂因素，从而影响研究结果。但本研究尽量控制了可能的混杂因素，选择倾向性评分法将事先明确的可疑混杂因素进行了均衡处理。而且本研究严谨的选择统计方法，故结果具有一定的真实性。

（杨 薇）

二、参麦注射液对血红蛋白、白细胞和血小板影响的分析

参麦注射液（以下简称参麦）源于《症因脉治》中的"参麦饮"，由红参、麦冬提纯制备而成，有效成分为人参皂苷、麦冬皂苷、麦冬黄酮及微量人参多糖和麦冬多糖。目前广泛应用于气阴两虚型之肿瘤、休克、冠心病、病毒性心肌炎等疾病的治疗。临床研究报道，参麦能降低气虚证、阴虚证及气阴两虚证证候积分，对气虚证、阴虚证及气阴两虚证总有效率优于对照组，能改善肿瘤患者的生存质量，提高免疫功能，减少化疗药物所引起的毒副反应，其机制主要是减少骨髓抑制，增加红细胞、白细胞、血小板数量及增强机体免疫功能。

（一）目的

采用倾向性评分法分析真实世界中参麦对气阴两虚患者血红蛋白、白细胞和血小板的影响。

（二）方法

1. 病例纳入标准

（1）使用参麦或对照药（功效类似的中药注射剂）其中一种的气阴两虚患者；

（2）连续使用参麦或者对照药 ≥7 天；

（3）用药前 7 天（含用药当天）有白细胞计数、血红蛋白、血小板检测，且满足以下条件：白细胞计数（4 ~ 10）×10^9/L；血红蛋白男性 12 ~ 120g/L，女性 11 ~ 110g/L；血小板计数（10 ~ 100）×10^9/L；

（4）用药后 7 天内（含停药当天）有白细胞计数、血红蛋白、血小板检测，且满足：

白细胞计数（1~10）×10^9/L；血红蛋白男性12~160g/L，女性11~150g/L；血小板（10~300）×10^9/L；

（5）年龄、性别、入院病情没有缺失。

2. 有效性结局指标变化率，即（用药后测量值－用药前测量值）/用药前测量值×100%

3. 分组观察组为使用参麦的患者，对照组为使用对照药的患者。

4. 混杂因素考虑可能与分组和有效性结局有关的变量。具体包括年龄、性别、入院病情、疾病（肺癌、胃癌、其他肿瘤、非肿瘤疾病），以及在其理化指标测定期间内的合并用药（分析"白细胞计数"时，小檗胺片、重组人粒细胞刺激因子注射液、鲨肝醇片、利血生片、肌苷，其他药物；分析"血红蛋白"时，琥珀酸亚铁片、生血宁片，其他药物；分析"血小板计数"时，环孢素、他克莫司、重组人血小板生成素注射液、达那唑胶囊，其他药物）。

5. 数据统计分析：Wilcoxon秩和检验、倾向性评分估计和Logistic回归。

（三）结果与结论

根据纳入标准，纳入分析的病例数见表8-40。

表8-40　纳入分析的病例频数表

指标	总例数	观察组	对照组
血红蛋白	577	393	184
白细胞计数	386	157	229
血小板计数	435	273	162

血红蛋白的分析结果如下。

1. Wilcoxon秩和检验分析　见表8-41。

表8-41　对照列联分析表

项目	分组	例数	均值	标准差	中位数	最小值	最大值	P值
不分层	观察组	393	0.64	29.1	-3.03	-60.5	285	0.2797
	对照组	184	-0.35	15.63	-1	-34.95	68.66	
男	观察组	223	-2.19	24.61	-5.17	-60.5	113.64	0.105
	对照组	101	-0.27	17.14	-1.69	-34.95	68.66	
女	观察组	170	4.36	33.82	0	-44.09	285	0.795
	对照组	83	-0.46	13.68	-0.94	-28.57	40.54	
0~17岁	观察组	28	-16.07	22.18	-21.49	-60.5	48.65	0.0416
	对照组	3	11.66	23.01	1.96	-4.9	37.93	
18~45岁	观察组	125	-2.63	25.65	-4.17	-47.66	74.19	0.4773
	对照组	31	0.9	18.18	-4.44	-20.27	51.39	
46~65岁	观察组	139	2.42	33.1	-2.04	-48.21	285	0.4375
	对照组	84	0.92	16.32	-0.95	-34.95	68.66	

续表

项目	分组	例数	均值	标准差	中位数	最小值	最大值	P值
66~80岁	观察组	91	6.19	26.59	0.95	-35.09	113.64	0.1731
	对照组	56	-2.96	12.82	0.9	-32.35	20.62	
81岁及以上	观察组	10	13.05	30.27	-0.13	-23.17	69.23	0.3447
	对照组	10	-3.92	12.76	-2.58	-29.59	14	
一般	观察组	293	-2	24.62	-5.08	-60.5	113.64	0.0613
	对照组	161	-0.49	15.31	-0.99	-32.35	68.66	
危急	观察组	100	8.38	38.51	0.53	-48.21	285	0.5399
	对照组	23	0.59	18.06	-1	-34.95	40.54	
肺癌	观察组	13	-0.64	9.77	0	-23.08	11.83	1
	对照组	19	3.07	20.93	-0.94	-24.37	68.66	
胃癌	观察组	5	3.24	23.72	0.84	-21.9	41.79	0.9417
	对照组	8	1.57	18.3	-3.6	-15.84	44.12	
其他肿瘤	观察组	240	-4.18	30.1	-7.85	-60.5	285	0.0008
	对照组	66	2.38	18.06	3.05	-34.95	68.66	
非肿瘤疾病	观察组	222	5.33	25.25	1.22	-44.09	113.64	0.1006
	对照组	135	-0.37	15.43	-1.9	-32.35	68.66	

在全人群中，Wilcoxon 秩和检验的 P 值为 0.2797，$P > 0.05$。说明在统计学上，观察组与对照组血红蛋白变化情况的差异不显著。分层分析中，年龄 0~17 岁与其他肿瘤组中，Wilcoxon 秩和检验的 P 值均 < 0.05。说明在统计学上，观察组与对照组血红蛋白变化情况的差异显著。其余大多数分组的 Wilcoxon 秩和检验的 P 值均 > 0.05。说明在统计学上，观察组与对照组血红蛋白变化情况的差异不显著。

2. 倾向性评分估计　由表 8-42 列出了各协变量在平衡两组人群整体差异上的重要程度。

表 8-42　协变量的重要程度表

协变量	重要性
其他肿瘤	30.70
入院病情	25.37
年龄	22.39
肺癌	10.45
非肿瘤疾病	5.15
胃癌	3.90
性别	2.04
琥珀酸亚铁片	0.00
生血宁片	0.00

　　表 8-43 列出了倾向性评分加权前后各协变量的 K-S 值与 P 值，图 8-9 更直观地显示加权前后 P 值的变化。加权前，许多协变量在两组间有显著的差异，P 值 <0.05，故拒绝原假设；加权后，大多数协变量在两组间的差异不显著，P 值 >0.05，故可以认为两组患者间协变量的分布已经基本无差异。所以，从统计学角度，可以认为倾向性评分在一定程度上平衡了混杂。

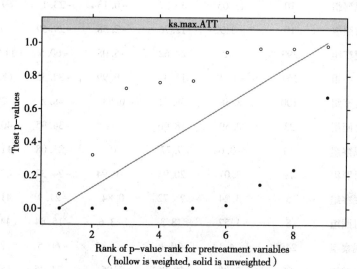

注：实心点为加权前，空心点为加权后

图 8-9　倾向性评分平衡协变量效果图

表 8-43　倾向性评分平衡协变量效果表

混杂因素	对照组	倾向性评分前			倾向性评分后		
		观察组	KS	P	观察组	KS	P
年龄：0～17 岁	0.016	0.071	0.055	0	0.018	0.001	0.981
年龄：18～45 岁	0.168	0.318	0.15		0.157	0.011	
年龄：46～65 岁	0.457	0.354	0.103		0.448	0.009	
年龄：66～80 岁	0.304	0.232	0.073		0.311	0.006	
年龄：81 岁及以上	0.054	0.025	0.029		0.066	0.012	
入院病情：危急	0.125	0.254	0.129	0	0.127	0.002	0.944
入院病情：一般	0.875	0.746	0.129		0.873	0.002	
性别：男	0.549	0.567	0.019	0.677	0.564	0.015	0.771
性别：女	0.451	0.433	0.019		0.436	0.015	
肺癌：否	0.897	0.967	0.07	0.001	0.898	0.002	0.966
肺癌：是	0.103	0.033	0.07		0.102	0.002	
胃癌：否	0.957	0.987	0.031	0.021	0.964	0.007	0.76
胃癌：是	0.043	0.013	0.031		0.036	0.007	

续表

混杂因素	对照组	倾向性评分前			倾向性评分后		
		观察组	KS	P	观察组	KS	P
其他肿瘤：否	0.641	0.389	0.252	0	0.639	0.002	0.966
其他肿瘤：是	0.359	0.611	0.252		0.361	0.002	
非肿瘤疾病：否	0.266	0.435	0.169	0	0.252	0.015	0.725
非肿瘤疾病：是	0.734	0.565	0.169		0.748	0.015	
琥珀酸亚铁片：否	1	0.992	0.008	0.234	0.994	0.006	0.086
琥珀酸亚铁片：是	0	0.008	0.008		0.006	0.006	
生血宁片：否	0.995	1	0.005	0.144	1	0.005	0.32
生血宁片：是	0.005	0	0.005		0	0.005	

3. Logistic 回归　由于倾向性评分后，所有协变量均被平衡，无需进行第三种方法。所以，表 8-44 只显示了前两种方法所估计的分组变量的回归系数和 P 值。

表 8-44　两种方法估计的回归系数和 P 值

方法	分类	回归系数	P
方法一	无倾向性评分加权 Logistic 回归	0.9946	0.6640
方法二	倾向性评分加权 Logistic 回归	4.259	0.0459

方法一和方法二中回归系数都 >0，说明观察组相比对照组血红蛋白增长率更高。但是方法一 P 值 >0.05，说明差异不显著；方法二 P 值 <0.05，说明差异显著。由于方法二平衡了混杂，结论更可靠，我们可以认为观察组相比对照组，血红蛋白增长率更高。

采用以上统计方法分析白细胞和血小板指标纳入的患者数据，统计结果最终显示观察组相比对照组无显著差异。

以上研究结果表明，参麦相对于功效类似的中药注射剂，对于促进血红蛋白的升高的疗效更佳，对于白细胞和血小板的影响，两种中药注射剂的功效类似，无显著差异。

（四）讨论

《素问·评热病论》曰"邪之所凑，其气必虚"，《医宗必读》也提到"积之成也，正气不足，而后邪气踞之"。大多数气阴两虚患者为晚期恶性肿瘤，由于长期肿瘤消耗导致阴液和阳气均受耗伤，体质较差，免疫力低下。参麦注射液通过益气养阴大法，补虚扶正，起到"已病防传，未病防变"的作用。临床研究报道参麦和化疗药物合用，可以显著改善患者的淋巴细胞转化率、巨噬细胞吞噬功能，改善骨髓抑制，这样就为参麦联合化疗药物增效减毒提供了药理学基础。

本研究为回顾性研究，数据来源于 20 家三甲医院 HIS 结构性数据库，无疗程记录等文本数据，只纳入了出（入）院诊断为"气阴两虚"病例，存在选择偏倚，此为本研究的局限性，研究结果仅供临床用药参考。验证性研究仍需前瞻性设计的经典 RCT。

（艾青华）

三、苦碟子注射液对肝、肾功能影响的分析

本研究旨在运用倾向性评分方法分析真实世界中使用苦碟子注射液患者不同用药疗程对肝功能指标谷丙转氨酶（ALT）、谷草转氨酶（AST）、肾功能指标肌酐（Cr）和尿素氮（BUN）变化的影响，为苦碟子注射液临床安全用药提供有用信息。

（一）目的

分析苦碟子注射液不同使用疗程对肝、肾功能指标变化的影响。

（二）方法

1. 数据来源与规范化　数据来源于 18 家大型三甲医院 HIS 数据库中的全部使用苦碟子注射液的住院患者信息，共有患者 24 225 名，从中提取出具有谷草转氨酶、谷丙转氨酶、肌酐和尿素氮四个理化指标，同时年龄在 18 ~ 80 岁之间的患者作为分析对象，共15 228 例。

在提取分析数据之前，对 HIS 和 LIS 数据库进行标准化，标准化的流程主要涉及剔除患者一般信息中的重复数据、信息表不一致的数据、无用医嘱记录数据，医嘱名称的标准化、中西医诊断名称的标准化、用药剂量单位的标准化以及理化指标检测值的标准化等。

分析患者用药疗程时，患者用药疗程有效记录数为 52 768 条，其中连续医嘱（停药时间 > 开始用药时间）为 29 116 条，临时医嘱（停药时间与开始用药时间相同）为23 652 条。最初分析患者用药疗程时，只考虑 29 116 条，连续医嘱时发现如将用药疗程分为五段：1 ~ 3 天、4 ~ 7 天、8 ~ 14 天、15 ~ 28 天、>28 天，其中以 1 ~ 14 天多见，占90.19%，15 天以上的占 9.8%。

2. 数据分析定义和提取

（1）使用苦碟子注射液前后 7 天有两次 ALT、AST、Cr 和 BUN 检测者，若该时间段内有多次检测则取距开始用药前最近的一次检测与停止用药后最近的一次检测。若一个患者住院期间有多次使用苦碟子注射液记录，则选择用药疗程最长的记录。

（2）根据数据库的描述分析定义：以单次用药疗程 >14 天作为一组人群提取标准，≤14 天作为另一组人群提取标准。

根据上述条件针对四个理化指标提取分析人群，见表 8-45。

表 8-45　分别提取用药疗程 ≤14 天组与 >14 天组且符合四个理化指标提取的人群数

理化指标	人数	≤14 天组	>14 天组
ALT	满足提取条件人数	1707	275
	用药后异常变化人数（%）	238（13.94）	34（12.36）
	用药后正常变化人数（%）	1469（86.06）	241（87.64）
AST	满足提取条件人数	1619	274
	用药后异常变化人数（%）	193（11.92）	15（5.47）
	用药后正常变化人数（%）	1426（88.08）	259（94.53）

续表

理化指标	人数	≤14 天组	>14 天组
Cr	满足提取条件人数	1884	300
	用药后异常变化人数（%）	123 (6.53)	11 (3.67)
	用药后正常变化人数（%）	1761 (93.47)	289 (96.33)
BUN	满足提取条件人数	1895	299
	用药后异常变化人数（%）	47 (2.48)	5 (1.67)
	用药后正常变化人数（%）	1848 (97.52)	294 (98.33)

（3）结局指标：以 ALT 与 AST 检测值高于该数据正常范围的 20% 作为判断其是否发生异常变化的依据。无论用药前 ALT 或 AST 正常与否，若用药前正常，但用药后异常，或者用药前异常，用药后更加异常，则记录该患者为"用药后异常变化"；用药后指标正常，则记录该患者为"无异常变化"；若用药前后都异常，但用药后异常程度减小，也记录该患者为"无异常变化"。

（4）混杂因素的界定：根据提取的 HIS 数据的实际情况以及医学专业知识判断，考虑 71 个与分组变量和安全性结局（用药后四个指标是否异常变化）可能有关的混杂因素（协变量）。具体变量包括性别、年龄（分段处理）、医疗费用类别（医疗保险、公费、自费）、入院病情（危、急、一般）、住院费用、住院天数、是否超剂量、病危天数、病重天数、合并疾病（选取频率最高的前 10 种，以及合并其他疾病统一合并为一种，共 11 种）、合并用药（选取除苦碟子注射液以外的使用药频率最高的前 50 种，以及其他用药统一合并为一种，共计 51 种）。

3. 统计方法及统计软件 描述性分析、CMH 分层卡方检验、未使用倾向性评分加权的 Logistic 回归、倾向性评分加权的 Logistic 回归、带协变量调整的倾向性评分加权 Logistic 回归。统计软件为 SAS 软件 9.2 版，R 软件 2.15 版。

（三）结果与结论

将用药疗程 ≤14 天人群组定义为 A 组，而 >14 天的人群，定义为 B 组，对两组人群肝肾功能四个指标分别运用 GBM 方法进行分析。以下展示 ALT 在两组对比分析的过程。

首先，通过对 71 个混杂因素的倾向性评分估计筛选，针对 ALT 异常变化协变量影响的重要程度进行排序，计算 KS 值和 P 值，同时将每个协变量及其亚变量进行两组间的平衡，见表 8-46。

表 8-46 71 个混杂因素及其亚变量在 GBM 算法平衡前后 KS 值和 P 值对比

混杂因素	倾向性评分前				倾向性评分后		
	B 组	A 组	KS	P	A 组	KS	P
是否超剂量：否	0.975	0.974	0	0.975	0.971	0.003	0.769
是否超剂量：是	0.025	0.026			0.029	0.003	
阿司匹林：否	0.669	0.534	0.135	0	0.66	0.009	0.782

续表

混杂因素	倾向性评分前				倾向性评分后		
	B 组	A 组	KS	*P*	A 组	KS	*P*
阿司匹林：是	0.331	0.466	0.135		0.34	0.009	
贝那普利：否	0.869	0.821	0.048	0.049	0.878	0.009	0.71
贝那普利：是	0.131	0.179	0.048		0.122	0.009	
参麦注射液：否	0.876	0.803	0.073	0.004	0.862	0.014	0.554
参麦注射液：是	0.124	0.197	0.073		0.138	0.014	
丹参酮：否	0.811	0.806	0.005	0.851	0.829	0.018	0.526
丹参酮：是	0.189	0.194	0.005		0.171	0.018	
丹红注射液：否	0.829	0.711	0.118	0	0.793	0.036	0.201
丹红注射液：是	0.171	0.289	0.118		0.207	0.036	
地西泮：否	0.738	0.669	0.069	0.023	0.754	0.016	0.612
地西泮：是	0.262	0.331	0.069		0.246	0.016	
麻仁：否	0.855	0.817	0.038	0.128	0.872	0.017	0.473
麻仁：是	0.145	0.183	0.038		0.128	0.017	
其他用药：否	0	0.005	0.005	0.255	0.003	0.003	0.068
其他用药：是	1	0.995	0.005		0.997	0.003	
薯蓣皂苷片：否	0.847	0.716	0.131	0	0.819	0.028	0.289
薯蓣皂苷片：是	0.153	0.284	0.131		0.181	0.028	
硝酸甘油：否	0.8	0.748	0.052	0.061	0.794	0.006	0.838
硝酸甘油：是	0.2	0.252	0.052		0.206	0.006	
硝酸异山梨酯：否	0.655	0.553	0.102	0.002	0.654	0.001	0.987
硝酸异山梨酯：是	0.345	0.447	0.102		0.346	0.001	
心通口服液：否	0.858	0.76	0.098	0	0.852	0.006	0.793
心通口服液：是	0.142	0.24	0.098		0.148	0.006	
益心舒胶囊：否	0.847	0.739	0.108	0	0.834	0.014	0.597
益心舒胶囊：是	0.153	0.261	0.108		0.166	0.014	
呋喃西林：否	0.767	0.815	0.048	0.06	0.78	0.012	0.681
呋喃西林：是	0.233	0.185	0.048		0.22	0.012	
枸橼酸钾：否	0.869	0.873	0.004	0.861	0.872	0.003	0.913

续表

混杂因素	倾向性评分前				倾向性评分后		
	B 组	A 组	KS	*P*	A 组	KS	*P*
枸橼酸钾：是	0.131	0.127	0.004		0.128	0.003	
奥美拉唑：否	0.851	0.897	0.046	0.024	0.854	0.003	0.912
奥美拉唑：是	0.149	0.103	0.046		0.146	0.003	
多巴胺：否	0.916	0.882	0.035	0.093	0.909	0.008	0.7
多巴胺：是	0.084	0.118	0.035		0.091	0.008	
肝素：否	0.636	0.664	0.028	0.364	0.677	0.041	0.238
肝素：是	0.364	0.336	0.028		0.323	0.041	
桂哌齐特：否	0.676	0.675	0.001	0.961	0.689	0.013	0.696
桂哌齐特：是	0.324	0.325	0.001		0.311	0.013	
利多卡因：否	0.742	0.758	0.016	0.561	0.781	0.039	0.191
利多卡因：是	0.258	0.242	0.016		0.219	0.039	
氢氯吡格雷：否	0.818	0.747	0.071	0.011	0.834	0.016	0.545
氢氯吡格雷：是	0.182	0.253	0.071		0.166	0.016	
氨基酸：否	0.873	0.921	0.048	0.008	0.902	0.03	0.17
氨基酸：是	0.127	0.079	0.048		0.098	0.03	
氨溴索：否	0.709	0.81	0.101	0	0.758	0.048	0.128
氨溴索：是	0.291	0.19	0.101		0.242	0.048	
甘草酸：否	0.807	0.856	0.049	0.037	0.821	0.013	0.624
甘草酸：是	0.193	0.144	0.049		0.179	0.013	
甘露醇：否	0.767	0.845	0.077	0.001	0.797	0.029	0.313
甘露醇：是	0.233	0.155	0.077		0.203	0.029	
甲氧氯普胺：否	0.851	0.858	0.007	0.767	0.855	0.005	0.859
甲氧氯普胺：是	0.149	0.142	0.007		0.145	0.005	
氯化钾：否	0.553	0.574	0.021	0.518	0.528	0.025	0.488
氯化钾：是	0.447	0.426	0.021		0.472	0.025	
托拉塞米：否	0.884	0.918	0.034	0.061	0.905	0.021	0.341
托拉塞米：是	0.116	0.082	0.034		0.095	0.021	
醒脑静注射液：否	0.815	0.891	0.076	0	0.862	0.047	0.066

续表

混杂因素	倾向性评分前				倾向性评分后		
	B 组	A 组	KS	P	A 组	KS	P
醒脑静注射液：是	0.185	0.109	0.076		0.138	0.047	
依达拉奉：否	0.815	0.865	0.051	0.025	0.83	0.015	0.57
依达拉奉：是	0.185	0.135	0.051		0.17	0.015	
胰岛素：否	0.516	0.621	0.105	0.001	0.557	0.041	0.262
胰岛素：是	0.484	0.379	0.105		0.443	0.041	
非洛地平：否	0.953	0.875	0.078	0	0.927	0.026	0.136
非洛地平：是	0.047	0.125	0.078		0.073	0.026	
高渗氯化钠：否	0.858	0.909	0.05	0.009	0.894	0.036	0.121
高渗氯化钠：是	0.142	0.091	0.05		0.106	0.036	
头孢美唑：否	0.945	0.912	0.034	0.06	0.941	0.005	0.757
头孢美唑：是	0.055	0.088	0.034		0.059	0.005	
呋塞米：否	0.796	0.825	0.029	0.243	0.764	0.032	0.304
呋塞米：是	0.204	0.175	0.029		0.236	0.032	
硝苯地平：否	0.876	0.917	0.04	0.029	0.88	0.004	0.889
硝苯地平：是	0.124	0.083	0.04		0.12	0.004	
维生素 B_6：否	0.8	0.867	0.067	0.003	0.806	0.006	0.83
维生素 B_6：是	0.2	0.133	0.067		0.194	0.006	
维生素 C：否	0.72	0.828	0.108	0	0.756	0.036	0.274
维生素 C：是	0.28	0.172	0.108		0.244	0.036	
胺碘酮：否	0.949	0.925	0.024	0.151	0.95	0.001	0.938
胺碘酮：是	0.051	0.075	0.024		0.05	0.001	
前列地尔：否	0.865	0.839	0.026	0.272	0.883	0.018	0.453
前列地尔：是	0.135	0.161	0.026		0.117	0.018	
阿托伐他汀钙：否	0.902	0.873	0.028	0.184	0.898	0.004	0.866
阿托伐他汀钙：是	0.098	0.127	0.028		0.102	0.004	
地塞米松：否	0.629	0.794	0.165	0	0.69	0.061	0.075
地塞米松：是	0.371	0.206	0.165		0.31	0.061	
人血白蛋白：否	0.865	0.944	0.079	0	0.89	0.024	0.313

续表

混杂因素	倾向性评分前				倾向性评分后		
	B 组	A 组	KS	*P*	A 组	KS	*P*
人血白蛋白：是	0.135	0.056	0.079		0.11	0.024	
磷酸肌酸钠：否	0.942	0.963	0.021	0.094	0.953	0.011	0.469
磷酸肌酸钠：是	0.058	0.037	0.021		0.047	0.011	
脂肪乳：否	0.88	0.943	0.063	0	0.909	0.029	0.204
脂肪乳：是	0.12	0.057	0.063		0.091	0.029	
甘露聚糖肽：否	0.913	0.913	0	0.999	0.9	0.013	0.53
甘露聚糖肽：是	0.087	0.087	0		0.1	0.013	
人参多糖注射液：否	0.88	0.917	0.037	0.042	0.881	0.001	0.961
人参多糖注射液：是	0.12	0.083	0.037		0.119	0.001	
西咪替丁：否	0.815	0.914	0.099	0	0.858	0.043	0.11
西咪替丁：是	0.185	0.086	0.099		0.142	0.043	
葡萄糖酸钙：否	0.844	0.943	0.099	0	0.895	0.051	0.056
葡萄糖酸钙：是	0.156	0.057	0.099		0.105	0.051	
纳洛酮：否	0.887	0.92	0.032	0.073	0.903	0.016	0.46
纳洛酮：是	0.113	0.08	0.032		0.097	0.016	
头孢硫脒：否	0.895	0.905	0.01	0.604	0.896	0.002	0.932
头孢硫脒：是	0.105	0.095	0.01		0.104	0.002	
年龄：18~45 岁	0.175	0.135	0.04	0.067	0.152	0.022	0.67
年龄：46~65 岁	0.385	0.452	0.066		0.408	0.022	
年龄：66~80 岁	0.44	0.414	0.026		0.44	0	
性别：男	0.571	0.595	0.024	0.085	0.58	0.009	0.948
性别：女	0.382	0.381	0.001		0.377	0.005	
入院病情：一般	0.647	0.653	0.005	0.071	0.681	0.033	0.46
入院病情：急	0.2	0.241	0.041		0.184	0.016	
入院病情：危	0.153	0.105	0.048		0.132	0.021	
费别：医保	0.702	0.708	0.006	0.413	0.726	0.024	0.671
费别：自费	0.127	0.151	0.023		0.135	0.007	
费别：公费	0.095	0.086	0.008		0.079	0.015	

续表

混杂因素	倾向性评分前				倾向性评分后		
	B 组	**A 组**	**KS**	***P***	**A 组**	**KS**	***P***
费别：其他	0.015	0.006	0.008		0.006	0.008	
总费用：<1 万元	0.022	0.188	0.166	0	0.042	0.02	0.694
总费用：1 万~2 万元	0.182	0.27	0.088		0.205	0.023	
总费用：2 万~3 万元	0.185	0.099	0.086		0.156	0.029	
总费用：3 万~5 万元	0.185	0.138	0.048		0.188	0.002	
总费用：5 万~10 万元	0.291	0.234	0.057		0.281	0.01	
总费用：>10 万元	0.116	0.066	0.05		0.108	0.008	
住院天数：≤7 天	0	0.066	0.066	0	0.004	0.004	0
住院天数：8~14 天	0	0.346	0.346		0.025	0.025	
住院天数：15~28 天	0.538	0.429	0.109		0.57	0.032	
住院天数：≥29 天	0.462	0.158	0.304		0.4	0.062	
病危天数	1.975	1.59	0.04	0.824	1.718	0.02	1
严重天数	1.069	0.841	0.024	0.999	1.311	0.012	1
高血压病：否	0.684	0.622	0.061	0.05	0.697	0.013	0.692
高血压病：是	0.316	0.378	0.061		0.303	0.013	
冠心病：否	0.651	0.521	0.13	0	0.656	0.005	0.876
冠心病：是	0.349	0.479	0.13		0.344	0.005	
其他疾病：否	0.215	0.337	0.123	0	0.231	0.016	0.584
其他疾病：是	0.785	0.663	0.123		0.769	0.016	
肾功能不全：否	0.964	0.971	0.007	0.525	0.964	0.001	0.962
肾功能不全：是	0.036	0.029	0.007		0.036	0.001	
肺部感染：否	0.891	0.926	0.035	0.048	0.904	0.013	0.538
肺部感染：是	0.109	0.074	0.035		0.096	0.013	
脑梗死：否	0.865	0.892	0.027	0.191	0.849	0.017	0.514
脑梗死：是	0.135	0.108	0.027		0.151	0.017	
心功能不全：否	0.905	0.9	0.005	0.795	0.916	0.011	0.606
心功能不全：是	0.095	0.1	0.005		0.084	0.011	
心律失常：否	0.949	0.889	0.06	0.002	0.932	0.017	0.305

续表

混杂因素	倾向性评分前				倾向性评分后		
	B 组	A 组	KS	*P*	A 组	KS	*P*
心律失常：是	0.051	0.111	0.06		0.068	0.017	
糖尿病：否	0.807	0.849	0.042	0.074	0.829	0.021	0.449
糖尿病：是	0.193	0.151	0.042		0.171	0.021	
动脉硬化：否	0.96	0.963	0.003	0.802	0.964	0.004	0.793
动脉硬化：是	0.04	0.037	0.003		0.036	0.004	
高脂血症：否	0.945	0.91	0.036	0.05	0.925	0.021	0.259
高脂血症：是	0.055	0.09	0.036		0.075	0.021	

从表 8-46 可知，加权前后每个协变量均值无差异，检验的具体 *P* 值均有所调整，且调整后 *P* 值均 >0.05，没有统计学差异。其他三个指标：AST、Cr、BUN 的倾向性评分估计混杂因素重要性及其最后已平衡的比较，绝大部分协变量和用于分析 ALT 的变量一样，仅有个别变量在合并病和合并用药上有区别。以下列出四个指标两组间 71 个协变量进行倾向性评分平衡后的分析图：

图 8-10 ~ 图 8-13 显示了 4 个指标各自 71 个协变量，运用 GBM 倾向性评分方法平衡后（加权前后）*P* 值与均匀分布值的比较。加权前（黑色实心圈），许多协变量在两组间有显著的差异。加权后（白色空心圈），大多数协变量在两组间的差异不显著，*P* 值都沿着 45 度的直线即 [0, 1] 均匀变量的累积分布分散开，这就如在一个随机试验中通过检验接受两组协变量的无差异的 *P* 值，服从 [0, 1] 均匀分布。

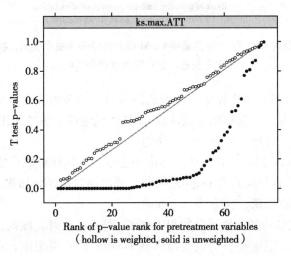

图 8-10　针对 ALT，71 个协变量在 GBM 倾向性评分方法平衡后，在两组间的
差异已不显著，分布靠近直线即 [0, 1]

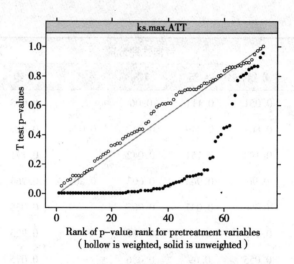

图 8-11 针对 AST，71 个协变量在 GBM 倾向性评分方法平衡后，在两组间的
差异已不显著，分布靠近直线即［0，1］

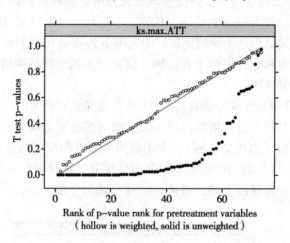

图 8-12 针对 Cr，71 个协变量在 GBM 倾向性评分方法平衡后，在两组间的
差异已不显著，分布靠近直线即［0，1］

本研究在倾向性评分 GBM 算法平衡混杂因素后，再考虑安全性结局和分组变量之间的关系。同时，本研究为了能够更好地体现 GBM 的优越性，另外加用两种 Logistic 回归分析方法，进行三种方法对比。三种分析方法为：

（1）未加权 Logistic 回归，该方法不考虑协变量，其估计可能有偏倚；

（2）GBM 倾向性评分加权的 Logistic 回归，通过倾向性评分加权，可平衡大部分协变量，消除估计中的潜在偏倚，比方法一更准确；

（3）带协变量调整的倾向性评分加权 Logistic 回归。有时，倾向性评分方法并不能平衡所有的协变量，所以把这些协变量也加入到 Logistic 回归模型中，可获得比上述方法更准确的估计。按照这三种方法对不同疗程使用组与肝肾功能异常变化的关系进行对比分析，以便从多个角度说明两组人群之间的差异性。下表显示了三种估计方法针对四个指标估计出来的平均处理效应（即回归系数）。其中，方法三选用的协变量为住院天数。

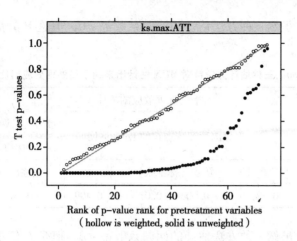

图 8-13　针对 BUN，71 个协变量在 GBM 倾向性评分方法平衡后，在两组间的差异已不显著，分布靠近直线即 [0，1]

表 8-47　三种估计方法针对 ALT 估计的平均处理效应对比分析

平均处理效应的估计					
未加权 Logistic 回归		倾向性评分加权的 Logistic 回归		带协变量调整的倾向性评分加权 Logistic 回归	
系数（标准误）	P	系数（标准误）	P	系数（标准误）	P
−0.138（0.196）	0.48	−0.0027（0.023）	0.906	−0.00147（0.023）	0.95

以上结果显示，虽然三种方法估计的回归系数都 <0，但是 P 值都 >0.05，统计学差异不显著。

表 8-48　三种估计方法针对 AST 估计的平均处理效应对比分析

平均处理效应的估计					
未加权 Logistic 回归		倾向性评分加权的 Logistic 回归		带协变量调整的倾向性评分加权 Logistic 回归	
系数（标准误）	P	系数（标准误）	P	系数（标准误）	P
−0.848（0.27）	0.002	−0.0607（0.019）	0.0015	−0.062（0.0196）	0.0015

以上结果显示，虽然三种方法估计的回归系数都 <0，且 P 值都 <0.05，有显著统计学差异。

表 8-49　三种估计方法针对 Cr 估计的平均处理效应对比分析

平均处理效应的估计					
未加权 Logistic 回归		倾向性评分加权的 Logistic 回归		带协变量调整的倾向性评分加权 Logistic 回归	
系数（标准误）	P	系数（标准误）	P	系数（标准误）	P
−0.607（0.32）	0.0586	−0.0275（0.014）	0.061	−0.028（0.015）	0.0606

以上结果显示，虽然三种方法估计的回归系数都 <0，但是 P 值都 >0.05，统计学差异不显著。

表 8-50 三种估计方法针对 BUN 估计出来的平均处理效应对比分析

平均处理效应的估计					
未加权 Logistic 回归		倾向性评分加权的 Logistic 回归		带协变量调整的倾向性评分加权 Logistic 回归	
系数（标准误）	P	系数（标准误）	P	系数（标准误）	P
−0.402（0.474）	0.396	−0.0064（0.01）	0.499	−0.0067（0.01）	0.6478

以上结果显示，虽然三种方法估计的回归系数都 <0，但是 P 值都 >0.05，统计学差异不显著。

表 8-48、表 8-49、表 8-50 分析结果显示 P 值都 >0.05 均无统计学差异，不能说明 >14 天使用苦碟子注射液会导致 ALT、Cr、BUN 发生异常。虽然表 8-48 显示三种估计方法针对 AST 估计出来的平均处理效应，P 值都 <0.05，有显著统计学差异。但综合来说，不能说明使用苦碟子注射液疗程 >14 天会对肝肾功能异常变化有影响。

（四）讨论

1. 基于现有数据未发现不同疗程使用苦碟子注射液对肝肾功能异常变化有影响 为了使结果更加贴近临床真实情况，本研究通过运用 GBM 倾向性评分加权法消除了 71 个已知混杂因素在组间的差异，如年龄、性别、住院病情等。而三种 Logistic 回归对比分析发现：不同疗程使用苦碟子注射液与常用疗程使用苦碟子注射液人群两组患者人群之间肝肾功能指标除了 AST 显示有统计学差异外，其他结果均无统计学差异。故不能说明不同疗程使用苦碟子注射液会导致肝肾功能异常变化。从本研究结果发现，对 HIS 数据库的大样本回顾性观察性数据的分析，倾向性评分方法为一种有效控制混杂偏倚的统计分析方法。由于真实世界还存在部分未知潜在混杂因素，因此有待后续研究进一步深化。

2. 真实世界海量数据分析中去混杂分析方法的重要性 截至 2013 年 5 月，通过检索 PubMed 发现 propensity score 方法在医学研究领域逐年增多，特别是在 2012 年检索到相关信息 927 条。在随机化无法实现的临床研究以及观察性研究中，用倾向性评分方法平衡组间协变量的不均衡，即控制各种混杂因素，为现今生物统计学领域发展比较成熟的一种数据分析方法。倾向性评分方法的实质是将多个协变量用一个倾向性评分分值来表示，根据该倾向评分分值进行不同治疗组间的匹配，对非随机对照研究中的各种已知混杂因素进行类似随机化的均衡处理。基于海量数据的真实世界临床用药分析将成为中医药临床研究重要信息来源。近年来国内外医学研究者越来越重视观察性研究的开展，特别是针对上市后药物再评价研究，如注册登记研究，以及基于大型数据库的安全性再评价研究。为了探索苦碟子注射液上市后有关疗程和肝肾功能安全性指标变化之间的关系，本研究选取了用药疗程 >14 天的人群进行探索分析。在分析之初，我们发现这种基于真实世界的回顾性数据分析，需要处理非常繁杂的混杂因素。对于如何遴选以及判断混杂因素，是一个漫长的过程。虽然本研究在平衡多数已知混杂因素后并未显示不同疗程使用苦碟子注射液能够致使发生肝肾功能方面的安全性变化，但是仍然不能获得确定性的结果，仍然不能排除还有其他潜在混杂因素存在于分析之中，因为倾向性评分方法只能够针对已知混杂因素进行有效控制。鉴于临床用药情况的复杂性，建议临床医生在使用苦碟子注射液时，控制在临床常用用药疗程范围或符合说明书使用范围内，如 1 ~ 14 天里使用。

3. 研究的局限性　本研究属于回顾性观察性数据分析，因此存在诸多局限性，由于是非随机数据，不可避免地会出现各种偏倚和混杂因素，数据也存在不完整问题。虽然倾向性评分方法能够调整大量已知的混杂因素，但是却无法调整那些未知的混杂因素，因此来自于这种分析方法的分析结果及其论证强度不及前瞻性设计研究结果。此外，GBM 倾向性评分方法，主要针对两个对照组的对比，对于多处理措施对比分析，需要更进一步的统计方法开发利用，美国研究者也有相关最新探索报道。

（廖　星）

四、疏血通注射液不同剂量对肝功能影响的分析

药品说明书是正确使用药品的法定依据。《处方管理办法》第 4 章第 14 条规定：医师应当根据医疗预防、保健需要，按照诊疗规范、药品说明书中的药品适应证、药理作用、用法、用量、禁忌、不良反应和注意事项等开具处方。然而，一些医师错误地认为中药注射剂安全性好，可以通过加大剂量使用以获得更好的疗效。因此，临床超说明书剂量使用中药注射剂的情况十分普遍。然而，大量报道提示超说明书剂量使用中药注射剂是引发 ADR 的原因之一。疏血通注射液在临床应用中也有相当比例的超说明书剂量使用。那么，疏血通注射液的这种超说明书剂量使用是否在客观上给患者带来了风险？基于这一问题，本研究依托 HIS 数据开展了超说明书剂量使用疏血通注射液对肝功能影响的研究。

（一）目的
分析超说明书剂量使用疏血通注射液是否对患者肝功能产生了影响。

（二）方法
1. 结局指标　本研究通过患者的实验室检查信息中 ALT 和 AST 2 个指标两次测量的变化来评价肝功能的变化。为方便分析，将指标的变化离散为二分类变量，规则如下：

（1）定义患者用药前七天内最后一次理化指标值为"用药前理化指标值"，停药后七天内的最早一次理化指标值为"用药后理化指标值"。

（2）考虑到指标变化的临床意义，本研究以理化指标值高于正常范围的 20% 作为"异常"的判断依据，未高于正常范围的 20% 为"正常"。

（3）假设用药前理化指标值正常，但用药后理化指标值异常；或用药前理化指标值异常，但用药后理化指标值比用药前理化指标值更加偏离正常值，则记录该患者为"用药后异常变化"。除此而外的情况，都归于"用药后正常变化"。

2. 病例筛选及分组　首先从"中药上市后 HIS 数据整合系统"中检索医嘱中使用了疏血通注射液的患者及其相关的诊疗信息；筛选使用疏血通注射液前后都检测了 AST 和 ALT 2 个指标中至少 1 个指标的患者；同时，由于未成年人和老年人肝功能易受到更多因素的影响，而这些因素可能在 HIS 数据中未被记录，所以本研究排除了年龄 <18 岁或 >80 岁的患者。

按疏血通注射液的使用剂量是否超过说明书推荐剂量分组。疏血通注射液说明书规定

的剂量为"每日 6ml"，HIS 数据显示疏血通注射液的全部病例的用药频次为每日 1 次。因此，本研究按照患者两次理化指标测定期间内疏血通注射液的最大单次给药剂量是否 > 6ml，作为判断是否超说明书剂量用药的标准。据此，将入选患者分为观察组（超说明书剂量使用）和对照组（按说明书剂量使用）。疏血通注射液用药剂量分布见表 8-51，病例筛选及分组的步骤见图 8-14。

表 8-51　疏血通注射液单次用药剂量分布

分段	频数	百分比
< 1ml	47	0.03
1~2ml	127	0.08
2~6ml	101675	65.86
6~12ml	51665	33.47
> 12ml	863	0.56

由表 8-51 可见，疏血通注射液大多数的临床用药都在说明书推荐的剂量范围内，主要集中于 2~6ml 区间，超说明书的用药剂量主要集中于 6~12ml，超过 12ml 的用药人次仅占 0.56%。

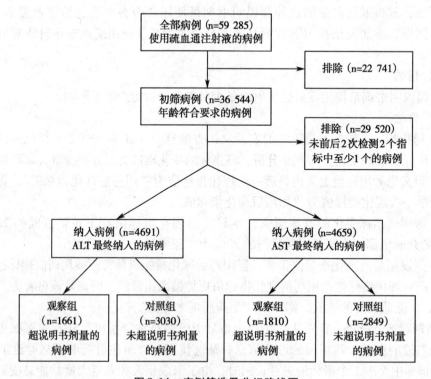

图 8-14　病例筛选及分组路线图

3. 统计方法　本研究分别采用了卡方检验、分层卡方检验、Logistic 回归、倾向性评分加权的 Logistic 回归、带协变量调整的倾向性评分加权 Logistic 回归进行统计分析，从多角度、多层次评价超说明书剂量使用对肝功能的影响。统计软件为 SAS 9.2 版和 R 2.15 版。

（三）结果与结论

1. 列联分析　不考虑混杂因素的影响，分析观察组和对照组在 AST 和 ALT 2 个指标的差异，结果如表 8-52。

表 8-52　是否超说明书剂量用药对肝功能影响的卡方检验

超剂量	ALT			AST		
	异常变化		检验方法 P 值	异常变化		检验方法 P 值
	否	是		否	是	
否	2616	414	卡方检验	2532	317	卡方检验
	86.34	13.66	0.0009	88.87	11.13	0.1946
是	1374	287		1586	224	
	82.72	17.28		87.62	12.38	
合计	3990	701		4118	541	

由表 8-52 可见，观察组和对照组在 AST 的变化上没有显著性差异（$P > 0.05$），2 组在 ALT 的变化上表现出极显著性差异（$P < 0.01$）。

2. 分层分析　判断和控制混杂因素是观察性数据分析的重要环节，忽略对混杂因素的控制可能会对结果产生根本性的影响。因此本研究分别以性别、年龄、入院病情和疗程分层来控制重要混杂因素，结果如表 8-53。

表 8-53　以性别分层后的统计检验

水平	超剂量	ALT			AST		
		异常变化		检验方法 P 值	异常变化		检验方法 P 值
		否	是		否	是	
男	否	1500	285	卡方检验	1440	205	卡方检验
		84.03	15.97	0.0539	87.54	12.46	0.9904
	是	806	187		968	138	
		81.17	18.83		87.52	12.48	
	合计	2306	472		2408	343	
女	否	1004	112	卡方检验	962	106	卡方检验
		89.96	10.04	0.0062	90.07	9.93	0.1720
	是	541	91		586	80	
		85.60	14.40		87.99	12.01	
	合计	1545	203		1548	186	

由表 8-53 可见，以性别分层后，两组之间 AST 的变化仍无显著性差异，而 ALT 则只在女性子层表现出显著性差异，在男性子层差异不显著。

表 8-54　以年龄分层后的统计检验

水平	超剂量	ALT			AST		
		异常变化		检验方法 P 值	异常变化		检验方法 P 值
		否	是		否	是	
18～45 岁	否	695	131	卡方检验	743	63	卡方检验
		84.14	15.86	0.0046	92.18	7.82	0.0574
	是	279	82		342	43	
		77.29	22.71		88.83	11.27	
	合计	974	213		1085	106	
46～65 岁	否	1024	174	卡方检验	999	140	卡方检验
		85.48	14.52	0.0398	87.71	12.29	0.6978
	是	614	135		717	106	
		81.98	18.02		87.12	12.88	
	合计	1638	309		1716	246	
66～80 岁	否	897	109	卡方检验	790	114	卡方检验
		89.17	10.83	0.2689	87.39	12.61	0.9304
	是	481	70		527	75	
		87.30	12.70		87.54	12.46	
	合计	1378	179		1317	189	

由表 8-54 可见，以年龄分层后，各年龄段两组之间 AST 的变化仍无显著性差异，而未控制混杂因素时表现出显著性差异（表 8-50）的 ALT 在 66-80 岁的年龄段也表现为差异不显著。

表 8-55　以入院病情分层后的统计检验

水平	超剂量	ALT			AST		
		异常变化		检验方法 P 值	异常变化		检验方法 P 值
		否	是		否	是	
一般	否	2020	284	卡方检验	1994	202	卡方检验
		87.67	12.33	0.0005	90.80	9.20	0.2291
	是	772	158		881	104	
		83.01	16.99		89.44	10.56	
	合计	2797	442		2875	306	

续表

水平	超剂量	ALT			AST		
		异常变化		检验方法P值	异常变化		检验方法P值
		否	是		否	是	
急	否	393	80	卡方检验	314	80	卡方检验
		83.09	16.91	0.1639	79.70	20.30	0.0329
	是	233	35		246	40	
		86.94	13.06		86.01	13.99	
	合计	626	115		560	120	
危	否	201	50	卡方检验	221	35	卡方检验
		80.08	19.92	0.8924	86.33	13.67	0.7038
	是	368	94		459	79	
		79.65	20.35		85.32	14.68	
	合计	569	144		680	114	

由表 8-55 可见，以入院病情分层后，两组间 AST 的变化在病情为"急"的分层中表现出显著性差异，而未控制混杂因素时表现出显著性差异（表 8-52）的指标，ALT 在"急"、"危"的分层则不再表现出显著性差异。

表 8-56　以用药是否超过常用疗程（14 天）分层后的统计检验

水平	超剂量	ALT			AST		
		异常变化		检验方法P值	异常变化		检验方法P值
		否	是		否	是	
≤14 天	否	2152	339	卡方检验	2073	261	卡方检验
		86.39	13.61	0.0008	88.82	11.18	0.1476
	是	1125	241		1324	193	
		82.36	17.64		87.28	12.72	
	合计	3277	580		3397	454	
>14 天	否	464	75	卡方检验	459	56	卡方检验
		86.09	13.91	0.5105	89.13	10.87	0.8970
	是	249	46		262	31	
		84.41	15.59		89.42	10.58	
	合计	713	121		721	87	

由表 8-56 可见，以用药是否超过常用疗程分层后，用药疗程 > 14 天的两组间 2 个指标都差异不显著，而 ≤ 14 天的分层中 AST 也差异不显著。

3. Logistic 回归　按年龄、入院病情、疗程分层后，各分层间 P 值不同，说明这 3 个因素很可能是混杂因素；全面控制混杂因素，可能会对结果产生影响。因此，本研究全面筛选了可能影响分组和结局的因素，包括年龄、入院病情、病危天数、病重天数、住院天数、费别、总费用、疗程、主要诊断，以及在其理化指标测定期间内的合并用药，采用 Logistic 回归进行统计分析，结果见表 8-57。

表 8-57　Logistic 回归统计结果

方法	ALT		AST	
	回归系数	P	回归系数	P
Logistic 回归	0.27754	< 0.0009	0.12054	0.195

由表 8-57 可见，与未分层的卡方检验相似，两组在 ALT 的变化上表现出极显著差异，但在 AST 的变化上差异不显著。

4. 倾向性评分加权 Logistic 回归　考虑到 Logistic 回归较强的假设可能给研究结果带来的风险，本研究还采用了倾向性评分加权 Logistic 回归，将以上变量降维后再行处理。倾向性评分纳入分析的混杂因素共 18 个，经过倾向性评分得到加权前后 18 个混杂因素的 K-S 值与 P 值，通过 P 值可以判断各混杂因素在两组间的差异是否显著。混杂因素在组间的平衡情况见表 8-58、图 8-15、图 8-16。

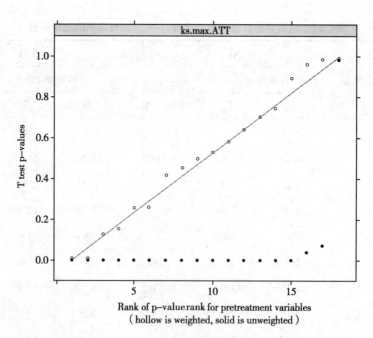

注：实心点为加权前，空心点为加权后

图 8-15　ALT 倾向性评分均衡混杂效果图

表 8-58　倾向性评分平衡混杂因素效果表

项目	分项	ALT							AST						
		使用加权评分前				使用加权评分后			使用加权评分前				使用加权评分后		
		观察组	对照组	KS	P	对照组	KS	P	观察组	对照组	KS	P	对照组	KS	P
人院病情		0.001	0.001	0	0.000	0.000	0.000	0.742	0.001	0.001	0.001	0.000	0.000	0.000	0.608
	一般	0.56	0.76	0.2		0.577	0.017		0.544	0.771	0.227		0.568	0.023	
	急	0.161	0.156	0.005		0.151	0.01		0.158	0.138	0.02		0.14	0.018	
	危	0.278	0.083	0.195		0.272	0.007		0.297	0.09	0.207		0.292	0.005	
住院天数		0.001	0.001	0	0.000	0.001	0	0.991	0.001	0.001	0	0.000	0.001	0.01	0.924
	≤7	0.065	0.035	0.03		0.064	0.001		0.082	0.04	0.042		0.073	0.01	
	8～14d	0.296	0.256	0.039		0.287	0.008		0.336	0.269	0.067		0.329	0.007	
	15～28d	0.426	0.454	0.028		0.431	0.005		0.402	0.451	0.049		0.417	0.015	
	≥29d	0.213	0.253	0.04		0.218	0.005		0.178	0.239	0.061		0.18	0.001	
病危天数		2.225	0.77	0.235	0.000	1.692	0.027	0.01	2.144	0.807	0.236	0.000	1.498	0.049	0.000
病重天数		2.347	1.096	0.118	0.000	1.784	0.021	0.126	2.22	1.076	0.132	0.000	1.662	0.028	0.138
费别		0.023	0.053	0.03	0.000	0.026	0.003	0.987	0.023	0.059	0.036	0.000	0.027	0.004	0.769
	医保	0.681	0.578	0.103		0.679	0.002		0.712	0.586	0.126		0.707	0.004	
	自费	0.248	0.311	0.063		0.248	0		0.225	0.309	0.084		0.226	0.002	
	公费	0.043	0.05	0.006		0.042	0.001		0.037	0.042	0.005		0.038	0.001	
	其他	0.004	0.008	0.004		0.004	0		0.004	0.004	0		0.002	0.002	

续表

项目	分项	ALT							AST						
		使用加权评分前				使用加权评分后			使用加权评分前				使用加权评分后		
		观察组	对照组	KS	P	对照组	KS	P	观察组	对照组	KS	P	对照组	KS	P
总费用	(万元)	0.001	0.012	0.01	0.000	0.002	0.001	0.963	0.001	0.021	0.02	0.000	0.002	0.000	0.711
	≤1	0.116	0.216	0.1		0.116	0.001		0.141	0.223	0.082		0.142	0.002	
	1~2	0.234	0.324	0.091		0.244	0.01		0.232	0.322	0.09		0.255	0.023	
	2~3	0.122	0.149	0.026		0.124	0.002		0.113	0.143	0.031		0.127	0.015	
	3~5	0.163	0.133	0.03		0.17	0.007		0.155	0.129	0.026		0.153	0.002	
	5~10	0.27	0.114	0.156		0.259	0.011		0.267	0.109	0.158		0.246	0.022	
	>10	0.095	0.054	0.041		0.085	0.009		0.091	0.052	0.039		0.075	0.016	
阿托伐他汀钙	未合用	0.889	0.908	0.019	0.038	0.92	0.031	0.006	0.87	0.935	0.065	0.000	0.927	0.057	0.001
	合用	0.111	0.092	0.019		0.08	0.031		0.13	0.065	0.065		0.073	0.057	
氢氯吡格雷	未合用	0.845	0.942	0.097	0.000	0.876	0.031	0.151	0.795	0.943	0.148	0.000	0.855	0.06	0.116
	合用	0.155	0.058	0.097		0.124	0.031		0.205	0.057	0.148		0.145	0.06	
金水宝胶囊	未合用	0.98	0.88	0.099	0.000	0.978	0.002	0.704	0.983	0.874	0.109	0.000	0.982	0.001	0.803
	合用	0.02	0.12	0.099		0.022	0.002		0.017	0.126	0.109		0.018	0.001	
硝苯地平	未合用	0.875	0.778	0.097	0.000	0.865	0.01	0.455	0.891	0.78	0.111	0.000	0.883	0.008	0.548
	合用	0.125	0.222	0.097		0.135	0.01		0.109	0.22	0.111		0.117	0.008	
脂肪乳	未合用	0.893	0.926	0.032	0.000	0.892	0.002	0.893	—	—	—	—	—	—	—
	合用	0.107	0.074	0.032		0.108	0.002		—	—	—		—	—	

续表

项目	分项	ALT							AST						
		使用加权评分前				使用加权评分后			使用加权评分前				使用加权评分后		
		观察组	对照组	KS	P	对照组	KS	P	观察组	对照组	KS	P	对照组	KS	P
甘草酸	未合用	0.691	0.898	0.207	0.000	0.676	0.016	0.5	0.71	0.893	0.183	0.000	0.678	0.032	0.268
	合用	0.309	0.102	0.207	0.000	0.324	0.016		0.29	0.107	0.183		0.322	0.032	
利多卡因	未合用	0.804	0.782	0.022	0.071	0.812	0.008	0.641	0.822	0.78	0.042	0.001	0.83	0.008	0.62
	合用	0.196	0.218	0.022		0.188	0.008		0.178	0.22	0.042		0.17	0.008	
果糖	未合用	0.761	0.943	0.182	0.000	0.775	0.014	0.581	0.786	0.88	0.094	0.000	0.792	0.006	0.863
	合用	0.239	0.057	0.182		0.225	0.014		0.214	0.12	0.094		0.208	0.006	
还原型谷胱甘肽	未合用	0.948	0.836	0.112	0.000	0.944	0.005	0.529	0.722	0.941	0.219	0.000	0.742	0.02	0.57
	合用	0.052	0.164	0.112		0.056	0.005		0.278	0.059	0.219		0.258	0.02	
螺内酯片	未合用	0.791	0.888	0.097	0.000	0.811	0.02	0.419	0.954	0.829	0.124	0.000	0.953	0.000	0.946
	合用	0.209	0.112	0.097		0.189	0.02		0.046	0.171	0.124		0.047	0.000	
哌拉西林钠舒巴坦钠	未合用	0.861	0.932	0.071	0.000	0.883	0.022	0.261	0.847	0.924	0.077	0.000	0.883	0.036	0.111
	合用	0.139	0.068	0.071		0.117	0.022		0.153	0.076	0.077		0.117	0.036	
疗程	≤14d	0.822	0.822	0.000	0.981	0.839	0.017	0.259	0.838	0.819	0.019	0.097	0.85	0.012	0.453
	>14d	0.178	0.178	0.000		0.161	0.017		0.162	0.181	0.019		0.15	0.012	

注：检测 AST 的患者都未合用脂肪乳；病危天数和病重天数按连续型变量处理。

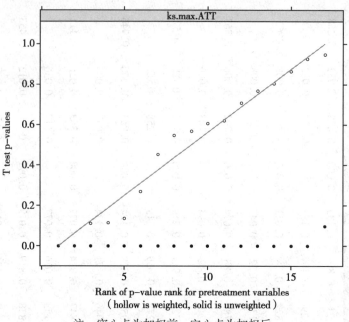

注：实心点为加权前，空心点为加权后

图 8-16 AST 倾向性评分均衡混杂效果图

由表 8-58 可见，加权前许多协变量的 P 值 < 0.05，说明两组间有显著性差异；加权后大多数协变量 P 值 > 0.05，说明两组间差异不显著。即通过倾向性评分平衡后，绝大多数混杂因素在组间分布基本无差异。倾向性评分加权 Logistic 回归结果见表 8-59。

表 8-59 倾向性评分加权 Logistic 回归统计量

方法	ALT		AST	
	回归系数	P	回归系数	P
倾向性评分加权 Logistic 回归	0.05349	0.6420	-0.11091	0.342

由表 8-59 可见，与加权 Logistic 回归不同，ALT 和 AST 2 个指标组间均没有显著性差异。

5. 带协变量调整的倾向性评分加权 Logistic 回归　由表 8-58 可见，经过倾向性评分平衡后，虽然大多数混杂因素在组间分布都没有显著性差异，但仍有阿托伐他汀钙和病危天数 2 个混杂因素没有被平衡。如果不加以处理，未被平衡的混杂因素势必会影响结论的真实性。因此，本研究将未被平衡的混杂因素作为 Logistic 回归模型的协变量加入统计检验，结果如表 8-60。

表 8-60 带协变量的倾向性评分加权 Logistic 回归统计量

方法	ALT		AST	
	回归系数	P	回归系数	P
带协变量的倾向性评分加权 Logistic 回归	0.05368	0.6457	-0.10671	0.372

由表 8-60 可见，ALT 和 AST 2 个指标组间均没有显著性差异。

（四）讨论

1. 疏血通注射液用药剂量对肝功能的影响　综合 5 种统计方法可以看到，随着对混杂因素的控制，观察组与对照组在 ALT 和 AST 2 个指标上显著性差异逐渐消失。当控制了尽可能多的混杂因素之后，2 个指标在组间都没有统计学差异。说明超说明书剂量使用疏血通注射液，本身可能不会对 ALT 和 AST 产生影响。

疏血通注射液是第一个获批的动物类中药注射剂，主要成分为水蛭、地龙，有强效的破血逐瘀作用。疏血通注射液在工艺上采用了先进的现代生物提取制备技术，不良反应发生率较低。对疏血通注射液不良反应文献的研究提示，其不良反应与用药剂量可能关系不大，本研究的研究结果也表明，超说明书剂量使用疏血通注射液，本身可能不会对 ALT 和 AST 产生影响。

2. HIS 数据分析中混杂因素的控制　HIS 数据是事务型数据，比较全面地记录了临床实际的医疗行为，因此我们可以秉持不同的理念，朝向不同的目标，应用不同的方法，从不同的角度来理解、分析和研究它。然而，无论我们从哪个角度入手，针对某些项目单一目的的分析必然会受到数据集中其他项目的影响。这些影响我们分析的项目是 HIS 数据之所以能支持多角度研究的基础，却同时也是我们进入到具体某项研究时必须要考虑控制的潜在混杂因素。判断和控制混杂因素是观察性数据分析的重要环节，忽略对混杂因素的控制可能会对结果产生根本性的影响。

本研究根据对混杂因素控制程度的不同，应用了卡方检验、分层卡方检验、Logistic 回归、倾向性评分加权的 Logistic 回归、带协变量调整的倾向性评分加权 Logistic 回归从不同角度、不同层面分析超说明书剂量使用疏血通注射液对 ALT 和 AST 2 个指标的影响，结果表明，对混杂因素的控制程度不同，其结果大相径庭。

5 种统计方法的结果一致表明，是否超说明书剂量使用对 AST 的影响不大，控制混杂因素程度不同并不能影响检验结果。这可能提示了 AST 水平在临床上较为稳定，受混杂因素的影响不大。而 ALT 则由于混杂因素的影响，其结果在控制混杂因素前后发生了根本性变化。这样的变化充分说明了 HIS 数据分析中控制混杂因素的重要性。

3. HIS 数据分析中统计方法的选择　HIS 数据作为回顾性、观察性、事务型数据，除混杂因素多外，数据缺失、缺项也十分普遍；而且记录中各种信息之间存在广泛的关联性。因此，必须选择合适的统计方法，才能保证结果的真实。由结果可知，虽然 Logistic 回归全面控制了混杂因素，但其 P 值与未控制混杂因素的卡方检验相似，与倾向性评分加权 Logistic 回归和带协变量调整的倾向性评分加权 Logistic 回归结果相反。这是因为 Logistic 回归模型有很强的假设，它假设自变量 X 与因变量 Y 之间呈 S 形曲线关系，并假设自变量之间不存在"多重共线性"问题。同时，Logistic 回归模型对协变量的数量敏感，协变量过多会影响结果的准确性。然而，HIS 医疗数据不仅混杂因素多，其变量也很难满足上述的假设。以年龄为例，一般认为，幼年和老年人肝功能较易受到损伤，其变化曲线应表现为 V 型；而共线性问题更是广泛存在，如诊断与用药相关，住院天数与入院病情相关，费别与总费用相关，总费用与用药相关等。这种广泛存在的相关性决定了直接采用 Logistic 回归模型难以获得真实的结果。而当这些广泛相关的混杂因素通过倾向性评分降维综合为一个变量后再采用 Logistic 回归模型，则取得了满意的结果。可见，HIS 数据分析中选择合适的统计方法十分重要。

4. 结论及存在的不足　综上所述，可能由于疏血通注射液较好的安全性，本研究未发现超说明书剂量使用疏血通注射液对肝功能产生影响的证据。

但是，这一结论并不等同于超说明书剂量使用疏血通注射液不会对肝功能产生影响。首先结论不适用于年龄 <18 岁和 >80 岁的人群，其次，所谓超说明书剂量主要指日剂量在 12ml 以内的应用，并不意味着超过说明书剂量过多也不会影响肝功能。同时，本研究仅分析了 20 家医院的 HIS 数据，因此结论也不具有推广性，但可为进一步的研究提供线索。

另外，从真实性的角度来看，本研究尽力控制了可能的混杂因素，并慎重选择统计方法，因此结果应该具有一定的真实性。然而，临床诊疗是一个复杂的过程，患者发生 ALT 和 AST 的异常，其可能的影响因素不胜枚举，甚至饮食、运动、劳累都可能带来影响，而这些影响在事务型的 HIS 数据中没有记录。本研究定义理化指标超过正常值20%才当作异常来处理，一定程度上减弱了较弱的混杂因素对结果的影响。但是，无法排除未知的混杂因素影响结果的可能性。或许，通过其他的统计方法如工具变量来控制未知的混杂因素，可以获得更接近真实的结果。因此本研究的分析，应定位于发现线索或提供参考，并非确定性的结论。

（王志飞）

五、疏血通注射液不同疗程对肝肾功能影响的分析

疏血通注射液（以下简称"疏血通"）主要有效成分为水蛭、地龙的提取物，具有活血化瘀、通经活络之功效，临床被广泛应用于急性脑梗死的治疗。在取得较好疗效的同时，其安全性亦备受关注，既往文献报道表明：一般来说，两周为一个疗程，使用疏血通治疗高血压病合并脑出血或急性脑梗死一个疗程，未发现对肝肾功能产生不良影响的情况。而临床上，使用时间超过 2 周的情况比比皆是，其是否影响肝肾功能却未见报道。

（一）目的

了解真实世界中，超疗程使用疏血通注射液对肝肾功能是否有影响。

（二）方法

1. 数据纳入标准　从 18 家三甲医院 HIS 数据库中，按照如下标准纳入数据。

（1）使用疏血通的患者；

（2）年龄在 18~80 岁之间，包括 18 岁、80 岁；

（3）使用疏血通前 7 天内和停药后 7 天内均至少具有一次 AST、ALT、Cr、BUN 的测定值。

2. 数据提取与分组　按照上述纳入标准，提取 18 家三甲医院 HIS 数据，继而，将用药天数 >14 天的患者纳入超疗程组，≤14 天的纳入正常疗程组。每组中，将使用疏血通前 7 天内的最后一次理化指标值定义为"用药前理化指标值"，停药后 7 天内的最早一次理化指标值定义为"用药后理化指标值"。由于不同医院理化指标的正常范围不同，因此，搜集各家医院理化指标范围并根据不同医院分别考虑异常值情况，理化指标达到正常范围上限的 20% 定义为异常。无论用药前指标正常与否，若用药后指标正常，则记录该患者为"用药后正常变化"；若用药前后都异常，但用药后异常程度减轻，亦记录该患者为"用药后正常变化"；若用药前正常，但用药后异常，或者用药前异常，用药后异常程度更高，

则记录该患者为"用药后异常变化",最终提取与分组结果见表8-61。

表8-61 数据提取与分组

理化指标	人数	正常疗程组	超疗程组
ALT	满足提取条件人数	3813	814
	用药后异常变化人数（%）	573（15.03）	118（14.50）
	用药后正常变化人数（%）	3240（84.97）	696（85.50）
AST	满足提取条件人数	3796	780
	用药后异常变化人数（%）	449（11.83）	86（11.03）
	用药后正常变化人数（%）	3347（88.17）	694（88.97）
Cr	满足提取条件人数	4491	915
	用药后异常变化人数（%）	507（11.29）	83（9.07）
	用药后正常变化人数（%）	3984（88.71）	832（90.93）
BUN	满足提取条件人数	4512	916
	用药后异常变化人数（%）	338（7.49）	459（6.44）
	用药后正常变化人数（%）	4174（92.51）	857（93.56）

由上表可知,每个指标中,超疗程组人数均比正常疗程组少,且用药后异常变化人数较正常变化人数少。

3. 数据分析方法及统计软件 本研究采用倾向性评分方法去除混杂,即平衡可能影响对患者肾功能评价的多种混杂因素,如年龄、病情、合并疾病、合并用药等,使两组条件均衡,具有可比性,达到随机化分组的效果。若倾向性评分后,仍有个别协变量未被平衡,则可利用倾向性评分加权和协变量调整相结合的方法来估计处理效应。使用的统计软件为SAS 9.2版,R 2.15版。

（三）结果与结论

1. 平衡混杂因素 临床上,影响肾功能的因素众多,包括使用剂量、合并用药、合并疾病、入院病情等。本研究采用倾向性评分法去除已知的混杂因素,对于谷丙转氨酶、谷草转氨酶、肌酐、尿素氮4个指标的相应数据分别进行平衡。平衡的混杂因素如下:是否超剂量、合并用药阿司匹林、肝素、氯化钾、前列地尔、氢氯吡格雷、维生素C、硝酸异山梨酯、胰岛素、奥美拉唑、丹红注射液、葡萄糖酸钙、碳酸氢钠、硝苯地平、呋塞米、氨溴索、头孢甲肟、依达拉奉、桂哌齐特、泮托拉唑、地塞米松、还原型谷胱甘肽、地西泮、甘露醇、维生素、维生素B_6、脂肪乳、多巴胺、硝酸甘油、糜蛋白酶、纳洛酮、人血白蛋白、注射用哌拉西林钠舒巴坦钠、复方醋酸钠、甘草酸、甲氧氯普胺、利多卡因、左卡尼汀、高渗氯化钠、螺内酯片、美托洛尔、头孢硫脒、多索茶碱、复方氨林巴比妥、果糖、注射用脂溶性维生素、呋喃西林、硫酸镁、醒脑静注射液、尿激酶、托拉塞米、其他用药、年龄、性别、入院病情、费别、总费用、住院天数、高血压病、糖尿病、冠心病、脑梗死、肾功能不全、高脂血症、肺部感染、心功能不全、心律失常、脑出血。

平衡效果见图 8-17 ~ 图 8-20。

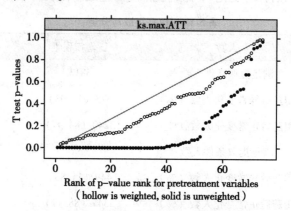

图 8-17 加权前后两组协变量差异检验的 P 值与均匀
分布值的比较（ALT）

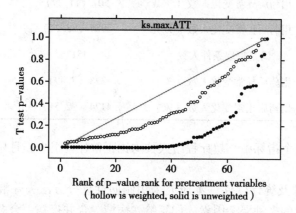

图 8-18 加权前后两组协变量差异检验的 P 值与均匀
分布值的比较（AST）

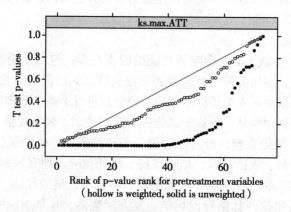

图 8-19 加权前后两组协变量差异检验的 P 值与均匀
分布值的比较（Cr）

图中的实心圈代表加权前的两组协变量差异校验得出的 P 值，空心圈代表加权后的 P

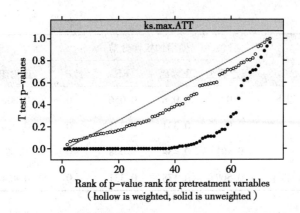

图 8-20　加权前后两组协变量差异检验的 *P* 值与均匀分布值的比较（BUN）

值。由图可知，加权前，大多数 *P* 值接近于 0，此时两组的协变量存在显著差异。而加权后，*P* 值增大，沿 45 度的直线，即 [0，1] 均匀分布，说明多数混杂因素得到一定程度的平衡，但经统计结果得出：个别协变量仍未被平衡，见表 8-62 ~ 8-65。

表 8-62　未被平衡的协变量特征、K-S 检验统计量和相应的 **P** 值（ALT）

	使用加权评分前				使用加权评分后		
	超疗程组	正常组	KS	*P*	正常组	KS	*P*
是否超剂量：否	0.641	0.643	0.002	0.934	0.685	0.044	0.032
是否超剂量：是	0.359	0.357	0.002	0.934	0.315	0.044	0.032
住院天数	0	0.001	0.001	0	0	0	0
住院天数：≤7d	0	0.056	0.056	0	0.002	0.002	0
住院天数：8 ~ 14d	0	0.331	0.331	0	0.014	0.014	0
住院天数：15 ~ 28d	0.491	0.434	0.058	0	0.52	0.028	0
住院天数：≥29d	0.509	0.178	0.331	0	0.464	0.045	0

表 8-63　未被平衡的协变量特征、K-S 检验统计量和相应的 **P** 值（AST）

	使用加权评分前				使用加权评分后		
	超疗程组	正常组	KS	*P*	正常组	KS	*P*
是否超剂量：否	0.641	0.643	0.002	0.934	0.685	0.044	0.032
是否超剂量：是	0.359	0.357	0.002	0.934	0.315	0.044	0.032
注射用哌拉西林钠舒巴坦钠：否	0.896	0.908	0.012	0.284	0.92	0.024	0.046
注射用哌拉西林钠舒巴坦钠：是	0.104	0.092	0.012	0.284	0.08	0.024	0.046
住院天数	0	0.001	0.001	0	0	0	0

续表

	使用加权评分前				使用加权评分后		
	超疗程组	正常组	KS	P	正常组	KS	P
住院天数：7 天（含）以下	0	0.056	0.056	0	0.002	0.002	0
住院天数：8～14 天	0	0.331	0.331	0	0.014	0.014	0
住院天数：15～28 天	0.491	0.434	0.058	0	0.52	0.028	0
住院天数：29 天（含）以上	0.509	0.178	0.331	0	0.464	0.045	0

表 8-64　未被平衡的协变量特征、K-S 检验统计量和相应的 P 值（Cr）

	使用加权评分前				使用加权评分后		
	超疗程组	正常组	KS	P	正常组	KS	P
是否超剂量：否	0.636	0.638	0.002	0.924	0.675	0.039	0.044
是否超剂量：是	0.364	0.362	0.002	0.924	0.325	0.039	0.044
其他用药：否	0	0.001	0.001	0.312	0.002	0.002	0.041
其他用药：是	1	0.999	0.001	0.312	0.998	0.002	0.041
住院天数	0	0.001	0.001	0	0	0	0
住院天数：7 天（含）以下	0	0.067	0.067	0	0.002	0.002	0
住院天数：8～14 天	0	0.342	0.342	0	0.012	0.012	0
住院天数：15～28 天	0.494	0.414	0.08	0	0.519	0.025	0
住院天数：29 天（含）以上	0.506	0.175	0.331	0	0.466	0.04	0

表 8-65　未被平衡的协变量特征、K-S 检验统计量和相应的 P 值（BUN）

	使用加权评分前				使用加权评分后		
	超疗程组	正常组	KS	P	正常组	KS	P
其他用药：否	0	0.001	0.001	0.313	0.002	0.002	0.04
其他用药：是	1	0.999	0.001	0.313	0.998	0.002	0.04
住院天数	0	0.001	0.001	0	0	0	0
住院天数：7 天（含）以下	0	0.067	0.067	0	0.002	0.002	0
住院天数：8～14 天	0	0.342	0.342	0	0.011	0.011	0
住院天数：15～28 天	0.496	0.414	0.081	0	0.522	0.026	0
住院天数：29 天（含）以上	0.504	0.176	0.329	0	0.466	0.038	0

由表 8-62 ~ 表 8-65 可知，上述协变量在加权后的 P 值 < 0.05，说明未被平衡，未被平衡的协变量需要采用带协变量调整的倾向性评分加权 Logistic 回归进行后续分析。

2. 带协变量调整的倾向性评分加权 Logistic 回归分析结果　ALT、AST、Cr、BUN4 个指标的带协变量调整的倾向性评分结果如表 8-66：

表 8-66　带协变量调整的倾向性评分分析结果

指标	回归系数（标准误）	P
ALT（选用的协变量为是否超剂量、住院天数）	-0.02（0.016）	0.204
AST（选用的协变量为住院天数、注射用哌拉西林钠舒巴坦钠、是否超剂量）	-0.02（0.015）	0.154
Cr（选用的协变量为住院天数、是否超剂量、其他用药）	-0.02（0.013）	0.079
BUN（选用的协变量为住院天数、其他用药）	-0.004（0.01）	0.663

由上表可知，4 个指标的 P 值均 > 0.05，说明超疗程组与正常疗程组比较，导致 ALT、AST、Cr、BUN 指标异常变化的可能性相同，无差异。未发现"超疗程使用疏血通对肝肾功能有损害"的情况。

（四）讨论

从本研究的数据提取结果可知，超疗程使用疏血通较正常疗程人数少，且异常变化人数较正常变化人数少，虽然所占比例较小，但仍需重视。因此，针对超疗程使用疏血通的病例进一步分析，结果显示，超疗程组与正常疗程组比较，导致肝肾功能指标异常变化的可能性相同，无统计学差异。基于现有数据，未发现超疗程使用疏血通对肝肾功能有损害的情况。肝肾功能异常变化属于不良反应表现之一，而引起中药注射剂不良反应的因素较多，工艺质量、储存方式、溶媒、滴速、剂量、疗程、患者过敏史、年龄、病情等均可能成为发生不良反应的因素。本研究未发现超疗程引起肝肾功能损害的情况，仅说明基于本研究的数据，疗程可能不是引起肝肾功能损害的重要因素。然而，临床中用药仍需注意疗程，不可随意延长疗程。因患者年龄、性别、体质不同存在着个体差异，使用疏血通时，要坚持中病即止原则，防止长期用药。

由于本研究分析的是回顾性数据，存在诸多的偏倚和混杂因素，虽然倾向性评分可有效的平衡各种混杂，但仅可平衡已知的混杂因素，无法消除未知混杂造成的影响。因此，其证据强度不及前瞻性随机对照试验，分析结果仅能为临床提供参考，仍需进一步的随机对照试验加以验证。

（姜俊杰）

六、灯盏细辛注射液对肾功能影响的分析

灯盏细辛注射液主要用于瘀血阻滞，中风偏瘫，肢体麻木，口眼歪斜，语言謇涩及胸痹心痛；缺血性中风、冠心病心绞痛见上述证候者。说明书所述不良反应有心悸、发热寒战、皮肤瘙痒、潮红、头晕、头痛及血压下降等症状体征。前期研究有文献报告灯盏细辛注射液导致肾功能衰竭的病例，本研究将利用医院信息系统数据库的大样本数据进行统计

学分析，研究在真实世界中，灯盏细辛注射液是否是造成肾功能发生异常的因素，为临床安全用药提供参考。

（一）目的

探讨灯盏细辛注射液是否是造成肾功能发生异常的因素。

（二）方法

1. 数据来源　数据来源于中国中医科学院中医临床基础研究所建立的 20 家医院信息系统（HIS）数据库，由使用灯盏细辛注射液和未用灯盏细辛注射液患者信息构成。其中使用灯盏细辛注射液者 21 498 例，未用灯盏细辛注射液者 24 225 例。从两组人群中分别提取 Cr 和 BUN 两个指标。

2. 纳入标准　本研究从使用灯盏细辛注射液和未用灯盏细辛注射液患者两个人群中，分别提取出具有 Cr 及 BUN 测定值，同时年龄在 18~80 岁之间的患者，以及其用药前 7 天内的最后一次理化指标值及停药后 7 天内的最早一次理化指标值。

3. 结局指标　本研究采用 Cr 和 BUN 两个指标。由于不同医院实验室理化指标的正常值参考范围不同，因此需要搜集各家医院理化指标范围，并考虑不同医院各自异常值情况。将 Cr 和 BUN 两个指标超过正常范围上限的 20% 定义为异常，无论用药前指标正常与否，只要用药后指标正常，则记录该患者为"用药后正常变化"；若用药前后指标都异常，但药后异常程度减小，也记录该患者为"用药后正常变化"；若用药前正常，但用药后异常，或者用药前异常，用药后异常程度增加，则记录该患者为"用药后异常变化"。

4. 数据提取　按照上述数据提取原则，最终提取的两个理化指标的人群数见表 8-67。

表 8-67　病例提取的频数情况

指标	项目	使用灯盏细辛注射液（n = 21 498）	未使用灯盏细辛注射液（n = 24 225）
Cr	满足提取条件人数	909	2566
	用药后异常变化人数（%）	48（5.28%）	183（7.13%）
	用药后正常变化人数（%）	861（94.72%）	2383（92.87%）
BUN	满足提取条件人数	860	2557
	用药后异常变化人数（%）	29（3.37%）	81（3.17%）
	用药后正常变化人数（%）	831（96.63%）	2476（96.83%）

5. 统计方法　本研究采用的方法包括：①Logistic 回归；②不带协变量的倾向性评分加权 Logistic 回归；③带协变量的倾向性评分加权 Logistic 回归。统计软件采用 SAS 软件 9.2 版和 R 软件中的 Twang 包。

（三）结果与结论

1. 平衡了与已知安全性有关的 57 项混杂因素　根据数据提取情况以及医学背景，考虑 57 个与分组变量和安全性结局可能有关的所有混杂因素（协变量）。具体变量包括病例的年龄、性别、职业、入院病情、住院天数、费别、总费用，以及在其理化指标测定期间内的合并用药等。用倾向性评分 GBM 算法得出各混杂因素的相对影响程度，具体见表 8-68。

表 8-68　对分配影响程度较高的混杂因素前 10 种

No	肌酐		尿素氮	
	协变量	重要程度	协变量	重要程度
1	职业	17.34557	职业	16.77284
2	地高辛	12.07636	住院费用	16.4291
3	住院费用	11.23599	美托洛尔	7.978923
4	桂哌齐特	8.869403	桂哌齐特	7.420626
5	甘露聚糖肽	8.826727	入院病情	5.902013
6	入院病情	7.269245	住院天数	5.162914
7	依达拉奉	4.869946	依达拉奉	4.357545
8	美托洛尔	4.604351	还原型谷胱甘肽	3.79312
9	丹红注射液	2.366723	醒脑静注射液	2.757073
10	呋喃西林	2.244412	辛伐他汀	2.19824

2. 平衡混杂因素结果　在检验各协变量平衡前后，在两组人群中分布是否有差异时，给定原假设：灯盏细辛注射液使用组与未使用组间协变量分布无差异，P 值为原假设成立的独立性检验的值。如果 $P < 0.05$，说明两组间协变量不平衡；如果 $P > 0.05$，说明两组间协变量平衡。通过倾向性评分方法，分别将影响肌酐、尿素氮的 57 个协变量进行平衡，效果见图 8-21。

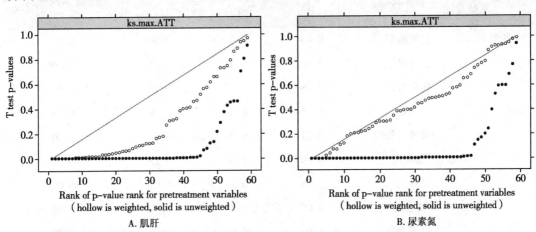

注：圆点代表加权前，圆圈代表加权后

图 8-21　加权前后 2 组协变量差异检验的 P 与均匀分布值的比较

图 8-21 中显示了倾向性评分加权前，许多协变量在两组间有显著的差异（$P < 0.05$），故拒绝原假设。加权后，大多数协变量在两组间的差异不显著（$P > 0.05$）。由此可以判断经过加权后，两组患者间协变量的分布基本无差异。从统计学的角度可以认为倾向性评

分在一定程度能够平衡混杂因素。

3. 安全性的分析表8-69显示了使用以上三种方法，对肾功能指标的分析结果。

表8-69 灯盏细辛注射液使用组与未使用组肌酐、尿素氮的统计学对比

指标	Logistic 回归		不带协变量倾向性评分加权 Logistic 回归		带协变量倾向性评分加权 Logistic 回归	
	回归系数	P	回归系数	P	回归系数	P
Cr	− 0.4862	0.002056	− 0.6857	0.00065	− 0.770852	0.00069
BUN	− 0.3506	0.06358	− 0.7187	0.0186	− 0.709857	0.0197

从统计学的角度可以认为，使用灯盏细辛注射液的患者，其 Cr、BUN 指标发生异常的可能性低于未使用组。方法一中尿素氮统计学差异不显著（$P > 0.05$）的原因是没有考虑其他混杂因素的影响，而方法二、方法三统计学差异显著是考虑平衡混杂因素后得到的结论，表8-69 说明灯盏细辛注射液的使用，不是引起 Cr 及 BUN 发生异常的因素。

4. 敏感性的分析 考虑在57个已平衡混杂因素外，仍存在未纳入的因素即潜在偏倚。在不影响分析结果的情况下，表8-70 中只给出部分重要变量的敏感性分析结果。结果表明，大多数协变量的 $range$（E_0）与 E_0 比较，变化都不大，且它们对应的 $break\ even$（ρ）都很小，则说明平均处理效应估计对潜在偏倚不敏感，即本研究可能不存在没有观测到的变量。

表8-70 倾向性评分敏感性分析

指标	协变量	E_0	$range$（E_0）		$break\ even$（ρ）
			下限	上限	
肌酐	前列地尔	0.07	0.02	0.10	0.00
	美托洛尔	0.06	0.02	0.12	− 0.01
	住院天数	0.08	0.02	0.12	0.01
	职业	0.06	0.04	0.08	0.00
	硝酸异山梨酯	0.07	0.04	0.11	0.00
	总费用	0.09	0.04	0.13	− 0.01
	费别	0.06	0.04	0.07	0.01
	参麦注射液	0.06	0.05	0.07	0.00
	贝那普利	0.06	0.05	0.07	0.00
	住院天数	0.06	0.05	0.06	0.01
	苦碟子注射液	0.06	0.05	0.07	0.00
	地高辛片	0.06	0.05	0.07	0.00
	辛伐他汀钙	0.06	0.05	0.06	0.00

续表

指标	协变量	E_0	range (E_0)		break even (ρ)
			下限	上限	
尿素氮	职业	0.06	0.04	0.08	0.00
	住院天数	0.06	0.05	0.06	0.01
	苦碟子注射液	0.06	0.05	0.07	0.00
	地高辛片	0.06	0.05	0.07	0.00
	硝酸异山梨酯	0.07	0.04	0.11	0.00
	总费用	0.05	0.04	0.09	−0.01
	费别	0.06	0.05	0.07	0.01
	参麦注射液	0.06	0.05	0.07	0.00
	头孢硫脒	0.06	0.05	0.07	0.00
	硝苯地平	0.06	0.04	0.19	−0.01
	美托洛尔	0.06	0.02	0.13	−0.01
	前列地尔	0.08	0.02	0.12	0.01
	年龄	0.06	0.05	0.06	0.00

（四）讨论

1. 中医理论的印证　中药的安全性一直是世界卫生组织关注的问题。灯盏细辛，又称灯盏花、短茎飞蓬，在中医性味理论中属辛、微苦，温，无毒。《素问·藏气法时论》有"肾苦燥，急食辛以润之"，意在辛味药物不仅对肾脏无毒害，还具有治疗作用。本研究从实效角度为中医理论模型中"无毒"的科学性提供支持，为灯盏细辛注射液提供了安全性依据。在 Pubmed 中检索中药与安全性，发现世界中药安全性临床研究主要针对成方的使用，本研究或对其他单味中药安全性研究以启发。

2. 有效成分研究　灯盏细辛注射液含有灯盏细辛中提取的酚酸类有效成分，是现代中西医共同治疗肾病手段之一。灯盏细辛药效散寒解表，祛风除湿，活络止痛，用于感冒头痛，牙痛，胃痛，风湿疼痛，脑血管意外引起的瘫痪，骨髓炎。过往实验证明，灯盏花素在不改变平均动脉血压，肌酐清除率情况下显著抑制蛋白尿增加、肾小球肥大和肾小管间质损伤。丙二醇含量和蛋白激酶 C 活性水平显著增高，抗氧化酶活性如超氧化物歧化酶、过氧化氢酶和谷胱甘肽过氧化物酶与糖尿病大鼠对照组相比也得到明显降低，对糖尿病患者肾脏起保护作用。灯盏乙素（SCU）和咖啡酸乙酯（CAF）可以调节神经保护作用，通过刺激神经营养因子（NTFS）生产和释放 p-CREB 和 p-Akt 信号，并能在缺氧条件下诱导毒性通过星形胶质细胞条件培养基，这表明 SCU 和 CAF 可能有对中风治疗的功效，改善缺血后神经功能障碍。综上所述，灯盏细辛注射液中有效成分通过对抗氧化酶的抑制，和对神经营养因子的刺激，在发挥药效的同时对肾脏起到保护作用。此外，毛细管横向扩散微量分析法已发展为中药筛选神经氨酸酶抑制剂的方法，上述灯盏细辛的活性成分，可以毛细管电泳（CE）简单、快速、经济、完全自动化地筛选，此法或可扩展到其他中医药活性成分的筛选。

3. 统计分析依据　在既往 HIS 数据研究文献中，已证明采用倾向性评分方法分析 HIS 数据的可行性。本研究使用 45 723 例大样本提取数据，统计分析过滤大量混杂因素，并增加敏感性分析，故研究结果具有真实性，可以作为灯盏细辛注射液临床安全用药参考，并为机制研究提供线索。同时，由于回顾性研究本身的局限性，真实世界数据和研究的复杂性，倾向性评分法无法消除未知混杂因素产生的偏倚等方法学上的局限性，本研究的结果也有待于前瞻临床研究进一步观察、证实。

（黎元元）

七、不同剂量的灯盏细辛注射液对肾功能影响的分析

灯盏细辛注射液在临床广泛应用于缺血性的心脑血管疾病，随着上市后用药人群的扩大，有不良反应个案文献报道发现其肾功能的损害。为进一步对安全性进行评价，研究选取全国 20 家大型三甲医院 HIS 中的灯盏细辛注射液临床使用信息，分析临床真实世界使用灯盏细辛注射液是否出现肾功能损害，以及是否与使用剂量相关，从而为临床使用提供安全性证据。

（一）目的

利用 HIS 数据分析超说明书剂量使用灯盏细辛注射液是否对患者肾功能产生影响。

（二）方法

1. 数据来源　数据由全国 20 家大型三甲医院 HIS 中所有使用灯盏细辛注射液的患者（21 498 例患者）信息组成，患者入院时间为 2007 年 1 月 ~ 2011 年 6 月。数据分为 5 个模块，包括患者的一般信息、诊断信息、医嘱信息、实验室检查信息和分类费用信息，但不包括病程记录等文本数据。

2. 数据纳入标准

（1）患者年龄在 18 ~ 80 岁之间。

（2）肾功能指标选择 Cr、BUN；使用灯盏细辛注射液前后 7 天有两次 Cr、BUN 检测者，若该时间段内有多次检测，则取开始用药前与停止用药后最近的一次检测结果。若一个患者住院期间有多个不同剂量记录，则选择用药剂量最大的记录。

（3）分组：根据药品说明书所载，单次给药途径为静脉点滴，使用剂量在 20 ~ 40ml，以此为依据将剂量 >40ml 作为观察组，剂量 ≤40ml 作为对照组。

3. 结局指标　以 Cr、BUN 检测值高于该数据正常范围的 20% 作为判断其是否发生异常变化的依据。若用药前正常，但用药后异常，或者用药前异常，用药后异常程度增加，则记录该患者为"异常"；用药后指标正常，则记录该患者为"无异常"；若用药前后都异常，但用药后异常程度减小，也记录该患者为"无异常"。

4. 病例筛选流程见图 8-22。

5. 统计方法及统计软件根据对混杂因素控制的不同，本研究分别采用了卡方检验、分层卡方检验、倾向性评分加权的 Logistic 回归、带协变量调整的倾向性评分加权 Logistic 回归进行统计分析，从多角度、多层次评价灯盏细辛注射液使用剂量对肾功能的影响。统计软件为 SAS 9.2 版和 R 2.15 版。

（三）结果与结论

1. 灯盏细辛注射液使用前后肾功能变化情况　用药前后都有 Cr 数据的患者为 650 人，

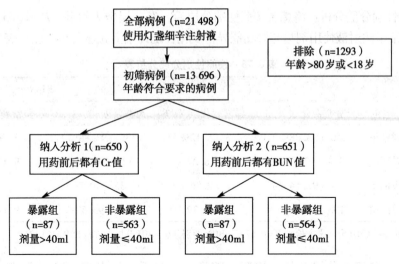

图 8-22　病例筛选流程图

其中观察组患者 87 人，Cr 有异常变化者 4 人；对照组患者 563 人，Cr 有异常变化者 32 人。用药前后都有 BUN 数据的患者有 651 人，其中观察组患者 87 人，BUN 有异常变化者 3 人；对照组患者 564 人，BUN 有异常变化者 19 人。经卡方检验 P 值 >0.05，说明在统计学上，使用剂量与发生肾功能异常无显著相关性。见表 8-71。

表 8-71　灯盏细辛注射液使用前后肾功能变化情况

分组	Cr		BUN	
	无异常变化（N,%）	异常变化（N,%）	无异常变化（N,%）	异常变化（N,%）
观察组	83（94.32%）	4（5.68%）	84（96.55%）	3（3.45%）
对照组	531（95.40%）	32（4.60%）	545（96.63%）	19（3.37%）

2. 分层卡方检验　由于患者年龄、性别、入院病情都是可疑的混杂因素，因此，进一步采用分层分析来控制混杂因素对研究结果的影响。

（1）按年龄段分层分析：将患者分为 3 个年龄段，经分层卡方检验，$P>0.05$，说明在统计学上，不同年龄组灯盏细辛注射液使用剂量与肾功能异常无显著相关性。见表 8-72。

表 8-72　按照年龄段分层分析表

年龄段	分组	Cr		BUN	
		无异常变化（N,%）	异常变化（N,%）	无异常变化（N,%）	异常变化（N,%）
18~45 岁	观察组	13（100%）	0	12（92.31%）	1（7.69%）
	对照组	100（97.09%）	3（2.91%）	102（99.03%）	1（0.97%）
46~65 岁	观察组	31（93.94%）	2（6.06%）	33（100%）	0
	对照组	204（93.15%）	15（6.85%）	210（95.45%）	10（4.55%）
66~80 岁	观察组	39（95.12%）	2（4.88%）	39（95.12%）	2（4.88%）
	对照组	227（94.19%）	14（5.81%）	233（96.68%）	8（3.32%）

注：Cr 年龄分层 CMH 分层卡方检验 $P=0.6563$；BUN 年龄分层 CMH 分层卡方检验 $P=0.9911$。

（2）按性别分层分析：将患者按照性别分层后，经分层卡方检验，$P > 0.05$，说明不同性别组灯盏细辛注射液使用剂量与肾功能异常变化在统计学上无显著相关性（表8-73）。

表8-73　按照性别分层分析表

性别	分组	Cr		BUN	
		无异常变化（N,%）	异常变化（N,%）	无异常变化（N,%）	异常变化（N,%）
男	观察组	46（93.88%）	3（6.12%）	46（93.88%）	3（6.12%）
	对照组	314（93.73%）	21（6.27%）	328（97.33%）	9（2.67%）
女	病例组	34（97.14%）	1（2.86%）	35（100%）	0
	对照组	193（94.61%）	11（5.39%）	195（95.59%）	9（4.41%）

注：Cr 性别分层 CMH 分层卡方检验 $P = 0.6797$；BUN 性别分层 CMH 分层卡方检验 $P = 0.9181$。

（3）按入院病情分层分析：按照入院病情分层后，经卡方检验 P 值均 > 0.05，说明不同病情组，灯盏细辛注射液使用剂量与肾功能异常变化在统计学上无显著相关性（表8-74）。

表8-74　按照入院病情分层分析表

入院病情	分组	Cr		BUN	
		无异常变化（N,%）	异常变化（N,%）	无异常变化（N,%）	异常变化（N,%）
一般	观察组	76（95.00%）	4（95.00%）	77（95.00%）	3（95.00%）
	对照组	445（95.00%）	29（95.00%）	456（95.00%）	17（95.00%）
危	观察组	0	0	0	0
	对照组	19（95.00%）	3（95.00%）	22（95.00%）	0
急	观察组	7（95.00%）	0	7（95.00%）	0
	对照组	67（95.00%）	0	67（95.00%）	2（95.00%）

注：Cr 入院病情分层 CMH 分层卡方检验 $P = 0.6962$；BUN 性别分层 CMH 分层卡方检验 $P = 0.9613$。

3. 基于倾向性评分法对混杂因素控制的研究　临床上影响肾功能的因素较多，除年龄、性别、入院病情外，原患疾病、合并用药等均可能影响肾功能，如果分层因素过多，则每一层加入检验的样本量太少，真实性降低，因此，采用倾向性评分（propensity score，PPS）平衡混杂因素。倾向性评分法是由 Rosenbaum 和 Rubin 于 20 世纪 80 年代提出，是一个可以处理非随机化研究数据、控制或平衡混杂偏倚，使研究结果接近随机对照研究效果的一种有效的统计方法。根据提取的 HIS 数据的实际情况以及医学专业知识判断，我们筛选出 71 个可疑的混杂因素作为协变量，具体包括性别、年龄（分段处理）、医疗费用类别（医疗保险、公费、自费）、入院病情（危、急、一般）、住院费用、住院天数、用药疗程、病危天数、病重天数、合并疾病（选取频率最高的前 10 种，以及合并其他疾病统一合并为一种，共 11 种）、合并用药（除灯盏细辛注射液以外的使用药频率前 50 位者，以及其他用药统一合并为一种，共计 51 种）。加权前后两组 71 个协变量差异检验的 P 值与均匀分布值见表8-75。

表 8-75　倾向性评分平衡 57 个协变量前后 KS 值和 P 值对比

混杂因素	Cr							BUN						
	使用加权评分前				使用加权评分后			使用加权评分前				使用加权评分后		
	观察组	对照组	KS	P 值	对照组	KS_ps	p_ps 值	观察组	对照组	KS	P 值	对照组	KS_ps	p_ps 值
甘草酸: 0	0.908	0.901	0.008	0.827	0.887	0.021	0.644	0.908	0.872	0.036	0.346	0.88	0.028	0.533
甘草酸: 1	0.092	0.099	0.008	NA	0.113	0.021	NA	0.092	0.128	0.036	NA	0.12	0.028	NA
还原型谷胱甘肽: 0	0.885	0.751	0.134	0.006	0.777	0.108	0.056	0.885	0.706	0.179	0	0.751	0.134	0.037
还原型谷胱甘肽: 1	0.115	0.249	0.134	NA	0.223	0.108	NA	0.115	0.294	0.179	NA	0.249	0.134	NA
其他合并用药: 0	0.023	0.002	0.021	0.007	0.001	0.022	0	0.023	0	0.023	0	0	0.023	0.205
其他合并用药: 1	0.977	0.998	0.021	NA	0.999	0.022	NA	0.977	1	0.023	NA	1	0.023	NA
异丙嗪: 0	0.908	0.879	0.029	0.437	0.923	0.015	0.651	0.897	0.855	0.042	0.294	0.895	0.001	0.976
异丙嗪: 1	0.092	0.121	0.029	NA	0.077	0.015	NA	0.103	0.145	0.042	NA	0.105	0.001	NA
呋塞米: 0	0.77	0.803	0.033	0.479	0.784	0.014	0.816	0.759	0.766	0.007	0.881	0.734	0.025	0.74
呋塞米: 1	0.23	0.197	0.033	NA	0.216	0.014	NA	0.241	0.234	0.007	NA	0.266	0.025	NA
L-谷氨酰胺: 0	0.713	0.948	0.236	0	0.879	0.166	0.015	0.805	0.881	0.077	0.048	0.838	0.033	0.653
L-谷氨酰胺: 1	0.287	0.052	0.236	NA	0.121	0.166	NA	0.195	0.119	0.077	NA	0.162	0.033	NA
贝那普利: 0	0.816	0.904	0.088	0.014	0.917	0.101	0.01	0.793	0.683	0.11	0.037	0.719	0.074	0.289
贝那普利: 1	0.184	0.096	0.088	NA	0.083	0.101	NA	0.207	0.317	0.11	NA	0.281	0.074	NA
地塞米松: 0	0.805	0.728	0.076	0.132	0.786	0.018	0.735	0.793	0.894	0.101	0.007	0.836	0.043	0.457
地塞米松: 1	0.195	0.272	0.076	NA	0.214	0.018	NA	0.207	0.106	0.101	NA	0.164	0.043	NA
肌苷: 0	0.793	0.904	0.111	0.002	0.827	0.034	0.549	0.954	0.86	0.094	0.015	0.832	0.122	0.023

续表

混杂因素	Cr							BUN						
	使用加权评分前				使用加权评分后			使用加权评分前				使用加权评分后		
	观察组	对照组	KS	P值	对照组	KS_ps	p_ps值	观察组	对照组	KS	P值	对照组	KS_ps	p_ps值
肌苷：1	0.207	0.096	0.111	NA	0.173	0.034	NA	0.046	0.14	0.094	NA	0.168	0.122	NA
利多卡因：0	0.966	0.92	0.045	0.132	0.913	0.053	0.139	0.632	0.926	0.293	0	0.693	0.061	0.457
利多卡因：1	0.034	0.08	0.045	NA	0.087	0.053	NA	0.368	0.074	0.293	NA	0.307	0.061	NA
左氧氟沙星：0	0.655	0.948	0.293	0	0.768	0.113	0.125	0.897	0.785	0.111	0.016	0.817	0.08	0.2
左氧氟沙星：1	0.345	0.052	0.293	NA	0.232	0.113	NA	0.103	0.215	0.111	NA	0.183	0.08	NA
氨溴索：0	0.92	0.828	0.092	0.03	0.876	0.044	0.302	0.977	0.872	0.105	0.004	0.936	0.041	0.135
氨溴素：1	0.08	0.172	0.092	NA	0.124	0.044	NA	0.023	0.128	0.105	NA	0.064	0.041	NA
地西泮：0	0.897	0.874	0.023	0.55	0.902	0.006	0.897	0.862	0.828	0.034	0.429	0.887	0.025	0.569
地西泮：1	0.103	0.126	0.023	NA	0.098	0.006	NA	0.138	0.172	0.034	NA	0.113	0.025	NA
多潘立酮：0	0.977	0.917	0.06	0.047	0.956	0.021	0.373	1	0.878	0.122	0	0.942	0.058	0
多潘立酮：1	0.023	0.083	0.06	NA	0.044	0.021	NA	0	0.122	0.122	NA	0.058	0.058	NA
肝素：0	0.966	0.709	0.257	0	0.91	0.056	0.083	0.966	0.661	0.304	0	0.88	0.086	0.019
肝素：1	0.034	0.291	0.257	NA	0.09	0.056	NA	0.034	0.339	0.304	NA	0.12	0.086	NA
果糖：0	0.747	0.845	0.098	0.023	0.855	0.108	0.048	0.736	0.821	0.085	0.06	0.857	0.122	0.02
果糖：1	0.253	0.155	0.098	NA	0.145	0.108	NA	0.264	0.179	0.085	NA	0.143	0.122	NA
甲氧氯普胺：0	0.908	0.851	0.057	0.155	0.916	0.008	0.82	0.92	0.901	0.019	0.581	0.946	0.027	0.347
甲氧氯普胺：1	0.092	0.149	0.057	NA	0.084	0.008	NA	0.08	0.099	0.019	NA	0.054	0.027	NA

续表

混杂因素	Cr							BUN						
	使用加权评分前				使用加权评分后			使用加权评分前				使用加权评分后		
	观察组	对照组	KS	P值	对照组	KS_ps	p_ps值	观察组	对照组	KS	P值	对照组	KS_ps	p_ps值
氯化钾：0	0.54	0.538	0.002	0.972	0.549	0.009	0.9	0.897	0.817	0.079	0.069	0.877	0.019	0.634
氯化钾：1	0.46	0.462	0.002	NA	0.451	0.009	NA	0.103	0.183	0.079	NA	0.123	0.019	NA
前列地尔：0	0.874	0.686	0.188	0	0.784	0.089	0.074	0.517	0.5	0.017	0.765	0.536	0.019	0.802
前列地尔：1	0.126	0.314	0.188	NA	0.216	0.089	NA	0.483	0.5	0.017	NA	0.464	0.019	NA
人血白蛋白：0	0.989	0.897	0.092	0.006	0.954	0.035	0.139	0.862	0.66	0.202	0	0.756	0.106	0.045
人血白蛋白：1	0.011	0.103	0.092	NA	0.046	0.035	NA	0.138	0.34	0.202	NA	0.244	0.106	NA
维生素C：0	0.678	0.648	0.03	0.587	0.626	0.052	0.44	0.966	0.874	0.091	0.013	0.936	0.029	0.3
维生素C：1	0.322	0.352	0.03	NA	0.374	0.052	NA	0.034	0.126	0.091	NA	0.064	0.029	NA
脂肪乳：0	0.931	0.918	0.013	0.684	0.964	0.033	0.143	0.701	0.904	0.203	0	0.812	0.111	0.183
脂肪乳：1	0.069	0.082	0.013	NA	0.036	0.033	NA	0.299	0.096	0.203	NA	0.188	0.111	NA
脂溶性多种维生素注射用粉针：0	0.828	0.92	0.092	0.006	0.875	0.047	0.368	0.713	0.812	0.099	0.032	0.751	0.038	0.628
脂溶性多种维生素注射用粉针：1	0.172	0.08	0.092	NA	0.125	0.047	NA	0.287	0.188	0.099	NA	0.249	0.038	NA
洋托拉唑：0	0.977	0.895	0.082	0.015	0.938	0.039	0.155	0.667	0.598	0.069	0.22	0.588	0.079	0.283
洋托拉唑：1	0.023	0.105	0.082	NA	0.062	0.039	NA	0.333	0.402	0.069	NA	0.412	0.079	NA
阿司匹林：0	0.736	0.725	0.011	0.832	0.776	0.041	0.475	0.989	0.892	0.097	0.004	0.935	0.053	0.059
阿司匹林：1	0.264	0.275	0.011	NA	0.224	0.041	NA	0.011	0.108	0.097	NA	0.065	0.053	NA

续表

混杂因素	Cr							BUN						
	使用加权评分前				使用加权评分后			使用加权评分前				使用加权评分后		
	观察组	对照组	KS	*P* 值	对照组	KS_ps	p_ps 值	观察组	对照组	KS	*P* 值	对照组	KS_ps	p_ps 值
奥美拉唑：0	0. 805	0. 853	0. 048	0. 249	0. 822	0. 018	0. 768	0. 862	0. 807	0. 055	0. 218	0. 762	0. 1	0. 125
奥美拉唑：1	0. 195	0. 147	0. 048	NA	0. 178	0. 018	NA	0. 138	0. 193	0. 055	NA	0. 238	0. 1	NA
复方维生素：0	0. 816	0. 933	0. 116	0	0. 9	0. 084	0. 143	0. 92	0. 892	0. 028	0. 432	0. 874	0. 045	0. 452
复方维生素：1	0. 184	0. 067	0. 116	NA	0. 1	0. 084	NA	0. 08	0. 108	0. 028	NA	0. 126	0. 045	NA
美托洛尔：0	0. 954	0. 915	0. 039	0. 21	0. 953	0. 001	0. 961	0. 816	0. 911	0. 095	0. 006	0. 873	0. 057	0. 308
美托洛尔：1	0. 046	0. 085	0. 039	NA	0. 047	0. 001	NA	0. 184	0. 089	0. 095	NA	0. 127	0. 057	NA
硝酸甘油：0	0. 966	0. 913	0. 053	0. 093	0. 923	0. 042	0. 214	0. 977	0. 849	0. 128	0. 001	0. 922	0. 055	0. 069
硝酸甘油：1	0. 034	0. 087	0. 053	NA	0. 077	0. 042	NA	0. 023	0. 151	0. 128	NA	0. 078	0. 055	NA
硝酸异山梨酯：0	0. 92	0. 796	0. 124	0. 006	0. 865	0. 055	0. 176	0. 724	0. 672	0. 052	0. 333	0. 681	0. 043	0. 549
硝酸异山梨酯：1	0. 08	0. 204	0. 124	NA	0. 135	0. 055	NA	0. 276	0. 328	0. 052	NA	0. 319	0. 043	NA
胰岛素：0	0. 299	0. 499	0. 2	0. 001	0. 456	0. 157	0. 02	0. 897	0. 883	0. 014	0. 712	0. 834	0. 062	0. 321
胰岛素：1	0. 701	0. 501	0. 2	NA	0. 544	0. 157	NA	0. 103	0. 117	0. 014	NA	0. 166	0. 062	NA
葡萄糖酸钙：0	0. 885	0. 911	0. 026	0. 434	0. 942	0. 057	0. 104	0. 77	0. 803	0. 033	0. 474	0. 765	0. 005	0. 942
葡萄糖酸钙：1	0. 115	0. 089	0. 026	NA	0. 058	0. 057	NA	0. 23	0. 197	0. 033	NA	0. 235	0. 005	NA
呋喃西林：0	0. 943	0. 913	0. 03	0. 353	0. 928	0. 015	0. 634	0. 816	0. 911	0. 095	0. 006	0. 91	0. 094	0. 032
呋喃西林：1	0. 057	0. 087	0. 03	NA	0. 072	0. 015	NA	0. 184	0. 089	0. 095	NA	0. 09	0. 094	NA
维生素 B_1：0	0. 989	0. 876	0. 113	0. 002	0. 947	0. 042	0. 091	0. 989	0. 848	0. 141	0	0. 926	0. 063	0. 032

续表

混杂因素	Cr							BUN						
	使用加权评分前				使用加权评分后			使用加权评分前				使用加权评分后		
	观察组	对照组	KS	P值	对照组	KS_ps	p_ps值	观察组	对照组	KS	P值	对照组	KS_ps	p_ps值
维生素 B₁：1	0.011	0.124	0.113	NA	0.053	0.042	NA	0.011	0.152	0.141	NA	0.074	0.063	NA
腺苷钴胺：0	1	0.885	0.115	0.001	0.957	0.043	0	0.943	0.897	0.045	0.184	0.932	0.01	0.738
腺苷钴胺：1	0	0.115	0.115	NA	0.043	0.043	NA	0.057	0.103	0.045	NA	0.068	0.01	NA
螺内酯片：0	0.862	0.895	0.033	0.357	0.918	0.056	0.135	0.989	0.894	0.095	0.005	0.937	0.051	0.057
螺内酯片：1	0.138	0.105	0.033	NA	0.082	0.056	NA	0.011	0.106	0.095	NA	0.063	0.051	NA
尿激酶：0	0.954	0.918	0.036	0.245	0.957	0.003	0.888	0.908	0.762	0.146	0.002	0.828	0.08	0.08
尿激酶：1	0.046	0.082	0.036	NA	0.043	0.003	NA	0.092	0.238	0.146	NA	0.172	0.08	NA
氢氯噻嗪：0	0.977	0.911	0.066	0.036	0.94	0.037	0.169	0.287	0.461	0.174	0.002	0.42	0.133	0.051
氢氯噻嗪：1	0.023	0.089	0.066	NA	0.06	0.037	NA	0.713	0.539	0.174	NA	0.58	0.133	NA
硝苯地平：0	0.874	0.837	0.037	0.38	0.843	0.031	0.52	0.977	0.894	0.083	0.014	0.938	0.039	0.154
硝苯地平：1	0.126	0.163	0.037	NA	0.157	0.031	NA	0.023	0.106	0.083	NA	0.062	0.039	NA
罂粟碱：0	1	0.851	0.149	0	0.952	0.048	0	0.885	0.892	0.007	0.85	0.938	0.053	0.103
罂粟碱：1	0	0.149	0.149	NA	0.048	0.048	NA	0.115	0.108	0.007	NA	0.062	0.053	NA
羟苯磺酸钙：0	0.931	0.924	0.007	0.808	0.961	0.03	0.223	0.943	0.887	0.056	0.115	0.906	0.036	0.307
羟苯磺酸钙：1	0.069	0.076	0.007	NA	0.039	0.03	NA	0.057	0.113	0.056	NA	0.094	0.036	NA
桂哌齐特：0	0.92	0.886	0.033	0.356	0.898	0.021	0.567	0.851	0.869	0.018	0.642	0.842	0.009	0.897
桂哌齐特：1	0.08	0.114	0.033	NA	0.102	0.021	NA	0.149	0.131	0.018	NA	0.158	0.009	NA

281

续表

混杂因素	Cr 使用加权评分前				Cr 使用加权评分后			BUN 使用加权评分前				BUN 使用加权评分后		
	观察组	对照组	KS	P值	对照组	KS_ps	p_ps值	观察组	对照组	KS	P值	对照组	KS_ps	p_ps值
头孢地嗪: 0	0.713	0.922	0.209	0	0.879	0.166	0.003	0.977	0.865	0.112	0.003	0.913	0.064	0.044
头孢地嗪: 1	0.287	0.078	0.209	NA	0.121	0.166	NA	0.023	0.135	0.112	NA	0.087	0.064	NA
氨氯地平: 0	0.839	0.917	0.077	0.022	0.909	0.07	0.141	0.989	0.876	0.113	0.002	0.925	0.064	0.03
氨氯地平: 1	0.161	0.083	0.077	NA	0.091	0.07	NA	0.011	0.124	0.113	NA	0.075	0.064	NA
甲钴胺: 0	0.747	0.92	0.173	0	0.861	0.114	0.041	1	0.851	0.149	0	0.943	0.057	0
甲钴胺: 1	0.253	0.08	0.173	NA	0.139	0.114	NA	0	0.149	0.149	NA	0.057	0.057	NA
头孢唑林: 0	0.736	0.909	0.174	0	0.803	0.067	0.324	0.908	0.871	0.037	0.325	0.82	0.088	0.147
头孢唑林: 1	0.264	0.091	0.174	NA	0.197	0.067	NA	0.092	0.129	0.037	NA	0.18	0.088	NA
阿卡波糖: 0	0.793	0.92	0.127	0	0.873	0.08	0.137	0.782	0.908	0.126	0	0.872	0.091	0.06
阿卡波糖: 1	0.207	0.08	0.127	NA	0.127	0.08	NA	0.218	0.092	0.126	NA	0.128	0.091	NA
二甲双胍: 0	0.816	0.925	0.109	0.001	0.888	0.072	0.164	0.805	0.908	0.103	0.004	0.811	0.007	0.926
二甲双胍: 1	0.184	0.075	0.109	NA	0.112	0.072	NA	0.195	0.092	0.103	NA	0.189	0.007	NA
维生素 B₆: 0	0.713	0.737	0.024	0.631	0.717	0.004	0.952	0.839	0.906	0.067	0.056	0.922	0.083	0.034
维生素 B₆: 1	0.287	0.263	0.024	NA	0.283	0.004	NA	0.161	0.094	0.067	NA	0.078	0.083	NA
硫酸镁: 0	0.989	0.881	0.108	0.002	0.95	0.039	0.109	0.736	0.91	0.174	0	0.807	0.072	0.362
硫酸镁: 1	0.011	0.119	0.108	NA	0.05	0.039	NA	0.264	0.09	0.174	NA	0.193	0.072	NA
阿托伐他汀钙: 0	0.908	0.908	0	0.99	0.907	0.001	0.975	0.69	0.683	0.007	0.896	0.683	0.006	0.932

混杂因素	Cr							BUN						
	使用加权评分前				使用加权评分后			使用加权评分前				使用加权评分后		
	观察组	对照组	KS	P值	对照组	KS_ps	p_ps值	观察组	对照组	KS	P值	对照组	KS_ps	p_ps值
阿托伐他汀：1	0.092	0.092	0	NA	0.093	0.001	NA	0.31	0.317	0.007	NA	0.317	0.006	NA
疗程 ≤14d	0.782	0.828	0.046	0.297	0.806	0.024	0.677	0.782	0.826	0.045	0.314	0.812	0.03	0.596
疗程 >14d	0.218	0.172	0.046	NA	0.194	0.024	NA	0.218	0.174	0.045	NA	0.188	0.03	NA
年龄：18~45岁	0.149	0.183	0.034	0.665	0.284	0.135	0.056	0.149	0.183	0.033	0.663	0.245	0.095	0.227
年龄：46~65岁	0.379	0.389	0.01	NA	0.295	0.084	NA	0.379	0.39	0.011	NA	0.315	0.064	NA
年龄：66~80岁	0.471	0.428	0.043	NA	0.421	0.051	NA	0.471	0.427	0.044	NA	0.44	0.031	NA
Gerder_std	0.034	0.043	0.008	0.75	0.048	0.014	0.511	0.034	0.041	0.006	0.755	0.042	0.007	0.244
男	0.563	0.595	0.032	NA	0.622	0.059	NA	0.563	0.598	0.034	NA	0.661	0.098	NA
女	0.402	0.362	0.04	NA	0.33	0.073	NA	0.402	0.362	0.041	NA	0.297	0.105	NA
Chargetype_std	0.046	0.052	0.006	0.919	0.059	0.013	0.716	0.046	0.05	0.004	0.918	0.051	0.005	0.919
费别：1：医保	0.506	0.538	0.032	NA	0.433	0.073	NA	0.506	0.541	0.035	NA	0.524	0.018	NA
费别：2：自费	0.391	0.346	0.044	NA	0.452	0.061	NA	0.391	0.346	0.045	NA	0.382	0.008	NA
费别：3：公费	0.057	0.06	0.003	NA	0.054	0.003	NA	0.057	0.06	0.003	NA	0.041	0.016	NA
费别：4：其他	0	0.004	0.004	NA	0.002	0.002	NA	0	0.004	0.004	NA	0.001	0.001	NA
入院病情：一般	0.92	0.842	0.078	0.084	0.883	0.036	0.175	0.92	0.839	0.081	0.076	0.866	0.053	0.115
入院病情：急	0.08	0.119	0.039	NA	0.107	0.026	NA	0.08	0.122	0.042	NA	0.121	0.041	NA
入院病情：危	0	0.039	0.039	NA	0.01	0.01	NA	0	0.039	0.039	NA	0.013	0.013	NA
费用	0	0.036	0.036	0.042	0.017	0.017	0.507	0	0.035	0.035	0.037	0.02	0.02	0.341

续表

混杂因素	Cr							BUN						
	使用加权评分前				使用加权评分后			使用加权评分前				使用加权评分后		
	观察组	对照组	KS	P值	对照组	KS_ps	p_ps值	观察组	对照组	KS	P值	对照组	KS_ps	p_ps值
费用：1万元以下	0.218	0.258	0.039	NA	0.263	0.044	NA	0.218	0.261	0.042	NA	0.226	0.007	NA
费用：1万~2万元	0.402	0.279	0.123	NA	0.336	0.066	NA	0.402	0.275	0.127	NA	0.363	0.039	NA
费用：2万~3万元	0.172	0.128	0.045	NA	0.166	0.007	NA	0.172	0.128	0.045	NA	0.143	0.029	NA
费用：3万~5万元	0.138	0.139	0.001	NA	0.116	0.022	NA	0.138	0.14	0.002	NA	0.104	0.034	NA
费用：5万~10万元	0.057	0.117	0.06	NA	0.082	0.024	NA	0.057	0.117	0.06	NA	0.125	0.068	NA
费用：10万元以上	0.011	0.044	0.033	NA	0.02	0.009	NA	0.011	0.044	0.033	NA	0.019	0.007	NA
Day_std：1：7天（含）以下	0.046	0.021	0.025	0.316	0.015	0.031	0.146	0.046	0.023	0.023	0.364	0.018	0.028	0.196
Day_std：2：8~14天	0.276	0.298	0.023	NA	0.361	0.085	NA	0.276	0.298	0.022	NA	0.323	0.047	NA
Day_std：3：15~28天	0.46	0.403	0.057	NA	0.357	0.103	NA	0.46	0.402	0.057	NA	0.353	0.107	NA
Day_std：4：29天（含）以上	0.218	0.277	0.059	NA	0.267	0.049	NA	0.218	0.277	0.058	NA	0.306	0.088	NA
Criticalday_std	0.103	0.202	0.015	0.309	0.101	0.019	0.976	0.103	0.202	0.015	0.31	0.087	0.024	0.814
Seriousday_std	0.276	0.485	0.028	0.198	0.316	0.041	0.787	0.276	0.484	0.028	0.2	0.357	0.035	0.588
其他合并疾病：0	0.184	0.247	0.063	0.2	0.259	0.075	0.206	0.184	0.246	0.063	0.203	0.309	0.125	0.072
其他合并疾病：1	0.816	0.753	0.063	NA	0.741	0.075	NA	0.816	0.754	0.063	NA	0.691	0.125	NA
高血压病：0	0.655	0.712	0.057	0.278	0.721	0.065	0.305	0.655	0.713	0.058	0.274	0.691	0.036	0.634
高血压病：1	0.345	0.288	0.057	NA	0.279	0.065	NA	0.345	0.287	0.058	NA	0.309	0.036	NA

续表

| 混杂因素 | Cr 使用加权评分前 | | | | Cr 使用加权评分后 | | | BUN 使用加权评分前 | | | | BUN 使用加权评分后 | | |
	观察组	对照组	KS	P值	对照组	KS_ps	p_ps值	观察组	对照组	KS	P值	对照组	KS_ps	p_ps值
脑梗死: 0	0.897	0.87	0.026	0.494	0.882	0.015	0.74	0.897	0.867	0.03	0.445	0.85	0.047	0.456
脑梗死: 1	0.103	0.13	0.026	NA	0.118	0.015	NA	0.103	0.133	0.03	NA	0.15	0.047	NA
高脂血症: 0	0.943	0.956	0.013	0.589	0.929	0.013	0.718	0.943	0.954	0.011	0.643	0.949	0.006	0.833
高脂血症: 1	0.057	0.044	0.013	NA	0.071	0.013	NA	0.057	0.046	0.011	NA	0.051	0.006	NA
冠心病: 0	0.77	0.851	0.081	0.057	0.831	0.061	0.26	0.77	0.851	0.081	0.056	0.855	0.085	0.092
冠心病: 1	0.23	0.149	0.081	NA	0.169	0.061	NA	0.23	0.149	0.081	NA	0.145	0.085	NA
前列腺增生: 0	0.977	0.963	0.014	0.502	0.977	0	0.988	0.977	0.963	0.014	0.503	0.975	0.002	0.91
前列腺增生: 1	0.023	0.037	0.014	NA	0.023	0	NA	0.023	0.037	0.014	NA	0.025	0.002	NA
糖尿病: 0	0.345	0.638	0.293	0	0.486	0.141	0.04	0.345	0.638	0.293	0	0.445	0.1	0.151
糖尿病: 1	0.655	0.362	0.293	NA	0.514	0.141	NA	0.655	0.362	0.293	NA	0.555	0.1	NA
肾功能不全: 0	0.966	0.902	0.063	0.055	0.948	0.018	0.484	0.966	0.902	0.063	0.055	0.935	0.03	0.303
肾功能不全: 1	0.034	0.098	0.063	NA	0.052	0.018	NA	0.034	0.098	0.063	NA	0.065	0.03	NA
肺部感染: 0	0.954	0.936	0.018	0.517	0.923	0.031	0.378	0.954	0.936	0.018	0.519	0.89	0.064	0.228
肺部感染: 1	0.046	0.064	0.018	NA	0.077	0.031	NA	0.046	0.064	0.018	NA	0.11	0.064	NA
肺恶性肿瘤: 0	0.954	0.929	0.025	0.387	0.944	0.01	0.718	0.954	0.929	0.025	0.389	0.932	0.022	0.486
肺恶性肿瘤: 1	0.046	0.071	0.025	NA	0.056	0.01	NA	0.046	0.071	0.025	NA	0.068	0.022	NA
胆囊炎: 0	0.977	0.961	0.016	0.46	0.977	0	0.985	0.977	0.961	0.016	0.461	0.981	0.004	0.788
胆囊炎: 1	0.023	0.039	0.016	NA	0.023	0	NA	0.023	0.039	0.016	NA	0.019	0.004	NA

从表 8-75 可以看出，加权前后每个协变量均值无差异，检验的具体 P 值均有所调整。71 个混杂因素有大部分已被平衡，Cr 未被平衡的 9 个协变量是其他合并用药 + L- 谷氨酰胺 + 贝那普利 + 胰岛素 + 腺苷钴胺 + 罂粟碱 + 头孢地嗪 + 甲钴胺 + 糖尿病；BUN 未被平衡的 9 个协变量是还原型谷胱甘肽 + 利多卡因 + 东莨菪碱 + 果糖 + 复方维生素 + 硫酸镁 + 腺苷钴胺 + 罂粟碱 + 氨氯地平。由图 8-23、图 8-24 可以显示：加权前（实心点），许多协变量在两组间有显著的差异。加权后（空心点），大多数协变量在两组间的差异不显著，故 P 值都沿着 45 度的直线即 ［0，1］ 均匀变量的累积分布分散开。

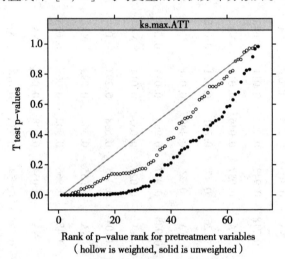

注：实心点为加权前，空心点为加权后

图 8-23 倾向性评分平衡协变量效果图（Cr）

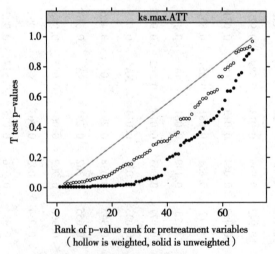

注：实心点为加权前，空心点为加权后

图 8-24 倾向性评分平衡协变量效果图（BUN）

4. 三种 Logistic 回归分析的对比 为了评价病例组和对照组患者人群之间肾功能测量结果的差异，分别建立三种分析模型，从多个角度说明灯盏细辛注射液使用剂量引起肾功能 Cr、BUN 发生异常的可能性的大小，即平均处理效应。表 8-76 显示了三种估计方法针对肾功能指标 Cr、BUN 估计出来的平均处理效应（即回归系数）。

表 8-76　三种方法估计的回归系数和 P 值

方法	Cr		BUN	
	回归系数	P 值	回归系数	P 值
未加权的 Logistic 回归	−0.224	0.681	−0.224	0.681
倾向性评分加权后的 Logistic 回归	−0.334	0.569	−0.334	0.569
带协变量倾向性评分加权 Logistic 回归*	−0.303	0.637	0.186	0.850

Cr 方法三*选用的协变量为：其他合并用药 + L-谷氨酰胺 + 贝那普利 + 胰岛素 + 腺苷钴胺 + 罂粟碱 + 头孢地嗪 + 甲钴胺 + 糖尿病

BUN 方法三*选用的协变量为：还原型谷胱甘肽 + 利多卡因 + 东莨菪碱 + 果糖 + 复方维生素 + 硫酸镁 + 腺苷钴胺 + 罂粟碱 + 氨氯地平。

以上结果显示，虽然三种方法估计的回归系数都 < 0，但是 P 值都 > 0.05，统计学差异不显著。说明灯盏细辛注射液超说明书推荐剂量组和正常剂量组比较，未导致肾功能发生异常变化。

（四）讨论

1. 倾向性评分法对混杂因素的控制，是分析大数据较为理想的方法　基于前期不良反应个案分析文献分析发现，灯盏细辛注射液用量大多数未超出说明书 20～40ml 的用量，发生不良反应似乎与剂量无明显相关性，但由于病例数太少，结论缺乏可推广性，因此，我们在大样本的电子医疗数据中探索灯盏细辛注射液使用剂量对肾功能的影响。HIS 数据库分析发现，灯盏细辛注射液在真实世界使用中存在超说明书规定剂量的情况，84 950 条给药记录中 > 40ml 的记录有 3736 条，占 4.40%，其中最大剂量为 80ml。这一部分人群虽然占比例小，但绝对数量仍不可忽视。因此，我们对这一部分人群的用药前后肾功能指标进行分析，以了解超说明书推荐剂量的使用是否造成肾功能的损害，结果显示超剂量使用灯盏细辛注射液对比未超剂量使用，未导致 Cr、BUN 发生异常变化。

面对像 HIS 这样混杂因素较多的数据时，若同时分析这些混杂因素会出现过度分层或过度匹配的现象，Logistic 回归在自变量较多的情况下也会出现共线性等问题。倾向性评分法作为一种均衡基线的新方法，能够将多个混杂变量综合为一个变量即倾向性评分，通过平衡两对比组的倾向性评分而有效地均衡混杂变量（也称协变量）的分布，从而达到控制混杂偏倚的目的。本研究结果显示，三种方法结果基本一致，平衡了其他因素后，超说明书推荐剂量使用灯盏细辛注射液对比未超剂量使用，未导致 Cr、BUN 发生异常变化。

2. 研究的局限性　HIS 系统存在全国多家医院结构不统一、无法利用 HIS 病例文本数据等缺点，因此，存在大量缺失数据、错误数据、重复数据等噪音，有许多混杂因素存在。此外，灯盏细辛注射液在临床中除被用于治疗冠心病与脑梗死外，还被用于治疗糖尿病、高血压病甚至肾功能不全者，因此，临床基于原患疾病引起的 Cr、BUN 异常的影响因素也不可忽视。只有对混杂因素进行很好的控制才能获得更加真实的结果。本研究尽力控制了可能的混杂因素，并慎重选择统计方法，因此，结果具有一定的真实性。不过 HIS 数据来源于医院级别为三级甲等医院，因此，研究结论在基层医院推广时也要注意其代表性。

3. 小结　基于 HIS 真实世界的灯盏细辛注射液临床实效研究分析了临床使用剂量对肾功能的影响，初步得出灯盏细辛注射液属于安全性较高的药物，但临床应用中仍需遵照中药注射剂临床使用规范，按照说明书的剂量和疗程规范使用，对老年人、孕妇、儿童等特殊人群用药需谨慎等，以确保用药安全和人民健康。

（黎元元）

第四节　中西药联合应用的研究与评价

真实世界上市后中药注射剂的临床应用情况复杂多样，有许多已知和未知、可测和不可测的因素存在。在若干有关上市后中药注射剂临床应用情况的研究主题中，关于中西药物联合应用的探索是现今有关上市后中药注射剂疗效，特别是安全性再评价的重要研究方向之一。研究真实世界中的临床实际问题有很多研究方法，近年来兴起的基于大型数据库，特别是基于 HIS 中的医疗电子数据研究已成为一种重要方式。HIS 为医学研究提供了客观、真实、海量的数据，为研究向纵深发展、数据关联及规律的发现等提供了平台保障与基础支持。基于 HIS 进行中西药联合治疗方案及其实效评估，既可以保证客观性与真实性，又可以从 HIS 提供的海量数据信息中发现隐含的内在规律。如何从这些海量的数据中找出真正有价值的信息为医疗服务，成为目前医学研究的热点。而研究这种大型数据库，离不开数据挖掘技术。

本节基于时间序列关联分析与知识发现的方法，进行真实世界 HIS 大数据的联合用药发现及不同患者联合用药个性化特征分析。首先，基于现有的来自全国 20 家三级甲等医院共 300 万例病例的 HIS 数据库，进行中西药联合应用线索分析与信号发现，包括采用关联分析的方法进行联合用药方案分析，从中选择最常联合使用的药物；以及采用群组模块的方法对不同年龄、性别、原患疾病等患者的联合用药进一步分析，找到不同特征患者联合用药的个性化特点等。

关联规则（association rules）是一种重要的数据挖掘方法，取支持度为 10%、置信度为 80%，基于 Apriori 模型，调整最小支持度为 5%，最小可信度为 1%，最大先导数依次设置为 1、2，进行联合用药关联分析与数据挖掘，研究合并两种药物和合并三种药物的情况（若结果超过 100 个，选取前 100 个记录）。

当然，由于 HIS 本质上属于回顾性数据库，存在信息缺失的现象，因而，基于 HIS 数据分析虽可对临床用药特征有一定的把握，但仍要结合前瞻性研究才可得出最终的研究结论。

一、灯盏细辛注射液治疗脑梗死临床常用方案分析

为了解真实世界中灯盏细辛注射液治疗脑梗死的常用方案，选取 HIS 中的临床数据，利用基本统计方法和关联规则等方法进行数据分析，以期为临床使用提供参考。

（一）目的

了解真实世界中灯盏细辛注射液治疗脑梗死的常用联合治疗方案及其疗效，为其临床应用提供参考依据。

（二）方法

1. 数据规范化　参照西医《诊断学》对西医诊断信息进行规范化。将数据库中记录为商品名称的化学药物转化为化学通用名称并合并相同项；对于中成药，将同种药物成分但剂型不同者合并，其他中成药保留原始名称，对合并用药的分析均基于标准化后的数据。做合并用药分析时，考虑脑梗死患者所有医嘱记录。另外，纳入分析的合并用药遵守以下原则：第一，剔除溶媒，包括 5% 葡萄糖注射液、0.9% 氯化钠注射液、葡萄糖氯化钠注射液 3 种；第二，剔除氯化钾和维生素；第三，对同一名患者，胰岛素如果和葡萄糖合并使用，则剔除，否则纳入分析；第四，肝素的给药途径如果是静脉滴注、静脉注射、泵入或皮下注射，则纳入分析，否则剔除；第五，合并药物在灯盏细辛注射液的使用时间范围内，由于所有药物种类很多，只提取使用人数最多的前 200 种药物进行关联分析。

2. 统计分析方法　对于年龄、性别、职业、剂量、疗程采用描述统计，对于合并用药分析采用 Apriori 算法建立模型，使用 Clementine12.0 对数据进行关联分析。

（三）结果与结论

1. 脑梗死患者基本信息　使用灯盏细辛注射液的脑梗死患者共 2484 例，其中男性 1294 例占 60.84%，女性 794 例占 37.33%，男女比例为 1.63∶1；性别缺失 396 例。年龄分布为 17～96 岁，平均年龄 68.59±11.61 岁，中位数 70 岁；年龄缺失 878 例。将年龄分段分析可见，46 岁以上中老年患者占绝大多数。职业分布 79.74% 为体力劳动者（包括农林牧渔劳动者、工人等），8.48% 为军人，专业技术人员占 6.86%，职业缺失 939 例。详见表 8-77。

表 8-77　使用灯盏细辛注射液脑梗死患者各年龄段分布表

年龄	频数	百分比（%）
18 岁以下	1	0.06
18～45 岁	58	3.61
46～65 岁	472	29.39
66～80 岁	850	52.93
81 岁及以上	225	14.01
合计	1606	100

缺失数据 = 878

2. 西医诊断合并疾病分布　对 2484 名患者的西医诊断记录做统计分析。通过对脑梗死患者合并疾病进行分析发现，脑梗死合并一种疾病时，最常与高血压病同时出现，其支持度为 52.01%；其次，与糖尿病合并较多，支持度为 25.08%，与冠心病合并出现的支持度为 16.99%；脑梗死合并两种疾病时，与糖尿病和高血压病同时出现的几率为 18.56%，与冠心病和高血压病同时出现的几率为 11.88%。可见，脑梗死最常合并的疾病为高血压病、糖尿病和冠心病，与全人群疾病合并情况相同，具体合并疾病情况见表 8-78、表 8-79。

表 8-78　患者合并一种疾病关联规则图（支持度前 10 项）

排序	合并疾病	支持度（%）	置信度（%）	提升度
1	高血压病	52.013	100	1
2	糖尿病	25.081	100	1
3	冠心病	16.989	100	1
4	高脂血症	13.929	100	1
5	动脉狭窄	7.85	100	1
6	心功能不全	6.2	100	1
7	肺部感染	5.958	100	1
8	心律失常	4.992	100	1
9	动脉硬化	4.63	100	1
10	脑病	4.63	100	1

表 8-79　患者合并两种疾病关联规则图（支持度前 10 项）

排序	合并疾病	支持度（%）	置信度（%）	提升度
1	糖尿病 & 高血压病	18.559	100	1
2	冠心病 & 高血压病	11.876	100	1
3	高脂血症 & 高血压病	9.098	100	1
4	动脉狭窄 & 高血压病	5.556	100	1
5	冠心病 & 糖尿病	5.515	100	1
6	高脂血症 & 糖尿病	4.509	100	1
7	心功能不全 & 高血压病	4.227	100	1

3. 患者合并用药分析

（1）单项合并用药分布情况（表 8-80）：

表 8-80　单项合并用药关联规则（支持度前 15 项）

排序	合并药物	支持度（%）	置信度（%）	提升度
1	阿司匹林	48.108	100	1
2	阿托伐他汀	17.794	100	1
3	硝苯地平	17.713	100	1
4	硝酸异山梨酯	16.868	100	1
5	桂哌齐特	16.506	100	1
6	吡拉西坦	15.902	100	1
7	氢氯吡格雷	13.003	100	1

续表

排序	合并药物	支持度（%）	置信度（%）	提升度
8	前列地尔	12.319	100	1
9	普罗布考	11.675	100	1
10	果糖	10.628	100	1
11	氨溴索	10.588	99.62	0.997
12	醒脑静注射液	9.903	100	1
13	疏血通注射液	9.541	100	1
14	美托洛尔	9.098	100	1
15	血栓通	8.696	100	1

从上表中可以看出，使用灯盏细辛注射液治疗脑梗死，其临床最常合并用药为阿司匹林，其次为阿托伐他汀、硝苯地平、硝酸异山梨酯、桂哌齐特、吡拉西坦、氢氯吡格雷等。

（2）合并用药的两项关联分析：仅列出支持度排在前10项的药物组合，表8-81示，灯盏细辛注射液与2种药物联合使用时常见组合是阿司匹林＋阿托伐他汀，阿司匹林＋硝苯地平，支持度均＞10%以上。

表8-81 合并用药两项关联表

排序	合并药物	支持度（%）	置信度（%）	提升度
1	阿司匹林＆阿托伐他汀	13.084	100	1
2	阿司匹林＆硝苯地平	10.266	100	1
3	阿司匹林＆普罗布考	9.702	100	1
4	阿司匹林＆硝酸异山梨酯	9.622	100	1
5	阿司匹林＆吡拉西坦	9.179	100	1
6	阿司匹林＆桂哌齐特	9.098	100	1
7	阿司匹林＆氢氯吡格雷	8.414	100	1
8	阿托伐他汀＆普罗布考	8.293	100	1
9	阿司匹林＆前列地尔	6.804	100	1
10	阿托伐他汀＆氢氯吡格雷	6.763	100	1

（3）合并用药关联规则图：为直观地表现出灯盏细辛注射液与多种药物联合应用的情况，采用关联分析的方法，利用Clemetine12.0 web软件作图，对所有合并用药进行了关联分析，它们之间的连线越粗，表明关系越密切，即同时出现的几率最大。由图8-25可见灯盏细辛注射液的主要联合用药包括阿司匹林、阿托伐他汀、硝苯地平、硝酸异山梨酯、桂哌齐特、吡拉西坦、氢氯吡格雷等。

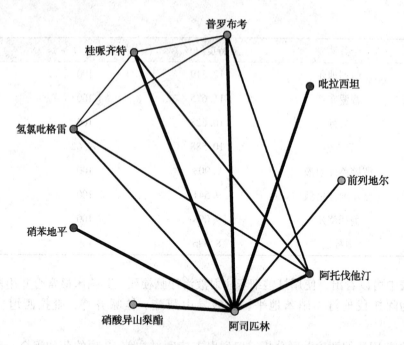

图 8-25　灯盏细辛注射液联合用药关联规则网络例图

患者治疗结果的分布情况：将患者出院诊断转归分析见表 8-82，由于患者除脑梗死之外还同时合并多种疾病，因此，统计所有疾病转归共计 13 315 条。结果显示患者临床治愈率和好转率达到 97.60%。

表 8-82　使用灯盏细辛注射液脑梗死患者治疗结果分布表

主要诊断治疗结果	记录数	百分比
好转	11423	86.78
治愈	1449	10.82
死亡	264	1.98
无效	57	0.42
合计	13315	100.00

（四）讨论

1. 灯盏细辛注射液治疗脑梗死的人群特征　我国 2004—2005 年的流行病学调查显示，因脑血管病的死亡率已经上升为第一位的死亡原因。年龄、性别是脑梗死的危险因素，随着年龄的增长，脑梗死的危险性持续增加。而世界各国卒中的发病率男性高于女性，男女之比约为 1.1~1.5∶1。HIS 数据库分析显示，使用灯盏细辛的 2484 例脑梗死患者，男女比例为 1.63∶1，年龄以 46 岁以上的中老年患者为多，这与文献记载相一致。

2. 患者合并疾病以高血压病、糖尿病、冠心病为主　HIS 数据分析显示，脑梗死患者常见合并高血压病、糖尿病、冠心病（包括心功能不全、心律不齐）等基础疾病。脑梗死的主要危险因素是高血压病、吸烟、糖尿病、心脏病、血脂异常、大量饮酒等，控制血压对一级预防和二级预防有多项循证依据支持。国内外的指南均认为，不论何种形式的血糖升高，均会加重卒中后的脑损害，应予胰岛素治疗，但控制血糖的时机与目标不尽一致。

3. 灯盏细辛注射液治疗脑梗死常见合并用药与指南基本符合　从关联规则分析结果可见，灯盏细辛注射液治疗脑梗死时的常见合并用药可分为七类：抗血小板治疗药（阿司匹林、氢氯吡格雷）、降血脂药物（阿托伐他汀、普罗布考）、钙离子通道阻滞剂（桂哌齐特）、脑保护剂类药物（吡拉西坦）、改善脑循环药物（前列地尔）、其他活血化瘀中药注射剂（疏血通、血栓通），合并基础疾病的治疗药物主要有硝苯地平、美托洛尔、硝酸异山梨酯等。主要合并用药符合指南要求，而最多的联合用药是阿司匹林，这与阿司匹林是治疗脑梗死的一线药物相符。

4. 研究的局限性　HIS 数据中存在大量缺失数据、错误数据、重复数据等噪音，脑梗死患者的基础疾病、合并症复杂，导致合并用药众多，因此，通过关联规则得出的灯盏细辛治疗脑梗死的常见合并用药疗效不能简单拿来使用，下一步还需要结合前瞻性临床研究，开展该组合方案的有效性和安全性分析，为临床合理用药提供参考。

（黎元元）

二、喜炎平注射液治疗上呼吸道感染的临床方案及其疗效分析

喜炎平注射液具有较强的抑制、杀灭细菌和病毒的作用，临床常用于治疗感染性疾病，疗效满意。喜炎平注射液常与其他药物联合应用，形成较为固定的合并用药方案，这样的合并用药方案多来源于临床医生的经验，其能否提高喜炎平注射液的疗效，尚需开展研究。本研究通过 HIS 的数据分析，探讨喜炎平注射液治疗呼吸系统感染不同用药方案的疗效差异，为临床合理用药提供参考。

（一）目的

分析喜炎平注射液治疗上呼吸道感染常用方案的疗效，为其临床应用提供参考依据。

（二）方法

1. 数据筛选　检索医嘱中喜炎平注射液的用药记录，根据其关系映射到患者 ID，检索该患者在本数据库中的全部记录（包括基本信息、诊断信息、医嘱信息、治疗结果和实验室检查信息）。

2. 方案筛选　分析上呼吸道感染患者的合并用药信息，获得最常用药方案。

（1）合并用药判断规则

1）时间约束：合并用药定义为在使用喜炎平注射液期间合并使用的药物，而不是该患者住院期间的全部用药。依据每个患者喜炎平注射液最早开始使用的时间和最终停止使用的时间来确定时间范围，如果药物使用位于该时间范围内，则认为该药物属于喜炎平注射液的合并用药。

2）排除规则：去除医嘱信息里的所有溶媒信息、滴眼药、软膏等。

（2）合并用药筛选：应用 Clementine12.0，基于 Apriori 算法进行关联规则分析。由于纳入分析的患者都使用喜炎平注射液，所以置信度为 100%；调整支持度，以获得较为清晰的合并用药模式。

3. 疗效评价　客观评价用药方案的真实疗效，考虑到存在较多的混杂因素，采用 Logistic 回归、倾向性评分加权 Logistic 回归、带协变量的倾向性评分加权 Logistic 回归等方

法进行分析。

估计倾向性评分的方法为 GBM，该方法通过不断迭代优化 K-S 统计量，并使其达到最小，使得对比的两组混杂因素达到很好的平衡。设定最大迭代次数为 2000。为确保模型形式的正确识别和模型的精确估计，在每次迭代中，考虑所有协变量的两阶交互项来最优化对数似然函数；设定收缩系数为 0.1，以排除模型中大多数不相关的协变量，产生一个仅体现最重要作用的协变量和交互项的稀疏模型。本次分析的算法，使用 R 统计软件中的 Twang 包实现。

（三）结果与结论

1. 用药方案　检索筛选出应用喜炎平注射液的患者 5822 例，涉及医疗记录 18468 条。在应用喜炎平注射液的患者中，检索其"主要诊断"为"上呼吸道感染"的患者，共计459 例。支持度 12% 时的喜炎平注射液合并用药情况如图 8-26 所示。

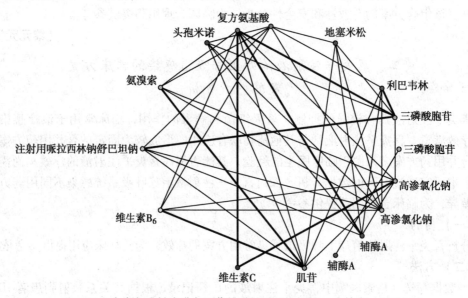

图 8-26　喜炎平注射液联合用药关联规则网络例图（支持度 = 12%）

由于所有患者都使用了喜炎平注射液，因此，图 8-26 中的节点不包括喜炎平注射液；节点与节点之间的连线越粗，表示两种药品间的关联程度越强。由图可知，在治疗上呼吸道感染时，喜炎平注射液主要联用的药物有利巴韦林、三磷酸胞苷、复方氨基酸、肌苷、辅酶 A、维生素 C、注射用哌拉西林钠舒巴坦钠、高渗氯化钠、头孢米诺、氨溴索、维生素 B_6 等。

分析以上药物与喜炎平注射液联合应用占全部应用喜炎平注射液患者的比例（如图8-27），头孢米诺、地塞米松、利巴韦林、注射用哌拉西林钠舒巴坦钠、氨溴索、维生素 B_6 比例都在 21% 以下，而高渗氯化钠、复方氨基酸、肌苷、辅酶 A、三磷酸胞苷、维生素 C 的比例则都在 48% 以上，两者相差超过 1 倍，应当不属于同一方案。而高渗氯化钠、复方氨基酸、肌苷、辅酶 A、三磷酸胞苷、维生素 C 作为临床常用的支持疗法，从临床诊疗真实世界着眼，作为喜炎平注射液的联合方案也是十分恰当的。

本案例分析了喜炎平注射液联合 1 种、2 种、3 种、4 种、5 种、6 种、7 种药物的情况，各药物使用比例如表 8-83 所示：

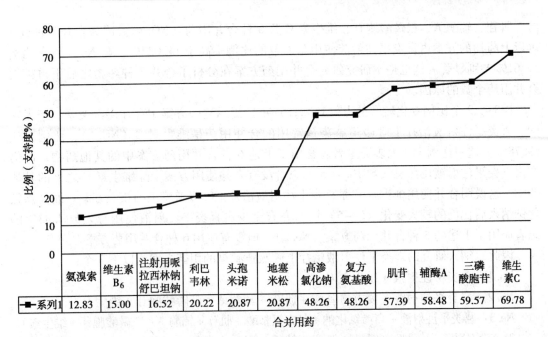

图 8-27　喜炎平注射液联合 1 种药物的情况

表 8-83　喜炎平注射液联合使用不同数目药物的常用方案

合并用药个数	合并用药方案	占比（%）	方案		
			No. 1	No. 2	No. 3
1	维生素 C	69.78	√	√	√
2	三磷酸胞苷 & 维生素 C	59.35	×	√	√
3	辅酶 A& 三磷酸胞苷 & 维生素 C	57.39	×	√	√
4	肌苷 & 辅酶 A & 三磷酸胞苷 & 维生素 C	53.48	×	√	√
5	复方氨基酸 & 肌苷 & 辅酶 A & 三磷酸胞苷 & 维生素 C	45.44	×	√	√
6	高渗氯化钠 & 复方氨基酸 & 肌苷 & 辅酶 A & 三磷酸胞苷 & 维生素 C	37.61	×	×	√
7	头孢米诺 & 高渗氯化钠 & 复方氨基酸 & 肌苷 & 辅酶 A& 三磷酸胞苷 & 维生素 C	11.09	×	×	×

由表 8-83 可见，喜炎平注射液联合 2 种、3 种、4 种、5 种、6 种、7 种药物，常用联合用药方案本质上是一致的，都是在前一方案的基础上增加了另一种药物，随着方案中合并用药个数的增加，相应治疗方案在所有喜炎平注射液用药人群中的比例也在逐渐减小。这一比例变化的过程也呈现出一定的特点，主要有三个方面，合并用药由 1 种增至 2 种的过程（1→2）、由 5 种增至 6 种的过程（5→6）、由 6 种增至 7 种的过程（6→7）。

其中，当 6 种合并用药的方案中增加头孢米诺之后（6→7），比例剧降 26.52%，直跌至 11.09%。这一比例的剧烈变化，说明最常用药方案最多包括高渗氯化钠、复方氨基酸、肌苷、辅酶A、三磷酸胞苷、维生素C共6种合并用药（NO.3）。因为合并7种或7种以上药物的方案占喜炎平注射液使用总人数的比例不高于11.087%，与No.3所占比例37.61%差别显著。这也是本研究研究合并用药方案在分析了合并7种药物之后不再扩大合并用药个数的原因。

同时，2个比例变化较大的点（1→2；5→6）提示这一方案中存在层次关系。毫无疑问，喜炎平注射液治疗上呼吸道感染最常用的合并用药是维生素C（NO.1），比例高达69.78%。这一比例中，大多数患者还合用了上述6种合并用药方案中的其他药物，但仍有占喜炎平注射液用药总人数10.44%的患者没有合并使用方案中除维生素C之外的其他药物，这说明合并使用维生素C是喜炎平注射液治疗上呼吸道感染的核心方案。而高渗氯化钠纳入后比例的较大变化（5→6）说明亦有至少占喜炎平注射液使用总人数7.83%的患者应用了上述的5种合并用药方案（No.2），但没有应用6种合并用药方案。

因此，纳入研究的喜炎平注射液治疗上呼吸道感染的用药方案为以下3个：

No.1：喜炎平注射液 + 维生素C；

No.2：喜炎平注射液 + 复方氨基酸 + 肌苷 + 辅酶A + 三磷酸胞苷 + 维生素C；

No.3：喜炎平注射液 + 高渗氯化钠 + 复方氨基酸 + 肌苷 + 辅酶A + 三磷酸胞苷 + 维生素C。

2. 疗效分析　上呼吸道感染一般病情较轻，因此患者住院天数较少，出院时治愈率较高。这一特点反映于HIS数据中，患者治疗结果的记录，治愈与好转的相对比例有一定代表性，能够间接反映患者的综合疗效。因此，本案例将治疗结果记录中治愈与好转的相对比例作为评价患者综合疗效的指标，并通过统计学方法控制混杂因素，从而评价目标方案的临床疗效。

（1）综合疗效分析：综合疗效分析不考虑影响疗效的各种混杂因素，仅针对使用3种用药方案中某一方案和未使用该方案的患者，对比其治疗结果的差异。综合分析的目的是从宏观上把握方案可能的疗效作为进一步深入分析的基础。

分别应用卡方检验分析使用No.1方案的人群和未使用No.1方案的人群、使用No.2方案的人群和未使用No.2方案的人群、使用No.3方案的人群和未使用No.3方案的人群其结合疗效的差异，结果见表8-84。

表8-84　是否应用3种方案人群的综合疗效差异

项目	使用No.1	未用No.1	使用No.2	未用No.2	使用No.3	未用No.3
治愈	273	105	183	195	152	226
	(85.05%)	(76.09%)	(87.56%)	(78.00%)	(87.86%)	(79.02%)
好转	43	29	23	49	19	53
	(13.40%)	(21.01%)	(11.00%)	(19.60%)	(10.98%)	(18.53%)
死亡	0	1	0	1	0	1
	(0.00%)	(0.72%)	(0.00%)	(0.40%)	(0.00%)	(0.35%)
缺失	5	3	3	5	2	6
	(1.56%)	(2.18%)	(1.44%)	(2.00%)	(1.16%)	(2.10%)
合计	321	138	209	250	173	286
卡方检验	$P=0.03$		$P=0.01$		$P=0.027$	

由表 8-84 可见，应用和未应用 3 种用药方案的患者，其综合疗效都是有显著性差异的（$P < 0.05$）。其中，应用 No.1 方案的患者，其治愈率为 85.05%，而未应用 No.1 方案的患者治愈率只有 76.09%；应用 No.2 方案的患者，其治愈率为 87.56%，而未应用 No.2 方案的患者治愈率只有 78.00%；应用 No.3 方案的患者，其治愈率为 87.86%，而未应用 No.3 方案的患者治愈率只有 79.02%。如上所述，3 种方案之间存在着子集的关系，即应用了 No.3 的患者必然也应用了 No.2 和 No.1；而应用了 No.2 的患者必然应用了 No.1。而从综合疗效来看，随着 No.1→No.2→No.3 方案中逐渐加入药物，治愈率也从 85.05%→87.56%→87.86% 逐渐提高。这一表现似乎提示，如果不考虑药物经济学，No.3 这个最多药物的合并用药方案是疗效最好的方案。然而，这毕竟是综合疗效，是包括联合用药方案在内的多种药物、患者情况、疾病情况等共同作用的结果，要想获得更为接近实际情况的方案的疗效，必须控制混杂因素。

（2）方案疗效分析：综合了提取数据的实际情况和医学背景知识，本研究考虑了 34 个与分组变量和结局可能有关的所有混杂因素（协变量）。具体变量包括病例的年龄、性别、入院病情、住院天数，以及其在治疗期间内的其他合并用药（频数前 30 种，见表 8-85）。

表 8-85　作为混杂因素纳入分析的合并用药

序号	协变量	序号	协变量	序号	协变量
1	三磷酸胞苷	11	赖氨匹林	21	利多卡因
2	肌苷	12	阿奇霉素	22	磷酸肌酸钠
3	辅酶 A	13	果糖	23	氯化钠悬浮液
4	维生素 B_6	14	头孢米诺	24	蒙脱石散
5	复方氨基酸	15	氨溴索	25	青霉素
6	地塞米松	16	利巴韦林	26	热毒宁注射液
7	头孢呋辛	17	高渗氯化钠	27	双歧活菌
8	布洛芬	18	氨曲南	28	注射用阿莫西林钠舒巴坦钠
9	头孢曲松	19	安乃近	29	注射用美洛西林钠舒巴坦钠
10	氯化钠	20	核黄素	30	注射用哌拉西林钠舒巴坦钠

经过倾向性评分方法分析后，得到了倾向性评分加权前后各协变量的 K-S 值与 P 值，通过 P 值可以看出各协变量在两组间的差异是否显著。加权前许多协变量 P 值 < 0.05，说明两组间有显著的差异，加权后大多数协变量 $P > 0.05$，说明两组间的差异不显著，即经过加权两组间协变量的分布基本无差异。图 8-28 展示了三个方案在加权前后 P 值的变化。

为从多个角度说明是否使用方案对疗效的影响，本研究用 Logistic 回归、不带协变量的倾向性评分加权 Logistic 回归和带协变量的倾向性评分加权 Logistic 回归分别估计其平均处理效应（即回归系数），见表 8-86。其中，带协变量的倾向性评分加权 Logistic 回归，

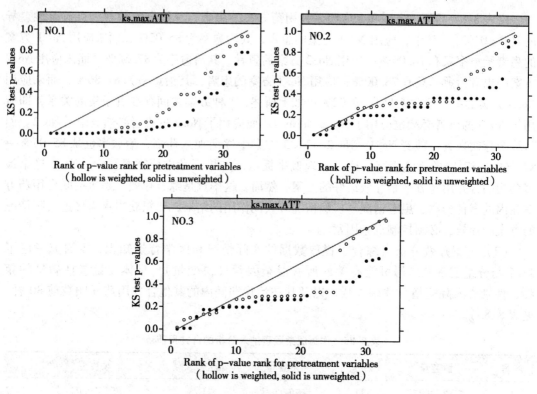

图 8-28　倾向性评分平衡混杂效果图

方案 No.1 选用的协变量为阿奇霉素、安乃近、辅酶 A、复方氨基酸、高渗氯化钠、核黄素、肌苷、氯化钠、青霉素、三磷酸胞苷、头孢米诺、头孢呋辛；方案 No.2 的协变量为苯巴比妥、入院病情；方案 NO.3 的协变量为：入院病情。

表 8-86　三种方案疗效分析结果

方法	No. 1		No. 2		No. 3	
	回归系数	P	回归系数	P	回归系数	P
Logistic 回归	− 0.844	0.086	0.831	0.003	0.720	0.014
不带协变量的倾向性评分加权 Logistic 回归	0.098	0.801	0.692	0.016	0.521	0.100
带协变量的倾向性评分加权 Logistic 回归	− 0.359	0.466	0.685	0.018	0.523	0.098

　　方案 No.1 Logistic 回归显示，回归系数 <0（−0.844），表明使用方案 No.1 的治愈率可能比不使用方案 No.1 低，但 P 值 >0.05（0.086），说明统计学上差异不显著；经过 GBM 倾向性评分加权后，回归系数 >0（0.098），表明使用方案 No.1 治愈率可能比不使用方案 No.1 高，但 P 值 >0.05（0.801），统计学上差异不显著；在把倾向性评分加权不能平衡的混杂因素作为协变量也加入到 Logistic 回归模型中后，回归系数 <0（−0.359），结果再一次发生逆转，表明使用方案 NO.1 治愈率可能比未使用方案 No.1 低，但 P 值 >

0.05（0.466），统计学上差异不显著。综上，从统计学的角度可以认为，使用方案 No.1 与不使用方案 No.1 的治愈率差异不显著。

方案 No.2 的 Logistic 回归分析、不带协变量的倾向性评分加权 Logistic 回归和带协变量的倾向性评分加权 Logistic 回归都显示 $P < 0.05$，说明使用方案 No.2 和不使用方案 No.2 具有统计学上的差异；而且回归系数都 >0，说明使用方案 No.2 的治愈率高于不使用方案 No.2 的治愈率。

方案 No.3 的 Logistic 回归分析、不带协变量的倾向性评分加权 Logistic 回归和带协变量的倾向性评分加权 Logistic 回归的回归系数都 >0，提示使用方案 No.3 可能治愈率要高于不使用方案 No.3。然而，三种方法的 P 值则显示出不同：Logistic 回归分析提示具有显著性差异，但不带协变量的倾向性评分加权 Logistic 回归和带协变量的倾向性评分加权 Logistic 回归则表明不具有显著性差异。因为三种方法的准确性依次提高，因此，认为使用方案 No.3 的治愈率与不使用方案 No.3 的治愈率没有显著性差异。

结合上述结果，可以得到如下结论：

（1）喜炎平注射液治疗上呼吸道感染一个较好的合并用药方案是与复方氨基酸、肌苷、辅酶 A、三磷酸胞苷和维生素 C 合用。这一方案是临床比较常用的方案，而且卡方、Logistic 回归、不带协变量的倾向性评分加权 Logistic 回归和带协变量的倾向性评分加权 Logistic 回归都一致表明其具有疗效上的优势。

（2）维生素 C 作为上述合并用药方案中的重要组成药物，其在喜炎平注射液治疗上呼吸道感染时作为合并用药的比例还要高于方案，是喜炎平注射液最常见的合并用药。然而统计分析提示，联用维生素 C 不能提高喜炎平注射液治疗上呼吸道感染的疗效。

（3）喜炎平注射液治疗上呼吸道感染，约有 38% 的临床医生还会在复方氨基酸、肌苷、辅酶 A、三磷酸胞苷和维生素 C 的基础上增加高渗氯化钠。然而统计分析提示，加入高渗氯化钠并不能提高方案的疗效。

（四）讨论

1. 控制混杂因素是 HIS 数据分析的关键一环　混杂因素庞杂是影响 HIS 数据成为科研数据源的重要因素之一。根据对混杂因素的控制强度不同，本研究采用 4 种统计方法来分析喜炎平注射液治疗上呼吸道感染三个用药方案的疗效。其中卡方检验未控制任何混杂因素，检验表明应用三个用药方案都可提高临床疗效。Logistic 回归分析纳入可能的混杂因素，并通过回归系数标示其重要程度，结果提示纳入混杂因素后，使用方案 No.1 与不使用该方案相比疗效没有差异，结论与卡方检验不同。不带协变量的倾向性评分加权 Logistic 回归通过倾向性评分的加权，平衡了大部分混杂因素，将回顾性数据转变成类似的随机试验数据。这一转变使得检验的准确性有了很大的提高，结果表明，使用方案 No.3 其实并不能提高疗效，这说明卡方和 Logistic 回归的结论可能是混杂因素影响的结果。然而，倾向性评分加权后并不一定能平衡所有的混杂因素，为了获得更稳健的处理效应估计，本研究把这些未平衡的协变量也加入到 Logistic 回归模型中，通过带协变量的倾向性评分加权 Logistic 回归得到更加准确的结果。由此可见，通过更加全面地控制混杂因素可提高，统计检验的准确性；不控制混杂因素，则有可能得到错误的结果。

2. 喜炎平注射液合并支持疗法可提高疗效　同样，治疗上呼吸道感染加用复方氨基酸、肌苷、辅酶 A、三磷酸胞苷和维生素 C 的做法也十分普遍，一般被作为营养支持方案。本研究的研究结果表明这一方案可提高喜炎平注射液治疗的疗效。正如上文所述，上呼吸道感染患者常伴有能量合成障碍，细胞的代谢活动、机体的免疫情况也会发生变化。因此在针对病原体治疗之外，加用营养支持方案，理论上可以提高疗效。复方氨基酸包括多种人体必需氨基酸，氨基酸是蛋白质的前体；肌苷为腺嘌呤的前体，参与体内核酸代谢、能量代谢和蛋白质的合成；辅酶 A 可激活体内的物质代谢，加强物质在体内的氧化并供给能量；三磷酸胞苷是核苷酸衍生物，在体内参与磷脂类合成代谢，能提高神经细胞膜性结构的稳定性和重建能力、支持神经细胞存活。可见营养支持方案对于改善患者营养状态，保证代谢正常进行，增强免疫力有益。这可能是喜炎平注射液治疗上呼吸道感染合并营养支持疗法可提高疗效的内在机制。

3. 研究的局限性

（1）数据量和代表性不足：由于"中药上市后 HIS 数据整合系统"纳入医院的原因，本研究筛选出的应用喜炎平注射液的患者只有 5822 例；这部分患者中，"主要诊断"为"上呼吸道感染"的患者，只有 459 例。不可否认，作为含有大量混杂因素的回顾性数据，这样的数量偏少。而从数据代表性来说，9 家三甲医院主要分布于华东、华北地区，无论是地域方面还是医疗水平方面，代表性都略显不足。数据量和代表性上的不足，影响了研究结果的科学性和适用性。

（2）未能开展对方案中维生素 C 作用的分析：本研究发现，喜炎平注射液治疗上呼吸道感染时合用维生素 C 并不能提高治愈率。然而，维生素 C 是营养支持疗法中的组成药物，而营养支持疗法与喜炎平注射液合用后，疗效得到了提高。那么，维生素 C 在营养支持疗法中起到什么样的作用？研究应当将含有维生素 C 的营养支持方案与未含有维生素 C 的营养支持方案进行疗效对比，以探讨维生素 C 在方案中的真正作用。然而，由于数据所限，使用营养支持方案而不使用维生素 C 的病例极少，无法支持统计检验。这是本研究的不足，也是需要下一步深入研究的问题之一。

（王志飞）

三、苦碟子注射液治疗脑梗死的联合用药方案分析

苦碟子注射液说明书上标注的功能主治为活血止痛、清热祛瘀。适用于冠心病、心绞痛，亦可用于脑梗死患者。故本研究采用关联规则研究真实世界中苦碟子注射液治疗冠心病和脑梗死的临床常用治疗方案情况。

（一）目的

针对真实世界中苦碟子注射液治疗冠心病和脑梗死的临床常用方案进行分析，获得关联关系，为临床用药和进一步的深入分析提供借鉴和参考。

（二）方法

1. 数据来源选取　HIS 数据仓库中使用苦碟子注射液的住院患者信息，共 24 225 例，来自 18 家医院。患者信息主要包括 4 部分内容：一般信息、诊断信息、医嘱记录、实验室检查记录。

2. 数据库质量的评价　本研究中苦碟子的临床数据来自于 18 家医院 HIS 系统，由于每个医院的背景不同，且涵盖中医院和西医院，所以相关数据库结构均有所不同。原始数

据库在未作标准化处理之前，库里疾病诊断不同，相同记录指标的单位也有所不同，且存在不同程度的缺失，基于上述特点情况，研究者在做分析之前进行了大量数据标准化处理工作。

3. 数据标准化和规范化处理 为了便于分析，对所有数据进行了标准化处理。参照西医第七版教材对西医诊断进行规范化；参照新世纪第二版《中医学》教材对中医诊断进行规范化；采用提取证候要素的方式对中医证候信息进行规范。而对于医嘱信息的规范：对数据库中记录为商品名称的西药，将其转化通用名进行规范，对于中成药，同类药物成分但剂型不同者进行合并，其他中成药保留原始名称，对合并用药的分析均基于标准化后的数据。

本研究主题是苦碟子注射液应用方案分析，且针对适应证人群，即冠心病人群和脑梗死人群。故在做合并用药分析时，分别只考虑 6032 例冠心病人群和 3468 例脑梗死人群的所有医嘱记录。

另外，纳入分析的合并用药遵守以下原则：溶媒不作为合并用药，故从数据集中剔除，包括 5% 葡萄糖注射液、0.9% 氯化钠注射液、葡萄糖氯化钠注射液三种；剔除氯化钾和维生素；对同一例患者，胰岛素如果和葡萄糖合并使用，则剔除；肝素的给药途径如果是静脉注射、静脉滴注、泵入或皮下注射，则纳入分析，否则剔除；合并药物必须在苦碟子注射液的使用时间范围内，即对于每例患者，只将其在使用苦碟子注射液期间所使用的其他药物纳入分析。

由于所有药物种类很多，只提取使用人数最多的前 200 种药物（含苦碟子注射液）进行关联分析。

4. 统计软件和方法 本研究数据分析采用的分析软件为 SPSS 18.0 版和 SAS 9.2 版，并利用 Excel 2007 辅助作图。同时运用 clementine 12.0 版，采用 Apriori 算法做关联规则分析。Apriori 算法是指在数据集中找出同时出现概率符合预定义支持度频繁项集，而后从以上频繁项集中找出符合预定义置信度的关联规则。

5. 分析内容 本研究就苦碟子注射液治疗冠心病和脑梗死的联合用药部分进行了分析。根据苦碟子注射液前期药理研究发现可知，该药物主要有抗血小板和扩血管作用。而临床上扩血管药物主要以硝酸异山梨酯、硝酸甘油、桂哌齐特为多见；抗血小板药以阿司匹林、氢氯吡格雷多见。故根据关联规则本研究重点关注苦碟子和这两类药的联合使用情况。

三项指标的联合分析分别以冠心病、脑梗死两大类用药方案为切入点，探讨用扩血管或抗血小板两大类药人群和非用该药人群在年龄、用药疗程、单次用药剂量、死亡率、好转率之间的联合关系。

（三）结果与结论

1. 冠心病人群合并用药基础分析 根据合并用药原则，最终得到 6020 例患者使用200 种药物的情况。数据分析针对苦碟子注射液与其他一项、两项、三项合并用药的关联性分析结果，按支持度从大到小排列，进行了相关分析。现将合并一项用药的研究结果前十项，见表 8-87。除去一些其他中成药和地西泮之外，苦碟子注射液和两大类药物同时出现的情况较多，一类是扩血管西药，如硝酸异山梨酯（支持度达 56.39%）、硝酸甘油、桂哌齐特；另外一类是抗血小板药，如阿司匹林（支持度达 52.00%）、氢氯吡格雷。由于临床用药，苦碟子注射液并不和其他西药成搭配关系，因此提升度绝大多数情况下都为1，也表明临床中西医用药多为独立用药（下面脑梗死用药分析同理）。

表 8-87　冠心病人群关联规则分析苦碟子注射液合并用药合并一项的结果分析

Consequent	Antecedent	支持度/%
苦碟子注射液	硝酸异山梨酯	56.386
	阿司匹林	52.001
	桂哌齐特	40.242
	硝酸甘油	32.304
	氢氯吡格雷	25.776

注：置信度为 100%（表 8-90 同）。

　　进一步将使用这 2 类药的人群单独进行分析如下：在治疗过程中联合使用上述扩血管药物之一的所有病人，总数达 4423 例；未使用其中任何一种的作为对照用药人群，为 1609 例。在治疗过程中联合使用上述抗血小板药物之一的所有病人，总数达 3388 例；未使用其中任何一种的作为对照用药人群，为 2644 例。将联合使用扩血管药物人群的用药方案作为定义为目标方案 A（4423 例），未使用人群的方案作为对照方案 A（1609 例）。对联合使用抗血小板药物人群的用药方案定义为目标方案 B（3388 例），未使用人群的方案作为对照方案 B（2644 例），分别进行三联分析结果如下。

　　年龄、用药疗程与用药方案：将所有人群，按照 4 个年龄段进行分组，18~45 岁、46~65 岁、66~80 岁、>80 岁，和每个年龄段的用药疗程均值，与所定义的不同方案进行三联相关性分析，见表 8-88。对比分析可见，目标方案 A 和 B 在所有年龄段的用药疗程均值均短于对照组 A 和 B。

表 8-88　用药方案在 4 个年龄段上用药疗程均值（天）的对比

年龄段/岁	目标方案 A/N	对照方案 A/N	目标方案 B/N	对照方案 B/N
18~45	3.94/371	4.26/230	3.89/454	4.60/147
46~65	3.94/3225	4.32/1498	3.94/3820	4.54/903
66~80	4.37/3474	4.87/2162	4.48/4325	4.81/1311
>80	4.46/614	5.33/577	4.73/874	5.29/317

注：表中 N 代表的是医嘱记录条数，非病人数（以下脑梗死人群分析中对应表格同），其中目标方案 A 总记录数为 7684 条，无缺失。对照方案 A 共有 1609 例病人数据，总记录为 4485 条，缺失 18 条。

　　年龄、单次用药剂量与用药方案：4 个年龄段和单次用药剂量均值，与所定义的不同方案进行三联相关性分析，见表 8-89。对比分析可见，目标方案 A 和 B 在所有年龄段的单次用药剂量均值均多于对照组 A 和 B。

表 8-89 用药方案在 4 个年龄段上单次用药剂量（ml）的对比

年龄段/岁	目标方案 A/N	对照方案 A/N	目标方案 B/N	对照方案 B/N
18 ~ 45	39.38/371	38.61/230	39.27/454	38.50/147
46 ~ 65	39.32/3225	38.29/1506	39.21/3820	38.11/911
66 ~ 80	38.88/3474	38.23/2171	38.86/4326	37.88/1319
>80	38.81/614	38.20/578	38.71/874	37.99/318

注：表中 N 代表的是医嘱记录条数，非病人数（以下脑梗死人群分析中对应表格同），无缺失记录。

年龄、死亡率与用药方案：4 个年龄段和死亡率，与所定义的不同方案进行三联相关性分析，见表 8-90。对比分析可见，目标方案 A 在后 3 个年龄段的死亡率均低于对照组 A。目标方案 B 在 46 ~ 65 岁、66 ~ 80 岁年龄段的死亡率均低于对照组 B，但在 >80 岁的年龄段上，高于对照组 B。

表 8-90 用药方案在 4 个年龄段上死亡率的对比（%）

年龄段/岁	目标方案 A	对照方案 A	目标方案 B	对照方案 B
18 ~ 45	0.00	0.00	0.00	0.00
46 ~ 65	0.55	0.87	0.66	0.69
66 ~ 80	1.52	3.02	1.61	3.89
>80	2.75	5.88	4.64	3.45

年龄、好转率比例与用药方案：4 个年龄段和好转率，与所定义的不同方案进行三联相关性分析，见表 8-91。对比分析可见，目标方案 A 在后 3 个年龄段的好转率均高于对照组 A。目标方案 B 在 46 ~ 65 岁、66 ~ 80 岁年龄段的好转率均高于对照组 B，但在 >80 岁的年龄段上，低于对照组 B。

表 8-91 用药方案在 4 个年龄段上好转率的对比（%）

年龄段/岁	目标方案 A	对照方案 A	目标方案 B	对照方案 B
18 ~ 45	100.00	100.00	100.00	100.00
46 ~ 65	99.45	99.13	99.34	99.31
66 ~ 80	98.48	96.77	98.35	95.85
>80	97.25	93.84	95.16	96.55

2. 脑梗死人群合并用药基础分析 根据合并用药原则，最终得到 3468 例患者使用 200 种药物的情况。数据分析针对苦碟子注射液与其他一项、两项、三项合并用药的关联规则结果，按支持度从大到小排列，进行了相关分析，现将合并一项的研究结果前十项列示，见表 8-92。

表8-92　脑梗死人群关联规则分析苦碟子注射液合并用药合并一项的结果分析

Consequent	Antecedent	支持度/%
苦碟子注射液	阿司匹林	40.228
	桂哌齐特	26.117
	硝酸异山梨酯	21.414
	氢氯吡格雷	20.596
	硝酸甘油	6.924

因此，基于上表初步分析概况，现将使用这2类药的人群单独进行分析，下面提取如下8个人群：将联合使用上述扩血管药物人群的用药方案定义为目标方案A（1416例），未使用人群的方案作为对照方案A（2052例）。对联合使用抗血小板药物人群的用药方案作定义为目标方案B（1840例），未使用人群的方案作为对照方案B（1628例），分别进行三联分析结果如下。

年龄、用药疗程与用药方案：将所有人群，按照4个年龄段进行分组：18~45岁、46~65岁、66~80岁、>80岁，和每个年龄段的用药疗程均值，与所定义的不同方案进行三联相关性分析，见表8-93。对比分析可见，目标方案A在前3个年龄段的用药疗程均值均长于对照组A，目标方案B在后3个年龄段的用药疗程均值均短于对照组B。

表8-93　用药方案在4个年龄段上用药疗程均值（天）的对比列表

年龄段（岁）	目标方案A/N	对照方案A/N	目标方案B/N	对照方案B/N
18~45	6.92/48	4.04/92	5.33/52	4.85/88
46~65	6.47/656	5.52/611	5.84/679	6.22/588
66~80	6.18/1260	5.86/1124	6.00/1373	6.07/1011
>80	5.87/271	6.46/358	5.97/351	6.50/278

注：表中N代表的是医嘱记录条数，非病人数，其中目标方案A记录数为2 235条，缺失1条。对照方案A有记录为2185条，缺失49条。目标方案B有记录为2455条，缺失0。对照方案B有记录为1965条，缺失50条。

年龄、单次用药剂量与用药方案：4个年龄段和单次用药剂量均值，与所定义的不同方案进行三联相关性分析，见表8-94。对比分析可见，目标方案A在所有年龄段的单次用药剂量均值（ml）均多于对照组A。目标方案B在后面3个年龄段的单次用药剂量均值（ml）均多于对照组B，唯在18~45岁年龄段上，少于对照方案B。

表8-94　用药方案在4个年龄段上单次用药剂量均值（ml）的对比

年龄段（岁）	目标方案A/N	对照方案A/N	目标方案B/N	对照方案B/N
18~45	36.46/48	35.33/92	34.62/52	36.36/88
46~65	38.51/657	36.13/631	38.29/679	36.29/609
66~80	38.28/1260	36.75/1149	38.13/1373	36.79/1036
>80	38.27/271	37.76/362	38.21/351	37.70/282

注：表中N代表的是医嘱记录条数，非病人数，均无缺失。

年龄、死亡比例与用药方案：4个年龄段和死亡率，与所定义的不同方案进行三联相关性分析，见表8-95。对比分析可见，目标方案A在后三个年龄段的死亡率均低于对照组A。目标方案B在46~65岁和66~80岁年龄段的死亡率均低于对照组B，但在>80岁的年龄段上，高于对照组B。

表8-95 用药方案在4个年龄段上死亡率（%）的对比列表

年龄段（岁）	目标方案A	对照方案A	目标方案B	对照方案B
18~45	0.00	0.00	0.00	0.00
46~65	0.78	2.79	1.31	2.22
66~80	1.22	1.92	1.85	1.21
>80	2.96	3.92	4.42	2.53

年龄、好转率与用药方案：4个年龄段和好转率，与所定义的不同方案进行三联相关性分析，见表8-96。对比分析可见，目标方案A在后三个年龄段的好转率均高于对照组A。目标方案B在46~65岁年龄段的好转率高于对照组B，但在46~65岁、>80岁的年龄段上，低于对照组B。

表8-96 用药方案在4个年龄段上好转率（%）的对比列表

年龄段（岁）	目标方案A	对照方案A	目标方案B	对照方案B
18~45	100.00	100.00	100.00	100.00
46~65	98.96	96.09	98.43	96.68
66~80	98.78	97.28	97.87	98.27
>80	97.04	95.10	94.48	97.47

（四）讨论

临床真实世界中，合并用药是一种非常常见的现象，特别是在重症、疑难疾病治疗中，非常多见。在中国，临床合并用药的情况又具有一定的特殊性，原因在于中西医药并行治疗的现状。

鉴于合并用药实际情况的复杂，很难进行前瞻性的临床试验，那么基于大样本数据的回顾性分析不失为一种好的研究方式。因此本研究就大样本的HIS数据集成仓库，进行了针对性分析和探索。含有海量数据的HIS数据仓库为数据挖掘技术的应用提供了契机，作为挖掘技术最为重要的方法之一，关联规则挖掘可以发现存在于大量数据集中的关联性或相关性，关联规则本身是一种很重要的知识，是数据挖掘研究的主要内容，它能表示数据之间的相互关系，对统计和决策有重大意义。因此本研究就基于HIS数据运用数据挖掘针对苦碟子注射液的临床合并用药进行了探索分析。

苦碟子注射液有增加冠脉流量、扩张血管，抑制血小板聚集等作用。目前在临床上多被辅助用于治疗冠心病和脑梗死。本研究分析中发现，苦碟子注射液在临床应用时，在同一个病人身上有可能多和扩血管药物硝酸异山梨酯、硝酸甘油、桂哌齐特，抗血小板类药阿司匹林、氢氯吡格雷联合使用。

从三联分析结果来看，有4种情况：一是在治疗冠心病人时，如果用药人群在治疗过程中同时还使用了上述扩血管药，分析发现：其用药疗程均值均短于、单次用药剂量均值均多于未联合使用人群；在45岁以上人群中死亡率均低于、好转率均高于未联合使用人群。二是在治疗冠心病人时，如果联合使用了上述抗血小板药，分析发现：其用药疗程均值均短于、单次用药剂量均值均多于未联合使用人群；但是在>80岁年龄段的分析上死亡率高于非联合用药人群，好转率上联合用药人群低于非联合用药人群。三是在治疗脑梗死病人时，如果在治疗过程中联合使用了上述扩血管药，分析发现：其用药疗程均值均长于、单次用药剂量均值均多于未联合使用人群；在45岁以上人群中死亡率均低于、好转率均高于未联合使用人群。四是在治疗脑梗死病人时，如果在治疗过程中联合使用了上述抗血小板药，分析发现：其用药疗程均值均短于未联合使用人群、单次用药剂量均值在45岁以上人群中均多于未联合使用人群，但在18～45岁年龄段上，少于未联合使用人群；在46～65岁和66～80岁年龄段的死亡率均低于未联合使用人群，但在>80岁的年龄段上高于未联合使用人群；在46～65岁年龄段的好转率高于未联合使用人群，但在45岁以上人群均低于未联合使用人群。

上述4种情况的数据挖掘和分析，有一定的规律可以探寻，比如数据分析发现，在用苦碟子注射液在治疗冠心病患者时，如果联合使用扩血管药物，其在用药疗程、死亡率、好转率上均有一定的治疗优势，如果联合使用抗血小板药物，大部分人群（除了>80岁年龄段人群）在用药疗程、死亡率、好转率上也有一定的治疗优势，此外所有这部分联合用药人群的单次用药剂量均值均多于未联合使用人群。而在用苦碟子注射液治疗脑梗死患者时，情况又有所不同，如果是联合扩血管药物，其在死亡率、好转率上也有一定的治疗优势，但在用药疗程、单次用药剂量上不具优势。如果联合使用抗血小板药物，其在用药疗程上具有优势，好转率和单次用药剂量在18～45岁年龄段上具有优势，但好转率在45岁以上人群中上不具优势。但因研究的局限性，上述结果仅仅是本研究课题的一个初步探索，还不具有强相关性以及因果推断关系，有必要进行下一步的探索和分析。

本研究的不足之处：本研究的数据分析和探索是基于对医院住院病例的一种回顾性数据挖掘分析，并未进行统计检验分析，因此没有任何因果关联关系，更不能等同于临床现实。如需要获得有关合并用药的精准信息，还需要进行前瞻性的设计，从主动监测研究中获得一手数据。

最后，正如有研究者提出HIS系统中使用数据挖掘技术的主要目的之一是发现知识。从HIS数据库中获得各种诊疗行为的内在规律，用来指导临床实践。希望本研究中使用关联规则挖掘技术对苦碟子注射液合并用药的分析，能够为以后中医药研究者提供借鉴和参考，也能为临床医生的用药提供有用信息。值得一提的是近年来多有中药注射剂发生不良反应的报道，其中一个重要原因就是合并用药。因此，建议临床医生在合并用药过程中应该审慎。

（廖 星）

四、舒血宁注射液治疗脑梗死的临床用药特征分析

舒血宁注射液说明书中提及的适应证有缺血性心脑血管疾病、冠心病、心绞痛、脑栓塞、脑血管痉挛等。临床中常被用于心脑血管疾病、糖尿病并发症及其他血管、血栓性疾

病如视网膜静脉阻塞、下肢深静脉血栓形成等疾病的治疗。

（一）目的

了解舒血宁注射液治疗脑梗死的患者特点、用药特征及常用临床方案情况，为其更好的应用于临床提供借鉴和参考。

（二）方法

1. 数据纳入标准　住院期间使用过舒血宁注射液且出院诊断信息中含有"脑梗死"的患者信息；合并用药必须在舒血宁注射液的使用时间范围内。

2. 统计方法　采用频数统计方法对患者住院基本信息进行分析；使用关联规则法对合并用药进行分析，统计软件为 SPSS 18.0 版，SPSS Clementine 12.0 版，并利用 Excel 2007 辅助作图。

3. 数据分析流程图

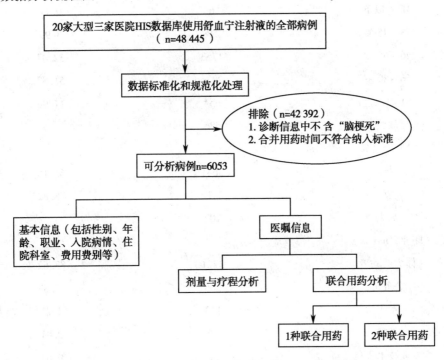

图 8-29　舒血宁治疗脑梗死临床用药特征分析流程图

（三）结果与结论

使用舒血宁注射液的脑梗死患者共 6053 例，基于患者一般信息表、诊断信息表、医嘱记录表对脑梗死人群的患者临床信息及用药情况进行分析。

1. 患者一般情况　在使用舒血宁注射液的 6053 例脑梗死患者中，男性患者 3641（61.18%）例，女性患者 2310（38.82%）例。患者平均年龄 67.96 岁，其中 66～80 岁的患者例数最多，共 2836 例，约占 51.87%；其次为 46～65 岁的患者，共 1753 例，占 32.07%；81 岁以上的患者共 654 例，占 11.96%。患者职业分布中，体力劳动者为最多，共 3721 例，约占 83.62%，其次为公务员，共 506 例，约占总人数的 11.37%。患者入院病情为"一般"者居多，占 64.23%，入院病情为"危急"者约占 35.76%。

在 6053 例使用舒血宁注射液的脑梗死患者中，患者主要分布在神经科（43.81%）、针灸科（14.03%）、内分泌科（4.22%）、心血管内科（4.1%）等。对患者住院时间进行分析，发现多集中于 15～28 天，共 2351 例，占 38.85%，其次为 8～14 天，共 1670 例，占 27.59%。住院费别分布为医保患者（70.71%）、自费患者（19.99%）、公费患者（7.52%）。患者住院总花费分布最多为 1 万～2 万元（41.18%），其次为 0.5 万～1 万元（23.48%）。具体患者性别、年龄、职业、入院病情、住院科室、费用、费别等分布情况见表 8-97。

表 8-97　使用舒血宁注射液脑梗死患者基本信息及住院信息分布

	n = 6053	
年龄分段，n（%）		
18 岁以下	6	0.11
18～45 岁	218	3.99
46～65 岁	1753	32.07
66～80 岁	2836	51.87
81 岁以上	654	11.96
缺失	586	
性别，n（%）		
男	3641	61.18
女	2310	38.82
缺失	102	
职业，n（%）		
体力劳动者	3721	83.62
公务员	506	11.37
军人	143	3.21
教师	36	0.81
专业技术人员	36	0.81
商业工作人员	6	0.13
其他	2	0.04
缺失	1603	
入院病情，n（%）		
一般	3852	64.23
危急	2145	35.76
缺失	56	
入院科室，n（%）		
神经科	2605	43.81

续表

	n = 6053	
针灸科	834	14.03
内分泌科	251	4.22
心血管内科	244	4.1
综合科	219	3.68
干部病房	177	2.98
急诊科	172	2.89
中医科	99	1.66
外科	70	1.18
理疗科	68	1.14
呼吸内科	66	1.11
其他科室	1144	19.20
缺失	107	
住院天数分段，n（%）		
1~7 天	609	10.06
8~14 天	1670	27.59
15~28 天	2351	38.85
>28 天	1422	23.50
缺失	1	
费别，n（%）		
医保	3885	70.71
自费	1098	19.99
公费	413	7.52
其他	98	1.78
缺失	559	

2. 用药情况 基于 6053 例使用舒血宁注射液的脑梗死患者医嘱记录进行分析，分别从舒血宁注射液单次使用剂量、用药疗程及合并用药情况角度进行分析，具体分析结果如下：

（1）剂量与疗程：患者单次用药剂量共计 12 816 条记录。重点分析用药方式为静注的情况，记录数 12 202 条。静注单次用药剂量集中在 15~20ml，共 8505 条记录，占69.7%，其次是 20~25ml，25~30ml，分别为 1501 条记录（12.3%）和 870 条记录（7.13%）。最小单次用量为 2ml，最大单次用量为 50ml，平均单次用药剂量为 20.36ml。患者静注单次用药剂量情况见表 8-98、图 8-30。

表 8-98　患者单次使用剂量总体分布（单位：ml）

记录数	均值	标准差	中位数	最小值	最大值	95%CI	
						下界	上界
12 202	20. 36	5. 45	20. 00	2. 00	50. 00	20. 27	20. 46

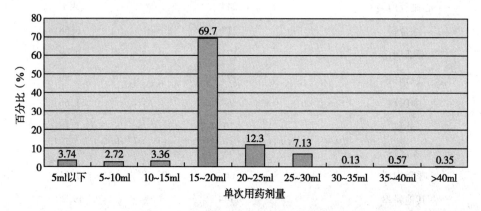

图 8-30　使用舒血宁注射液脑梗死患者单次用药剂量分类分布图

　　患者用药疗程共 12 915 条记录，平均为 5. 33 天，多集中在 1 ~ 2 天，共 7254 条记录，占 56. 17%，其次为 8 ~ 14 天，共 2308 条记录，占 17. 87%。具体用药疗程分布情况见图 8-31。

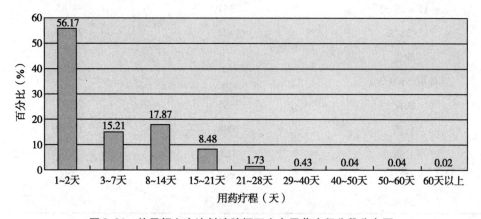

图 8-31　使用舒血宁注射液脑梗死患者用药疗程分段分布图

　　（2）联合用药　从医嘱表中提取出舒血宁注射液的合并用药（频数分布排前 200 位），分析其具体联合应用情况。

　　1）与 1 种药物联合使用：在 6053 名使用过舒血宁注射液的脑梗死患者医嘱记录中，其中与舒血宁注射液最常联合应用的单种药物是阿司匹林口服剂，支持度 48. 51%。按支持度从高到低，舒血宁注射液用于治疗脑梗死常见的其他单种合并用药是马来酸桂哌齐特注射液（22. 07%）、阿托伐他汀钙片（18. 88%）。具体分布见表 8-99。

表 8-99 使用舒血宁注射液的脑梗死患者合并一种用药分析

药物	合并药物	支持度	置信度	提升度
舒血宁注射液	阿司匹林肠溶片	48.508	99.556	0.998
舒血宁注射液	马来酸桂哌齐特注射液	22.073	99.61	0.998
舒血宁注射液	阿托伐他汀钙片	18.873	98.916	0.991
舒血宁注射液	肝素钠注射液	15.911	99.865	1.001
舒血宁注射液	前列地尔注射液	15.706	99.931	1.001
舒血宁注射液	氯化钾注射液	15.114	99.644	0.999
舒血宁注射液	尼麦角林胶囊	13.035	99.752	1
舒血宁注射液	注射用奥扎格雷钠	12.722	99.746	1
舒血宁注射液	胰岛素注射液	12.625	99.915	1.001
舒血宁注射液	硫酸氢氯吡格雷片	12.345	99.564	0.998
舒血宁注射液	硝苯地平控释片	12.205	99.294	0.995
舒血宁注射液	酒石酸美托洛尔片	11.009	99.804	1
舒血宁注射液	单硝酸异山梨酯片	10.891	99.901	1.001
舒血宁注射液	疏血通注射液	10.223	97.893	0.981

2) 与 2 种药物合并使用：对使用舒血宁注射液的脑梗死患者合并药物进行二项关联分析后发现，舒血宁注射液常联合马来酸桂哌齐特注射液和阿司匹林肠溶片一起应用，支持度为 8.18%；与尼麦角林胶囊和阿司匹林肠溶片一起应用的支持度为 7.63%；与阿托伐他汀钙片和阿司匹林肠溶片一起应用支持度为 7.42%。具体结果见表 8-100。

表 8-100 使用舒血宁注射液的脑梗死患者合并一种用药分析

药物	合并药物	支持度（%）	置信度（%）	提升度
舒血宁注射液	马来酸桂哌齐特注射液 and 阿司匹林肠溶片	8.18	99.80	1.00
舒血宁注射液	尼麦角林胶囊 and 阿司匹林肠溶片	7.63	100	1.00
舒血宁注射液	阿托伐他汀钙片 and 阿司匹林肠溶片	7.42	100	1.00
舒血宁注射液	维生素 B_6 注射液 and 氯化钾注射液	7.09	99.77	1.00

图 8-32 显示与舒血宁注射液联合治疗脑梗死使用频率较高的药物。图中节点间线条越粗，表示两种药品间的关联程度越强。从图 8-32 可见，临床上舒血宁注射液治疗脑梗死，关联比较紧密的药物有阿司匹林肠溶片、肝素钠注射液、氯化钾注射液、前列地尔注射液、马来酸桂哌齐特注射液等。

（四）讨论

1. 舒血宁注射液治疗脑梗死超剂量使用存在用药风险 舒血宁注射液药品说明书规定静脉滴注用量：每日 20ml。从研究结果可知，舒血宁注射液治疗脑梗死主要给药方式为静脉用药，在临床应用中有 20.03% 的患者存在超说明书剂量使用的现象，并且单次最大

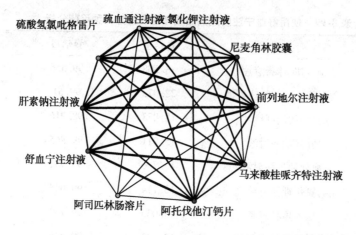

图 8-32 舒血宁注射液治疗脑梗死的联合用药关联规则网络例图

剂量为 50ml。同时研究结果显示，舒血宁注射液治疗脑梗死患者以中老年人居多。平均年龄 67.96 岁，45~80 岁患者占 83.94%，65 岁以上患者占 63.84%。老年患者超剂量用药存在风险，应引起临床医师的注意。老年患者，机体生理功能衰退，对药物的吸收、分布、代谢和排泄发生改变，体内药物代谢缓慢。临床多有报道中老年患者服用常规剂量甚至小剂量的阿司匹林肠溶片、氯吡格雷片等抗血小板聚集药物后发生上消化道出血的案例。也有报道发现患者在 60~89 岁时，使用舒血宁注射液剂量越大越易发生药品不良反应。因此，老年患者临床用药时应从小于规定剂量的最小剂量开始，逐渐增量，最终达到有效剂量，不可盲目加大药量，以防药物过量不良反应的发生。除生理改变外，老年患者基础病多，合并用药多，容易发生药物-药物相互作用。临床舒血宁注射液超剂量使用是否会加重相似药物的不良反应也值得进一步探讨。然而，从另一方面考虑，临床有 20% 以上的患者超常规剂量使用舒血宁注射液，可能因患者存在阿司匹林肠溶片等药物使用禁忌证，如上消化道出血、急性胃肠道溃疡等，而临床报道的舒血宁注射液未见相关报道。临床医师有可能为规避出血风险，权衡利弊，在减少以上化学药物用量的同时，有意将舒血宁注射液用量加大，以达到抗血小板聚集、抗凝的治疗效果，同时减轻化学药物副作用。或许在以后的研究中可以进一步深入分析舒血宁注射液治疗脑梗死的临床用药安全剂量，以及超说明书大剂量使用是否能在保证用药安全的前提下提高临床疗效。

2. 舒血宁注射液治疗脑梗死常与抗血小板聚集和改善脑循环药物联用　对 HIS 数据库中 6053 例使用舒血宁注射液治疗主要诊断疾病为"脑梗死"的患者进行分析，可以发现舒血宁注射液治疗脑梗死时主要合并用药均为化学药物，且以抗血小板聚集药物与改善脑循环药物为主。在舒血宁注射液治疗脑梗死的单种合并用药分析中可以看到，与舒血宁注射液合并应用治疗脑梗死的最多的药物是抗血小板用药，如阿司匹林口服剂（支持度 48.51%）与氯吡格雷口服剂（支持度 12.35%）；其次为改善脑循环药物，如马来酸桂哌齐特注射液（支持度 22.07%）、前列地尔注射液（支持度 15.71%）、尼麦角林胶囊（支持度 13.04%）、注射用奥扎格雷钠（支持度 12.72%）。另有抗凝、降纤溶栓、调脂降糖等药物。

在联合两种用药中，常与舒血宁注射液常联合使用的有马来酸桂哌齐特注射液＋阿司匹林肠溶片（支持度 8.18%），尼麦角林胶囊＋阿司匹林肠溶片（支持度 7.63%）；阿托伐他汀钙片＋阿司匹林肠溶片（支持度 7.42%），或维生素 B_6＋氯化钾注射液（支持度 7.09%）。可见在舒血宁注射液合并两种用药治疗脑梗死时，两种用药多为一种改善脑循环药物与一种抗血小板药物组合模式。同时也应考虑到与营养神经药物的联用。分析以上结果还可得到另一信息，舒血宁注射液在治疗脑梗死时多与作用相似的药物联合使用。现代药理研究表明，舒血宁注射液具有对缺血区脑组织的保护作用，可改善血管内皮损伤、增加脑血流量、抑制血小板聚集和微血栓形成等。阿司匹林口服剂为临床常用的抗血小板聚集药物，常被用于脑梗死的治疗与预防。有研究表明阿司匹林联合舒血宁注射液治疗急性脑梗死可更好地抑制血小板活化、降低血液黏度，改善脑血流供应，且经济、安全。与舒血宁注射液联用的马来酸桂哌齐特注射液、尼麦角林胶囊、前列地尔注射液、注射用奥扎格雷钠均具有扩张脑血管、改善脑循环的药理作用。基于 HIS 数据库"真实世界"信息发现舒血宁注射液在治疗脑梗死患者时常与药理作用相似的化学药物联合使用，考虑可能中西药物从不同的作用机制发挥相似的药理作用来治疗脑梗死，从而达到相辅相成，提高临床疗效的作用。

脑梗死的发生是由缺血所致，恢复或改善缺血脑组织的灌注是治疗的核心应贯彻于全过程，以保持良好的脑灌注压。中国脑血管病防治指南推荐脑梗死治疗使用溶栓、降纤、抗血小板凝集、扩充血容量等治疗药物。可见在 HIS"真实世界"所反映的脑梗死用药规律基本符合用药指南。同时可以看出，中西药联合用药的普遍性。其间所存在的中西药联合用药的潜在风险也值得进一步探讨。一方面，指南指出脑梗死急性期溶栓治疗后 24 小时内一般不用抗血小板凝集药。舒血宁注射液因具有相似的抗血小板凝集药理作用，临证中急性期溶栓后是否也应避免使用值得进一步研究。另一方面，6053 例脑梗死患者联合用药过程中虽未发生药品不良反应，但中西药联合应用具有一定的规律性，需掌握一定的经验，以防中西药联合应用增加药品不良反应的发生率。临床医师在努力发挥中西药联用优势的同时更应关注其潜在风险。

本研究数据来源于医院信息系统，真实可靠，通过分析舒血宁注射液治疗脑梗死中西药联合用药情况，可以发现一定的处方规律，为深入分析提供基础，并为临床优化治疗方案提供借鉴和参考。但 HIS 数据因为其回顾性数据的性质，导致未能对针对脑梗死急性期、恢复期、后遗症期不同时期的用药情况进行单独深入分析，使研究结果应用于有分期的脑梗死患者不具有代表性。并且基于研究类型的局限性，可能存在较多的偏倚。如需要获得有关联合用药的精准信息，还需要从前瞻性研究中获得一手数据，再对患者的信息进行更细致、深入的挖掘，临床获得更接近实际情况的用药规律以指导临床用药。

（杨 薇）

五、喜炎平注射液联合维生素 C 治疗上呼吸道感染的实效分析

喜炎平注射液具有较强的抑制、杀灭细菌和抗病毒的作用，临床常用于治疗感染性疾

病，尤其是上呼吸道感染，疗效较好；维生素 C 是上呼吸道感染的常用药，临床实践上常将两药联合使用。然而，这种联用的做法来源于临床医生的经验，其能否提高喜炎平注射液治疗上呼吸道感染的疗效，尚需研究。本研究通过对 HIS 的数据分析，探讨喜炎平注射液联用维生素 C 注射液对上呼吸道感染治愈率的影响，以期为临床合理用药提供参考。

（一）目的

探讨喜炎平注射液治疗上呼吸道感染时联合维生素 C 注射液是否会提高治愈率，为临床用药及深入分析提供借鉴和参考。

（二）方法

1. 数据筛选　检索医嘱中喜炎平注射液的用药记录，根据其关系映射到患者 ID，检索该患者在本数据库中的全部记录（包括基本信息、诊断信息、医嘱信息、治疗结果和实验室检查信息）。共检索出应用喜炎平注射液的患者 5822 位，涉及医疗记录 18 468 条。

在应用喜炎平注射液的患者中，检索其"主要诊断"为"上呼吸道感染"的患者，共计 459 例。

2. 评价指标　上呼吸道感染一般病情较轻，因此患者住院天数较少，出院时的治愈率较高。这一特点反映于 HIS 数据中，患者治疗结果的记录，治愈与非治愈（包括好转、无效和死亡）的相对比例有一定的代表性，能够间接反映患者的综合疗效。因此本研究将治疗结果记录中治愈与非治愈的相对比例作为评价患者综合疗效的指标，并通过统计学方法控制混杂因素，从而评价喜炎平注射液联用维生素 C 注射液是否会提高治疗上呼吸道感染的疗效。

3. 分组与拟随机化　本研究将上述 459 例患者按照其是否使用维生素 C 注射液分为两组：联用组患者在同一天内既使用了喜炎平注射液又使用了维生素 C 注射液；未联用组患者使用了喜炎平注射液但在同一天内未使用维生素 C 注射液。联用组与未联用组的基本情况如表 8-101 所示：

表8-101　两组基本情况表

项目	联用组	未联用组
治愈	273（85.05%）	105（76.09%）
好转	43（13.40%）	29（21.01%）
死亡	0（0.00%）	1（0.72%）
缺失	5（1.56%）	3（2.18%）
合计	321（100%）	138（100%）

HIS 回顾性数据混杂因素庞杂，而治愈率却是综合的治疗效果，是包括喜炎平注射液在内的多种药物、患者的情况、疾病的情况等共同作用的结果。要从这个综合疗效中分析出喜炎平注射液或喜炎平注射液联合维生素 C 注射液的治疗效果，就需要控制除两者之外的混杂因素，使每个因素从统计学上来看，分配到联用组和未联用组的概率相似。综合了数据的实际情况和医学背景知识，本研究考虑了包括患者的年龄、性别、入院病情、住院天数，以及其在治疗期间内的联合用药等共 34 个与分组和结局可能有关的因素，调用 R 软件中的 Twang 包，得到各因素对分组的影响程度，通过控制这些混杂因素，使分组达到

拟随机化。纳入控制的混杂因素及其对分组的影响程度如表 8-102 所示。

表 8-102　纳入控制的混杂因素及其对分组的影响程度

序号	协变量	重要程度	序号	协变量	重要程度
1	三磷酸胞苷	51.751	18	氨溴索	0.053
2	肌苷	25.193	19	利巴韦林	0.053
3	辅酶 A	8.416	20	高渗氯化钠	0.009
4	维生素 B_6	6.624	21	氨曲南	0
5	复方氨基酸	1.642	22	安乃近	0
6	年龄	1.508	23	核黄素	0
7	住院天数	1.294	24	利多卡因	0
8	地塞米松	0.711	25	磷酸肌酸钠	0
9	头孢呋辛	0.697	26	氯化钠悬浮液	0
10	性别	0.613	27	蒙脱石散	0
11	布洛芬	0.554	28	青霉素	0
12	头孢曲松	0.315	29	热毒宁注射液	0
13	氯化钠	0.145	30	双歧活菌	0
14	赖氨匹林	0.144	31	注射用阿莫西林钠舒巴坦钠	0
15	阿奇霉素	0.112	32	注射用美洛西林钠舒巴坦钠	0
16	果糖	0.099	33	注射用哌拉西林钠舒巴坦钠	0
17	头孢米诺	0.066	34	入院病情	0

4. 统计方法　客观评价用药方案的真实疗效，考虑到存在较多的混杂因素，本研究采用带协变量的倾向性评分加权 Logistic 回归来评价两组间疗效的差异。

本研究用于估计倾向性评分的方法为 GBM，该方法通过不断迭代优化 K-S 统计量，并使其达到最小，使得纳入对比的两组，其混杂因素达到很好的平衡。设定最大迭代次数为 2000。为确保模型形式的正确识别和模型的精确估计，在每次迭代中，考虑所有协变量的两阶交互项来最优化对数似然函数；设定收缩系数为 0.1，以排除模型中大多数不相关的协变量，产生一个仅体现最重要作用的协变量和交互项的稀疏模型。本次分析的算法实现，利用了 R 统计软件中的 Twang 包。

（三）结果与结论

经过倾向性评分方法分析后，得到了倾向性评分加权前后各协变量的 K-S 值与 P 值（表 8-103），通过 P 值可以看出各协变量在两组间的差异是否显著。加权前许多协变量 P 值 <0.05，说明两组间有显著的差异，加权后大多数协变量 P 值 >0.05，说明两组间的差异不显著，即经过加权两组间协变量的分布基本无差异。图 8-33 展示了在加权前后 P 值的变化。

表 8-103　倾向性评分平衡混杂效果表

协变量	类别	研究组	倾向性评分前			倾向性评分后		
			对照组	KS	P	对照组	KS	P
年龄	——	28.38	27.53	0.07	0.707	27.132	0.102	0.976
住院时间	——	8.753	10.433	0.123	0.107	10.215	0.101	0.979
性别	女	0.437	0.321	0.116	0.023	0.567	0.13	0.204
性别	男	0.563	0.679	0.116	0.023	0.433	0.13	0.204
入院病情	一般	0.984	0.955	0.029	0.07	0.95	0.034	0.094
入院病情	急	0.016	0.045	0.029	0.07	0.05	0.034	0.094
阿奇霉素	未使用	0.968	0.925	0.043	0.044	0.895	0.073	0.017
阿奇霉素	使用	0.032	0.075	0.043	0.044	0.105	0.073	0.017
氨曲南	未使用	0.962	0.978	0.016	0.401	0.967	0.005	0.858
氨曲南	使用	0.038	0.022	0.016	0.401	0.033	0.005	0.858
氨溴索	未使用	0.883	0.851	0.032	0.349	0.886	0.003	0.943
氨溴索	使用	0.117	0.149	0.032	0.349	0.114	0.003	0.943
安乃近	未使用	0.921	0.993	0.072	0.003	0.998	0.077	0
安乃近	使用	0.079	0.007	0.072	0.003	0.002	0.077	0
布洛芬	未使用	0.965	0.948	0.017	0.389	0.908	0.057	0.116
布洛芬	使用	0.035	0.052	0.017	0.389	0.092	0.057	0.116
地塞米松	未使用	0.756	0.858	0.102	0.016	0.86	0.103	0.095
地塞米松	使用	0.244	0.142	0.102	0.016	0.14	0.103	0.095
辅酶 A	未使用	0.161	0.993	0.831	0	0.804	0.643	0
辅酶 A	使用	0.839	0.007	0.831	0	0.196	0.643	0
复方氨基酸	未使用	0.313	0.985	0.672	0	0.977	0.664	0
复方氨基酸	使用	0.687	0.015	0.672	0	0.023	0.664	0
高渗氯化钠	未使用	0.332	0.933	0.601	0	0.899	0.566	0
高渗氯化钠	使用	0.668	0.067	0.601	0	0.101	0.566	0
果糖	未使用	0.943	0.993	0.049	0.017	0.987	0.044	0.118
果糖	使用	0.057	0.007	0.049	0.017	0.013	0.044	0.118
核黄素	未使用	0.937	0.993	0.056	0.011	0.998	0.062	0
核黄素	使用	0.063	0.007	0.056	0.011	0.002	0.062	0

续表

协变量	类别	研究组	倾向性评分前			倾向性评分后		
			对照组	KS	*P*	对照组	KS	*P*
肌苷	未使用	0.174	1	0.826	0	1	0.826	0
肌苷	使用	0.826	0	0.826	0	0	0.826	0
赖氨匹林	未使用	0.965	0.97	0.005	0.789	0.938	0.027	0.381
赖氨匹林	使用	0.035	0.03	0.005	0.789	0.062	0.027	0.381
利巴韦林	未使用	0.778	0.828	0.05	0.233	0.784	0.006	0.939
利巴韦林	使用	0.222	0.172	0.05	0.233	0.216	0.006	0.939
利多卡因	未使用	0.968	0.985	0.017	0.315	0.986	0.017	0.381
利多卡因	使用	0.032	0.015	0.017	0.315	0.014	0.017	0.381
磷酸肌酸钠	未使用	0.924	0.978	0.054	0.029	0.962	0.038	0.29
磷酸肌酸钠	使用	0.076	0.022	0.054	0.029	0.038	0.038	0.29
氯化钠	未使用	0.984	0.918	0.066	0.001	0.921	0.063	0.003
氯化钠	使用	0.016	0.082	0.066	0.001	0.079	0.063	0.003
氯化钠悬浮液	未使用	0.965	0.978	0.012	0.488	0.972	0.007	0.75
氯化钠悬浮液	使用	0.035	0.022	0.012	0.488	0.028	0.007	0.75
蒙脱石散	未使用	0.94	0.978	0.038	0.091	0.966	0.026	0.405
蒙脱石散	使用	0.06	0.022	0.038	0.091	0.034	0.026	0.405
青霉素	未使用	0.949	0.896	0.054	0.037	0.861	0.088	0.033
青霉素	使用	0.051	0.104	0.054	0.037	0.139	0.088	0.033
热毒宁注射液	未使用	0.949	1	0.051	0.007	1	0.051	0.236
热毒宁注射液	使用	0.051	0	0.051	0.007	0	0.051	0.236
三磷酸胞苷	未使用	0.146	0.993	0.847	0	0.804	0.659	0
三磷酸胞苷	使用	0.854	0.007	0.847	0	0.196	0.659	0
双歧活菌	未使用	0.902	0.97	0.068	0.014	0.972	0.071	0.065
双歧活菌	使用	0.098	0.03	0.068	0.014	0.028	0.071	0.065
头孢米诺	未使用	0.759	0.866	0.106	0.012	0.925	0.165	0
头孢米诺	使用	0.241	0.134	0.106	0.012	0.075	0.165	0
头孢曲松	未使用	0.965	0.97	0.005	0.789	0.957	0.008	0.745
头孢曲松	使用	0.035	0.03	0.005	0.789	0.043	0.008	0.745

续表

协变量	类别	研究组	倾向性评分前			倾向性评分后		
			对照组	KS	*P*	对照组	KS	*P*
头孢呋辛	未使用	0.978	0.948	0.03	0.094	0.922	0.056	0.02
头孢呋辛	使用	0.022	0.052	0.03	0.094	0.078	0.056	0.02
维生素 B_6	未使用	0.816	0.925	0.109	0.003	0.803	0.014	0.845
维生素 B_6	使用	0.184	0.075	0.109	0.003	0.197	0.014	0.845
注射用阿莫西林钠舒巴坦钠	未使用	0.927	0.97	0.043	0.081	0.978	0.051	0.061
注射用阿莫西林钠舒巴坦钠	使用	0.073	0.03	0.043	0.081	0.022	0.051	0.061
注射用美洛西林钠舒巴坦钠	未使用	0.943	0.933	0.01	0.677	0.925	0.018	0.598
注射用美洛西林钠舒巴坦钠	使用	0.057	0.067	0.01	0.677	0.075	0.018	0.598
注射用哌拉西林钠舒巴坦钠	未使用	0.81	0.881	0.07	0.069	0.897	0.087	0.178
注射用哌拉西林钠舒巴坦钠	使用	0.19	0.119	0.07	0.069	0.103	0.087	0.178

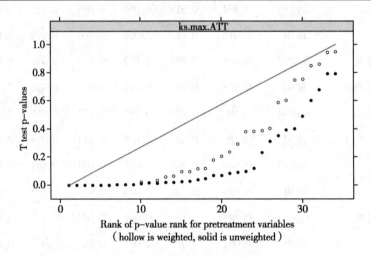

注：实心点为加权前，空心点为加权后

图 8-33 倾向性评分平衡混杂效果图

由表 8-104 可见，倾向性评分未能平衡所有的混杂因素。本研究通过将未能平衡的混杂因素作为协变量纳入倾向性评分加权 Logistic 回归分析，来消除混杂因素对两组结局的影响。表 8-104 列出了作为协变量纳入分析的混杂因素。

通过带协变量的倾向性评分加权 Logistic 回归分析，结果显示，平均处理效应（即回归系数）<0（－0.359），提示联用组治愈率可能比未联用组低，但 $P > 0.05$（$P = 0.466$），从统计学上认为，联用组与未联用组的治愈率没有显著性差异。

通过带协变量的倾向性评分加权 Logistic 回归分析可见，喜炎平注射液治疗上呼吸道感染时合用维生素 C 注射液可能并不能提高其治愈率。

表 8-104　作为协变量纳入分析的混杂因素

序号	协变量	序号	协变量
1	阿奇霉素	7	肌苷
2	安乃近	8	氯化钠
3	辅酶 A	9	青霉素
4	复方氨基酸	10	三磷酸胞苷
5	高渗氯化钠	11	头孢米诺
6	核黄素	12	头孢呋辛

（四）讨论

治疗上呼吸道感染加用维生素 C 的做法在临床上十分普遍。本研究的数据显示，应用喜炎平注射液治疗上呼吸道感染的患者中，有接近 70% 的患者也合用了维生素 C 注射液。维生素 C 防治呼吸道感染的研究可追溯到 1975 年，研究发现，服用大剂量维生素 C 虽不能预防呼吸道感染的发生，但可明显减少患者的患病天数，减轻卡他症状的严重性和持续时间。研究认为，上呼吸道感染的炎症作用产生大量氧自由基，消耗了体内维生素 C，致使能量合成障碍、水解酶释放和细胞的通透性及活动性改变，引起病情加重。维生素 C 能直接清除氧自由基，补充大剂量维生素 C 对于防御氧自由基有益。然而，2001 年英国医学杂志出版集团组织检索了 1997 年以前在 Cochrane 数据库、Medline 上发表的系统性综述和一些随机对照试验，30 项有关比较维生素 C 与安慰剂预防和治疗上呼吸道感染的随机对照试验表明，维生素 C 能减少上呼吸道感染患者症状持续时间这一结论可能是发表偏倚引起的，维生素 C 对上呼吸道感染的防治作用其实很弱。本研究的结果印证了 2001 年的这一报道。

另外，中药注射剂与维生素 C 注射液合用，还可能产生额外的风险。中药注射剂由于其自身特点，成分复杂，稳定性较差，对于 pH 值的变化十分敏感。一般而言，多数生物碱、有机胺以及钙、镁、铁盐等成分在酸性溶液内溶解度增大，内酯、高级脂肪酸、多元酚、蒽醌、黄酮等酸性、微酸性成分在碱性溶液里较易溶解。不同的药物在 pH 值上往往或多或少会有一些不同，联合应用时，可能会因为配伍出现安全性问题。目前，临床使用中药注射液基本不再与其他药物同瓶混合，喜炎平注射液的说明书也在醒目位置标注了警示语"本品严禁与其他药物在同一容器内混合使用"，可以避免喜炎平注射液因 pH 值的变化而出现安全性问题的情况。但是，如果临床中两次输液时间间隔过短，那么第一组液体影响患者血液 pH 值，血液 pH 值的变化也有可能影响到第二组液体的稳定性。喜炎平注射液与维生素 C 注射液的临床应用恰恰就常常表现为这种情形。如果先输注维生素 C 注射液，输液完成后紧接着输注喜炎平注射液，那么维生素 C 注射液导致的血液 pH 值降低，可能会增加以"内酯"为主要成分的喜炎平注射液出现安全隐患的几率。喜炎平注射液的文献研究提示两药联用可能会增加不良事件发生的可能性，其内在机制可能与此有关。因此，喜炎平注射液治疗上呼吸道感染是否应当与维生素 C 注射液联用，有必要开展更广泛的研究。

本研究的结论具有一定的局限性。由于"中药上市后 HIS 数据整合系统"收录医院的原因，本研究筛选出的应用喜炎平注射液的患者只有 5822 位。这部分患者中，"主要诊断"为"上呼吸道感染"的患者，只有459例。不可否认，作为含有大量混杂因素的回顾性数据，这样的数量偏少。而从数据代表性来说，9家三甲医院，主要分布于华东、华北地区，无论是地域方面还是医疗水平方面，代表性都略显不足。数据量和代表性上的不足，影响了研究结果的科学性和适用性。

同时，作为事务性的数据，在HIS中很少能发现客观严谨的结局指标。本研究选择了患者出院时的治疗结果，以治愈和非治愈（包括好转、无效和死亡）的比例来评价治疗效果。如前文所述，这一指标在上呼吸道感染疗效的评价上有一定的代表性，但也存在较大的主观性。这种主观性可能会给结论的真实性带来一定的影响。

（王志飞）

六、急性期缺血性中风病核心中西药物动态变化复杂网络分析

中医药在缺血性中风病治疗中有独特的优势，近年来针对缺血性中风病开发了一系列中成药，其中中药注射剂更适宜于缺血性中风病急性期以及危重症患者使用。目前我国中成药在中医医院和西医医院均得到广泛应用，临床实践中缺血性中风病患者常联合应用中西药物，尤其是在缺血性中风病的急性期。

HIS中存储了大量医疗电子病例，具有数据量大，数据真实可靠，更容易发现规律等特点，是典型的医疗大数据。复杂网络（complex network）是近年来科学界开展大数据研究的热点问题，利用复杂网络分析能够发现事务复杂关系中的规律。

（一）目的

应用复杂网络分析HIS数据中缺血性中风病急性期不同入院病情及不同入院时间患者应用的中西药物，以大数据发现患者中西药物使用的动态特征，为了解缺血性中风病真实世界中西药物应用及联合用药特征提供依据，为缺血性中风病急性期治疗策略的制定提供参考。

（二）方法

1. 数据纳入与排除标准

（1）纳入标准：西医出院诊断中第1诊断标准化后为"急性脑梗死"的住院患者；年龄35~99岁；患者住院主记录信息表、西医诊断表和医嘱信息表3种数据均完整。

（2）排除标准："脑栓塞"患者；不能明确是否为缺血性中风病的患者，如"急性脑血管病"、"脑血管意外"等；合并疾病中合并有"脑出血、脑梗死后出血、脑肿瘤、脑外伤、血液系统疾病、风湿性心脏病、心房纤颤"的患者。

2. 数据预处理

（1）数据提取：在西医诊断表中提取缺血性中风病原始名称并进行标准化，共提取出44 525例患者数据，从中提取西医诊断表中第1诊断为缺血性中风病的患者，按照纳入排除标准，共纳入急性缺血性中风病患者共34 472例。

（2）数据标准化：重点对医嘱信息进行标准化，剔除与缺血性中风病治疗无关的药品，如溶媒、外用药物、五官科用药、造影剂、麻醉药等，剔除非治疗性医嘱，如封管、出院带药、冲洗等，将剩余药物进行标准化，分别标记中成药与西药：

1）西药：将药物统一标准化为通用名称，将同种成分药物合并。

2）中成药：将同种药物不同剂型者合并，根据药品说明书的功能主治，参照药物处

方组成，参照《中国药典》（2010 版）对中成药进行分类。

（3）获得分析数据：从完成标准化的数据中，剔除缺血性中风病主要字段缺失的病例，剔除病例数≤30 例患者的医院（1 家医院，n = 7 例），剔除病例数≤50 例患者的年份（2001 年和 2002 年数据，n = 6 例），最终纳入 27 678 例急性缺血性中风病患者数据。

3. 研究方法　选择缺血性中风病治疗结局为"治愈"和"好转"的患者，以缺血性中风病中西药物使用记录作为分析对象，构建中西药物复杂网络，以层次结构核心算法分别分析不同入院病情患者入院 1 天内，2~3 天，4~7 天，8~14 天 4 个时间段常联合使用核心中西药物。

（1）关联分析：以关联分析获得所有患者缺血性中风病治疗药物的 2 项药物频繁项集，从中剔除西药与西药组合，关联分析的支持度为中成药与西药或中成药与中成药组合使用患者比例，以此作为基础构建药物复杂网络。

（2）复杂网络构建：以关联分析得到的 2 项中西药物组合构建药物复杂网络，网络中以中成药或西药作为节点，连接 2 个不同药物的边表示患者这 2 种药物被共同使用，边的权重表示同时使用这 2 种药物的患者数，在构建的网络图中节点的度为与该点相连的边的权重之和。如果某节点度高，则该点居于网络中心。

（3）层次结构核心算法

1）建立每位患者使用所有中西药物的数据集；

2）分别计算 2 种药物联合使用的例次；

3）将所有药物组合的种类作为 S，将所有药物组合的总频次作为 S_N，建立全数据集并按组合使用例数进行降序排列；

4）提取核心药物子网：①根据层次结构核心算法公式，获得前 K 种 2 项中西药物组合，其中代表前 K 项 2 项中西药物组合的总频次，经拟合本研究中取值亦为 2；②根据以上计算结果，提取前 K 种 2 项中西药物的组合，建立数据文件；③使用作图软件对筛选出的 2 项中西药物组合进行可视化，建立核心中西药物子网。

（三）结果与结论

1. 患者基本信息　27 678 例患者来自于 14 家医院，其中 11 135 例患者来自 6 家中医医院，16 543 例患者 8 家西医医院，入院时间为 2002 年 1 月 15 日~2011 年 6 月 10 日。患者入院病情为"一般"者 20 575 例，占 74.34%；入院病情为"急"者共 4663 例，占 16.85%；病情为"危"者共 2440 例，占 8.82%；治疗结果好转为最多，共 21 410 例，占 77.35%；治愈 5506 例，占 19.89%；死亡 510 例，占 1.84%；无效 252 例，占 0.91%。

患者年龄最小 35 岁，最大 99 岁，平均年龄为 67.05 ± 9.74 岁。患者年龄以 60~74 岁为最多，共 11 786 例，占 42.58%；其次为 75~89 岁年龄段人群，共 8029 例，占 29.01%；45~59 岁年龄段患者共 6597 例，占 23.83%；35~44 岁患者与 90~100 岁患者分别为 1005 例（3.63%）和 261 例（0.94%）。男性患者 16 440 例，女性患者 9157 例，男女比例为 1.80∶1。

2. 缺血性中风病急性期中西药物分布　根据药物筛选结果，患者入院 14 天内针对缺血性中风病治疗的中西药物共 138 种，其中中成药 88 种，西药 50 种。每位患者在 14 天内使用缺血性中风病药物最少为 1 种，最多为 19 种，药物使用中位数为 5（3，6）种，其中仅使用 1 种治疗缺血性中风病药物的患者共 1723 例。

　　分别对缺血性中风病患者中药和西药使用频率较高的药物进行分析，发现中成药使用频率最高为疏血通注射液，占 25.82%，其次为银杏叶提取物，占 21.95%，西药中使用频率最高的为阿司匹林，占 60.64%，其次为桂哌齐特，占 29.72%，患者中西药物使用位于前 10 位者见表 8-105。

表 8-105　缺血性中风病急性期中西药物分布表

序号	西药	例数（%）	中药	例数（%）
1	阿司匹林	16 784（60.64）	疏血通注射液	7147（25.82）
2	桂哌齐特	8225（29.72）	银杏叶提取物	6075（21.95）
3	奥扎格雷	6154（22.23）	丹红注射液	5277（19.07）
4	前列地尔	5799（20.95）	醒脑静注射液	3316（11.98）
5	肝素	5354（19.34）	川芎嗪	3285（11.87）
6	依达拉奉	5177（18.70）	血栓通	2993（10.81）
7	氯吡格雷	4310（15.57）	天麻素注射液	1704（6.16）
8	甘露醇	4203（15.19）	灯盏花素注射剂	1623（5.86）
9	脑蛋白水解物	3446（12.45）	血塞通	1267（4.58）
10	尼莫地平	3092（11.17）	脑心通胶囊	1118（4.04）

　　患者 14 天内针对缺血性中风病治疗的中西药物使用类别共 23 类，其中中成药类别 10 种，西药类别 13 种，中药类别中活血化瘀剂药物使用最多，占 78.39%，其次为清热开窍剂，占 12.98%。西药类别中抗血小板药使用最多，占 75.79%，其次为改善微循环药，43.27% 的患者均使用，缺血性中风病急性期中西药物类别分布详见表 8-106。

表 8-106　缺血性中风病急性期中西药物类别分布表（前 10 位）

序号	西药类别	例数（%）	中药类别	例数（%）
1	抗血小板药	20 976（75.79）	活血化瘀剂	21 698（78.39）
2	改善微循环药	11 975（43.27）	清热开窍剂	3593（12.98）
3	脑功能改善药	10 233（36.97）	益气活血剂	3396（7.46）
4	血管扩张药	7156（25.85）	平肝潜阳剂	2064（7.46）
5	抗凝药	5507（19.90）	利水剂	827（2.99）
6	脱水药	4610（16.66）	清热解毒剂	759（2.74）
7	降纤药	2648（9.57）	化痰开窍剂	532（1.92）
8	神经营养药	2621（9.47）	安神开窍剂	413（1.49）
9	抗眩晕药	1577（5.70）	清热活血剂	326（1.18）
10	促醒药	302（1.09）	补肾填精剂	273（0.99）

3. 急性期核心中西药物分布　27 678 例患者中，"治愈"和"好转"患者共 26 916 例，基于 26 916 例患者分析治疗有效的缺血性中风病患者核心中西药物使用情况。

入院病情为急且住院结局为治愈和好转的患者共 4432 例，使用治疗缺血性中风病药物共 121 种，其具体药物分布见表 8-107。

表 8-107　入院病情为急且治疗后好转及治愈的患者中西药物分布表

序号	中成药		西药	
	药物名称	例数（%）	药物名称	例数（%）
1	疏血通注射液	1430（32.27）	阿司匹林	2934（66.20）
2	银杏叶提取物	896（20.22）	桂哌齐特	1566（35.33）
3	丹红注射液	771（17.40）	肝素	1377（31.07）
4	醒脑静注射液	669（15.09）	依达拉奉	1319（29.76）
5	川芎嗪	650（14.67）	前列地尔	1208（27.26）
6	血栓通	528（17.40）	奥扎格雷	1139（25.70）
7	天麻素注射液	330（7.45）	甘露醇	994（22.43）
8	七叶皂苷	255（5.75）	氯吡格雷	956（21.57）
9	血塞通	216（4.87）	脑蛋白水解物	568（12.82）
10	灯盏花素注射剂	214（4.83）	尼莫地平	462（10.42）

注：每位患者可同时使用多种药物，上表仅列出前 10 位的西药与中成药。

患者入院 1 天内共使用 101 种药物，以关联分析获得 2 项药物频繁项集，从中剔除西药与西药组合，使用 2 种中成药与中成药或中成药与西药组合共有 1095 种组合，以 101 种药物作为节点，以 1095 作为边，建立缺血性中风病入院病情为急的患者入院 1 天内药物复杂网络。

图 8-34 中每个节点为药物，连线为 2 种药物同时使用的人次，节点的度为每种药物使用的总人次。处于网络中心的中成药使用主要为具有活血化瘀功效的注射剂，如疏血通注射液、丹红注射液、银杏叶提取物、血栓通等，醒脑静注射液、醒脑再造胶囊、清开灵也居于网络中央，几种药物主要具有清热解毒，化痰开窍作用。图中位于网络中央的西药主要为阿司匹林、氯吡格雷、奥扎格雷、肝素、桂哌齐特、依达拉奉、神经节苷脂、甘露醇、甘油果糖等。

通过构建缺血性中风病中西药物复杂网络，同时对节点度进行分析，发现某些节点度很大，有些节点度非常小，节点度分布服从幂律分布，具有无尺度现象，因此该药物复杂网络是无尺度网络，节点度幂律分布见图 8-35。

根据层次结构核心算法公式计算 K 值为 17，因此选取前 17 位 2 项中西药物组合，共涉及 15 种药物，其具体分布见表 8-108。

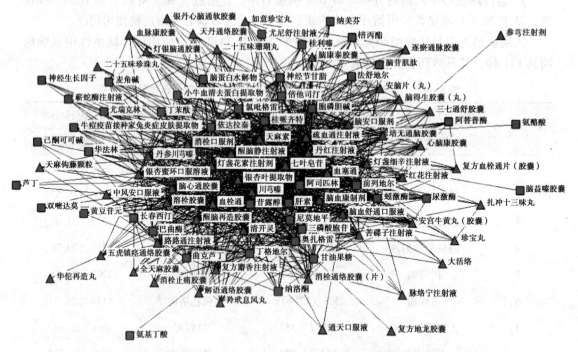

注：图中三角形为中成药，正方形为西药，连线为两药同时使用，每个点周围的线段代表与其他药物连接的多少，线越多代表某种药物与其他药物联合使用越多，线越粗代表两药联合使用越多，在网络中处于核心位置的为使用多的药物或组合

图 8-34　入院病情为急的缺血性中风病患者入院 1 天内中西药物复杂网络图

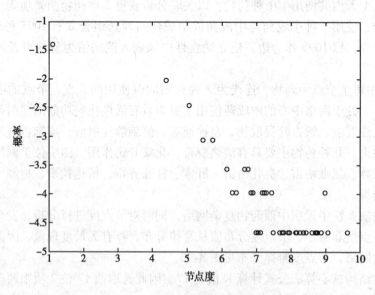

注：节点度以 200 为段长

图 8-35　缺血性中风病急性期入院病情为急的患者入院 1 天内药物幂律分布图

表 8-108 入院病情为急的患者入院 1 天核心中西药物 2 频繁项集分布表

序号	中成药	西药（或中成药）	例数	支持度（%）
1	疏血通注射液	阿司匹林	848	19.13
2	丹红注射液	阿司匹林	417	9.41
3	疏血通注射液	桂哌齐特	407	9.18
4	银杏叶提取物	阿司匹林	399	9.00
5	疏血通注射液	依达拉奉	390	8.80
6	川芎嗪	阿司匹林	377	8.51
7	疏血通注射液	奥扎格雷	375	8.46
8	疏血通注射液	前列地尔	332	7.49
9	疏血通注射液	肝素	251	5.66
10	血栓通	阿司匹林	234	5.28
11	醒脑静注射液	阿司匹林	228	5.14
12	丹红注射液	依达拉奉	222	5.01
13	醒脑静注射液	依达拉奉	217	4.90
14	川芎嗪	前列地尔	214	4.83
15	醒脑静注射液	脑蛋白水解物	214	4.83
16	疏血通注射液	甘露醇	195	4.40
17	醒脑静注射液	氯吡格雷	195	4.40

　　利用以上药物组合构建缺血性中风病入院病情为急的患者 1 天内核心药物网络，详见图 8-36 及表 8-109。

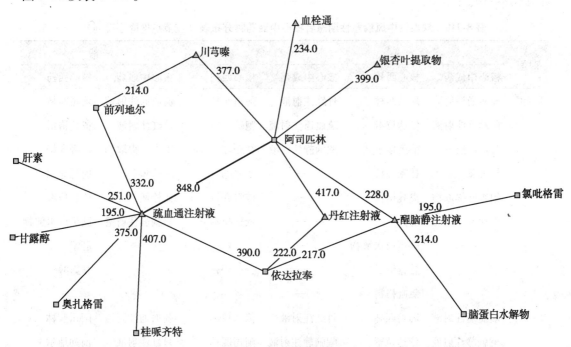

注：图中三角形为中成药，正方形为西药，连线为两药同时使用，每个点周围的线段代表与其他药物连接的多少，线越多代表某种药物与其他药物联合使用越多，线越粗代表两药联合使用越多

图 8-36 缺血性中风病入院病情为急的患者入院 1 天内核心药物子网

表8-109　入院病情为急的患者入院1天核心中西药物节点度分布表

序号	中成药	节点度	西药	节点度
1	疏血通注射液	2798	阿司匹林	2503
2	醒脑静注射液	854	依达拉奉	829
3	丹红注射液	639	前列地尔	546
4	川芎嗪	591	桂哌齐特	407
5	银杏叶提取物	399	奥扎格雷	375
6	血栓通	234	肝素	251
7	—	—	脑蛋白水解物	214
8	—	—	甘露醇	195
9	—	—	氯吡格雷	195

　　从图8-36与表8-109可以看出，入院病情为急的患者入院1天内核心中西药物，中成药共6种，主要为活血化瘀药物和化痰醒脑药物；西药9种，主要为抗血小板药、神经保护药、改善微循环药、抗凝药和脱水药物，中西药物联合使用最多的分别为疏血通注射液和阿司匹林。

　　采取同样的方法，分别对入院病情为"急"、"危"、"一般"3种入院的患者入院后1天内、2~3天、4~7天和8~14天4个时间段内常联合使用的中西药物进行分析，结果详见表8-110。

表8-110　缺血性中风病急性期患者核心中西药物分布表（按节点度降序排列）

时间	急		危		一般	
	核心中成药	核心西药	核心中成药	核心西药	核心中成药	核心西药
1天内	疏血通注射液	阿司匹林	丹红注射液	阿司匹林	疏血通注射液	阿司匹林
	醒脑静注射液	依达拉奉	疏血通注射液	胞磷胆碱	丹红注射液	奥扎格雷
	丹红注射液	前列地尔	醒脑静注射液	甘露醇	银杏叶提取物	桂哌齐特
	川芎嗪	桂哌齐特	—	桮丙酯	川芎嗪	前列地尔
	银杏叶提取物	奥扎格雷	—	桂哌齐特	血栓通	依达拉奉
	血栓通	肝素	—	依达拉奉	醒脑静注射液	脑蛋白水解物
	—	脑蛋白水解物	—	—	—	肝素
	—	甘露醇	—	—	—	甘露醇
	—	氯吡格雷	—	—	—	—
2~3天	疏血通注射液	阿司匹林	丹红注射液	依达拉奉	疏血通注射液	阿司匹林
	醒脑静注射液	依达拉奉	醒脑静注射液	阿司匹林	丹红注射液	前列地尔
	丹红注射液	前列地尔	疏血通注射液	甘露醇	银杏叶提取物	桂哌齐特
	川芎嗪	桂哌齐特	—	胞磷胆碱	川芎嗪	奥扎格雷

续表

时间	急		危		一般	
	核心中成药	核心西药	核心中成药	核心西药	核心中成药	核心西药
	银杏叶提取物	奥扎格雷	—	梧丙酯	醒脑静注射液	依达拉奉
	血栓通	肝素	—	桂哌齐特	血栓通	肝素
	—	甘露醇	—	—	天麻素注射液	甘露醇
	—	脑蛋白水解物	—	—	—	脑蛋白水解物
4~7天	疏血通注射液	阿司匹林	丹红注射液	阿司匹林	疏血通注射液	阿司匹林
	丹红注射液	依达拉奉	醒脑静注射液	依达拉奉	丹红注射液	奥扎格雷
	醒脑静注射液	奥扎格雷	疏血通注射液	肝素	银杏叶提取物	前列地尔
	银杏叶提取物	前列地尔	银杏叶提取物	甘露醇	川芎嗪	桂哌齐特
	川芎嗪	桂哌齐特	—	胞磷胆碱	血栓通	依达拉奉
	血栓通	肝素	—	桂哌齐特	醒脑静注射液	肝素
	—	氯吡格雷	—	—	天麻素注射液	氯吡格雷
	—	脑蛋白水解物	—	—	—	脑蛋白水解物
8~14天	疏血通注射液	阿司匹林	银杏叶提取物	阿司匹林	疏血通注射液	阿司匹林
	银杏叶提取物	奥扎格雷	血塞通	肝素	丹红注射液	奥扎格雷
	川芎嗪	前列地尔	醒脑静注射液	前列地尔	银杏叶提取物	前列地尔
	丹红注射液	桂哌齐特	丹红注射液	蚓激酶	川芎嗪	桂哌齐特
	血栓通	依达拉奉	血栓通	甘露醇	血栓通	依达拉奉
	醒脑静注射液	肝素	—	—	醒脑静注射液	氯吡格雷
	—	氯吡格雷	—	—	—	尼莫地平

从表 8-110 可见，入院病情为急的患者核心中成药使用特征为在入院后 14 天内品种不变，以活血化瘀药为主，以及具有化痰醒脑药物，随着时间变化，化痰醒脑药使用的患者逐渐减少。核心西药主要为抗血小板药、改善微循环药、神经保护药、抗凝药和脱水药。依达拉奉、脑蛋白水解物等神经保护药在入院 7 天后使用患者减少。中西药物组合以抗血小板药＋活血化瘀药为最多，其次为神经保护药＋活血化瘀药、改善微循环药（如前列地尔、桂哌齐特）＋活血化瘀药。

入院病情为危的患者入院 14 天内核心中成药使用主要为活血化瘀药（丹红注射液、疏血通注射液）和化痰醒脑药（醒脑静注射液），在 2~6 天时化痰醒脑药使用患者最多。核心西药主要为抗血小板药、改善微循环药、神经保护药、抗凝药和脱水药，脱水药（甘露醇）在入院 14 天内均位于核心药物中，神经保护药（胞磷胆碱、依达拉奉）仅在前 7天位于核心药物，抗凝药（肝素）在入院 3 天后出现于核心药物中。核心中西药物组合以神经保护药＋活血化瘀药和抗血小板药＋活血化瘀药为多。

入院病情为一般的患者入院 14 天内核心中成药主要为活血化瘀药（疏血通注射液、

丹红注射液、银杏叶提取物)、化痰醒脑药和平肝潜阳药。核心西药主要为抗血小板药、改善微循环药、神经保护药、抗凝药和脱水药,脱水药主要在入院 3 天内使用,而抗凝药主要在入院 7 天内使用。核心中西药物组合主要为抗血小板药 + 活血化瘀药、改善循环药 + 活血化瘀药、神经保护药 + 活血化瘀药。

入院病情"急"、"危"、"一般"的患者核心中成药使用主要为活血化瘀和化痰醒脑药物,化痰醒脑药在各类患者中使用患者随时间变化逐渐减少。核心西药主要为抗血小板药、改善循环环药物、神经保护药、抗凝药和脱水药,脱水药在入院病情为危的患者入院 14 天内均位于核心药物,而入院病情为一般的患者在入院 3 天内作为核心药物使用,神经保护药在患者入院 7 天后使用逐渐下降。中西药物组合主要为神经保护药 + 活血化瘀药、抗血小板药 + 活血化瘀药、改善微循环药 + 活血化瘀药。化痰醒脑药在入院病情急和一般的患者主要与神经保护药联合使用,而入院病情为危的患者多与脱水药联合使用。

(四)讨论

1. 缺血性中风病急性期中西药物联合应用以活血化瘀为主,需注意安全性 本研究基于中西药物联合使用组合,利用复杂网络分析和提取核心药物子网的方法,发现入院病情为"急"、"危"、"一般"的患者常联合使用的中西核心药物共 27 种,其中中成药为疏血通注射液、醒脑静注射液、丹红注射液、川芎嗪、银杏叶提取物等,主要为活血化瘀药物和化痰醒脑药物。西药主要为阿司匹林、氯吡格雷、依达拉奉、前列地尔等,与《中国急性缺血性脑卒中诊治指南 2010》中推荐意见相符。早前有研究利用 HIS 分析了某家综合性三甲医院 3704 例脑梗死住院患者用药信息,发现用药数量位于前 10 位中治疗脑梗死的中成药为舒血宁注射液和注射用盐酸川芎嗪,西药为阿司匹林肠溶片和硫酸氢氯吡格雷片,与本研究结果相近似。

全部患者中入院病情"急"、"危"、"一般"的患者核心中成药使用主要为活血化瘀和化痰醒脑药物,化痰醒脑药在各类患者中使用患者随时间变化逐渐减少。核心西药主要为抗血小板药、改善循环药物、神经保护药、抗凝药和脱水药,脱水药在入院病情为危的患者入院 14 天内均位于核心药物,而入院病情为一般的患者在入院 3 天内作为核心药物使用,神经保护药在患者入院 7 天后使用逐渐下降。中西药物组合主要为神经保护药 + 活血化瘀药、抗血小板药 + 活血化瘀药、改善微循环药 + 活血化瘀药。化痰醒脑药在入院病情急和一般的患者主要与神经保护药联合使用,而入院病情为危的患者多与脱水药联合使用。考虑患者病情越重,越需以对症治疗为主,如降低颅内压、神经保护等,在生命体征稳定后再重点针对缺血性中风病开展常规治疗。

通过以上结果可见,缺血性中风病急性期中成药使用以活血化瘀药物为主,为对症治疗,辅以化痰醒脑开窍药,而西药使用则严格遵照指南推荐药物使用,中成药与西药联合使用多为活血化瘀药 + 抗血小板药、改善微循环药、抗凝药等,根据现代药理学研究,活血化瘀类中药多具有改善血流动力学、血液流变学,改善微循环,抗血栓,抗动脉粥样硬化作用等,虽然从基因或蛋白层面可能通过不同的途径起作用,但是最终目的一致,大量使用同类药物则可能发生不良反应,因此在临床使用中需注意安全性问题。

2. 缺血性中风病急性期中西药物复杂网络为无尺度网络 无尺度网络(scale free network)是具有节点度幂律分布现象的复杂网络,是复杂网络的一种类型。无尺度网络现象是网络中各个节点的分类特征、网络组织的角色需求和组织中元素的关系分类影响复杂网络动态的自组织过程。无尺度网络的节点连接度没有明显的特征长度，当网络规模充分大时不具有明显的聚类特征。

本研究通过对缺血性中风病急性期中西药物复杂网络中的节点度进行分析，发现节点度分布符合幂律分布，发现中西药物复杂网络为无尺度网络。无尺度现象出现的原因考虑由于本研究构建的药物复杂网络中的药物均为针对该种疾病治疗的药物，其治疗是在中医或西医临床实践指南指导下，重点选用指南推荐药物，或根据医生临床经验常规使用某些中西药物，因此其使用率很高，在复杂网络中体现节点度很大，而根据患者病情会选用其他药物，使用率低于指南推荐药物，在复杂网络中体现节点度很小，因此在同一网络中的分布呈现无尺度现象。研究过程中发现网络中各节点连接紧密，采用层次结构核心算法能够提取核心中西药物，并且能够发现药物之间联合使用的关系。

3. 研究局限性 本研究获得的核心中西药物为常见联合应用的药物，能够体现中西药物联合使用关系。但也存在局限性，一是数据的代表性，二是数据缺失。从数据的代表性来说，这项研究纳入的都是大型三级甲等医院，医院等级及地域特征对研究结果可能有影响。从数据缺失来说，由于数据量大，且关键字段缺失的患者数据未纳入研究，而非关键字段的缺失也属于随机缺失，因此缺失对结果的影响在可控范围，能够反映临床的实际情况。

（杨 薇）

七、灯盏细辛注射液治疗脑梗死的临床实效分析

灯盏细辛注射液是灯盏细辛经提取酚酸类成分制成的灭菌水溶液，主要含野黄芩苷和总咖啡酸酯。具有活血祛瘀、通络止痛之功效，可用于瘀血阻滞、中风偏瘫、肢体麻木、口眼㖞斜、言语謇涩及胸痹心痛；缺血性中风、冠心病心绞痛者。

脑梗死是灯盏细辛注射液适应证之一，临床研究发现，灯盏细辛注射液可以升高血浆血氧分压（PaO_2）、降低血浆二氧化碳分压（$PaCO_2$）、明显增加血清脑源性神经营养因子（brain-derived neurotrophic factor，BDNF）含量、降低神经功能缺损评分（NIHSS）、显著降低 S100B 蛋白的表达、提高 Barthel 指数（BI）、升高血管内皮生长因子（VEGF）、降低可溶性细胞间黏附分子-1（sICAM-1），从而达到减少脑组织损害、保护脑组织、促进神经功能恢复作用，同时还可降低血液流变学中全血高切、还原黏度，降低纤维蛋白原，进一步预防心脑血管事件的发生。

（一）目的

了解灯盏细辛注射液在真实世界中对脑梗死患者真实世界中的疗效，为临床医师治疗脑梗死用药提供参考依据。

（二）方法

1. 数据纳入与排除标准

（1）数据纳入标准：18~80 岁人群；西医诊断中含有脑梗死者；脑梗死诊断治疗结果为痊愈、好转、无效、死亡者。

（2）数据排除标准：年龄超过 80 岁或 <18 岁或为缺失者；脑梗死治疗结果为缺失者。

2. 结局指标 HIS 数据库西医诊断表中脑梗死治疗结果作为结局评价指标，治疗结果

为死亡者作为死亡人群，将痊愈、好转、无效合并定义为非死亡人群。

3. 分组

（1）观察组：使用灯盏细辛注射液且未使用其他具有治疗脑梗死功效的中药注射剂，西医诊断中含有脑梗死诊断的患者，共1008例。

（2）对照组：未使用灯盏细辛注射液，且西医诊断中含有脑梗死诊断的患者，共1504例。

4. 统计方法

（1）分层分析：分别以年龄、性别、入院病情、单次用药剂量、用药疗程作为分层因素，采用CMH分层卡方检验进行单因素分析。

（2）三种Logistic回归分析：

1）经典Logistic回归；

2）GBM倾向性评分加权后的Logistic回归：通过倾向性评分加权，可平衡大部分协变量，消除潜在偏倚，比经典Logistic回归准确度有所提升；

3）GBM倾向性评分加权结合协变量调整的Logistic回归分析：倾向性评分方法并不能平衡所有的协变量，把未平衡的重要的协变量纳入到GBM倾向性评分加权结合协变量调整的Logistic回归模型中，可获得更接近真实世界的结果。

（三）结果与结论

1. 未控制混杂因素前灯盏细辛注射液对脑梗死治疗结局的影响

表8-111　未控制混杂因素的灯盏细辛注射液对脑梗死治疗结局的影响

组别	死亡	非死亡	X^2 值	P 值
观察组	6（0.60）	1002（99.40）	2.7336*	0.0983
对照组	19（1.26）	1485（98.74）		

注：* df = 1

从表8-111可以看出，在未控制混杂因素前提下，直接比较使用与未用灯盏细辛注射液对脑梗死治疗结局的不同，P 值为0.0983，大于0.05，两组之间无显著差异。但是由于本数据为来源于真实世界的观察数据，考虑混杂因素对分析结果可能造成影响，因此可采用分层分析方法对重要的混杂因素加以控制，再探讨灯盏细辛注射液对脑梗死患者治疗结局的影响。

2. 分层分析灯盏细辛注射液对脑梗死患者治疗结局的影响

（1）年龄、性别：脑梗死为中老年患者多发疾病，有研究发现，男性患者较女性患者多发，且年龄越大的男性越容易发生，因此分别以年龄、性别作为分层因素探讨灯盏细辛注射液的临床治疗效果，具体见表8-112与表8-113。

从表8-112中可以看出，脑梗死死亡患者多分布于66~80岁年龄段，经 X^2 检验或Fisher精确检验，比较观察组与对照组中分布于各年龄段的脑梗死死亡与非死亡患者，P 值均>0.05，经CMH分层卡方检验后 P 值为0.0993，仍大于0.05。从表8-113可以看出在观察组与对照组中，死亡与非死亡患者性别比例分布无显著差异，CMH分层卡方检验 P 值为0.1464。

通过以上分析，以年龄、性别作为分层因素时，未发现使用灯盏细辛注射液对脑梗死患者治疗结局有显著影响。

表 8-112　灯盏细辛注射液对脑梗死治疗结局影响观察组与对照组年龄分层分布表

年龄层（岁）	组别	死亡 例数（%）	非死亡 例数（%）	X^2 值或 表概率值	P 值
18 ~ 45 岁	观察组	0 （0）	32 （100.00）	—	—
	对照组	0 （0）	34 （100.00）		
46 ~ 65 岁	观察组	1 （0.31）	324 （99.69）	0.1145 *	0.2700
	对照组	7 （1.27）	543 （98.73）		
66 ~ 80 岁	观察组	5 （0.77）	646 （99.23）	1.0244	0.3115
	对照组	12 （1.30）	908 （98.70）		

注：* Fisher 精确检验（双侧）；采用 CMH 分层卡方检验，X^2 值为 2.7169，df = 1，P 值 = 0.0993。

表 8-113　灯盏细辛注射液对脑梗死治疗结局影响观察组与对照组性别分布表

性别	组别	死亡 例数（%）	非死亡 例数（%）	X^2 值或 表概率值	P 值
男	观察组	4 （0.69）	576 （99.31）	1.436	0.2308
	对照组	11 （1.36）	795 （98.64）		
女	观察组	2 （0.58）	341 （99.42）	0.2132 *	0.5052
	对照组	7 （1.11）	622 （98.89）		

注：* Fisher 精确检验（双侧）；采用 CMH 分层卡方检验，X^2 值为 2.1097，df = 1，P 值 = 0.1464。

（2）入院病情：脑梗死是内科常见病，多发病，脑梗死发病时间、梗死发生部位与是否有合并症、并发症等因素对脑梗死患者的病死率均有影响。患者入院时，医生会对患者病情的严重程度进行判断，在 HIS 数据库中以"急"、"危"、"一般"三种程度进行划分，以患者入院病情作为分层因素进行分析，结果见表 8-114。

从表 8-114 可以看出，患者入院病情一般、急、危者在病例组与观察组间分布无显著差异，P 值均大于 0.05，经 CMH 分层卡方检验后，P 值为 0.1402，仍大于 0.05，以入院病情作为分层因素，未发现灯盏细辛注射液对脑梗死治疗结局存在影响。

表 8-114　灯盏细辛注射液对脑梗死治疗结局影响观察组与对照组患者入院病情分布表

入院病情	组别	死亡 例数（%）	非死亡 例数（%）	X^2 值或表概率值	P 值
一般	观察组	4 (0.68)	587 (99.32)	2.5602	0.1096
	对照组	17 (1.59)	1049 (98.41)		
急	观察组	1 (0.68)	146 (99.32)	0.4959*	1.0000
	对照组	1 (0.85)	117 (99.15)		
危	观察组	1 (0.37)	267 (99.63)	0.4989*	1.0000
	对照组	1 (0.33)	303 (99.67)		

注：* Fisher 精确检验（双侧）；采用 CMH 分层卡方检验，X^2 值为 2.1753，df = 1，P 值 = 0.1402。

（3）单次用药剂量、用药疗程：药物用药剂量、用药疗程与患者治疗结局有密切联系，如果超说明书推荐剂量用药或超过中药注射剂常用疗程用药极有可能对患者造成损害，从而影响患者病情甚至造成死亡，因此分别以单次用药剂量是否超过说明书推荐的 20ml 及用药疗程是否超 14 天作为分层条件，对单次用药剂量及用药疗程在观察组与对照组间的分布情况进行分析，结果见表 8-115、表 8-116。

表 8-115　灯盏细辛注射液对脑梗死治疗结局影响中观察组与对照组患者单次用药剂量分布表

剂量	组别	死亡 例数（%）	非死亡 例数（%）	X^2 值或表概率值	P 值
≤20ml	观察组	4 (0.46)	875 (99.54)	4.0464	0.0443
	对照组	18 (1.31)	1357 (98.69)		
>20ml	观察组	0 (0)	35 (100)	0.5000*	1.0000
	对照组	1 (2.86)	34 (97.14)		

注：* Fisher 精确检验（双侧）；采用 CMH 分层卡方检验，X^2 值为 4.7472，df = 1，P 值 = 0.0293。

从表 8-115 可以看出，患者使用灯盏细辛注射液单次用药剂量在观察组与对照组中分布不均衡，CMH 分层卡方检验显示 X^2 值为 4.7472，P 值为 0.0293，两组间有显著差异，其分布不均衡主要体现于 ≤20ml 剂量段。

表 8-116　灯盏细辛注射液对脑梗死治疗结局影响中观察组与对照组患者用药疗程分布表

疗程（天）	组别	死亡 例数（%）	非死亡 例数（%）	X^2 值或表概率值	P 值
≤14 天	观察组	2 (0.30)	660 (99.70)	5.1471	0.0233
	对照组	17 (1.40)	1198 (98.60)		
>14 天	观察组	2 (0.79)	250 (99.21)	0.3645*	1.0000
	对照组	2 (1.03)	193 (98.97)		

注：* Fisher 精确检验（双侧）；采用 CMH 分层卡方检验，X^2 值为 4.6582，df = 1，P 值 = 0.0309。

从表 8-116 可以看出，观察组与对照组患者用药疗程在≤14 天区间分布不均衡，P 值为 0.0233，经 CMH 分层卡方检验显示 X^2 值为 4.6582，P 值为 0.0309，小于 0.05，两组间有显著性差异。

通过以上分析发现，灯盏细辛注射液单次用药剂量与用药疗程在观察组与对照组间分布不均衡，以单次用药剂量或用药疗程作为分层因素分析灯盏细辛注射液对脑梗死治疗结果，发现灯盏细辛注射液可显著降低脑梗死死亡率。

考虑以上分析结果可能为混杂因素影响，进一步分析在控制混杂因素前提下探讨灯盏细辛注射液对脑梗死患者疗效的影响。

3. 倾向性评分对混杂因素的控制：在 HIS 数据库中，可获得的对结局指标可能有影响的因素共有 72 个，具体包括性别、年龄（18～45 岁，46～65 岁，66～80 岁）、费用类别、入院病情、住院总费用（1 万元以下、1 万～2 万元、2 万～3 万元、3 万～5 万元、5 万～10 万元、10 万元以上）、病危天数、病重天数、住院时间（7 天以下、8～14 天、15～28 天、28 天以上）、用药疗程、单次用药剂量、合并疾病（频数居前 10 位者，其余疾病归为"其他合并疾病"）、合并用药（除舒血宁注射液外频数居前 50 位者，剩余用药归为"其他合并用药"）。通过对以上因素在两组间的分布情况进行分析发现，较重要的混杂因素分别为桂哌齐特、丹红注射液、吡拉西坦、住院天数、天麻素、氢氯吡格雷、醒脑静注射液、入院病情、奥扎格雷、糖尿病等。采用倾向性评分的方法对于以上两组变量加以平衡。倾向性评分对各因素平衡效果分布图表见图 8-37。

从图 8-37 显示了加权前后的 P 值与均匀分布值的比较效果。本研究的假设为"观察组"与"对照组"使用灯盏细辛注射液对脑梗死治疗结局无影响，P 值为服从 [0, 1] 均匀分布的检验值。加权前（实心点）许多协变量在两组间有显著的差异，许多 P 值接近于 0。加权后（空心点）大多数协变量在两组间的差异不显著，故 P 值都沿着 [0, 1] 均匀变量的累积分布分散开，经过倾向性评分加权后，两组间 72 个协变量的差异减小，达到近似随机临床试验的效果。

经过倾向性评分调整后，仍有性别、入院病情、住院费别、住院总费用、单次用药剂量、高脂血症、动脉狭窄、心功能不全等协变量没有被平衡。进一步采用 GBM 倾向性评

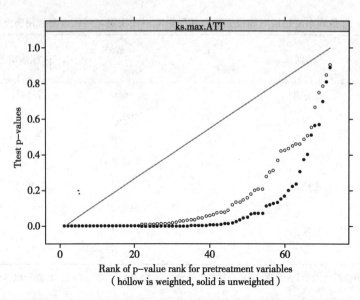

注：多分类变量都经过哑变量编码处理。P 值依赖于协变量的属性，若是连续变量，则其为 t 检验值；若是分类变量，则其为卡方检验值

图 8-37 加权前后两组协变量差异检验的 P 值与均匀分布值的比较图

分加权结合协变量调整的 Logistic 回归，将筛选出对结局有重要影响的性别、入院病情、高脂血症、动脉狭窄、心功能不全 5 个协变量纳入再次模型进行调整，结果见表 8-117。

表 8-117 三种 Logistic 回归分析灯盏细辛注射液对脑梗死治疗结局的影响

三种 Logistic 回归方法	回归系数	P 值
经典 Logistic 回归	0.759	0.106
GBM 倾向性评分加权后的 Logistic 回归	2.060	<0.001
GBM 倾向性评分加权结合协变量调整的 Logistic 回归*	2.099	<0.001

*方法三选用的协变量为：性别、入院病情、高脂血症、动脉狭窄、心功能不全

表 8-117 结果显示，三种 Logistic 回归估计的回归系数都 >0，但是经典 Logistic 回归 P 值 >0.05，GBM 倾向性评分加权后的 Logistic 回归、GBM 倾向性评分加权结合协变量调整的 Logistic 回归 P 值均 <0.001，由于后两种 Logistic 回归可以对 HIS 数据库中所能获得的所有混杂因素进行平衡，结果更加接近真实世界结果。

通过以上分析发现，使用灯盏细辛注射液对脑梗死治疗结局有显著影响，可以降低脑梗死死亡率。

（四）讨论

1. 灯盏细辛注射液可降低脑梗死患者死亡率 有研究对 142 例脑梗死患者死亡原因进行分析，发现脑梗死 1 周内病死率与患者的年龄、意识水平、入院时血压、脑干梗死、合并脑疝、并发应激性溃疡、合并心肌梗死、合并肺栓塞因素有关系，说明在真实世界中多种因素对脑梗死患者病死率有重要影响，对混杂因素如不经控制则可能导致研究结论的偏倚。本研究目的为探讨灯盏细辛注射液对脑梗死患者治疗结果的影响，为对来源于真实世

界的数据进行回顾性分析，数据采集时未经过前瞻性设计，在观察组与对照组中多个变量分布不均衡，其中的混杂因素对研究结果会造成影响，因此本研究采用了目前对已知混杂因素控制较好的倾向性评分方法进行分析。

通过以上分析可以看出，未控制混杂因素前，未发现灯盏细辛注射液对脑梗死结局有显著影响；分别以年龄、性别、入院病情作为分层因素，分层分析观察组与对照组脑梗死死亡率时发现，P 值均大于 0.05，两组间无显著性差异，以单次用药剂量、用药疗程作为分层因素时，观察组与对照组脑梗死死亡率有显著性差异，P 值小于 0.05，灯盏细辛注射液可以降低脑梗死死亡率；进一步采用 GBM 倾向性评分加权后的 Logistic 回归及 GBM 倾向性评分加权结合协变量调整的 Logistic 回归对 HIS 数据库中所有的变量加以均衡后发现，P 值小于 0.01，提示使用灯盏细辛注射液可以显著降低脑梗死死亡率。但是灯盏细辛注射液在临床用于脑梗死治疗时，多与降血压、降血脂、改善循环、保护脑神经等基础治疗药物联合使用，本研究中将其他联合用药作为混杂因素进行平衡，虽可去除一定混杂因素的效应，但在临床实际中要考虑联合用药对脑梗死治疗结局的影响。

2. 研究的局限性　本研究数据来源于真实世界 HIS 数据库，其中记录了患者住院期间的诊疗信息，在分析灯盏细辛注射液对脑梗死治疗结局影响时，现有数据中可能存在大量混杂因素，有一些混杂因素未被记录，倾向性评分方法是对已知混杂因素控制的工具，对于未知混杂因素的控制方法仍需进一步探索，此为本研究局限性之一。因此本研究结论仅为临床医师用药提供参考，进一步研究应采取前瞻性设计对本结论加以验证。

（杨　薇）

第五节　中药注射剂过敏反应分析

真实世界数据的价值是多维度的，从不同维度开展的研究，其科学性和可推广性也有不同。例如，基于真实世界数据的研究能够准确发现中药临床应用的状况，包括治疗的病证、使用的时机、剂量、疗程、合并用药等，对于中药注射剂而言还包括溶媒、滴速、用药时间等信息，这些研究结果反映了临床实际的用药情况，是确定和准确的；基于真实世界数据的某些有效性和安全性指标以及费用数据，应用适宜的统计学方法，可以直接或间接评价药物的疗效、安全性和经济性，但是由于受到缺失和混杂等因素的影响，这种评价是非确定性的，但具有临床参考价值；更进一步，基于真实世界数据提供的线索，以及前瞻性真实世界研究中获取的生物样本，结合实验研究，可以开展药物的作用机制研究，在这样的研究中真实世界数据仅提供了线索，但却可以为实验研究指明方向，因此具有重要的现实意义。

本节选入的 2 个研究都是基于前瞻性、多中心、大样本、登记注册式医院集中监测开展的中药注射剂过敏反应的机制研究。登记注册式医院集中监测依托于国家中医药管理局中医药行业科研专项子课题"感染性疾病常用中药注射剂安全性监测及过敏反应发生机理研究（NO.200907001-5-6）"和国家科技部重大新药创制"中药上市后再评价的关键技术"子课题"中药注射剂安全性监测"（NO.2009ZX09502-030），共监测了 10 个品种，包括喜炎平注射液、参附注射液、灯盏细辛注射液、悦安欣苦碟子注射液、碟脉灵苦碟子注射液、参麦注射液、参芪扶正注射液、疏血通注射液、丹参多酚酸盐注射液、舒血宁注射液，设计登记病例 30 万例。

研究者在登记注册式医院集中监测中嵌套了巢式病例对照设计，将使用中药注射剂的患者确定为研究队列人群，依托登记注册式研究记录研究队列人群中每个患者的人口学信息和用药信息，观察其住院期间的不良反应/事件，将住院期间发生过敏反应的患者作为过敏组，以性别相同、年龄±5岁、用药季节相同、药品批次相同为匹配条件，从住院期间未发生过敏反应且符合匹配条件的患者中按1:4的比例随机抽取对照组。

不良反应/事件判断标准：采用美国国立变态反应和感染性疾病研究所（NIAID）与食物过敏及急性全身过敏反应联盟（FAAN）在第2次专题讨论会上制定的急性全身过敏反应的诊断标准。

由临床医师/护师/药师填写患者治疗期间的一般情况，包括中、西医诊断、中医辨证、患者生命体征、个人及家族过敏史、用药情况及患者使用目标药物期间的具体情况，如使用方式、药物剂量、溶媒类型及用量、注射室温、滴速、注射持续时间、是否与其他药物配制使用、注射前、后是否连续使用其他注射剂、注射前、后是否冲管或更换输液器、注射期间是否采用热敷或冷敷等。

如果患者在用药期间出现ADR/ADE需要临床医师/护师/药师填写"不良反应/事件报告表"，详细记录患者的ADR/ADE的临床表现及怀疑药品的情况。

采用在线录入，通过中药上市后临床再评价公共服务平台（www.crpcm.org），将监测表数据录入到"中药注射剂监测平台"。采用双人双录入的形式。

制定监查及质量控制标准操作规范，由方案设计单位、药品生产企业对监测进行现场监查、稽查。各监测单位设专门的临床协调员，定期检查数据质量与监测进度，并做好质控记录。监测表运送到总课题组后，方案设计单位组织各监测单位对CRF检测表及网上平台数据进行再次核对，去除重复表格并对漏填部分进一步确定，对存在逻辑错误的部分进行进一步核对，对平台漏填部分进行再录入，对重复数据进行删除。

当发现使用被监测中药注射剂而出现过敏反应的患者，应注明过敏反应发生时间，且立即（5分钟之内，最迟不能超过30分钟）采集该患者的血清样本（需注明采血时间：年月日时分秒）。冷链（≤-20℃）运送至方案设计单位中心实验室检测，以深入探讨其过敏反应发生的机制。

采血前：采样人员必须核对监测表和被采样人的门诊/住院号、姓名、性别是否一致；填写"血样采集登记卡"；复印被采样人监测表的A、B表；使用2ml的EDTA抗凝采血管（紫色头盖）2支、双向采血针及持针器采集静脉血4ml；轻轻摇晃采血管，使EDTA和血液混匀，写上患者编码。使用普通4ml血清管（红色头盖）1支、双向采血针及持针器采集静脉血4ml；血样在室温放置30分钟，使血清析出；将采血管放入离心机中，离心3000转/分，5分钟，以无菌吸管/移液器将血清装入EP管，每管存量1ml，写上患者编码。

患者编码写好后，将装有EDTA抗凝血的采血管和装有血清的EP管放置于冻存盒中，并在冻存盒盖和盒体上书写课题名称、负责人姓名、日期。放置于-80℃或-20℃冰箱中保存。标本可在-20℃贮存3个月；-80℃贮存6个月。

运输血液样本时，将样本放置于保温的干冰保温盒中并用胶带进行密封，减少干冰与外界的接触，保证运输过程中保温盒内的温度，并确保血清样本在完整的冷链（≤-20℃）中运输，运输过程尽量控制在最短时间内，以免保温盒内干冰挥发。

交接样本时，核对血液样本详单与冻存盒中血液样本的数量及样本编码信息是否一致，填写血液样本交接单，将交接时间填写清楚，并由双方交接人签字。

将各中心的血液样本收集上来以后，需要在血液样本冻存盒上标注血样采集单位的名称及接收日期，并将装有血清的冻存盒放置于−80℃冰箱中保存。对患者血液样本进行检测时需要在最短时间内将样本从−80℃冰箱中取出，防止其他样本的反复冻融影响患者检测结果（图8-38）。

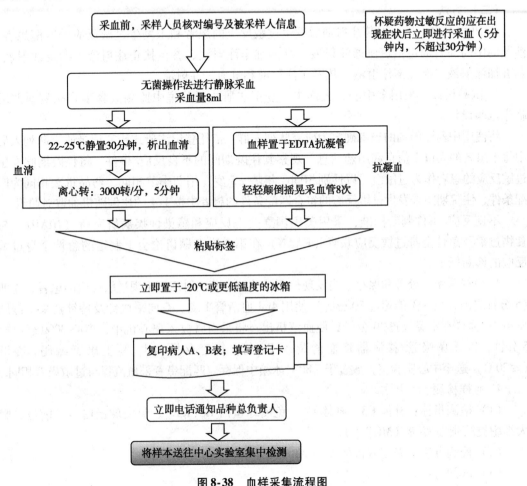

图8-38　血样采集流程图

一、基于大型监测数据的中药注射剂过敏反应类型分析

本研究依托大型监测数据，采用免疫毒理学的方法分析纳入监测的中药注射剂过敏反应的类型及规律。免疫毒理学是毒理学和免疫学相结合的新兴学科，是研究外源性化学、物理因素及生物因素对机体免疫系统不良反应及其机制的一门学科。免疫系统是机体抗御外来因素的主要系统，也是外源性毒性因素容易首先攻击的靶器官，因此外源性因素作用于人体，在其他器官系统尚未观察到毒性作用时，免疫系统可能已经受到损害。一般认为，外源物对免疫功能的影响主要包括免疫抑制、免疫刺激、致敏反应和自身免疫性变化。因此，免疫系统的效应变化是衡量某些外源性危害较为敏感的指标。

免疫毒理学较适用于中药注射剂过敏反应的评价。中药注射剂对机体而言是一种外来物质，并且具有免疫毒性。中药注射剂最常见的不良反应是过敏反应，是免疫毒理学研究4 大领域之一。因此应用免疫毒理学开展中药注射剂过敏反应机制研究，从研究目的、研究对象、研究方法、研究内容上都是契合的。

（一）目的

明确中药注射剂过敏反应的类型和发生规律。

（二）方法

1. 研究对象　使用中药注射剂后发生过敏反应的患者和未发生过敏反应的匹配患者。涉及的中药注射剂包括疏血通注射液、灯盏细辛注射液、参芪扶正注射液、参麦注射液、刺五加注射液、痰热清注射液、热毒宁注射液和舒血宁注射液。

2. 试验设计　采用多中心、大样本、登记注册式医院集中监测嵌套巢式病例对照的临床试验设计。

将使用中药注射剂的患者确定为研究队列人群，依托登记注册式研究记录研究队列人群中每个患者的人口学信息和用药信息，观察其住院期间的不良反应/事件，将住院期间发生过敏反应的患者作为过敏组，以性别相同、年龄 ±5 岁、用药季节相同、药品批次相同为匹配条件，住院期间未发生过敏反应的符合匹配条件的患者中按 1∶4 的比例随机抽取对照组。

不良反应/事件判断标准：采用美国国立变态反应和感染性疾病研究所（NIAID）与食物过敏及急性全身过敏反应联盟（FAAN）在第 2 次专题讨论会上制定的急性全身过敏反应的诊断标准。

3. 血样采集、处理和保存　当发现使用被监测中药注射剂而出现过敏反应的患者，立即（5 分钟之内，最迟不能超过 30 分钟）使用 4ml 血清管 1 支、双向采血针及持针器采集静脉血 4ml；血样在室温放置 30 分钟，使血清析出；将采血管放入离心机中，离心 3000 转/分，5 分钟，以无菌吸管/移液器将血清装入 EP 管，每管存量 1ml，写上患者编码。冷链（≤20℃）送至中心实验室，放置于 −80℃ 冰箱中保存。匹配患者采血流程与过敏患者相同。

4. 血样检测

（1）检测指标：补体 C3、补体 C4、免疫球蛋白 E（IgE）、免疫球蛋白 G（IgG）、肥大细胞类胰蛋白酶-β（MCT-β）。

（2）检测方法：采用双抗体夹心 ABC-ELISA 法。

（3）试剂盒：

1）人补体 C3（C3）ELISA 试剂盒，上海西唐生物科技有限公司。

2）人补体 C4（C4）ELISA 试剂盒，上海西唐生物科技有限公司。

3）人免疫球蛋白 E（IgE）ELISA 试剂盒，上海西唐生物科技有限公司。

4）人 IgG 定量 EIA 试剂盒，上海西唐生物科技有限公司。

5）人类胰蛋白酶 β（MCT-β）ELISA 试剂盒，上海西唐生物科技有限公司。

（4）检测仪器：

1）酶标仪：Denley DragonWellscan MK 3；Thermo；分析软件为 Ascent software for Multiskan。

2）洗板机：Wellwash 4 MK2；Thermo。

3）数字显示隔水式电热恒温培养箱：PYX-DHS；上海跃进医疗器械厂。

4）离心机：TGL-168；上海安亭科学仪器厂。

5）漩涡混合器：XW-80A；上海青浦沪西仪器厂。

6）电热恒温鼓风干燥箱：DHG-9023A；上海精宏实验设备有限公司。

7）连续分液器：0.1～50ml；TOMOS LIFE SCIENCE Group。

（三）结果与结论

1. 血样采集情况　共采集到 14 例过敏反应患者的血清样本，按照巢式病例对照研究匹配原则，共匹配了 55 例患者，基本信息见表 8-118。

表 8-118　过敏患者及匹配患者基本信息

组别	性别	年龄	类型	组别	性别	年龄	类型
第 1 组 疏血通注射液	男	83	匹配	第 8 组 参麦注射液	女	70	过敏
	女	75	匹配		女	80	匹配
	男	64	过敏	第 9 组 刺五加注射液	女	64	匹配
	女	69	匹配		女	57	匹配
	女	64	匹配		女	55	匹配
第 2 组 疏血通注射液	男	80	匹配		女	55	匹配
	女	78	过敏		女	60	过敏
	女	82	匹配	第 10 组 参芪扶正注射液	男	/	匹配
	男	82	匹配		男	/	匹配
第 3 组 灯盏细辛注射液	女	35	匹配		男	/	匹配
	女	41	匹配		男	43	过敏
	女	41	匹配	第 11 组 参芪扶正注射液	女	/	匹配
	女	40	过敏		女	/	匹配
	女	43	匹配		女	/	匹配
第 4 组 灯盏细辛注射液	男	45	匹配		女	/	过敏
	男	44	匹配		女	/	匹配
	男	76	匹配	第 12 组 舒血宁注射液	女	63	过敏
	男	54	匹配		女	59	匹配
	女	81	匹配		女	65	匹配
	男	54	过敏		女	49	匹配
第 5 组 灯盏细辛注射液	男	40	过敏		女	58	匹配
	女	69	匹配	第 13 组 痰热清注射液	男	/	过敏
	男	76	匹配		男	/	匹配
	男	54	匹配		男	36	匹配
	女	65	匹配		男	27	匹配
第 6 组 参芪扶正注射液	男	68	匹配		男	37	匹配
	女	57	匹配		男	36	匹配
	女	66	匹配				

续表

组别	性别	年龄	类型	组别	性别	年龄	类型
	女	56	过敏		男	16	匹配
	女	65	匹配	第14组	男	79	过敏
	女	50	匹配	热毒宁注射液	男	49	匹配
第7组	女	58	匹配		男	57	匹配
参芪扶正注射液	女	60	匹配		男	30	匹配
	女	74	匹配		男	78	匹配
	女	66	过敏				

2. 检测结果　5项免疫毒理学指标检测结果均数和标准差见表8-119。

表8-119　5项免疫毒理学指标统计量

指标（单位）	过敏组	匹配组
C3（μg/ml）	221.07 ± 129.92	253.65 ± 162.83
C4（ng/ml）	59.66 ± 38.76	52.14 ± 18.35
IgE（ng/ml）	234.07 ± 237.38	152.65 ± 213.87
IgG（mg/ml）	47.70 ± 24.94	72.34 ± 77.12
MCT-β（pg/ml）	3864.02 ± 2019.50	3361.57 ± 1304.48

3. 过敏反应类型判断　根据补体 C3、C4、IgE、IgG、MCT-β 判断过敏反应的类型。如果补体 C3 异常升高，C4 不升高，则判断为类过敏反应；如果 IgE 异常升高则为I型变态反应；如果 IgE 不升高，但 IgG 异常升高，则判断为迟发型变态反应；如果补体 C3、C4 无异常变化，IgE 也未异常升高，但 MCT-β 异常升高，则为类过敏反应。判断结果如表8-120。

表8-120　中药注射剂过敏患者过敏反应类型

编号	性别	年龄	药物	过敏反应类型
1	女	56	参芪扶正注射液	I型变态反应
2	女	66	参芪扶正注射液	I型变态反应
3	男	43	参芪扶正注射液	I型变态反应
4	女	50	参芪扶正注射液	无法判定
5	男	64	疏血通注射液	I型变态反应
6	女	78	疏血通注射液	无法判定
7	女	40	灯盏细辛注射液	I型变态反应 & 类过敏反应
8	男	54	灯盏细辛注射液	I型变态反应
9	男	40	灯盏细辛注射液	无法判定

编号	性别	年龄	药物	过敏反应类型
10	女	70	参麦注射液	类过敏反应
11	女	60	刺五加注射液	无法判定
12	女	63	舒血宁注射液	无法判定
13	男	/	痰热清注射液	无法判定
14	男	79	热毒宁注射液	无法判定

从监测的 8 种中药注射剂来看，过敏反应的类型以Ⅰ型变态反应为主，类过敏反应相对较少，两者比例约为 3∶1；中药注射剂过敏反应类型与注射剂品种本身密切相关，同一种中药注射剂的过敏反应类型可能是确定的；灯盏细辛注射液可同时发生Ⅰ型变态反应和类过敏反应。

（四）讨论

1. 纳入监测的中药注射剂过敏反应以Ⅰ型变态反应为主　中药注射剂过敏反应主要有Ⅰ型变态反应和类过敏反应。有学者认为类过敏反应是Ⅰ型超敏反应的亚类。对于类过敏反应的激发途径，有学者认为外界刺激直接激发肥大细胞或嗜碱性粒细胞脱颗粒，也有学者认为是通过激活补体系统，经由级联反应诱发肥大细胞脱颗粒。因此，本研究通过补体 C3、C4、IgE、IgG 和 MCT-β5 项免疫毒理学指标判断不良反应发生类型。

本研究监测的 8 种中药注射剂临床过敏反应的类型主要为Ⅰ型变态反应（6 例确定），也有类过敏反应（2 例确定）。除此之外，尚有表现为过敏反应，但从免疫毒理学指标上既不归属于 IgE 介导的Ⅰ型变态反应，又不符合补体激活的类过敏反应，也不符合直接激发肥大细胞或嗜碱性粒细胞脱颗粒的类过敏反应者。可以确定类型的过敏反应，Ⅰ型变态反应和类过敏反应的比例为 3∶1。

无法判断类型的病例占全部病例的一半，这可能与血样采集的临床实际相关。基于临床的生物样本分析，受到很多因素的影响。首先是采血时间问题。当临床发生过敏反应，尤其过敏反应较重时，临床医生必然是以抢救患者为先，临床采血要放于次要地位，因此往往不能及时采血，因此血液指标不能反映患者过敏反应时的即刻状态。其次是用药问题。抢救患者时，往往用药较多，而大量抢救药物都会改变患者的免疫状态。事实上，往往是患者已脱离过敏状态，临床医护人员才会出于科研考虑而采血。因此，血样往往反映的是被纠正后的免疫状态。这可能是许多组数据杂乱，缺少规律，无法判断不良反应类型的原因。

2. 过敏反应类型与注射剂品种密切相关　从可明确过敏反应类型的 7 例患者的血样结果来看，同一注射剂发生过敏反应的类型应该是确定的。疏血通注射液 2 例过敏反应，1 例明确为Ⅰ型变态反应，1 例不能确定；灯盏细辛注射液 3 例过敏反应患者，2 例明确为Ⅰ型变态反应，1 例不能确定；参芪扶正注射液 4 例过敏反应，3 例明确为Ⅰ型变态反应，1 例未知；参麦注射液仅有 1 例，为类过敏反应。

中药注射剂类过敏反应研究较充分。有学者以 C48/80 为工具药建立 RBL-2H3 细胞脱颗粒模型开展了参麦注射液过敏反应机制研究，发现参麦注射液的脱颗粒作用可能与所含溶剂（吐温-80）有关。

3. 2种类型过敏反应同时发生的分析　第3组灯盏细辛注射液的过敏患者同时发生了Ⅰ型变态反应和类过敏反应。该组过敏患者IgE水平异常升高，但同时补体C3水平也异常升高，C4水平基本未升高，这即符合IgE介绍的Ⅰ型变态反应，又符合补体激活的类过敏反应，2种过敏反应类型在同一患者身上同时出现。

4. 免疫毒理学在本研究中的局限性　免疫毒理学在本研究中的局限性主要在于临床上的可操作性。我们规定血样采集应在患者发生过敏反应的5分钟内，最多不能超过30分钟，然而临床上这很难做到。患者发生过敏反应，医疗上的考虑首先是停药处理；如果过敏反应较重，如发生休克等，须及时抢救。这样，以科研为目的的血样采集就被推后了。实践表明，采血一般都发生在患者不良反应已缓解并稳定后，然后医生才可能与患者谈论知情同意并安排采血事宜。而这个时候，往往距离患者过敏反应已有较长的时间，一方面患者情况已稳定，提示已非致敏状态，相关免疫毒理学指标与过敏当下相比已发生较大变化；另一方面针对过敏反应的处理药物已经使相关免疫毒理学指标发生变化，有时甚至是相反的变化。那么，以测量患者刻下状态的免疫毒理学检测，更适用于动物研究，其用于临床研究，会存在诸多障碍。

对患者发生过敏反应的刻下免疫状态的研究，虽然对于理解过敏反应的机制有帮助，但对于研究的终极目的，即减少中药注射剂临床应用时过敏反应的发生，却没有直接的作用。本研究的思路是从患者个体的特异性入手来评估患者使用某中药注射剂的风险，那么患者致敏前的免疫状态特异性的研究才是对最终目的具有直接意义的研究。因此，本研究在免疫毒理学的基础上，进一步开展免疫组库的研究，从患者个体固有免疫状态的特异性上来评估其应用中药注射剂发生过敏反应的风险。

（王志飞）

二、舒血宁注射液过敏患者免疫特异性的基因大数据分析

中药注射剂过敏反应的发生是两方面因素共同作用的结果，一是中药注射剂中的致敏物质，一是用药患者的免疫状态。近年来，中药注射剂生产工艺和质量控制水平有了很大提升，许多品种的过敏反应发生率已降至1‰以下，属偶发或罕见事件。然而，由于中药注射剂代表了现代中药的创新水平，中药注射剂的安全性问题一直受到全社会的广泛关注。随着中药产业的壮大，其科研投入持续增加，主要投向了工艺改进和质量控制，希望能在1‰水平的基础上进一步降低过敏反应的发生率，然而毋庸讳言，取得的进展不能令人满意。分析其原因，低于1‰的发生率提示过敏反应并不具有普遍性，经过工艺和设备的革新，成品的中药注射剂中或许已不含有能使广泛人群致敏的物质；低于1‰发生率的过敏反应，可能与患者个体的特异性具有更加密切的联系。因此，探讨中药注射剂过敏反应的机制，不仅要研究其致敏成分，更要研究过敏者免疫状态的特异性。这个特异性，主要体现于免疫组库的特异性。

免疫组库（Immune Repertoire，IR）是指在任何指定时间，某个个体的循环系统中所有功能多样性B细胞和T细胞的总和。机体的特异性免疫应答主要通过T细胞和B细胞来完成，其中T细胞不产生抗体，为细胞免疫，B细胞通过产生抗体发生作用，为体液免疫。而T细胞和B细胞的特异性，主要表现于免疫球蛋白（Ig）和T细胞受体（TCR）的

特异性。Ig 和 TCR 合称淋巴细胞抗原识别受体。Ig 由重链（H 链）和轻链（L 链）组成，TCR 由 αβ 链或 γδ 链组成。其基因包括多组不连续的基因片段，即 V、D、J、C 基因。多能干细胞在向 B 或 T 淋巴细胞定向分化时，Ig 和 TCR 基因的可变区（V）和结合区（J）基因会发生重排，即两个距离很远的片段重新排列在一起，形成新片段。由于 TCR 和 IGH 分别具有众多的 V、（D）、J 基因片段，而重排时每种片段中只能取一个片段，因而在重排过程中就可以有各种组合，从而表现出多样性。另外，位于 V、J 或 V、D、J 片段连接处的 CDR 区，即两个片段之间的连接处，在重排时可以丢失或增加数个核甘酸，从而显著增加了 CDR 的多样性。正是由于 B/T 淋巴细胞基因的多样性，才导致了免疫蛋白的多样性。因此，应用高通量测序技术系统检测淋巴细胞的基因序列，可以获知免疫蛋白多样性，从而全面把握过敏患者的免疫特异性。

免疫组库测序（IR-SEQ）以 T/B 淋巴细胞为研究目标，以多重 PCR 或 5'RACE 技术扩增决定 B 细胞受体（BCR）或 T 细胞受体（TCR）多样性的互补决定区（CDR 区），再结合高通量测序技术，全面、系统、定性和定量地评估免疫蛋白的多样性。每个个体都具有自己独有的免疫组库，其独特性由组织相容性抗原位点的遗传学多态性、抗原接触史和免疫系统的持续调控 3 方面的因素决定。如果某种或某类中药注射剂的过敏人群具有共同的生物学特征，其特征也应体现在上述 3 个方面。那么，针对个体免疫功能的系统和定量评估的免疫组库测序，理论上应该可以发现中药注射剂过敏人群的免疫特异性。同时，由于免疫组库测序的特点，这种免疫特异性会表现在 CDR 区基因序列的特异性，那么找到与特定类别或种类的中药注射剂相关的特异性序列，这种序列就可能成为可从外周血中查到的特异性和敏感性都很好的潜在生物标记物。检测这种生物标记物，可能成为预防中药注射剂过敏反应发生的有效手段。

目前，免疫组库研究主要聚焦于癌症、免疫病、移植等方面，尤其是在癌症方面，取得了重大进展。免疫组库测序技术在疾病上的研究实践，提示应用免疫组库测序技术研究药物适宜或禁忌人群的思路在实践上应该是可行的。但目前尚未见到免疫组库测序用于药物适宜或禁忌人群的研究。原因可能在于药物过敏反应的发生属于偶发甚至罕见事件，而且发生过敏反应时采集生物样本也比较难以完成。事实上，除非开展前瞻性的大样本监测，做好充足的生物样本采集准备，并且有完备的伦理审批，否则较难收集到发生过敏反应的药物使用者的生物样本。

本研究依托国家中医药管理局中医药行业科研专项子课题"感染性疾病常用中药注射剂安全性监测及过敏反应发生机理研究（NO. 200907001-5-6）"和国家科技部重大新药创制课题"中药上市后临床再评价关键技术"（NO. 2009ZX09502-030）采集血样，探索基于过敏患者免疫组库特异性的中药注射剂过敏反应机制，为临床预防中药注射剂过敏反应的发生提供支撑。

（一）目的

探索舒血宁注射液过敏患者免疫状态的特异性。

（二）方法

1. 样本准备 分为两步，淋巴细胞分离和 DNA 提取：

（1）使用 Ficoll 密度梯度离心法分离全血淋巴细胞。

（2）使用磁珠法血液 DNA 提取试剂盒提取淋巴细胞 DNA。

2. 构建测序文库　使用 Paired-End DNA Sample Preparation Kit 试剂盒和 TruSeq PE Cluster Kit v3-cBot-HS 试剂盒，通过多重 PCR 扩增、切胶纯化、末端修复、3'末端加 A、连接接头、PCR 扩增等步骤建立测序文库并完成文库质控。

3. 测序　应用 TruSeq SBS Kit v3-HS 试剂盒，采用 Illumina HiSeq2000 平台测序，由华大科技服务有限公司完成。

4. 数据分析

（1）下机数据质控。

（2）基本数据统计：

1）数据过滤，对原始数据进行去除接头污染序列及低质量 reads 的处理。

2）数据搭建，数据拼接，消除测序背景及有效数据构建。

3）数据统计，数据产出统计及测序数据的成分和质量评估。

（3）参考序列构建：采用 IMGT 数据库中所有 V/D/J germline 序列与特异性的引物比对。将下机数据 paired end reads 拼接成一整条 contig，merged 后的 contig 即是测到的受体的重组基因序列。

（4）数据对比分析：

1）比对分析，使用 SOAP2 程序将 clean data 与 IMGT 免疫细胞受体库的 V\D\J 基因比对，搜索相应的基因片段。

2）重比对，为确保结果的高准确度，在完成初步比对后，将比对序列再次与数据库做重比对，以寻找精确的 V\D\J 基因片段和序列的位点。

3）比对结果分析，与数据库（IMGT）比对去掉无效序列（未比对、假基因、终止子、无开放阅读框）和 Primer。

（5）序列结构分析：

1）分析 CDR 序列组成及序列碱基成分。

2）分析 CDR 序列的碱基插入和缺失。

3）编码 CDR 序列翻译成氨基酸和肽链。

（6）免疫组库构建：

1）构建免疫组库表达谱，统计多样性抗体库克隆表达情况。

2）免疫组库多样性呈现，绘制 V/J 基因表达的 2D、3D 图。

（三）结果与结论

1. 数据产出统计　基本数据分析统计结果主要包括：测序得到的原始 reads 数、Merged reads、clean reads、alignment rate 和多样性系数等。具体统计结果见表 8-121。

表 8-121　数据产出表

Sample	F101010A	F101011A	F101012A	F101013A	F101014A
Raw_seq_number	20711740	24253048	25301876	18391607	14729028
Clean_data	20658016	24189940	25235386	18343559	14690704
Clean_rate	99. 74	99. 74	99. 74	99. 74	99. 74
Merged_reads	16750427	18658545	17234391	13863574	10197779

续表

Sample	F101010A	F101011A	F101012A	F101013A	F101014A
Merged_rate	81.08	77.13	68.29	75.58	69.42
V_alignment_rate	95.84	87.57	93.48	94.76	93.98
D_alignment_rate	82.83	76.62	83.09	84.46	84.31
J_alignment_rate	97.77	92.03	95.35	96.58	96.66
VJ_alignment_rate	95.39	86.54	91.99	93.95	93.2
VDJ_alignment_rate	82.55	76.05	81.92	83.87	83.77

2. 数据特征分析

（1）contig 长度分布：对下机数据质控后，将 paired endreads 拼接成一整条 contig，横坐标代表 contig 长度分布，纵坐标代表 contig 的序列数。

通过对基础数据处理后的 reads 进行第一次比对，结合 BLSAT（Basic Local Alignment Search Tool），精确识别 VDJ 基因片段，最后对比对结果进行比较，选择最好的 VDJ 比对结果，再根据其结果统计作图（图 8-39）。

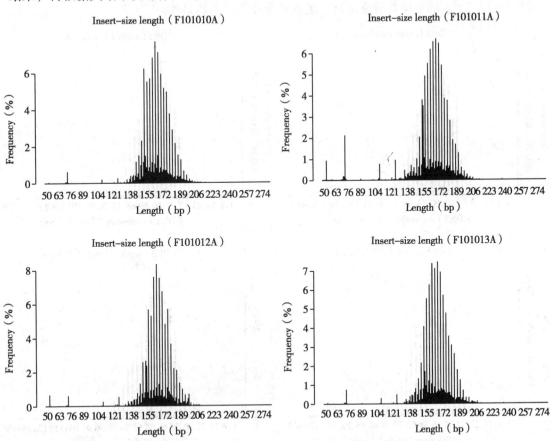

345

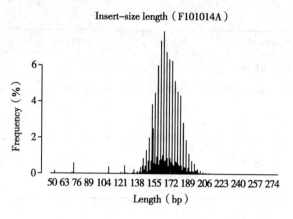

图 8-39　contig 长度分布

（2）CDR3 长度分布：构建 CDR3 长度分布直方图，横坐标代表 CDR3 的 reads 长度，纵坐标代表 CDR3 的序列数。正常健康人的 CDR3reads 长度分布近似于正态分布，表明其 CDR3 多态性较好，且克隆较均衡。如果 CDR3 长度分布呈偏态分布，或某一长度的序列异常升高或降低，则提示免疫状况的异常。由图 8-40 可见，过敏患者与匹配患者相比，其长度约为 38bp 的克隆数异常增高，提示其免疫状况的特异性。

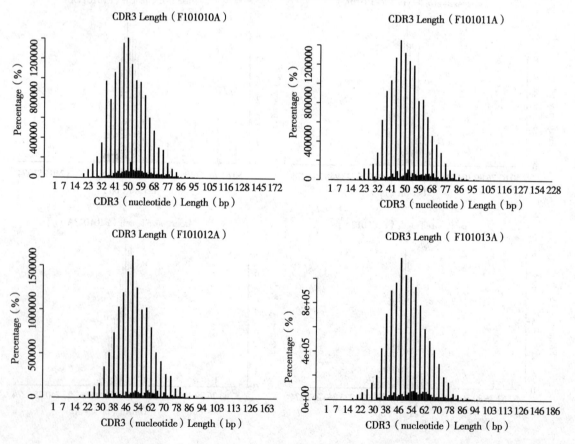

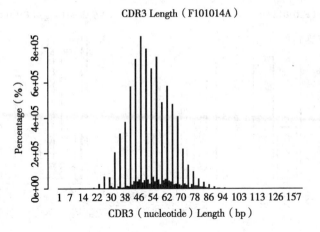

图 8-40　CDR3 长度分布

（3）V，J 基因亚家族丰度：比对分析鉴定出序列的 VDJ 基因后，通过统计重组后基因的表达，样品中各个样品对应的 V，J 亚家族统计分析如图 8-41 所示：

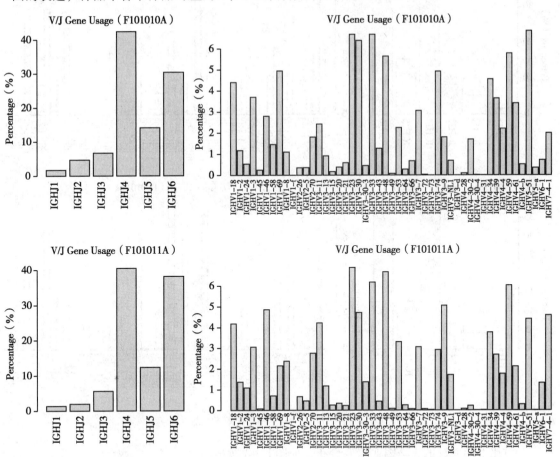

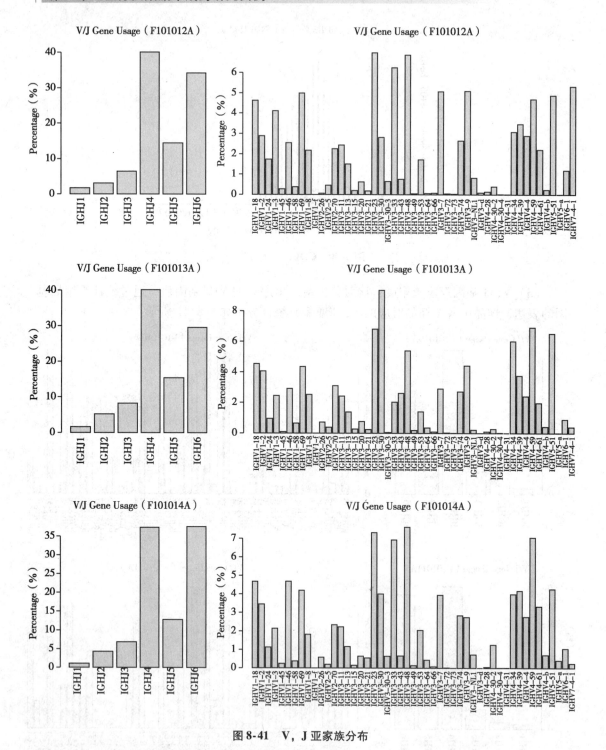

图 8-41 V，J 亚家族分布

对比不同血样的 J 基因亚家族分布，如图 8-42 所示：

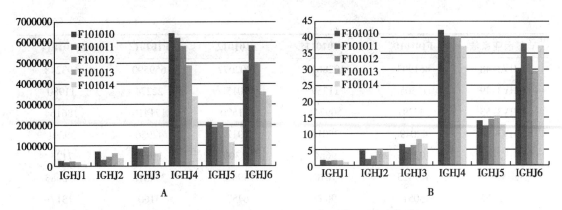

图 8-42　J 亚家族丰度分布（A. 序列数；B. 百分比）

总体而言，过敏患者与匹配患者在 J 基因亚家族分布上无明显差异。

对比不同血样的 V 基因亚家族分布，如表 8-122、表 8-123 和图 8-43、图 8-44 所示：

表 8-122　V 基因亚家族丰度（序列数）

V 基因亚家族	F101010	F101011	F101012	F101013	F101014
IgHV1-18	672413	644820	674244	556082	425660
IgHV1-2	178934	210785	421214	496780	313687
IgHV1-24	81668	168514	253194	116330	103326
IgHV1-3	566206	470695	599644	299862	194811
IgHV1-45	37826	11156	40275	10852	21652
IgHV1-46	427267	749871	372029	355680	426880
IgHV1-58	221476	108333	54879	79705	33745
IgHV1-69	754926	331521	728835	532665	381722
IgHV1-8	166943	365460	318251	309280	166283
IgHV1-f	75	155	168	97	68
IgHV2-26	53437	102484	9048	88295	52172
IgHV2-5	54252	69806	66296	47233	17981
IgHV2-70	275155	424673	329341	378837	213204
IgHV3-11	370479	650456	355954	295855	203117
IgHV3-13	139137	180561	220794	168826	105897
IgHV3-15	25359	38319	29110	32707	13149
IgHV3-20	58536	51205	90732	93199	57982
IgHV3-21	89238	34079	26295	28608	49006
IgHV3-23	1019308	1060855	1018279	833546	666472
IgHV3-30	975591	727004	410393	1144751	364539
IgHV3-30-3	69248	210632	94083	5719	58005
IgHV3-33	1020266	952200	910653	248098	630725
IgHV3-43	193495	66171	110171	318773	59991

续表

V 基因亚家族	F101010	F101011	F101012	F101013	F101014
IgHV3-48	861903	1028617	1002077	659590	693248
IgHV3-49	12305	11369	7015	22274	11980
IgHV3-53	343291	509241	251590	171410	186164
IgHV3-64	42049	38016	8912	42956	39291
IgHV3-66	102115	9681	11300	11679	7123
IgHV3-7	467423	470101	739637	354318	358683
IgHV3-72	5051	9669	6457	3160	1317
IgHV3-73	679	3578	4347	292	42
IgHV3-74	751397	449213	386300	331792	259258
IgHV3-9	274506	778719	743255	541085	250038
IgHV3-NL1	104897	263232	118863	26215	65548
IgHV3-d	44	36	13481	22	11
IgHV4-28	14590	11164	20749	12652	4578
IgHV4-30-2	257690	33740	57553	32728	114590
IgHV4-30-4	2045	998	2385	1678	277
IgHV4-31	1014	1867	764	14	776
IgHV4-34	694883	580515	449962	736078	362567
IgHV4-39	556322	413034	506415	458309	379363
IgHV4-4	336559	272166	422146	293959	251460
IgHV4-59	882400	929094	683830	846601	641324
IgHV4-61	520007	326513	321919	240998	303178
IgHV4-b	78516	44972	34306	50319	63173
IgHV5-51	1045569	680892	711532	796917	388012
IgHV5-a	53367	966	600	650	36577
IgHV6-1	109911	203575	173096	108528	94787
IgHV7-4-1	304247	707570	776699	47889	21582

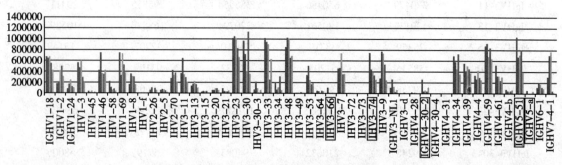

图 8-43　V 基因亚家族丰度（序列数）

表 8-123　V 基因亚家族丰度（百分比）

V 基因亚家族	F101010	F101011	F101012	F101013	F101014
IgHV1-18	4.40	4.18	4.62	4.55	4.68
IgHV1-2	1.17	1.37	2.89	4.06	3.45
IgHV1-24	0.53	1.09	1.74	0.95	1.14
IgHV1-3	3.71	3.05	4.11	2.45	2.14
IgHV1-45	0.25	0.07	0.28	0.09	0.24
IgHV1-46	2.80	4.87	2.55	2.91	4.69
IgHV1-58	1.45	0.70	0.38	0.65	0.37
IgHV1-69	4.94	2.15	5.00	4.35	4.20
IgHV1-8	1.09	2.37	2.18	2.53	1.83
IgHV1-f	0.00	0.00	0.00	0.00	0.00
IgHV2-26	0.35	0.67	0.06	0.72	0.57
IgHV2-5	0.36	0.45	0.45	0.39	0.20
IgHV2-70	1.80	2.76	2.26	3.10	2.34
IgHV3-11	2.43	4.22	2.44	2.42	2.23
IgHV3-13	0.91	1.17	1.51	1.38	1.16
IgHV3-15	0.17	0.25	0.20	0.27	0.14
IgHV3-20	0.38	0.33	0.62	0.76	0.64
IgHV3-21	0.58	0.22	0.18	0.23	0.54
IgHV3-23	6.67	6.88	6.98	6.81	7.33
IgHV3-30	6.39	4.72	2.81	9.36	4.01
IgHV3-30-3	0.45	1.37	0.64	0.05	0.64
IgHV3-33	6.68	6.18	6.24	2.03	6.93
IgHV3-43	1.27	0.43	0.76	2.61	0.66
IgHV3-48	5.64	6.68	6.87	5.39	7.62
IgHV3-49	0.08	0.07	0.05	0.18	0.13
IgHV3-53	2.25	3.30	1.72	1.40	2.05
IgHV3-64	0.28	0.25	0.06	0.35	0.43
IgHV3-66	0.67	0.06	0.08	0.10	0.08
IgHV3-7	3.06	3.05	5.07	2.90	3.94
IgHV3-72	0.03	0.06	0.04	0.03	0.01
IgHV3-73	0.00	0.02	0.03	0.00	0.00
IgHV3-74	4.92	2.92	2.65	2.71	2.85
IgHV3-9	1.80	5.05	5.09	4.42	2.75

续表

V 基因亚家族	F101010	F101011	F101012	F101013	F101014
IgHV3-NL1	0.69	1.71	0.81	0.21	0.72
IgHV3-d	0.00	0.00	0.09	0.00	0.00
IgHV4-28	0.10	0.07	0.14	0.10	0.05
IgHV4-30-2	1.69	0.22	0.39	0.27	1.26
IgHV4-30-4	0.01	0.01	0.02	0.01	0.00
IgHV4-31	0.01	0.01	0.01	0.00	0.01
IgHV4-34	4.55	3.77	3.08	6.02	3.99
IgHV4-39	3.64	2.68	3.47	3.75	4.17
IgHV4-4	2.20	1.77	2.89	2.40	2.76
IgHV4-59	5.78	6.03	4.69	6.92	7.05
IgHV4-61	3.40	2.12	2.21	1.97	3.33
IgHV4-b	0.51	0.29	0.24	0.41	0.69
IgHV5-51	6.85	4.42	4.88	6.51	4.27
IgHV5-a	0.35	0.01	0.00	0.01	0.40
IgHV6-1	0.72	1.32	1.19	0.89	1.04
IgHV7-4-1	1.99	4.59	5.32	0.39	0.24

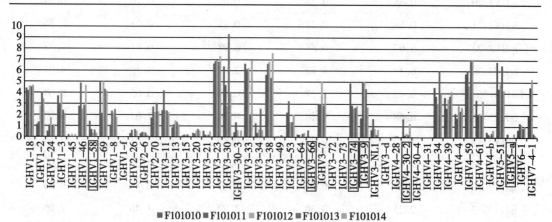

图 8-44 V 基因亚家族丰度（百分比）

从 V 基因亚家族的丰度序列数来看，IgHV3-66、IgHV3-74、IgHV4-30-2、IgHV5-51、IgHV5-a 在过敏患者与匹配患者之间存在较大的差异。其中 IgHV3-66 基因亚家族丰度过敏患者超过匹配患者一个数量级（102115 对比 9681，11300，11679，7123）；IgHV4-30-2 基因亚家族丰度过敏患者超过匹配患者 2 倍（257690 对比 33740，57553，32728，114590）；IgHV3-74 基因亚家族丰度过敏患者超过匹配患者近 2 倍（751397 对比 449213，386300，331792，259258）；IgHV5-51 基因亚家族丰度过敏患者超过匹配患者近 2 倍

（1045569 对比 680892，711532，796917，388012）；IgHV5-a 基因亚家族丰度过敏患者超过匹配患者近2倍（53367 对比 966，600，650，36577）。

从 V 基因亚家族的丰度百分比来看，IgHV3-66、IgHV3-74、IgHV3-9、IgHV1-58 在过敏患者与匹配患者之间存在较大的差异。其中 IgHV3-66 基因亚家族占比，过敏患者高出匹配患者一个数量级（0.67 对比 0.06，0.08，0.10，0.08）；IgHV1-58 基因亚家族占比，过敏患者高出匹配患者近2倍（1.45 对比 0.70，0.38，0.65，0.37）；IgHV3-74 基因亚家族过敏患者占比超过匹配患者近2倍（4.92 对比 2.92，2.65，2.71，2.85）；IgHV3-9 基因亚家族过敏患者占比低于匹配患者（1.80 对比 5.05，5.09，4.42，2.75）。

（4）序列结构分析：拼接后的数据进一步分析序列的结构信息——针对 VDJ 基因序列每个碱基位置的4种碱基（A T C G）进行计算分析，得到每个位置的碱基偏向性情况。图中的每一个位点都由 ATCG 四个字母组成，每个字母由一种颜色代表，字母的高低代表该碱基的比例大小。图 8-45 分别表示样品的 BCRH 链 D 基因、V 基因及 J 基因的碱基序列结构图。横坐标代表基因 5' 到 3' 的每一个位点，纵坐标代表某位点几种碱基的比例。

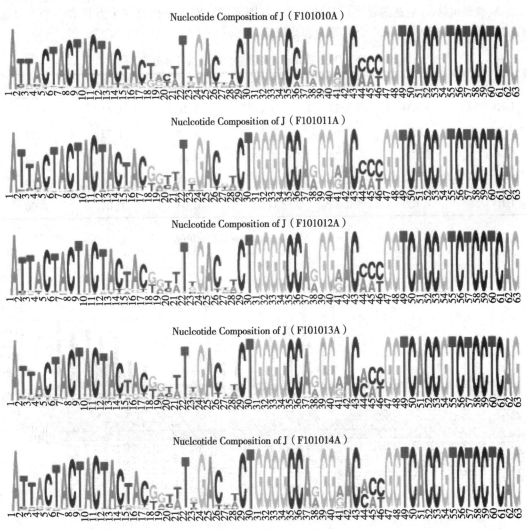

图 8-45　J 基因碱基偏向性

由上图可见，过敏患者与匹配患者相比，碱基偏向性有差异：

1）过敏患者第 36 号位点由 C 和 A 两种碱基组成，而匹配患者仅为 C 碱基；

2）过敏患者第 18 号位点 T 碱基克隆数高于 G 碱基，而匹配患者 G 碱基高于 T 碱基；

3）过敏患者第 20 号位点 C 碱基克隆数高于 T 碱基，而匹配患者 T 碱基高于 C 碱基。

将碱基序列转译为氨基酸，如下：

1）第 36 号位点的差异，过敏患者和匹配患者一致，都为丙氨酸；

2）第 18 号位点的差异，过敏患者和匹配患者一致，都为苏氨酸、撷氨酸、异亮氨酸；

3）第 20 号位点的差异，过敏患者苏氨酸占比高于异亮氨酸，而匹配患者则相反。

比对分析鉴定出序列的 VDJ 基因后，通过统计重组后基因的表达，获得每一种 reads 的表达数，该表达数从统计学上可以代表一种细胞的相对数量。同时，根据 V-J 配对的情况，统计每一类 V-J 配对的序列的表达情况，并通过 3D 图，直观地看到表达多样性的变化情况。如图 8-46 ~ 图 8-48，表 8-124、表 8-125 所示：

X 轴表示样品 V 基因亚型，Y 轴表示 J 基因亚型，X-Y 平面每一个点代表一个 V-J 配对的克隆。Z 轴则代表每一个克隆的表达丰度。

表 8-124　V-J 匹配丰度差异较大的位点（百分比）

V	J	F101010	F101011	F101012	F101013	F101014
IgHV3-74	IGHJ4	3.73	1.29	1.18	1.11	1.11
IgHV3-9	IGHJ4	0.60	2.07	1.88	1.72	1.27
IgHV3-23	IGHJ6	1.26	2.43	1.59	1.65	2.32
IgHV3-48	IGHJ4	2.62	2.64	3.13	2.20	2.54
IgHV1-58	IGHJ2	0.73	0.00	0.00	0.01	0.00

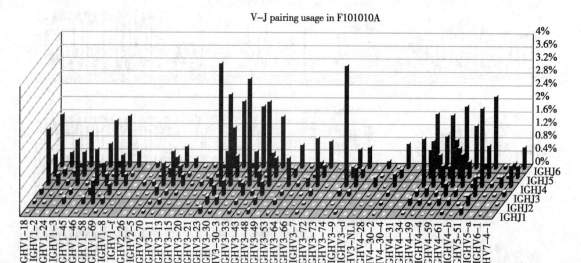

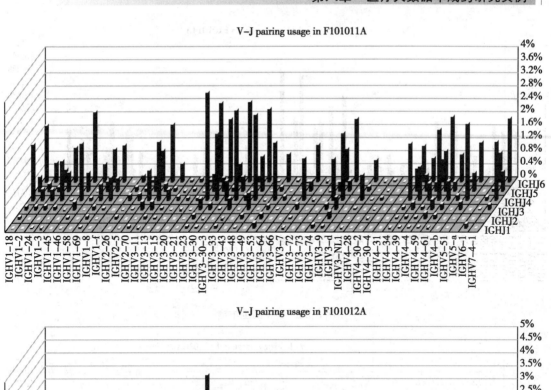

V–J pairing usage in F101011A

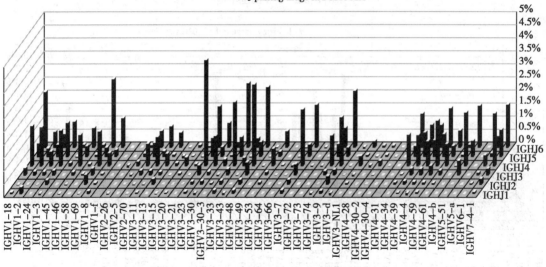

V–J pairing usage in F101012A

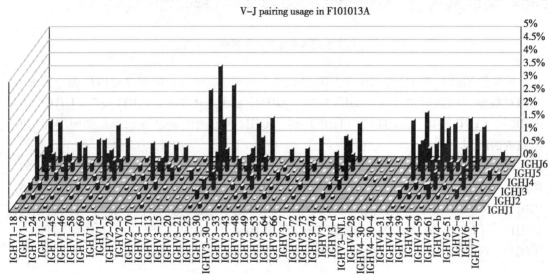

V–J pairing usage in F101013A

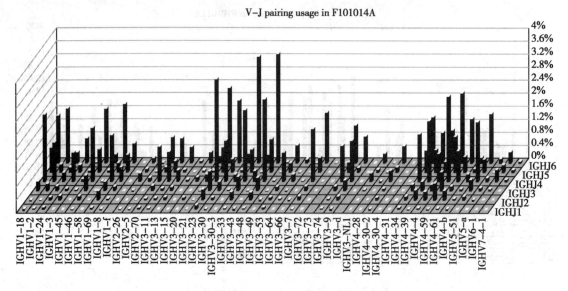

图 8-46　V-J 匹配丰度

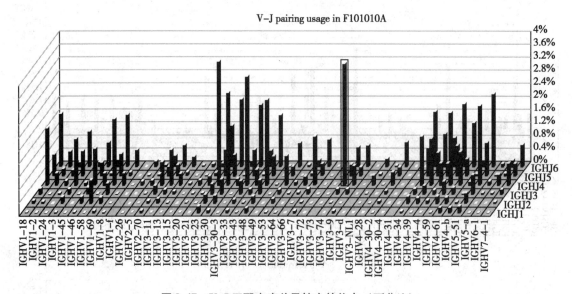

图 8-47　V-J 匹配丰度差异较大的位点（百分比）

抗体的基因重链可变基因由 V、D、J 三个区构成，V-J 匹配的丰度可以代表一种细胞的相对数量，因此可以认为（IgHV3-74，IGHJ4）、（IgHV3-9，IGHJ4）、（IgHV3-23，IGHJ6）、（IgHV3-48，IGHJ4）、（IgHV1-58，IGHJ2）可能代表过敏患者在细胞层面与匹配患者的区别。

同上，（IgHV1-58，IGHJ2）、（IgHV5-51，IGHJ1）、（IgHV5-a，IGHJ1）、（IgHV3-64，IGHJ1）、（IgHV5-a，IGHJ5）、（IgHV3-66，IGHJ1）、（IgHV4-31，IGHJ2）、（IgHV3-66，IGHJ5）、（IgHV4-28，IGHJ2）、（IgHV3-66，IGHJ6）、（IgHV3-72，IGHJ5）、（IgHV1-58，IGHJ1）、（IgHV3-66，IGHJ4）、（IgHV3-73，IGHJ3）、（IgHV3-66，IGHJ3）、（IgHV2-5，IGHJ2）、（IgHV4-30-2，IGHJ6）、（IgHV4-61，IGHJ1）、（IgHV4-30-2，IGHJ3）、（IgHV3-21，

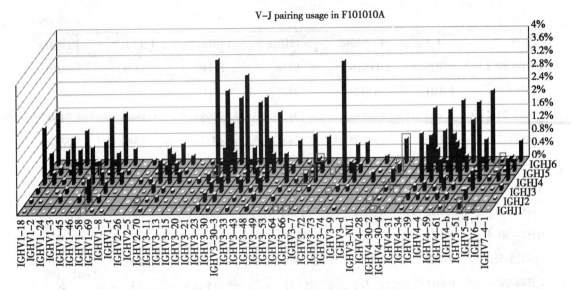

图 8-48 V-J 匹配丰度差异较大的位点（序列数）

IGHJ5）、（IgHV4-30-2，IGHJ1）、（IgHV4-30-2，IGHJ5）、（IgHV5-a，IGHJ6）、（IgHV4-30-4，IGHJ1）、（IgHV1-58，IGHJ4）、（IgHV4-30-4，IGHJ3）可能代表过敏患者在细胞层面与匹配患者的区别。

表 8-125 V-J 匹配丰度差异较大的位点（序列数）

V	J	F101010	F101011	F101012	F101013	F101014
IgHV1-58	IGHJ2	112036	414	348	674	258
IgHV5-51	IGHJ1	33056	286	224	291	96
IgHV5-a	IGHJ1	198		2	2	7
IgHV3-64	IGHJ1	2871	61	34	98	34
IgHV5-a	IGHJ5	7550	65	82	118	375
IgHV3-66	IGHJ1	1573	101	51	172	31
IgHV4-31	IGHJ2	334	75	4	1	4
IgHV3-66	IGHJ5	15494	636	2292	727	406
IgHV4-28	IGHJ2	2222	93	270	162	86
IgHV3-66	IGHJ6	31954	3075	2476	2174	1162
IgHV3-72	IGHJ5	664	62	48	58	21
IgHV1-58	IGHJ1	1756	243	125	167	51
IgHV3-66	IGHJ4	42253	5484	5084	4632	3150
IgHV3-73	IGHJ3	80	28	13		
IgHV3-66	IGHJ3	9132	303	1240	3743	153
IgHV2-5	IGHJ2	2734	55	664	536	448

续表

V	J	F101010	F101011	F101012	F101013	F101014
IgHV4-30-2	IGHJ6	118044	9258	11946	7030	49405
IgHV4-61	IGHJ1	15429	4435	372	1806	3646
IgHV4-30-2	IGHJ3	18686	2429	2095	1340	7148
IgHV3-21	IGHJ5	16969	2432	2432	3306	5542
IgHV4-30-2	IGHJ1	3427	191	85	194	2429
IgHV4-30-2	IGHJ5	41474	2901	11849	5457	15716
IgHV5-a	IGHJ6	15885	241	191	164	13306
IgHV4-30-4	IGHJ1	10	4	2	1	2
IgHV1-58	IGHJ4	57753	16057	13325	24186	1725
IgHV4-30-4	IGHJ3	73	11	18	17	26

（5）插入和缺失分析：在样品重组过程中，会发生 V、D、J 之间随机的插入和缺失，即 V3 端与 D3 端，D5 端和 J5 端间发生。

从图 8-49 图可见，过敏患者与匹配患者插入的情况相似，未发现明显差异。

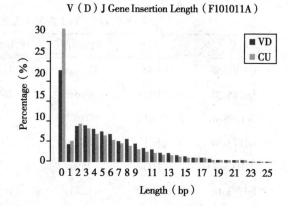

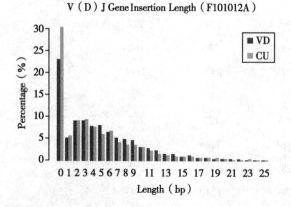

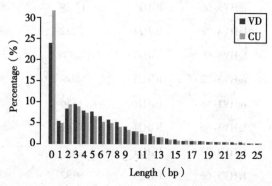

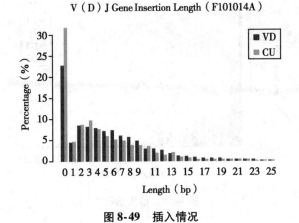

图 8-49　插入情况

　　从图 8-50 可见，过敏患者与匹配患者缺失的情况相似，未发现明显差异。

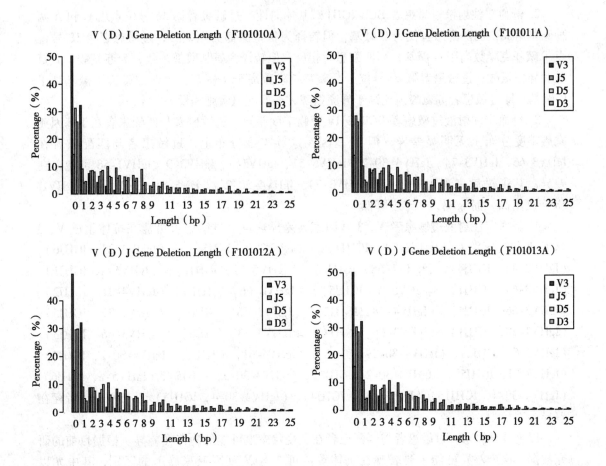

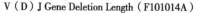

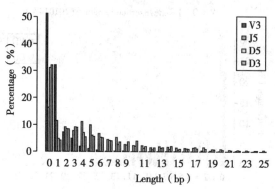

图 8-50　缺失情况

（四）讨论

1. 舒血宁注射液过敏患者 CDR3 长度分布　CDR3 长度分布上，过敏患者 38bp 长度上分布异常降低。

2. 舒血宁注射液过敏患者 BCR IGHJ 碱基偏向性　过敏患者第 36 号位点由 C 和 A 两种碱基组成，而匹配患者仅为 C 碱基，但转译为氨基酸都为丙氨酸；过敏患者第 18 号位点 T 碱基克隆数高于 G 碱基，而匹配患者相反，但转译为氨基酸都一致，为苏氨酸、撷氨酸和异亮氨酸；过敏患者第 20 号位点 C 碱基克隆数高于 T 碱基，而匹配患者 T 碱基高于 C 碱基，即过敏患者苏氨酸占比高于异亮氨酸，而匹配患者则相反。

3. 舒血宁注射液过敏患者 BCR IgHV 家族丰度差异　过敏患者与匹配患者在 J 基因亚家族丰度分布上无明显差异，但 V 基因亚家族丰度分布上，过敏患者与匹配患者在 IgHV3-66、IgHV3-74、IgHV4-30-2、IgHV5-51、IgHV5-a、IgHV3-9、IgHV1-58 可能存在差异。其中过敏患者 IgHV3-66、IgHV3-74、IgHV4-30-2、IgHV5-51、IgHV5-a、IgHV1-58 丰度增高，而 IgHV3-9 丰度降低。

4. 舒血宁注射液过敏患者 V、J 基因家族差异热点　过敏患者可能在抗体重链 V、J 基因亚家族分别为（IgHV3-74，IGHJ4）、（IgHV3-9，IGHJ4）、（IgHV3-23，IGHJ6）、（IgHV3-48，IGHJ4）、（IgHV1-58，IGHJ2）、（IgHV5-51，IGHJ1）、（IgHV5-a，IGHJ1）、（IgHV3-64，IGHJ1）、（IgHV5-a，IGHJ5）、（IgHV3-66，IGHJ1）、（IgHV4-31，IGHJ2）、（IgHV3-66，IGHJ5）、（IgHV4-28，IGHJ2）、（IgHV3-66，IGHJ6）、（IgHV3-72，IGHJ5）、（IgHV1-58，IGHJ1）、（IgHV3-66，IGHJ4）、（IgHV3-73，IGHJ3）、（IgHV3-66，IGHJ3）、（IgHV2-5，IGHJ2）、（IgHV4-30-2，IGHJ6）、（IgHV4-61，IGHJ1）、（IgHV4-30-2，IGHJ3）、（IgHV3-21，IGHJ5）、（IgHV4-30-2，IGHJ1）、（IgHV4-30-2，IGHJ5）、（IgHV5-a，IGHJ6）、（IgHV4-30-4，IGHJ1）、（IgHV1-58，IGHJ4）、（IgHV4-30-4，IGHJ3）上与匹配患者存在差异。

以上差异提示，过敏患者与匹配患者在免疫状态上可能的确存在差异。根据目前的研究数据，这个差异可能主要表现在抗体重链可变区 V 基因亚家族上的区别，其中尤以 IgHV3-66 基因亚家族表现最为明显。这为深入研究中药注射剂过敏反应提供了线索。

（王志飞）

第六节　中西药联合应用的生物学机制分析

大数据时代，科学研究模式从孤立地理解事物向系统地探索事物转变。在研究思路上，"还原性研究"转变为"系统性研究"，"描述性研究"转变为"预测性研究"。在这一背景下，从"网络"的整体视角来认识生命活动与药物作用机制的生物分子网络分析应运而生。

中医药有着几千年丰富的临床经验，在治疗复杂疾病方面显示出良好的效果，但由于中药及其复方具有多成分、多靶点、协同作用的特点，这种复杂性使得中药药效物质基础不明确、作用机制不清楚、中药和中药材质量难以控制。生物分子网络分析融合了多学科技术，进行"疾病-表型-基因-药物"多层次网络的构建，能够系统综合地观察药物对疾病网络的干预与影响，揭示多分子药物协同作用于人体的奥秘。从方法学角度看，生物分子网络分析具有整体性、系统性的特点，符合中医整体观念和辨证论治的特点。病证的发生发展是一个复杂的动态过程，生物分子是这一过程的结构基础和功能单元，病证的动态发展过程可以归于生物分子的变化过程。然而，单一分子及其构成的单一信号转导通路难以反映病证机制和治疗的关键，需要尝试从新的角度整合不同层次的信息达到对病证机制的整体理解和认知。生物分子网络则是该研究策略下的重要切入点，有助于从分子水平综合描述病证发展过程的复杂性及其相互之间的关联关系。

生物分子网络主要是指基因、基因产物和代谢物等生物分子之间通过复杂相互作用而形成的网络，也可拓展到以生物分子为基础的信号通路网络、代谢网络、生物过程网络、组织网络等，其特点是：①网络分子之间的连接性（connectivity），它们在结构上相互联系、相互影响，在功能上彼此激活与失活或协同与拮抗；②中心性（centrality），连接度数高的网络分子往往都发挥重要的生物功能；③模块性（modularity），与功能网络中的分子相互作用的分子很可能具有相似的生物功能，这些分子处于同一网络模块中；④传递性（propagation），在功能网络中，一个网络分子就是一个节点，每一节点在受到其他节点作用的同时，也对其他节点产生影响，如一个异常基因不仅影响自身介导的效应，而且还可通过网络连接影响其他基因所介导的效应。故生物分子网络不仅刻画了病证的分子本质，而且还为研究多分子之间的复杂调控关系提供了可能，弥补了单纯研究单一分子孤立行为的不足。

中医药现代化的研究离不开对中药作用机制和作用规律的揭示。大多数复杂疾病并非是由单个致病基因引起的，而是多个基因或其产物功能紊乱所致调控网络失衡的结果。生物分子网络分析为分析药物作用提供了全新的角度，可以通过生物学网络中节点的连接和关系来分析网络特性，进一步阐明药物作用机制。药物作用于多个靶点，这些靶点都存在于一个复杂网络中，因此药物通过干扰这个复杂的靶点网络产生治疗作用。中药和中药复方的疗效是各种药效物质之间以及药效物质与机体大分子之间相互作用产生的，多成分决定了其作用的多靶点和多环节，不同组分对不同环节起作用，最终表现出有利于机体的变化。所以生物分子网络分析的重要任务之一就是研究多靶点干预疾病网络达到理想药物疗效的理论，从而指导临床合理用药。

中医学以病证结合、方证相应的诊疗模式为特色，证候是中医学诊疗体系的核心内容，阐明证候的生物学基础是中医药现代化的关键之一。关于证候的现代研究表明：证候是由许多因素组成的复杂系统，难以用单一的生理、生化指标来表达。生物分子网络分析从系统的、网络的角度理解疾病表型与生命大分子的关系，其对"疾病表型－生物分子"网络构建的思路能用于指导中医药证候生物学基础研究。

中药药效物质是指中药及其复方中发挥药理作用的化学成分体系，是中药质量控制的基础和中药现代化的核心，难以归结为某一特定的有效化学成分，且并非作用于某一特异性靶点，而是多成分通过多靶点、多环节整体调节作用的结果。在网络药理学中，基于药物与药物之间在结构、功效等方面的相似性，可以构建"药物-药物"网络，对药物进行功效预测及对功效进行化学成分的预测。网络药理学的这种方法也能应用到中药有效成分的功效预测及药效物质化学组分分析。

中药方剂毒理学是研究中药及中药复方用药后对机体产生的不良反应，中药现代化和国际化的客观现实使得中药方剂毒理学的研究越来越重要。方剂产生毒性的原因很复杂，例如中药本身具有毒性、对药性及药物有毒成分缺乏了解、方剂配伍不当等。基于网络药理学、系统生物学等可开展网络毒理学研究，通过构建网络模型来描述研究对象的毒理学性质，通过对所建立网络模型因果关系的分析，认识药物对机体的毒副作用并探讨其毒性机制等。

20 世纪，新药发现主要集中于寻找疾病过程中某一特定步骤或某个蛋白靶点的高特异性抑制剂，但是通过采用模式生物技术及大规模的功能基因组研究发现，只有不到 10% 的单基因敲除具有治疗价值。因此，仅使用针对单一分子靶点的高特异性化合物来治疗复杂疾病，如肿瘤、心血管疾病、糖尿病及神经精神疾病等，难以获得很好的疗效。生物分子网络分析从整体的、系统的角度去探索药物-疾病的关联性，发现生物网络上的药物靶标，明确药物治疗疾病的机制，其宗旨实质上是一种新药研发的策略。生物分子网络分析发现新药的方法主要有两种形式：①"老药新用"方式；②通过挖掘网络中的关键节点和功能模块研发单分子多靶点药物或多分子多靶点的复方制剂。生物分子网络分析方法可以高效预测针对靶点网络的新药物组合，发现潜在新药，在传统方剂及中成药的基础上发现新的药物组合和新药物靶标是中药开发的新途径。

生物分子网络分析朝向的是大数据时代的医药研究新模式，有望改变以往孤立、分散、试错的研究方式，突破单因素分析和单纯实验手段的限制，成为一个可能有大量发现与创造的领域。正因为如此，生物分子网络分析在国际上被认为是"下一代药物研究模式"，也代表了一种符合中医药整体特色的研究新理念、新方法和新技术。本节以临床常常联合使用的注射用丹参多酚酸盐和阿司匹林为例，分析两者的分子网络，从系统生物学的角度探讨两者联合应用的临床意义，也是大数据思维下整合各种层面的数据开展中西药联合应用分析的一种尝试。

注射用丹参多酚酸盐和阿司匹林联合应用的生物分子网络分析

美国胸科医师协会（ACCP）临床实践指南第 9 版之抗栓治疗和预防血栓形成提出了年龄超过 50 岁的心血管疾病患者应长期服用低剂量阿司匹林作为一级预防。对于确诊为冠心病（CHD）、急性冠脉综合征（ACS）或进行支架植入与 PCI 的病人而言，需坚持长达 1 年双重抗血小板治疗。抗血栓治疗在预防和治疗冠心病方面起着至关重要的作用，而阿司匹林无疑是目前研究最深入，临床应用最广泛的抗血小板药物。阿司匹林主要从3个方面发挥抗血小板作用：①抑制前列腺素合成酶，从而减少前列腺素I2（PGI2）与血栓烷A2（TXA2）的合成；②抑制环氧化酶-1（COX-1）；③抗炎症作用。随着阿司匹林在临床上的广泛应用，部分患者出现耐药性，一定程度上削弱了临床疗效。一些前瞻性研究结果证实发生临床事件的危险性随着阿司匹林疗效的减退而升高，这也是"阿司匹林抵抗"概念提出的基础。近5年，出现了阿司匹林反应多样性的概念，主要是基于特定的病理生理机制和药物的药物代谢动力学（pharmacokinetics，PK）和/或药效动力学（pharmacodynamics，PD）产生的。而阿司匹林抵抗只是导致个体对阿司匹林反应多样性的一个可能原因。对于稳定型心血管病患者，研究证实阿司匹林抵抗与患者主要不良事件风险超过3倍相关。目前也有研究针对导致阿司匹林抵抗发生的可能机制提出了一系列措施，如增加阿司匹林剂量、改善患者依从性、增加使用频率、增加新药等。

注射用丹参多酚酸盐为100%水溶性有效成分制剂，其中80%为丹参中最重要的有效活性成分——丹参乙酸镁（Magnesium Lithospermate B，MLB），其余20%为丹参素钾、迷迭香酸钠、紫草酸二钾、紫草酸镁、丹参乙酸二钾、丹酚酸G镁和异丹参乙酸二钾。有研究发现丹参多酚酸盐在抗动脉粥样硬化、清除自由基、防止内皮功能障碍、抗氧化反应和减轻心肌缺血再灌注引起的损伤方面具有良好的改善治疗作用。临床随机对照试验研究表明，丹参多酚酸盐注射液对冠心病心绞痛的患者疗效确切，且无明显不良反应发生。

阿司匹林和注射用丹参多酚酸盐同为治疗冠心病心绞痛的常用药物且多联合应用，但对于两种药物之间在分子层面存在哪些相似和差异尚不明确。本研究通过构建药物的分子网络，结合模块划分与模块分析来比较阿司匹林和注射用丹参多酚酸盐在生物功能方面的异同，探讨两种药物之间的潜在的分子关系，为临床合理用药和联合治疗提供参考。

（一）目的

比较阿司匹林和注射用丹参多酚酸盐生物功能的异同，探讨两种药物之间潜在的分子关系，探讨两者联合应用可能存在的临床意义。

（二）方法

1. 基因获取　将阿司匹林（aspirin）和注射用丹参多酚酸盐主要成分（经原SFDA认证）——丹参乙酸镁（magnesium lithospermate B，MLB）、迷迭香酸钠（rosmarinic acid，RA）和紫草酸（lithospermic acid，LA）设置为关键词分别提交到Genecards（http：//www.genecards.org/）数据库和STITCH（http：//stitch.embl.de/）数据库获得药物相关基因。以"Homo sapiens"为背景，提取Genecards数据库中全部相关基因和STITCH数据库信度较高（score >4.0）的相关基因，并进行规范化处理，如去重、统一名称等。最终得到阿司匹林和注射用丹参多酚酸盐的相关基因。

2. 网络构建　分别把阿司匹林和注射用丹参多酚酸盐的相关基因递交到安捷伦文献搜索软件（Agilent Literature Search 3.1.1），以人类基因为前提，限定交互词汇，选择通过全文进行文献搜索。通过与输入基因有相互作用关系的基因来构建药物和疾病网络，并在Cytoscape 3.2.软件平台对网络进行可视化和加工处理。本研究所构建的药物和疾病的分子网络均为服从幂律分布的无尺度（Scale Free）网络。

3. 模块的识别　模块化的结构存在于一个复杂的生物系统网络，因此我们通过

MCODE 在网络上可以检测到高度关联的区域集群。将注射用丹参多酚酸盐和阿司匹林的分子网络分别导入 Cytoscape 3.2.软件中的 MCODE 插件，进行模块划分。它主要包括3个步骤：节点赋权重、模块预测以及可选的后期处理操作。以种子节点为中心进行扩展，在其邻居节点中找到满足要求的节点，从拓扑结构的角度发现网络中一些密切相关的区域来形成功能模块。模块根据评分由高至低排序，每个模块由相互关联的基因聚类组成，评分越高表示该模块的显著性越高，划分模块能够把较大的分子网络降维和简化，有助于进一步分析。

4. GO 生物学过程和 KEGG 通路富集　为了确保识别出来的模块具有生物学意义，需要确认识别出来的模块的生物学意义及作用。本研究采用 DAVID Bioinformatics Resources 6.7 软件的 Functional Annotation Clustering 工具，分别对注射用丹参多酚酸盐和阿司匹林分子网络的主要模块进行 GO 功能富集分析，以人类基因为背景识别模块中显著富集的 GO 生物学过程和 KEGG 通路。为了检验模块中富集出的 GO terms 和 KEGG 通路是否具有统计学意义，DAVID 软件初步采用 Fisher's Exact Test 计算出 P 值（EASE Score），再对富集分析得到的 P 值进行 Benjamini 多重检验校正，最终认为校正后 P 值小于 0.05 的 GO terms 和 KEGG 通路为模块表达出的显著的生物功能和信号通路。

（三）结果和结论

1. 注射用丹参多酚酸盐和阿司匹林的共同基因　通过检索 Stitch 和 Genecards 数据库（2015 年 3 月 16 日）后，发现有 55 个与注射用丹参多酚酸盐相关的基因和 498 个与阿司匹林相关的基因。两个药物间有 32 个重叠基因，这些重叠基因占注射用丹参多酚酸盐相关基因的 58.18%（32/55），占阿司匹林相关基因的 6.43%（32/498）。对重叠基因列表进行 GO 生物功能 KEGG 信号通路注释，发现两个药物的共有基因所参与的 GO 生物功能主要表现在调节细胞的生殖和凋亡方面，参与了 MAPK 信号通路以及 TGF-β 信号通路和炎症反应调节等信号通路。

2. 网络拓扑分析　分别将注射用丹参多酚酸盐和阿司匹林相关基因递交到安捷伦文献检索软件，创建两个药物的分子网络（图 8-51a，b）。得到注射用丹参多酚酸盐相关的基因网络结构由 528 个节点（分子）和 1506 个边组成，阿司匹林相关基因网络由 2120 个节点（分子）和 9064 个边组成。节点度的分布遵循幂律分布的特点（图 8-51c，d），网络的相关系数见表 8-126。

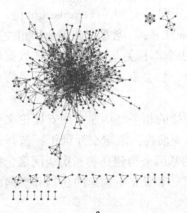

a

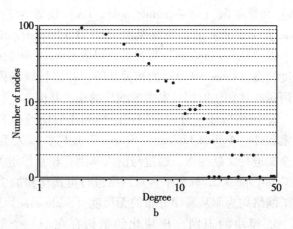

b

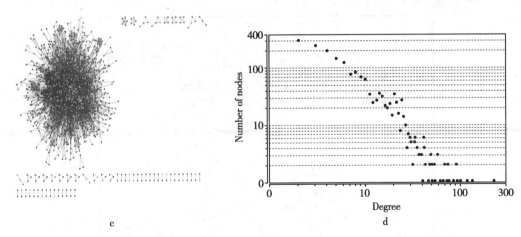

a：注射用丹参多酚酸盐的分子网络；b：阿司匹林的分子网络；
c：注射用丹参多酚酸盐网络的度分布；d：阿司匹林网络的度分布

图 8-51　两种药物的分子网络及拓扑结构

表 8-126　注射用丹参多酚酸盐和阿司匹林分子网络的网络参数

参数	注射用丹参多酚酸盐	阿司匹林
聚类系数	0.618	0.586
节点	528	2120
边	1506	9064
网络集中度	0.081	0.101
网络密度	0.011	0.004
网络直径	10	9
网络半径	1	1

3. 模块识别　把两个网络分别导入 MCODE 软件后，从注射用丹参多酚酸盐的分子网络中识别出 38 个模块，最大模块由 46 个节点构成，最小的模块由 3 个节点构成。从阿司匹林的分子网络中识别出 122 个模块，最大模块由 112 个节点构成，最小模块由 3 个节点构成，M（s3a10）和 M（s33a100）为 2 个药物的重叠模块（图 8-52a）。M（s3a10）包含 7 个节点（CD86，TNFRSF9，EMR2，CD37，ICOSL ESPN，CD97）和 21 个边。M（s33a100）包含 3 个节点（FASN，SCD，DGAT2）和 3 个边（图 8-52b）。

4. 阿司匹林和注射用丹参多酚酸盐重叠模块的生物功能富集　两个重叠模块富集出了 15 个 GO 生物功能和 2 条 KEGG 通路（图 8-52c，d）。15 个 GO 生物功能主要是对免疫系统的调节功能和脂类生成合成过程和脂质代谢过程的调节，参与的 2 条信号通路分别为 Cell adhesion molecules（CAMs）信号通路和 Intestinal immune network for IgA production 信号通路。

5. 阿司匹林和注射用丹参多酚酸盐独有模块的生物功能富集　分别对阿司匹林和注射用丹参多酚酸盐的前 10 个独有模块（图 8-53a、图 8-54a）进行生物功能富集。结果发现注射用丹参多酚酸盐富集出 762 个 GO 生物学功能和 63 个 KEGG 通路，阿司匹林富集出

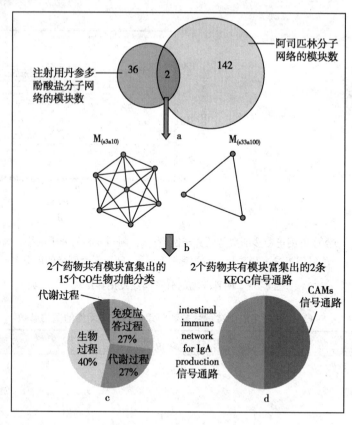

a：注射用丹参多酚酸盐和阿司匹林的分子网络；b：药物间的 2 个重叠模块；
c：2 个重叠模块参与的 GO 生物功能；d：2 个重叠模块参与的 KEGG 信号通路

图 8-52　两个药物的模块、药物间重叠模块，
重叠模块参与的生物学功和信号通路

1391 个 GO 生物学功能和 80 个 KEGG 通路，对注射用丹参多酚酸盐参与的 63 条信号通路进行分类（图 8-53b），其中 23 条关于人类相关疾病的信号通路（如癌症、免疫系统疾病、2 型糖尿病、感染性疾病通路等），17 条免疫系统相关信号通路，8 条细胞生长凋亡信号通路（如脂质细胞的生殖和代谢、细胞生长、死亡、转运和代谢等）和 5 条内分泌系统相关通路等。阿司匹林参与的 80 条 KEGG 通路（图 8-54b）包括 21 条代谢相关通路（如碳水化合物代谢、维生素代谢、脂质代谢等相关通路），21 条免疫系统通路，18 条人类疾病相关信号通路（如癌症、免疫性疾病、病毒性心肌炎和阿尔茨海默氏病等），7 个信号传导分子及相互作用通路，5 条细胞过程生长凋亡相关通路等。虽然两个药物的模块不同，但是不同的模块间存在一些相同的生物学过程和信号通路。除此之外，注射用丹参多酚酸盐独有的有 210 个 GO 生物学过程和 22 条 KEGG 信号通路，而阿司匹林独有的有 508 个生物学过程和 32 条 KEGG 信号通路。注射用丹参多酚酸盐参与的信号通路主要包括人类疾病相关信号通路（如癌症、2 型糖尿病等），免疫系统相关信号通路等，内分泌系统相关信号通路（如胰岛素调节、脂质细胞调节等），细胞生长凋亡过程相关信号通路，神经营养因子信号通路等。阿司匹林参与的信号通路主要与代谢途径相关（如碳水化合物代谢、脂质代谢等），人类疾病相关信号通路（如免疫系统疾病、病毒性心肌炎、阿尔茨海默病和帕金森氏病等），免疫系统相关信号通路等。

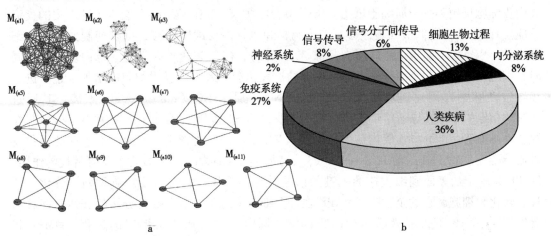

a：注射用丹参多酚酸盐分子网络的前 10 个独有的模块；
b：注射用丹参多酚酸盐前 10 个独有模块富集出的 63 个 KEGG 通路分类

图 8-53　注射用丹参多酚盐分子网络的前 10 个独有的模块及参与的信号通路分类

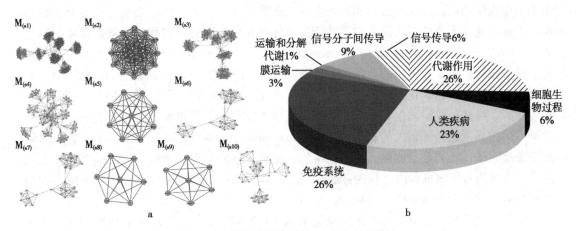

a：阿司匹林分子网络的前 10 个独有的模块；
b：阿司匹林前 10 个独有模块富集出的 71 个 KEGG 通路分类

图 8-54　阿司匹林的前 10 个独有的模块及参与的信号通路分类

（四）讨论

本研究从分子角度出发，探讨了注射用丹参多酚酸盐和阿司匹林分子网络之间的重叠模块和特有模块的 GO 生物学功能和 KEGG 信号通路。这些结果很可能提示了两种药物在分子层面的共性和差异。在阿司匹林和注射用丹参多酚酸盐共有的 32 个基因中，如 JUN、VCAM-1、TGFB1、TGFB1、IL8、IL1B、NOS2、NOS3、MAPK1、MAPK8、CASP3、MMP 1、MMP 2 均与心血管疾病（冠状动脉疾病、冠心病心绞痛、动脉粥样硬化等）有关，它们在 Comparative Toxicogenomics 数据库被认为是这类疾病的生物标记物或治疗靶标。血管内皮细胞增殖和凋亡是动脉粥样硬化的一个早期标记。因此，预防平滑肌细胞和内皮细胞的增殖和清除超氧自由基对于治疗冠心病起到积极的作用。JUN 参与血管内皮的生殖，能提高内皮细胞增殖和平滑肌细胞增生。IL8，IL1B，TGF B1 和 VCAM-1 参与血管内皮的炎症反应。TGF1 能正向调节细胞迁移、细胞凋亡和血管内皮细胞迁移，可以抑制血管内皮细胞增殖。VCAM-1 属于免疫球蛋白超家族（IgSF），广泛表达于人类主动脉内皮细胞。同时在细胞黏附中也起重要作用。VCAM-1 的过表达会导致内皮黏附细胞的增加，这将进一步导致动脉粥样硬化斑块破裂。NOS2 和 NOS3 属于 NO（nitric oxide）家族，其通过 cGMP-介导的信号转导通路牵连到血管平滑肌，NOS2 和 NOS3 能正向调控血管扩张，并在冠状动脉血管中能介导血管内皮生长因子（VEGF）诱导血管生成，通过血小板的活化促进血液凝固。MAPK1，MAPK8 和 CASP3 在细胞凋亡的生物过程中发挥着不可替代的作用。MAPK 是一个从表面到细胞核的关键的信号转导的受体，它参与了细胞增殖、分化、迁移、转化和细胞凋亡的全过程。MAPK 在许多细胞中对于调节促炎症分子的表达发挥着重要作用。CASP3 不仅能激活多种凋亡因素，同时也参与血小板形成的过程。MMP1 和 MMP2 属于金属蛋白酶家族，它们参与多种功能，如血管的重构、血管生成、炎症、血液凝固和动脉粥样硬化斑块破裂。基质金属蛋白酶（MMPs）对心肌细胞死亡途径和血管重塑起着重要作用，如血管平滑肌细胞迁移到内膜。细胞增殖、凋亡的调节，细胞程序性死亡的调节和细胞死亡的调节是阿司匹林和注射用丹参多酚酸盐间 32 个重叠基因主要表现出来的生物学功能，并且与冠心病等心血管疾病密切相关，对于治疗心血管疾病有积极作用。因此，这些重叠的基因的生物学功能主要体现在保护内皮细胞和抗动脉粥样硬化的过程中。CAMs 信号通路和 intestinal immune network for IgA production 信号通路是从两个药物分子网络相同模块中识别出的 2 条信号通路。CAMs 信号通路参与细胞生长和凋亡，CAMs 在细胞表面上被表达和在人体内皮细胞上发挥作用。CAMs 在广泛的生物过程，包括止血、免疫应答、炎症、胚胎发生和神经元组织的发展中发挥着至关重要的作用，这一生物过程在动脉的内皮上建立了强大的黏附力。intestinal immune network for IgA production 信号通路属于免疫系统，肠道是身体最大的淋巴组织。肠道免疫的一个显著特点是它能够产生大量的非炎症性 IgA 抗体抵御微生物的侵袭。对于这两种药物不同模块中存在的相同的生物功能和信号通路也大多与免疫系统相关。

对于阿司匹林和注射用丹参多酚酸盐的前 10 个独有模块的功能富集结果表明，注射用丹参多酚酸盐可能在 2 型糖尿病和内分泌系统（例如胰岛素信号传导途径和细胞生长凋亡）方面发挥着更重要的作用，但阿司匹林可能会在新陈代谢中扮演更重要的角色。阿司匹林的抗血小板治疗被广泛认为是动脉粥样硬化性血管疾病初级和二级预防的基石。然而，一级预防的出血风险越来越高和阿司匹林耐药性问题越来越受关注，这一问题仍值得探讨。在冠心病患者中大约三分之一被诊断为阿司匹林抵抗，与阿司匹林敏感的病人相比，这些耐药的患者发生心血管疾病不良事件（MACE）的概率要较敏感患者高出 2.4 倍。心血管疾病，尤其是冠心病，是糖尿病患者死亡的首要原因，50% 以上的糖尿病患者死于心血管疾病事件。同时，糖尿病也是冠状动脉疾病的一个危险因素。因此，如何减少出血等并发症的发生，以及如何防止阿司匹林耐药的风险是值得探讨的。在这项研究中，注射用丹参多酚酸盐对 2 型糖尿病、胰岛素信号传导途径以及脂质细胞因子的信号传导途径有一定的调节作用。代谢综合征可加速 2 型糖尿病和冠心病的发展，胰岛素抵抗在这类疾病的进展中起着关键作用。胰岛素抵抗的改善，能够减少心血管疾病导致的不良事件在

2 型糖尿病患者中发生。近年来，心肌缺血/再灌注（MI/R）引起的心肌损伤吸引了越来越多的关注。众所周知，MI/R 损伤的发病涉及多种机制，其中内皮细胞发挥重要作用。通过一系列信号的刺激，血管内皮细胞能合成并释放舒张和收缩的信号来调节正常的血管张力。注射用丹参多酚酸盐可以通过抑制由血管内皮细胞释放的内皮素和增加 NO 的含量抑制心肌细胞和 MI/R 损伤的细胞凋亡，这也可以改善心肌中 SOD 的活性。有研究证明，注射用丹参多酚酸盐在抗动脉粥样硬化、清除自由基、防止血管内皮功能障碍、调节基质金属蛋白酶表达和活性以及抗炎、调节血脂、防止心肌缺血再灌注 MI/R 损伤方面都具有积极作用。

　　本研究通过分析两个药物的分子网络，发现两种药物不仅参与了相同的生物学功能和信号通路，而且在不同方面表现出了各自的作用和优势。因此，有必要探讨两个药物在临床联合应用是否有可能产生更好的临床疗效，还需进一步深入研究。

（李　园）

参 考 文 献

1. 班承钧，黎元元，谢雁鸣，等. 真实世界 26491 例慢性阻塞性肺疾病住院患者的临床特征分析［J］. 中华中医药杂志，2014，29（11）：3567-3570.

2. 黄震华. 老年人抗血小板、抗凝溶栓治疗的疗效和安全性［J］. 中国新药与临床杂志，2014，33（1）：22-26.

3. 申浩，胡晶，谢雁鸣，等. 参麦注射液联合西医常规用药治疗不稳定性心绞痛的系统评价［J］. 中华中医药杂志，2014，29（1）：285-288.

4. 熊克朝，李泽君，李志刚，等. 参麦注射液致 RBL-2H3 细胞脱颗粒的研究［J］. 药物评究，2015，38（2）：140-146.

5. 杨薇，谢雁鸣. 舒血宁注射液安全性研究及其药品风险最小化行动计划的制定［J］. 世界中医药，2014，39（09）：1128-1131，1136.

6. 杨薇，谢雁鸣. 基于电子医疗病例的缺血性中风病药物群组模块思路探讨［J］. 中国中药杂志，2014，39（18）：3430-3434.

7. 李贵华，姜红岩，谢雁鸣，等. 基于大数据 84697 例冠心病中医证候及其中西药使用分析［J］. 中国中药杂志，2014，39（18）：3462-3468.

8. 刘峘，谢雁鸣，易丹辉，等. 帕金森综合征患者合并病特征与临床用药特点分析［J］. 中国中药杂志，2014，39（18）：3493-3498.

9. 罗艳华，谢雁鸣，杨薇，等. 基于真实世界的舒血宁注射液治疗脑梗死患者临床用药特征分析［J］. 中国中药杂志，2014，39（18）：3499-3503.

10. 胡元春，谢雁鸣，杨薇，等. 基于 HIS 的参麦注射液治疗肿瘤临床用药特征真实世界研究［J］. 中国中药杂志，2014，39（18）：3509-3513.

11. 马昆，谢雁鸣，杨薇，等. 基于 HIS 真实世界的病毒性肝炎患者中西药物临床实效研究［J］. 中国中药杂志，2014，39（18）：3535-3540.

12. 黎元元，程豪，谢雁鸣. 灯盏细辛注射液治疗脑梗死合并用药的真实世界研究［J］. 中国中药杂志，2014，39（18）：3551-3554.

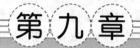

医疗大数据病证研究实例

第一节 基于病证结合的疾病临床特征研究

辨证论治是中医学的特色和精华，而"证"是辨证论治的前提和基础，是联系中医理论和临床诊疗体系的桥梁。病证结合，是准确找到辨证关键点的途径。病主要反映机体整个生理病理系统的基本矛盾，而证则反映疾病当前阶段的主要矛盾；病决定证的基本特征与发展方向，证体现疾病不同阶段的病机特点；两者结合既掌握了疾病的基本矛盾，又能解决证候的主要矛盾。

目前各类疾病多有相应的中医指南或者标准，其中收纳了各类疾病的主要证候，然而患者在真实诊疗过程中证型分布可能远远超出指南或标准中收录的中医证型，或者由于常合并患有多种疾病，中医证型更加多样和复杂。本节选取临床常见的糖尿病、高血压病和冠心病作为研究实例，主要通过数据挖掘的方法，对来源于全国多家医院的患者证候特点进行分析，通过大量数据分析疾病中医证型分布特点，能够形成新的证据，为疾病临床诊疗提供参考和依据。

一、2型糖尿病患者临床特征分析

2型糖尿病是临床常见的一种慢性非传染性疾病，其以高发病率、高致残率、高死亡率为特征，给患者、家庭和社会造成了巨大的负担。2型糖尿病属中医学"消渴"范畴，在病机上中医认为多由于先天禀赋不足，素体阴虚，复因饮食失节、情志不遂或劳欲过度所致，病初燥热伤阴为主，渐至阴精不足，病久则气阴两虚及阴阳两虚。其主要病位在肺、脾、胃、肾。中医认为消渴具有阴虚为本，燥热为标，气阴两虚，阴阳俱衰，正气不足，瘀血内生，脏腑虚损，变证百出的特点。

（一）目的

了解真实世界2型糖尿病患者的人口学特征、中医证候分布及合并疾病特征，为优化中西医临床诊疗方案提供参考。

（二）方法

1. 数据纳入与排除标准

（1）纳入标准：①出院诊断中第一诊断为2型糖尿病的患者；②患者一般信息未完全缺失；③诊断信息未缺失。

（2）排除标准：①年龄＜24岁或＞100岁；②住院天数＞365天；③住院总费用＜1000元的患者。

2. 统计方法及统计软件 采用描述性统计分析方法对 2 型糖尿病患者的基本情况进行分析，统计软件为 SAS 9.3，SPSS Clementine 12.0，并采用 Excel2007 辅助作图。

（三）结果与结论

符合纳入排除标准的 2 型糖尿病患者共 72 772 例，其中最早 1 例患者入院时间为 2001 年 10 月 27 日，最晚 1 例患者入院时间为 2011 年 8 月 25 日。

1. 患者住院基本信息 72 772 例 2 型糖尿病患者中有性别记录的 68 543 例，男性 40 069 例，占 58.46%，女性 28 474 例，占 41.54%，男性比例高于女性。年龄分布主要在 45～89 岁。职业分布中劳动者 54 039 例，占 74.26%，公务员 5679 例，占 7.80%，军人 4228 例，占 5.81%，专业技术人员 3681 例，占 5.06%，教师 705 例，占 0.97%，服务性工作人员 423 例，占 0.58%，其他 4017 例，占 5.52%，专业结构 2008—2010 年度间比较服务性工作人员、公务员、军人、专业技术人员住院比例逐年降低，教师、劳动者住院比例逐年升高。入院方式在 HIS 中信息完整的共 69 379 例，其中急诊入院 9303 例，占 13.41%，门诊入院 59 921 例，占 86.37%，其他 155 例，占 0.22%；入院方式年度间比较中急诊住院逐年略降低。住院费别以医保居多，占 64.31%，其次为自费，占 20.27%，公费比例只占 5.94%，付费方式比较中医保支付逐年升高，占绝对优势，其他包括公费、自费等方式逐年减低。住院天数 1～7 天 14 749 例，占 20.27%，8～14 天 26 367 例，占 36.23%，15～28 天 21 922 例，占 30.13%，29～42 天 5984 例，占 8.22%，43～56 天 1841 例，占 2.53%，57 天以上 1904 例，占 2.62%，年度间比较中，住院 1～14 天的逐年增加，超过 15 天的逐年减低。人均住院费用主要集中在 5000～20 000 元，一般不超过 20 000 元。区域分布变化中部（北京、山东、河北）、南部（福建、广东、深圳）显著降低，东北（吉林）、西部（陕西）、西南（重庆）显著升高，尤其是西南部地区升高最显著。

2. 诊断及治疗相关信息

（1）2 型糖尿病出院证候与性别、年龄相关性：2 型糖尿病患者有出院中医主证的 4191 例，前 10 位的出院主证分布为气阴两虚 1511 例（36.05%）；气虚血瘀 677 例（16.15%）；肝肾阴虚 538 例（12.84%）；肺胃热盛 340 例（8.11%）；湿热证 265 例（6.32%）；痰湿中阻 172 例（4.10%）；脾肾阳虚 148 例（3.53%）；阴虚内热 103 例（2.46%）；气滞血瘀 101 例（2.41%）；阴阳两虚 64 例（1.53%）。其他尚有肺肾气虚、肺肾阴虚、风证、肝郁气滞、脾肾亏虚、脾虚痰湿、阴虚火旺等证型。

在 3268 例有性别信息的出院患者证型比较中（表 9-1），气阴两虚、气虚血瘀仍然是高居前两位，男性肺胃热盛和湿热证较女性比例高，在女性中肝肾阴虚的比例较男性高。

表 9-1 各医院 2 型糖尿病患者出院中医主证在不同性别的分布

出院主证	男性（n=1744）		女性（n=1524）	
	例数	百分比（%）	例数	百分比（%）
气阴两虚	585	33.50	582	38.19
气虚血瘀	305	17.49	251	16.47
肺胃热盛	213	12.21	119	7.81
肝肾阴虚	208	11.93	222	14.57
湿热证	112	6.42	66	4.33
其他	321	18.39	284	18.64

表9-2 出院主证在各年龄段中的频数分布

年龄	气阴两虚	气虚血瘀	肝肾阴虚	肺胃热盛	湿热证	痰湿中阻	脾肾阳虚	阴虚内热	气滞血瘀	阴阳两虚	脾虚痰湿	肺肾气虚	脾胃亏虚	肝郁气滞	风证	脾肾两虚	肺肾阴虚	阴虚火旺	其他	合计
25~29岁	7	1	2	6	2	0	0	1	0	0	0	0	1	0	0	0	0	0	2	22
30~34岁	27	10	3	11	3	1	2	3	0	0	0	0	0	2	0	1	1	0	1	65
35~39岁	34	24	8	28	17	4	2	5	0	1	4	0	1	0	0	1	0	0	0	129
40~44岁	81	20	9	32	22	9	4	9	2	3	4	2	2	2	0	0	1	0	2	204
45~49岁	147	46	35	57	23	9	12	15	6	1	4	2	4	3	1	2	3	0	5	375
50~54岁	185	61	52	35	34	21	42	8	8	12	7	3	5	3	1	2	0	0	2	481
55~59岁	217	105	82	43	36	27	25	7	12	4	11	6	4	6	3	3	2	0	4	600
60~64岁	184	84	69	37	38	22	14	14	19	6	6	13	6	5	4	2	2	3	4	529
65~69岁	202	90	72	27	29	22	9	8	14	17	4	7	2	3	4	4	1	1	12	529
70~74岁	200	96	85	32	35	23	16	18	8	11	6	9	1	1	3	1	2	2	9	558
75~79岁	152	66	74	14	15	11	11	12	20	3	4	5	3	0	6	5	2	2	2	406
80~84岁	49	37	40	17	11	20	11	3	8	5	3	2	1	0	0	0	0	1	3	212
85~89岁	14	34	5	1	0	3	0	0	4	1	0	0	0	0	1	0	1	0	0	64
90~94岁	9	0	2	0	0	0	0	0	0	0	0	0	0	0	0	0	0	2	0	11
95~100岁	1	0	0	0	0	0	0	0	0	0	0	0	0	0	0	0	0	0	0	1
合计	1509	674	538	340	265	172	148	103	101	64	53	49	30	25	23	21	15	11	45	4186

出院主证在各年龄段（以 5 岁为一段划分）中的频数分布（表 9-2）显示，气阴两虚在任何年龄段都是高居首位，在 25 ~ 44 岁年龄段居第二位和第三位的出院主证为肺胃热盛和湿热证，45 岁以上年龄段中是以气虚血瘀和肝肾阴虚为主。

（2）2 型糖尿病及其并发症疗效及年龄与疗效相关性分析：2 型糖尿病及并发症在 20 家医院出院信息中前 7 位的分布为 2 型糖尿病 66 969 例（77.66%），合并糖尿病肾病 6041 例（7.01%），合并糖尿病神经病变 5005 例（5.80%），合并糖尿病眼病 3913 例（4.54%），合并糖尿病周围血管病变 1541 例（1.79%），合并糖尿病足 1478 例（1.71%），合并糖尿病酮症占 807 例（0.94%），合并糖尿病心脏病 181 例（0.21%）。

2 型糖尿病及并发症在各年龄段（以 5 岁为一段划分）中的分布（表 9-3）显示，2 型糖尿病并发症主要集中在 45 ~ 89 岁年龄段。其中糖尿病酮症在 25 ~ 44 岁年龄段中住院患者比例较高，糖尿病肾病、糖尿病周围神经病变、糖尿病性心脏病在 60 ~ 74 岁年龄段住院比例高，糖尿病眼病在 45 ~ 59 岁年龄段住院比例高，糖尿病足和糖尿病周围血管病变在 60 岁以上年龄段住院比例高。

表 9-3　各医院 2 型糖尿病及其并发症前 7 位在不同年龄段中的分布

亚型	25 ~ 44 岁 n = 4452		45 ~ 59 岁 n = 15 400		60 ~ 74 岁 n = 17 267		75 ~ 89 岁 n = 9138		90 ~ 100 岁 n = 251	
	例数	百分比（%）	例数	百分比（%）	例数	百分比（%）	例数	百分比（%）	例数	百分比（%）
2 型糖尿病	4033	79.39	13870	78.74	15300	77.55	8294	82.66	240	92.31
糖尿病肾病	303	5.96	1177	6.68	1443	7.31	606	6.04	11	4.23
糖尿病性神经病变	192	3.78	844	4.79	1024	5.19	376	3.75	3	1.15
糖尿病眼病	221	4.35	917	5.21	920	4.66	202	2.01	0	0.00
糖尿病足	39	0.77	257	1.46	378	1.92	256	2.55	1	0.38
糖尿病性周围血管病变	37	0.73	217	1.23	368	1.87	199	1.98	2	0.77
糖尿病酮症	222	4.37	228	1.29	167	0.85	61	0.61	3	1.15
糖尿病性心脏病	4	0.08	40	0.23	82	0.42	20	0.20	0	0.00

2 型糖尿病及并发症治疗效果分布（表 9-4）显示，除糖尿病酮症外，在各种并发症中治疗效果均以好转为主，其中在治愈人群中没有并发症的 2 型糖尿病患者和合并糖尿病酮症、糖尿病足、糖尿病眼病的患者比例相对较高，糖尿病性心脏病很少治愈；在无效治疗中，以糖尿病肾病、糖尿病足、糖尿病神经病变治疗效果差；在死亡患者中，以糖尿病酮症、糖尿病肾病、糖尿病足及没有合并症的 2 型糖尿病患者为主。

表 9-4 各医院 2 型糖尿病及前 7 位并发症治疗效果分布

治疗效果	治愈 （n = 5246） 例数 （百分比）	好转 （n = 59 440） 例数 （百分比）	无效 （n = 282） 例数 （百分比）	死亡 （n = 850） 例数 （百分比）	其他 （n = 5434） 例数 （百分比）
2 型糖尿病	4039 （7.13%）	46675 （82.43%）	229 （0.40%）	671 （1.18%）	5011 （8.85%）
糖尿病肾病	121 （2.56%）	4391 （92.93%）	25 （0.53%）	112 （2.37%）	76 （1.61%）
糖尿病神经病变	59 （1.67%）	3439 （97.06%）	8 （0.23%）	10 （0.28%）	27 （0.76%）
糖尿病眼病	245 （7.73%）	2620 （82.62%）	7 （0.22%）	11 （0.35%）	288 （9.08%）
糖尿病性周围血管病变	20 （2.12%）	912 （96.51%）	2 （0.21%）	10 （1.06%）	1 （0.11%）
糖尿病足	276 （21.70%）	952 （74.84%）	8 （0.63%）	15 （1.18%）	21 （1.65%）
糖尿病酮症	485 （61.08%）	281 （35.39%）	2 （0.25%）	19 （2.39%）	7 （0.88%）
糖尿病性心脏病	1 （0.56%）	170 （96.05%）	1 （0.56%）	2 （1.13%）	3 （1.69%）

（3）2 型糖尿病合并疾病特点：临床中 2 型糖尿病合并多种疾病的案例非常多，在收集的 20 家医院 HIS 数据库中，对 2 型糖尿病住院患者合并其他疾病进行统计，前 10 位的合并疾病（表 9-5）为高血压病、冠心病、脑梗死、脂蛋白紊乱血症、非酒精性脂肪肝、心功能不全、肾功能不全、肺部感染、心律失常和晶体病变。合并疾病在性别间分布存在差异，男性前列腺增生、肺部感染、肺恶性肿瘤进入前 10 位，女性泌尿系感染进入前 10 位。

表 9-5 2 型糖尿病住院患者前 10 位合并疾病在不同性别间分布［例数（%）］

住院人群合并疾病		男性		女性	
疾病	n = 68 543 （%）	疾病	n = 40 069 （%）	疾病	n = 28 474 （%）
高血压病	32601 （47.56）	高血压病	17465 （43.59）	高血压病	14245 （50.03）
冠心病	16912 （24.67）	冠心病	9233 （23.04）	冠心病	7143 （25.09）
脑梗死	9344 （13.63）	脑梗死	5511 （13.75）	脑梗死	3589 （12.60）

续表

住院人群合并疾病		男性		女性	
疾病	n = 68 543 （%）	疾病	n = 40 069 （%）	疾病	n = 28 474 （%）
脂蛋白紊乱血症	8940 （13.04）	脂蛋白紊乱血症	5183 （12.94）	脂蛋白紊乱血症	3581 （12.58）
非酒精性脂肪肝	5096 （7.43）	非酒精性脂肪肝	3219 （8.03）	心功能不全	1980 （6.95）
心功能不全	4340 （6.33）	肾功能不全	2522 （6.29）	非酒精性脂肪肝	1724 （6.05）
肾功能不全	4234 （6.18）	前列腺增生	2335 （5.83）	肺部感染	1671 （5.87）
肺部感染	4042 （5.90）	肺部感染	2261 （5.64）	晶体病变	1656 （5.82）
心律失常	3064 （4.47）	心功能不全	2176 （5.43）	肾功能不全	1626 （5.71）
晶体病变	3040 （4.44）	肺恶性肿瘤	1894 （4.73）	泌尿系感染	1590 （5.58）

　　2型糖尿病住院患者前10位合并疾病在不同年龄段间分布（表9-6）显示，高血压病在各个年龄段均排名第一，在25～59岁年龄段脂蛋白紊乱血症排位第二，在60～100岁年龄段排位第二的是冠心病，非酒精性脂肪肝随着年龄增高排位逐渐下降，在75岁以上住院人群中降到10名以下，呼吸道感染在25～59岁年龄段以上呼吸道感染为主，60～100岁住院患者以支气管炎和肺部感染为主，高血压病、冠心病、脑梗死、肾功能不全在各个年龄段均进入前10名，动脉硬化在25～74岁进入前10名，心功能不全、心律失常、前列腺增生出现在75岁以上住院人群，25～59岁合并肝恶性肿瘤进入前10名，60～74岁合并肺恶性肿瘤进入前10名。

　　（四）讨论

　　1. 2型糖尿病住院患者人口学特点　2型糖尿病住院患者人口学结构中存在的差异为劳动者比例、住院人数、住院天数、费用结构和次均费用（包括地区间差异，主要与医保低水平广覆盖政策的全面推行密切相关）。社会压力的增加导致的情志不遂、劳欲过度以及人民生活水平提高带来的饮食结构变化和饮食失节越来越成为2型糖尿病患者住院频率增加的主要原因。同时，随着人民健康观念的逐步改善，在较发达的中部及南部地区，呈现出住院率逐年下降的趋势，主要考虑患者自我管理的意识和能力不断增强带来的结果。上海市杨浦区市东医院房静娴等人曾对该院2005年5月至2010年12月在市东医院内分泌科4349例出院的糖尿病患者进行住院率性别差异统计分析，其中男性住院率低于女性，与本研究存在差异，由于本研究数据采集来自全国东南西北9个省市，数据量是前者研究的16.7倍，且数据来源于全国20家三甲医院HIS数据库，其结果应该更接近于临床实际。

表9-6　2型糖尿病住院患者前10位合并疾病在不同年龄段间分布

25~44岁		45~59岁		60~74岁		75~89岁		90~100岁	
合并疾病	n=4452 (%)	合并疾病	n=17 267 (%)	合并疾病	n=17 267 (%)	合并疾病	n=9138 (%)	合并疾病	n=251 (%)
高血压病	854 (19.18)	高血压病	5475 (35.55)	高血压病	8316 (48.16)	高血压病	5309 (58.10)	高血压病	173 (68.92)
脂蛋白紊乱血症	789 (17.72)	脂蛋白紊乱血症	2172 (14.09)	冠心病	4465 (25.86)	冠心病	4187 (45.82)	冠心病	150 (59.76)
非酒精性脂肪肝	760 (17.07)	冠心病	2132 (13.84)	脑梗死	2700 (15.64)	脑梗死	2175 (23.80)	支气管炎	52 (20.72)
冠心病	227 (5.10)	非酒精性脂肪肝	1603 (10.41)	脂蛋白紊乱血症	1507 (8.73)	肺部感染	855 (9.36)	脑梗死	44 (17.53)
上呼吸道感染	198 (4.45)	脑梗死	1229 (7.98)	肾功能不全	1000 (5.79)	支气管炎	713 (7.80)	心律失常	40 (15.94)
肾功能不全	176 (3.95)	肾功能不全	827 (5.37)	动脉硬化	903 (5.23)	心律失常	668 (7.53)	肺部感染	38 (15.14)
肝恶性肿瘤	126 (2.83)	动脉硬化	756 (4.91)	非酒精性脂肪肝	861 (4.99)	前列腺增生	568 (6.22)	肾功能不全	31 (12.35)
肝功能损害	126 (2.83)	肝恶性肿瘤	717 (4.16)	晶体病变	854 (4.95)	肾功能不全	542 (5.93)	心功能不全	24 (9.56)
脑梗死	117 (2.63)	上呼吸道感染	526 (3.42)	肺恶性肿瘤	772 (4.47)	心功能不全	523 (5.72)	上呼吸道感染	23 (9.16)
动脉硬化	114 (2.56)	肺恶性肿瘤	502 (3.26)	肺部感染	739 (4.28)	脂蛋白紊乱血症	482 (5.27)	前列腺增生	20 (7.97)

2. 2型糖尿病住院患者中医证候分析　　中医认为糖尿病的主要病机为阴虚为本，燥热为标，两者又互为因果，病位有在肺、脾、胃、肾的不同，但常常相互影响。肺燥津伤，津液失于敷布，则脾胃失其濡养，肾阴失其滋润；脾胃燥热更盛，又可上灼肺津，下耗肾阴；肾阴不足则阴虚火旺，亦可上灼肺胃。故肺燥、胃热、肾虚常同时存在，互为影响。日久会出现气阴两虚和阴阳俱衰。2011年中华中医药学会制定的消渴（2型糖尿病）中医诊疗指南将2型糖尿病患者分为3个证型。本研究发现无论入院还是出院证候均较建立在循证医学基础上的指南分型更为复杂，且出院证候更为多元化，考虑与真实世界2型糖尿病住院患者多有并发症或多合并其他疾患，以及治疗干预致证候改变及出现并发症相关。将入院、出院证候以八纲辨证为机要，分为虚实两类，发现2型糖尿病住院患者以虚证为主。阴虚是消渴的病机之本，故而在治疗中养阴生津是治疗之大法。但由于合并疾病和并发症使病机更加复杂，在治疗中需要综合考虑，包括性别、年龄中存在的证候差异均要考虑在内。

3. 2型糖尿病住院患者并发症、合并疾病特征分析　　2型糖尿病中晚期所产生的多种慢性并发症是造成患者致残致死的重要原因。本研究中，2型糖尿病急、慢性病并发症的出现除了与年龄有一定的相关性外，亦与病程密切相关，急性并发症还与感染等诱因相关。急、慢性并发症的预防、早期发现、早期干预仍是降低2型糖尿病致残率和致死率的关键。

在临床中，2型糖尿病合并多种疾病种类繁多，合并疾病经常成为并发症出现和病情加重的促发因素。在收集的20家医院HIS数据库中，对2型糖尿病住院患者合并其他疾病进行统计，在各个年龄段第一位的合并疾病都是高血压病。同时发现，前10位合并疾病在性别间分布存在差异，其中男性前列腺增生和女性泌尿系感染均进入前10名，考虑与男性和女性泌尿生殖体系生理特点有关，另外肺恶性肿瘤在男性中的高发，考虑与吸烟的生活方式有关。

前10位合并疾病在不同年龄段也存在差异，导致不同年龄阶段合并疾病差异的原因，主要考虑：①不同年龄段生理特点所致。如年轻人群中上呼吸道感染较多，老年人群以支气管、肺感染为主，心功能不全、心律失常、前列腺增生多出现在75岁以上住院人群等。②与合并疾病流行病学特征相符，如高血压病的高发病率及发病年龄前移等。③与疾病叠加作用有关。在多种合并疾病存在的情况下，会加重心肾功能的恶化，数据显示各个年龄段肾功能不全均进入前10名。④与社会环境及精神压力相关。如进入前10名的合并疾病，肿瘤出现在74岁以前，并且年龄越小，排位越靠前；脂蛋白紊乱血症也仅出现在74岁以下年龄段等。特别引起注意的是肿瘤已经进入2型糖尿病前10位合并疾病。这样的特点，提示临床在检测血糖的同时，还应密切监测血压，对于明确合并有高血压病的患者，应该按照指南要求，比单纯高血压病患者更加严格控制血压，防止高血压病，控制糖尿病并发症的出现；其次，关注不同性别和不同年龄段合并疾病特点，有针对性地采取措施；再次，高度警惕糖尿病合并肿瘤，及早发现，及早干预治疗。

医学是在临床实践中产生并不断验证发展的科学，临床数据是医学发展的源泉，采集临床实际数据，积极开展真实世界临床研究是医学继承创新的关键。本研究为真实世界数据的回顾性分析，数据来源于全国20家三甲医院，纳入病例数72 772，信息量极大，真实性较好，因此分析获得的结论可为临床提供重要参考。

本研究存在一定的局限性。第一，HIS 数据库记录患者住院信息仅包含病案首页一般信息、诊断信息、医嘱记录和实验室检查四个部分，无文本内容，无患者病史、住院时的状态、住院期间病情的动态演变以及用药干预后病情变化。因此，本研究仅针对以上四个方面的资料进行描述分析，未做进一步深入研究。第二，尽管数据都来源于三级甲等医院，但是 HIS 数据库录入的主体是不同医院的不同医生，尤其是糖尿病患者几乎分布在临床各个科室，由于医生对疾病主客观指标认识不同、表述不同、界定标准不同，加上各医院的原始数据在格式和标准上都存在很大的差异，存在信息偏倚，从而影响数据的质量。第三，真实世界的 HIS 数据库系统虽然具有信息采集的即时性、客观性、真实性、全面性等优势，但是这组数据到达研究者手中相对滞后，对于源于该数据的研究成果服务临床周期较长。因此，本研究应定位于探索性研究，结论在临床应用时应充分考虑其局限性。

（于国泳）

二、高血压病患者中医证候特征分析

2002 年《中药新药临床研究指导原则》出版，其中收载的高血压病证候诊断标准及疗效标准对规范高血压病中医药研究起到了重要的指导作用，增强了临床研究的科学性。但是临床中发现《中药新药临床研究指导原则》中高血压病的证候分型并未能完全满足临床实际，一些新证型的出现和其临床诊断比例的增高提示《中药新药临床研究指导原则》中证型的划分仍有待进一步完善。历年有关高血压病的研究也表明高血压病证候标准不统一，可操作性差。大样本、多中心的调查研究较少，使研究成果难以进行荟萃分析。

（一）目的

对高血压病患者的人口学特征、中医证候分布特征进行分析，为中西医临床诊疗高血压病提供可靠依据。

（二）方法

本研究收集了全国 20 家三级甲等综合医院 HIS 数据库中第一诊断为高血压病，并有中医证候诊断的患者信息，分别对高血压病患者的中医证型、人口分布特征进行描述分析，统计软件为 SAS9.3，SPSS Clementine12.0，并采用 Excel2007 辅助作图。

（三）结果和结论

1. 高血压病出院证候分布规律　本研究共纳入病历资料 4199 份。中医证候名称经规范化整理后共计 15 个，病历中 34.2% 为二项或多项复合证型，即 1434 例有 1 个或多个兼夹证。主证和兼夹证的地位不同，考虑到主证往往更能揭示病机的基本环节和主要矛盾，而兼夹证则对研究证候的动态演变规律有重要价值，故本研究分别统计主证的频数分布和兼夹证候的频数分布（表 9-7、表 9-8）。高血压病患者出院证候主证诊断排名第一位的是痰瘀互结，其次是肝肾阴虚，第三位是气血亏虚，按虚实分为实证和虚证：实证包括痰瘀互结，肝阳上亢，痰湿壅盛等，约占 43.01%，虚证包括肝肾阴虚，气血亏虚，气阴两虚，脾肾亏虚，阴虚阳亢，阳气亏虚等，约占 56.99%。

按性别分层，男性 1685 例，女性 2347 例。男性出院主证排名前三位的依次是痰瘀互结、肝肾阴虚、肝阳上亢；女性依次是肝肾阴虚、气血亏虚、痰瘀互结（表 9-9）；男女证型差异显著，男性的实证约占 49.03%，女性实证约占 37.97%，男性的痰瘀互结、肝阳上亢较女性明显增多，女性阴虚证更明显。

表9-7 高血压病患者中医证型主证分布

中医证型主证	例数	百分比%
痰瘀互结	862	20.53
肝肾阴虚	703	16.74
气血亏虚	649	15.46
气阴两虚	626	14.91
肝阳上亢	507	12.07
痰湿壅盛	343	8.17
脾肾亏虚	223	5.31
阴虚阳亢	130	3.1
阳气亏虚	48	1.14
其他证型	108	2.57

表9-8 高血压病患者中医证型兼夹证分布

中医证型兼夹证	例数	百分比%
瘀血阻窍	834	58.2
痰瘀互结	521	36.3
气滞	85	5.9
肝阳上亢	34	2.4
湿邪困阻	14	0.98
痰浊中阻	12	0.84
肺气亏虚	6	0.42

表9-9 高血压病患者不同性别的证型分布

中医证型	男性		女性	
	例数	百分比%	例数	百分比%
痰瘀互结	396	23.5	400	17.04
肝肾阴虚	247	14.66	449	19.13
肝阳上亢	243	14.42	253	10.78
气血亏虚	231	13.71	406	17.3
气阴两虚	208	12.34	378	16.11
痰湿壅盛	159	9.44	176	7.5
脾肾亏虚	99	5.88	111	4.73
阴虚阳亢	58	3.44	67	2.85
阳气亏虚	13	0.77	34	1.45
其他证型	31	1.84	73	3.11

共4197例有年龄记录，按年龄分层，其中45～74岁2974例，占总人群的70.6%。在18～44岁年龄段，男女比例约为3.38∶1，实证占54.7%，具体证候比例排在前五位的是痰瘀互结21.37%、肝阳上亢和气阴两虚各17.38%、痰湿壅盛14.25%、气血亏虚13.11%；在45～59岁年龄段，证候比例排在前五位的是痰瘀互结23.5%、气阴两虚15.76%、气血亏虚15.69%、肝肾阴虚13.54%、肝阳上亢13.18%。在74岁前的各个年龄段，证候比例最高的均是痰瘀互结，75～89岁年龄段证候比例最高的是肝肾阴虚；在18～89岁年龄段，随着年龄的增加，肝肾阴虚型所占比例从8.26%～23.46%逐步增加，而肝阳上亢型所占比例从17.38%～9.52%逐步降低，气阴两虚型所占比例从17.38%～4.76%逐步降低（表9-10）。

从年代分布来看，2008—2010年，肝肾阴虚和肝阳上亢患者比例在降低，而气阴两虚患者则由8.53%～18.54%逐年增加（表9-11）。

2. 高血压病出院证候与节气的关系　痰瘀互结分布以小寒、秋分、大暑较少；肝肾阴虚以惊蛰、芒种、立秋为多；气血亏虚以大暑、白露、秋分为多；气阴两虚以小寒、小雪、大雪为多；肝阳上亢以冬至、秋分、小寒分布较多（图9-1）。

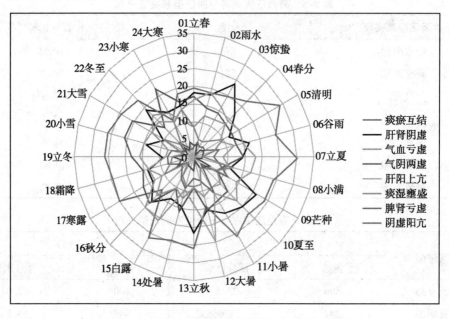

图9-1　高血压病主要出院证候比例在各节气的分布

（四）讨论

1. 不同年龄段的高血压病证候不同　在18～44岁年龄段，男女比例约为3.38∶1，实证占54.7%，说明45岁以下成人高血压病患者男性多，实证多。陈文鑫采用临床流行病学群体研究方法统计高血压病证候构成得出，肝火亢盛是青壮年高血压病的主要证候。提示高血压病证型的变化随着年龄的增大、病程的发展而变化，是一个由实证发展为虚证的过程，起初以肝阳上亢、痰湿壅盛为主（实证），随着年龄的增长，病程的延长，表现为阴虚阳亢（虚实夹杂），最后表现为阴阳两虚（虚证为主）。本研究发现，随着年龄的增加，肝肾阴虚型在各自年龄段所占比例逐步增加；随着年龄的增加，肝阳上亢型在各自年

表 9-10 不同年龄段高血压病患者出院中医证候分布

年龄	出院主证（n,%）									
	痰瘀互结	肝肾阴虚	气血亏虚	气阴两虚	肝阳上亢	痰湿壅盛	脾肾亏虚	阴虚阳亢	阳气亏虚	其他
18~44岁	75 (21.37)	29 (8.26)	46 (13.11)	61 (17.38)	61 (17.38)	50 (14.25)	16 (4.56)	7 (1.99)	0 (0)	6 (1.7)
45~59岁	328 (23.5)	189 (13.54)	219 (15.69)	220 (15.76)	184 (13.18)	98 (7.02)	69 (4.94)	44 (3.15)	14 (1)	31 (2.21)
60~74岁	312 (19.9)	273 (17.41)	233 (14.86)	237 (15.11)	171 (10.91)	124 (7.91)	92 (5.87)	58 (3.7)	20 (1.28)	48 (3.06)
75~89岁	144 (16.72)	202 (23.46)	147 (17.07)	107 (12.43)	89 (10.34)	68 (7.9)	46 (5.34)	21 (2.44)	14 (1.63)	23 (2.66)
90岁及以上	3 (14.29)	9 (42.86)	3 (14.29)	1 (4.76)	2 (9.52)	3 (14.29)	0 (0)	0 (0)	0 (0)	0 (0)

表 9-11 不同年代高血压病患者出院中医证候分布

年代	出院主证（n,%）									
	痰瘀互结	肝肾阴虚	气血亏虚	气阴两虚	肝阳上亢	痰湿壅盛	脾肾亏虚	阴虚阳亢	阳气亏虚	其他
2008年	117 (15.83)	171 (23.14)	117 (15.83)	63 (8.53)	119 (16.1)	52 (7.04)	41 (5.55)	29 (3.92)	5 (0.68)	25 (3.38)
2009年	314 (26.57)	171 (14.47)	176 (14.89)	169 (14.3)	139 (11.76)	70 (5.92)	76 (6.43)	35 (2.96)	11 (0.93)	20 (1.77)
2010年	293 (24.25)	153 (12.67)	188 (15.56)	224 (18.54)	95 (7.86)	96 (7.95)	59 (4.88)	38 (3.15)	24 (1.99)	38 (3.14)

龄段所占比例逐步降低。说明肝火亢盛证可能为高血压病的早期病理改变，而肝肾阴虚证患者平均年龄较大，病程较长，可能为高血压病中、后期的病理改变。高血压病患者随着年龄增长和病程进展，逐渐由早期的肝火亢盛证转变为中、后期的肝肾阴虚证，即由早期的实证逐渐转变为中、后期的虚证或虚实夹杂证，与谢雪娇等对郭振球教授治疗高血压病的临床总结较为一致。

2. 总体以虚证为主，女性阴虚证更明显　本研究发现 4199 例患者中，虚证比例达56.99%，总体以虚证为主。《灵枢·卫气》认为"上虚则眩"，《灵枢·口问》曰："上气不足，脑为之不满，耳为之苦鸣，头为之苦倾，目为之眩"，《灵枢·海论》认为"脑为髓海"，而"髓海不足，则脑转耳鸣"。均认为存在"因虚致眩"的病机。按性别分层，男性 1685 例，女性 2347 例，以女性为多；而本研究结果又发现，女性阴虚证更明显。根据全国血压抽样调查的数据，高血压病的总体患病率男女之间差别不大，而本研究数据中女性偏多，这可能与纳入研究的医院特点有关，或者可能女性更倾向于选择中医治疗（前提是：有证候诊断的病例多来自中医院或西医综合医院的中医科），会影响到总体虚证的构成比例。男女证候明显不同，总体男性肝阳上亢、痰湿壅盛较女性明显增多，考虑可能与男女体质差异，男性多禀阳刚之气，女性多具阴柔之质，以及女性肾虚较男性出现早有关。

3. 以虚证为主的前提下，痰瘀伴随着多数高血压病患者　本数据库中 45～74 岁高血压病患者 2974 例，占总人群的 70.6%。痰瘀互结主证 20.53%，兼夹证 36.6%，共57.13% 的患者合并痰瘀。这与本数据库中虚证比例 56.99% 并不矛盾，因为痰瘀与虚证存在密切的关系，两者可以相互转化，平素阴虚或久病耗阴致肝肾阴虚，阴不敛阳，肝阳上亢，肝阳强久，克伐脾土，也可导致脾失健运，痰浊内生，同时阴虚生内火，火灼津液，炼液为痰，亦可导致痰浊内生；痰滞日久必致血瘀，血瘀内阻，久必生痰。反过来，痰亦可导致阴虚，痰系津液不归正化，其形成是一个耗阴的过程，痰阻气机，影响脏腑运化生津；痰郁化热，热灼伤阴，长期进食辛辣油腻之品，睡眠不足，饮酒过量等原因，均可致痰湿内生，可耗伤阴液，故属阴虚夹痰证。

古人痰瘀致眩的理论较多，痰眩由东汉时期的张仲景首先提出，并由此创立痰饮致眩的理论；魏晋南北朝至隋唐五代丰富了痰眩的理论，隋代巢元方《诸病源候论》记载痰候之证，并对其病机进行分析，认为痰由水饮停积在胸膈所成，若"饮渍于五脏，则变令痛，亦令目眩头痛"。宋金元是眩晕理论发展的重要时期，宋代陈言《三因极一病症方论·卷之七·眩晕证治》对眩晕的病因有了较全面的认识，认为七情、外感皆可生痰致眩，如"喜怒忧思，致脏气不行，郁而所生，涎结为饮，随气上厥，伏留阳经，亦使人眩晕呕吐，眉目疼痛，眼不得开"。宋代朱肱《类证活人书》中赤茯苓汤，"治伤寒呕哕，心下满，胸膈间宿有停水，头眩心悸"。方用赤茯苓、芎䓖活血理气；半夏、人参、白术、陈皮健脾祛痰，由此透露痰瘀互结致眩晕的思想。元代朱震亨提出"无痰则不作眩"，认为"肥白人湿痰滞于上，阴火起于下，痰夹虚火，上冲头目"故眩。明朝医家龚廷贤《寿世保元》阐述了气虚痰郁和瘀血内阻皆可眩晕的道理。清代喻昌《医门法律》认为，头目眩晕、半身不遂，源于血虚血热，夹痰夹火，此为病根，而感冒风寒、过嗜陈酒膏粱，或恼怒气逆皆为诱因，而其创制的和荣汤成为继赤茯苓汤之后活血化瘀法治疗眩晕的代表性方剂。此外，清代虞抟《医学正传》认为"胸中有死血迷闭心窍"可致瘀血眩冒。总之，古人对于痰瘀致眩的理论多从痰眩、瘀眩两方面分别描述。现代韩学杰等认为，痰瘀与外感六淫、内伤七情、五脏六腑功能失调密切相关。脏腑功能失调，导致气血失和，气机升降失调，水液代谢紊乱，积聚成痰，痰凝气滞，阻于络脉，痰浊瘀血交结，而为痰瘀同病；痰瘀可相互影响，痰阻则血难行，血瘀则痰难化。不仅痰饮、瘀血致病具有普遍性和广泛性，痰瘀相兼亦十分常见。王丽颖等对 1508 例高血压病患者进行横断面调查，其证类分布痰瘀互结 900 例（59.68%）；阴阳失调 544 例（36.07%）；瘀血阻络 228 例（15.12%）；气阴亏虚 184 例（12.20%）；肾阳亏虚 131 例（8.69%）；证素分布血瘀 76.13%，痰 71.07%，阴虚 69.30%，阳虚 54.64%，气虚 37.93%，内火 7.56%。流行病学研究已经证实遗传因素、高盐膳食、肥胖、饮酒、吸烟、缺乏体力活动、精神紧张、性格急躁是高血压病的发病危险因素。情志因素、饮食肥甘、安逸懒动，故气血运行不畅，痰瘀阻滞脉络而出现一系列的病症变化。由痰致瘀，造成血脉瘀滞，脑失所养，临床表现有头晕、耳鸣、头痛、头胀、肢体麻木诸症。痰湿、瘀血互为因果，瘀结难解，脏腑、脉络、脑髓皆受损伤，出现心、脑、肾多种并发症。近年来有大量关于高血压病的辨证分类和并发症相关的文献，崔爽论述了不同证型高血压病患者的心脏结构及功能的各个指标的变化情况。吴爱明等研究结果显示：高血压病合并脑梗死组的痰浊证、郁热证、肝风内动证发生率显著高于单纯高血压病组，气虚证发生率显著低于高血压病组。高血压病组以单证和两证相兼为主，高血压病合并脑梗死组的三证和四证相兼情况较多。相关分析提示，痰浊证、郁热证、肝风内动证和兼证个数与脑梗死发生呈正相关，气虚证与脑梗死发生呈负相关。

所以在临床上要认识高血压病的证候并能准确辨证，特别是分布较多的虚证和痰瘀互结，两方面常相互并存，只有准确辨证，才能更好地控制血压和预防并发症。

（马金辉）

三、冠心病患者中医证候特征分析

随着现代人们生活水平的不断提高，生活方式及饮食结构的逐渐改变，临床疾病谱也随之改变，以心血管病为代表的慢性病已成为危害人们健康的主要疾病，其中冠心病的发病率又居各种心血管病的首位，其发病率和死亡率均居于内科疾病之首。中医药在临床防治冠心病方面已显示出较好的效果和良好前景，中医学认为本病属"胸痹"、"心痛"、"心悸"、"怔忡"等病的范畴，病机主要责之于本虚标实。证候是中医辨证论治的核心，是疾病发生和演变过程中某阶段本质的反映，可不同程度地揭示疾病的病因、病机、病位、病势等，从而为治疗提供依据。因此，对冠心病中医证候的深入研究有助于提高中医药防治冠心病的临床水平。

（一）目的

对 84 697 例冠心病住院患者的中医证候与年龄、性别分布特征进行分析，以期为冠心病中医辨证及治疗提供依据，进而提高中医药防治冠心病的临床水平。

（二）方法

选取全国 17 家 HIS 数据库中 84 697 例冠心病患者的住院信息，采用频数分析方法，重点对冠心病患者的中医证候特征及与年龄、性别的关系进行描述分析。

纳入标准：出院诊断的第一诊断为冠心病的住院患者。排除标准：年龄 0~24 岁者。

（三）结果与结论

1. 人口分布特征分析 符合纳入排除标准的共84 697名患者，信息分布见表9-12a、b、c：

表9-12 冠心病患者人群人口学特征分布

	全人群 n = 84 697	
年龄（中位数，四分位间距）	71.00	18.00
上四分位数，下四分位数	60.00	78.00
年龄分段，n（%）	**例数**	**百分比（%）**
25～44 岁	1868	3.29
45～59 岁	11 578	20.39
60～74 岁	21 562	37.97
75～89 岁	20 576	36.24
90 岁以上	1200	2.11
缺失	27 913	
性别	**例数**	**百分比（%）**
男	47 564	59.13
女	32 882	40.87
缺失	4251	
入院科室	**例数**	**百分比（%）**
心血管科	44 276	52.28
其他科室	7752	9.15
干部病房	6283	7.42
神经科	5051	5.96
呼吸科	4076	4.81
老年病科	3450	4.07
内分泌科	2815	3.32
消化科	2045	2.41
重症监护病房	1940	2.29
泌尿科	1205	1.42

2. 中医证候分布 由于HIS数据部分患者来源于西医医院，故仅对有中医证候的患者进行分析，其中有入院主证的患者为2199例，有出院主证的患者为7068例，分别对以上患者的证候分布特征及在不同年龄、不同性别的患者中的分布规律进行分析。

（1）冠心病患者中医证候分布：对规范化处理的中医证候类型进行排序，分别选取入院证候与出院证候中患者例数最多的前5位进行分析，结果如图9-2所示：

表9-12-a 冠心病患者人群人口学特征（年龄）

年龄分段	例数（n）	百分比（%）
25～44岁	1868	3.29
45～59岁	11 578	20.39
60～74岁	21 562	37.97
75～89岁	20 576	36.24
90岁以上	1200	2.11
缺失	27 913	

表9-12-b 冠心病患者人群人口特征（性别）

性别	例数（n）	百分比（%）
男	47 564	59.13
女	32 882	40.87

表9-12-c 冠心病患者人群人口特征（入院科室）

入院科室	例数（n）	百分比（%）
心血管科	44 276	52.28
其他科室	7752	9.15
干部病房	6283	7.42
神经科	5051	5.96
呼吸科	4076	4.81
老年病科	3450	4.07
内分泌科	2815	3.32
消化科	2045	2.41
重症监护病房	1940	2.29
泌尿科	1205	1.42

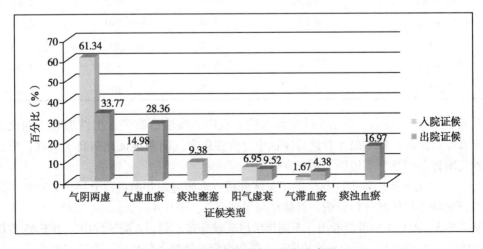

图9-2 冠心病患者中医证候分布图

从图9-2可以看出，冠心病患者入院证候中气阴两虚证为最常见证候；其次为气虚血瘀证和痰浊壅塞证；出院证候中，气阴两虚证与气虚血瘀证在临床中所占比例最高且比例相当，其次为痰浊血瘀证。根据患者主证分布结果可以看出，真实世界中冠心病中医证候分布以气阴两虚和气虚血瘀居多。

（2）患者中医证候与性别的关系：从中医学角度讲，男女分别具有阴阳不同属性，体质也有所差异，因此患病可能呈现不同的证候，本研究对不同性别的冠心病患者中医证候分布情况分析，结果见表9-13。

表9-13　冠心病患者中医证候与性别的关系

证候分布	男性 n=47 564		女性 n=32 882	
入院证候	例数	百分比（%）	例数	百分比（%）
气阴两虚	493	56.67	779	64.92
气虚血瘀	116	13.33	193	16.08
痰浊壅塞	129	14.83	67	5.58
阳气虚衰	66	7.59	78	6.50
阴阳两虚	13	1.49	19	1.58
气滞血瘀	12	1.38	19	1.58
心肾阴虚	12	1.38	15	1.25
心血瘀阻	14	1.61	7	0.58
其他证候	15	1.70	23	1.91
出院证候	例数	百分比（%）	例数	百分比（%）
气阴两虚	857	28.08	1420	36.82
气虚血瘀	884	28.96	1101	28.55
痰浊血瘀	671	21.99	521	13.51
阳气虚衰	171	5.60	209	5.42
痰浊壅塞	138	4.52	102	2.64
气滞血瘀	116	3.80	189	4.90
心血瘀阻	86	2.82	81	2.10
心肾阴虚	76	2.49	125	3.24
其他证候	53	1.74	109	2.83

从表9-13可以看出，在前5种优势入院证候中，痰浊壅塞证在男性患者中的比例明显高于女性；出院证候中前5种优势主证中，女性患者气阴两虚证比例高于男性，男性患者痰浊血瘀证和痰浊壅塞证明显多于女性。

（3）入院主证和出院主证与年龄相关性分析：本研究对年龄进行分层，并对各年龄段的入院证候和出院证候进行分析，具体结果见图9-3、图9-4。

从图9-3、图9-4中可以看出，不同年龄段证候分布不同，入院证候中，小于45岁的患者痰浊壅塞证相对较多，随着年龄的增长，气虚血瘀证逐渐占据优势；出院证候中，大于50

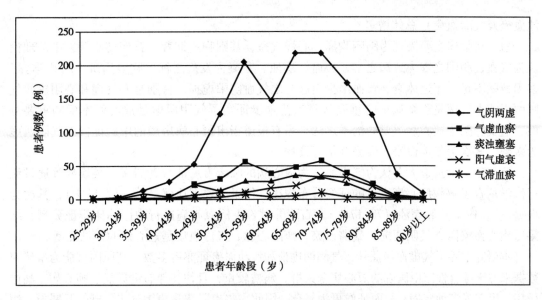

图 9-3　不同年龄段冠心病患者证候分布（入院证候）

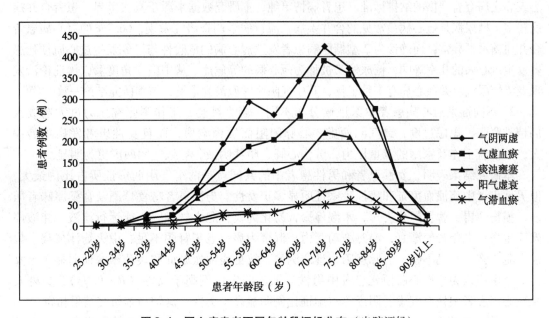

图 9-4　冠心病患者不同年龄段证候分布（出院证候）

岁的患者痰浊血瘀证相对较多，随着年龄的增长，阳气虚衰证和气滞血瘀证逐渐增多。

（四）讨论

证候是中医辨证论治的核心，是疾病阶段性的表现，临床上常借此研究疾病传变、转化和转归的规律，冠心病中医证候繁杂且多有兼证，虚实夹杂，患者的年龄、性别、病情、治疗手段及疗程等均可导致证候转化，因此我们要树立恒动观念，合理选择药物随证施治。

1. 冠心病住院患者中医证候以气阴两虚证和血瘀证为多　结合全国 17 家三甲医院 HIS 系统中冠心病患者入院证候和出院证候分析不难看出，气阴两虚证占据主导地位，气虚血瘀证在其次，且气虚血瘀证在出院主证中的比例明显上升，血瘀证（含气虚血瘀、痰浊血瘀及气滞血瘀）总体增多。

冠心病临床主要表现为胸闷胸痛，心悸气短，甚则胸痛彻背，背痛彻心等，中医理论认为气血、阴阳之虚为致病之本，瘀血、痰浊、寒凝为发病之标，胸痹病机中的"本虚"多因禀赋不足、年迈体衰、营血虚少引起心之气血阴阳虚损，特别是心气虚和心阴虚，气阴两虚或者气虚是心系病证的重要病理。范永步证实了气阴两虚是冠心病本虚的重要方面，益气养阴为冠心病重要的治本之法。另有报道指出冠心病房颤的中医证候以气阴两虚为多数，其次为气虚血瘀、痰瘀互结等证候。

近几年文献报道大多认为气虚血瘀为冠心病的临床常见证候者居多。吴焕林等通过流行病学调查了解胸痹心痛患者的证候分布规律，结果气虚占比例最大（87.11%），其次为血瘀（79.19%）和痰浊（78.17%）。石刚等对824例冠心病进行中医临床辨证分型，结果得出心血瘀阻、气阴两虚、气滞血瘀、痰阻心脉、气虚血瘀是冠心病的常见证型。

本研究中除了气虚血瘀证外，气阴两虚证和痰浊血瘀证亦占多数，其原因可能为本研究数据来源于综合性三甲医院的冠心病全人群，病情较重，且往往伴有糖尿病、肺心病、高血压病、甲亢等多种疾病，故而证候更为复杂，因此"本虚"表现更为突出。既往开展冠心病心绞痛疾病有着严格的纳排标准，患者病情单纯，本研究数据来源于真实世界，患者合并疾病较多，糖尿病是冠心病最常见的合并疾病，流行病学调查研究发现，66.7%的冠心病患者合并血糖水平异常，而确诊为2型糖尿病患者发生冠心病的危险性与已经发生过心肌梗死患者发生冠心病的几率等同，糖尿病又被称为冠心病的等危症。从中医学角度看，辨证论治发现老年糖尿病合并冠心病有多种证候，其中气阴两虚型最为常见，与本研究结论一致。

2. 不同性别冠心病患者中医证候分布不同　当今社会，工作紧张和压力过大造成人们精神紧张，思虑过度，致气阴两虚、心脉闭阻而发为胸痹，而且女性患者发病年龄偏大，承担着工作及家庭的双重压力，劳伤心脾，暗耗阴液，导致气阴两虚更为明显。

本研究结果表明，女性患者和男性患者中的共同点是两组气阴两虚证所占比例最大，但男性患者中痰浊血瘀证和痰浊壅塞证明显多于女性。男性患者嗜食烟酒及膏粱厚味者居多，损伤脾胃，脾胃运化失司，水湿停聚，易化为痰；肥人气虚，不能运行津液，津液停聚而生痰；老年肾气渐衰，温煦鼓动无力，湿聚为痰；老年肾阴不足，虚火灼津成痰，痰浊上犯心胸，气机不畅，心脉痹阻，遂成胸痹，故见痰浊血瘀证和痰浊壅塞证明显多于女性。李彬等认为急性心肌梗死患者中男性痰浊、阳虚比例高于女性（$P < 0.05$），另外女性冠心病患者中伴有气虚、阴虚等本虚证比例明显高于男性，这均与本研究结果相符。

3. 冠心病患者中医证候随年龄变化而变化　本研究显示，不同年龄段患者的入院证候与出院证候均以气阴两虚为主，入院证候中，小于45岁的患者痰浊壅塞证相对较多，在60~79岁年龄段中气虚血瘀证逐渐占据优势。患者出院证候虽仍以气阴两虚证居多，但比重有所下降，气虚血瘀证比例则在50岁以上的患者中呈现上升趋势，小于50岁的中青年患者痰浊血瘀证相对较多，随着年龄的增长，阳气虚衰证和气滞血瘀证逐渐增多。

近年冠心病发病出现年轻化趋势，中青年患者人数逐年攀升，但年轻冠心病患者同老年患者相比具有显著的生理优势，老年患者脏腑功能衰退，多合并有高血压病、糖尿病及脂代谢紊乱等多种疾病，这些都会影响中医证候的变化。《素问·生气通天论》中云"人年四十，阴气自半"，说明人体阴阳的变化随年龄的增长而有所不同，其证候表现也不尽相同。王阶等对1069例冠心病患者的中医证候特点进行分析得出，青年冠心病组中气滞、痰浊的比例显著高于中老年组（$P < 0.05$），而中老年组的寒凝、阳虚、阴虚和肾虚的比例显著高于青年组（$P < 0.05$），与本研究的结论相符合。

4. 研究局限性　HIS数据来源于真实世界，由于地区差异，患者证候复杂，以及医生水平的参差不齐，因此对相同患者的辨证可能有所不同。此外由于患者入院诊断记录较少，只能以全部人群的证候分布特征分析入院证候与出院证候的比例，故而无法进行同一患者证候演变规律的研究。基于现有的数据及分析方法，进一步研究可结合患者证候、治疗药物及冠心病治疗结果进行关联性分析，为深入了解冠心病证候特征及诊疗规律提供证据，以便更好地服务于临床。

（杨　然）

第二节　疾病临床治疗方案及其实效评估

随着医药学的进步和全球疾病谱的变迁，多种药物联合使用的临床治疗方案日趋普遍，这是临床医生经常遇到的实际问题。有些治疗方案的药物配伍可以收到优于单药或其他配伍的治疗效果，有些则可能产生不良反应，甚至会引起致命后果。如何安全、有效地选用治疗方案，甚至发现新的治疗方案，对于临床工作来说非常重要。

对于临床治疗方案的发现，有些是根据临床经验，有些是根据文献报道。但是这些方法也存在缺陷，如根据临床经验，方案不一定具有代表性或普适性，通过文献也仅能够发现有报道的方案。

本节采用数据挖掘的方法，如关联规则、复杂网络等，通过分析HIS中存储的大量临床医疗数据，能够了解经常联合应用的药物，从中发现药物配伍使用规律，进而发现联合用药方案。利用HIS数据可进行安全性和有效性评价，为深入开展随机对照试验的验证性研究提供线索，也为制订安全有效的临床治疗方案提供基础。

一、病毒性肝炎的中西药联合治疗及实效分析

病毒性肝炎（viral hepatitis）是由多种嗜肝性病毒引起的，以肝脏损害为主的一组全身性传染病，属于我国颁布的乙类传染病。目前按病原学分类已确定的有甲型、乙型、丙型、丁型、戊型5种肝炎病毒。各型病毒性肝炎临床表现相似，以疲乏、食欲减退、厌油、肝功能异常为主，部分病例出现黄疸，无症状感染常见，病理学上以肝细胞坏死变性和炎症反应为特点。甲型和戊型主要表现为急性感染，经粪-口途径传播；乙型、丙型、丁型多呈慢性感染，少数病例可发展为肝硬化或肝细胞癌，主要经血液、体液等胃肠外途径传播。该病属于中医的"黄疸"、"胁痛"、"郁证"和"积聚"等范畴，湿热因素是该病长期存在的基本矛盾，而正气亏虚，则是湿热疫毒侵袭的内在基础。治疗上通常采取中西医综合治疗，主要包括抗病毒、免疫调节、抗炎保肝、抗纤维化和对症治疗等。

（一）目的

为了解真实世界中病毒性肝炎患者的实际用药情况，分析其中西药物临床使用特征及合并用药规律，为进一步规范临床治疗和提高临床疗效提供参考。

（二）方法

1. 数据的来源　采集全国17家三级甲等医院HIS数据库中病毒性肝炎的住院患者共

41 180 例，内容包括患者一般信息、治疗效果及用药情况。

2. 数据的标准化

（1）诊断信息和合并疾病的标准化：参照西医诊断 ICD-10 对信息中的诊断名称和并发症名称进行标准化；参照《中医内科常见病诊疗指南》对患者中医证型进行标准化。

（2）药品名称和种类的标准化：药物名称参考说明书进行标准化，按是否为化学合成物分为中药和西药两大类，然后西药按药理作用，中药按功效主治进行药物作用分类。

3. 数据的纳入标准　西医诊断为病毒性肝炎的患者，年龄在 <100 岁，住院天数 <365 天，住院费用 >1000 元，最终纳入符合要求的病例 40 681 例。

4. 统计软件　该研究采用的分析软件为 SPSS 18.0，SAS 9.2 和 SPSS Clemetine 12.0 Web，并利用 Microsoft Office Excel 2003 辅助作图。

5. 数据分析流程（图 9-5）

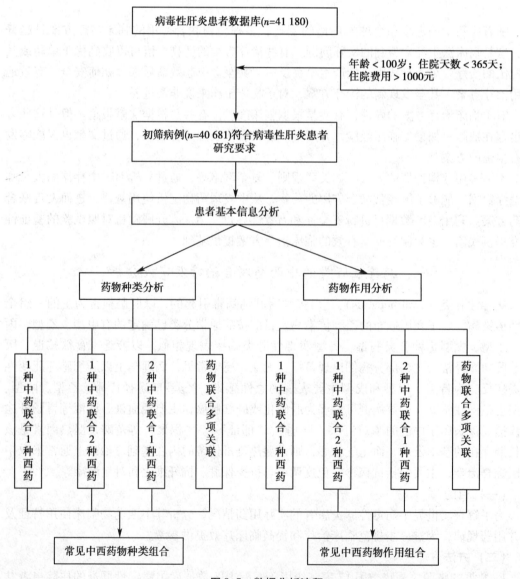

图 9-5　数据分析流程

（三）结果与结论

1. 病毒性肝炎患者的基本信息 在 40 681 例病毒性肝炎病例中，主要为 18~44 岁的青年患者，占总人数的 50.61%；男性多于女性，男女性别比例约为 1.88:1；患者主要为体力劳动者，占 88.27%；入院方式以门诊最多，占 87.82%；入院时病情危急者共占 13.27%；患者住院天数主要集中在 1~7 天，占总人数的 32.89%；住院总费用以 5000~10 000 元的患者最多，占 29.48%，具体信息见表 9-14。

表 9-14 病毒性肝炎患者的基本信息

基本信息	分类	例数	百分比
年龄分段（岁）	1~17 岁	1668	6.36
	18~44 岁	13 279	50.61
	45~59 岁	8148	31.06
	60~74 岁	2818	10.74
	75~89 岁	317	1.21
	90~100 岁	6	0.02
	缺失	14 445	—
性别	男性	26 558	65.28
	女性	10 565	34.72
	缺失	3558	/
职业	服务性工作人员	233	0.57
	公务员	994	2.44
	教师	814	2.00
	军人	170	0.42
	劳动者	35 911	88.27
	其他	1837	4.52
	专业技术人员	722	1.77
	缺失	0	—
入院方式	急诊	4715	12.11
	门诊	34 188	87.82
	其他	28	0.07
	缺失	1750	—
入院病情	危急	5169	13.27
	一般	33 777	86.73
	缺失	1735	—
住院天数分段	1~7 天	13 381	32.89
	8~14 天	12 012	29.53
	15~28 天	10 845	26.66

续表

基本信息	分类	例数	百分比
	29～42 天	2785	6.85
	43～56 天	888	2.18
	57 天及以上	769	1.89
	缺失	1	—
住院总费用分段	1000～5000 元	6952	17.13
	5000～1 万元	11 961	29.48
	1 万～2 万元	11 089	27.33
	2 万～3 万元	4514	11.13
	3 万～5 万元	3433	8.46
	5 万～10 万元	2021	4.98
	10 万～20 万元	409	1.01
	20 万～30 万元	93	0.23
	≥30 万元	100	0.25
	缺失	109	—

2. 药物种类分析

（1）中西药物使用情况：对患者用药信息进行分析，发现病毒性肝炎患者常用西药有28 种，其中以还原性谷胱甘肽使用频率最高，占34.61%；常用中药有70 种，其中以甘草酸二胺使用频率最高，占34.56%，中药和西药使用频率最高的前10 位药物见表9-15。

表9-15　使用频率最高的前10 种西药和中药分布

No.	西药		中药	
	药名	病例数（%）	药名	病例数（%）
1	还原型谷胱甘肽	14 079（34.61）	甘草酸二胺	14 058（34.56）
2	胸腺肽	10 684（26.26）	水飞蓟宾	3005（7.39）
3	多烯磷脂酰胆碱	9527（23.42）	苦参素注射液	2554（6.28）
4	异甘草酸镁	6023（14.81）	六味五灵片	2499（6.14）
5	糖皮质激素	5744（14.12）	复方茵陈注射液	2164（5.32）
6	门冬氨酸钾镁	5558（13.66）	五酯胶囊	1913（4.70）
7	拉米夫定片	4998（12.29）	苷泰胶囊	1904（4.68）
8	甲硫氨酸维 B_1	4443（10.92）	复方甘草酸苷	1874（4.61）
9	阿德福韦酯	4387（10.78）	银耳孢糖	1706（4.19）
10	前列地尔	4294（10.56）	双甲五灵胶囊	1630（4.01）

（2）药物联合使用情况　分别对患者中西药物联合使用情况进行分析，结果见

表 9-16 ～ 表 9-18 和图 9-6。

表 9-16　1 种中药联合 1 种西药使用频率分布

中药	西药	支持度（%）	置信度（%）	提升度（%）
甘草酸二胺	还原型谷胱甘肽	41.03	61.14	1.49
甘草酸二胺	胸腺肽	31.14	45.99	1.12
甘草酸二胺	多烯磷脂酰胆碱	27.77	47.62	1.16
甘草酸二胺	异甘草酸镁	17.56	37.92	0.93
甘草酸二胺	糖皮质激素	16.74	34.58	0.84
甘草酸二胺	门冬氨酸钾镁	16.20	58.71	1.43
甘草酸二胺	拉米夫定片	14.57	38.62	0.94
甘草酸二胺	甲硫氨酸维 B_1	12.95	45.11	1.10
甘草酸二胺	阿德福韦酯	12.79	38.96	0.95
甘草酸二胺	前列地尔	12.52	37.52	0.92

表 9-17　1 种中药联合 2 种西药使用频率分布

中药	西药 1	西药 2	支持度（%）	置信度（%）	提升度（%）
甘草酸二胺	多烯磷脂酰胆碱	还原型谷胱甘肽	10.45	71.58	1.75
甘草酸二胺	门冬氨酸钾镁	胸腺肽	6.91	69.54	1.70
甘草酸二胺	恩替卡韦	还原型谷胱甘肽	4.98	72.09	1.76
甘草酸二胺	熊去氧胆酸	还原型谷胱甘肽	4.81	76.83	1.88
甘草酸二胺	促肝细胞生长素	还原型谷胱甘肽	4.80	72.18	1.76
甘草酸二胺	亮菌口服溶液	还原型谷胱甘肽	4.58	72.99	1.78
甘草酸二胺	双环醇片	还原型谷胱甘肽	4.18	80.82	1.97
甘草酸二胺	亮菌口服溶液	胸腺肽	3.76	67.65	1.65
甘草酸二胺	促肝细胞生长素	胸腺肽	3.56	68.09	1.66
甘草酸二胺	双环醇片	胸腺肽	3.46	68.32	1.67

表 9-18　2 种中药联合 1 种西药使用频率分布

西药	中药 1	中药 2	支持度（%）	置信度（%）	提升度（%）
还原型谷胱甘肽	水飞蓟宾	甘草酸二胺	5.55	67.63	1.65
还原型谷胱甘肽	复方茵陈注射液	甘草酸二胺	4.76	88.18	2.15
胸腺肽	复方茵陈注射液	甘草酸二胺	4.76	68.02	2.18
还原型谷胱甘肽	六味五灵片	甘草酸二胺	4.27	84.71	2.06
胸腺肽	六味五灵片	甘草酸二胺	4.27	74.27	2.39

续表

西药	中药1	中药2	支持度（%）	置信度（%）	提升度（%）
还原型谷胱甘肽	苦黄注射液	甘草酸二胺	3.46	82.90	2.02
还原型谷胱甘肽	苷泰胶囊	甘草酸二胺	3.30	88.13	2.15
胸腺肽	苷泰胶囊	甘草酸二胺	3.30	70.86	2.28
还原型谷胱甘肽	银耳孢糖	甘草酸二胺	2.03	65.61	1.60
还原型谷胱甘肽	苷泰胶囊	复方茵陈注射液	1.52	92.16	2.25

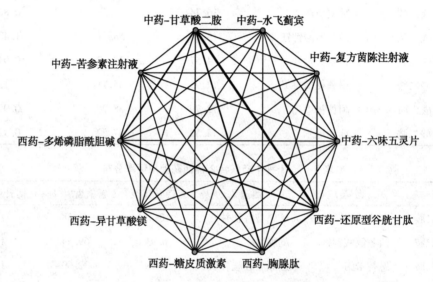

注：粗线表示联合使用频率40%以上，细线表示联合使用频率3%～39%

图9-6　病毒性肝炎联合用药关联规则网络例图

　　1种中药联合1种西药使用频率最高的组合是甘草酸二铵联合还原型谷胱甘肽，支持度为41.03%；1种中药联合2种西药使用频率最高的组合是甘草酸二铵联合多烯磷脂酰胆碱和还原型谷胱甘肽，支持度为10.45%；2种中药联合1种西药使用频率最高的是还原型谷胱甘肽联合水飞蓟宾和甘草酸二铵，支持度为5.55%。图9-6所示，从中西药联合使用来看，中药甘草酸二胺联合西药还原型谷胱甘肽是临床最常出现的两药联合用药方案；中药甘草酸二胺联合西药还原型谷胱甘肽和多烯磷脂酰胆碱是临床最常出现的三药联合用药方案。

　　3. 药物类别分析

　　（1）中西药物类别使用情况：患者用药信息从药物作用的角度进行分析，西药按药物作用分类以降酶药使用频率最高，共18 053例（27.01%）；中药按功效主治分类也以降酶药使用频率最高，共9595例（23.59%），分别按西药药理和中药功效分类且使用频率前10类药物分布见表9-19。

　　（2）不同类别药物联合使用情况：分别对患者中西药物联合使用情况进行分析，结果见表9-20～表9-22和图9-7。

表 9-19　使用频率前 10 位的西药和中药类别

No.	西药		中药	
	类别	病例数（%）	类别	病例数（%）
1	降酶	18 053（27.01）	降酶	9595（23.59）
2	核苷（酸）类似物	11 615（17.38）	清热利湿	7727（18.99）
3	调节免疫	9473（14.17）	活血化瘀	5152（12.66）
4	退黄药	6821（10.20）	调节免疫	4381（10.77）
5	干扰素	6267（9.38）	疏肝健脾	3435（8.44）
6	保肝药	6264（9.37）	抗肿瘤	2228（5.48）
7	糖皮质激素	5744（8.59）	抗肿瘤	1526（3.75）
8	其他抗病毒药	2494（3.73）	抗纤维化	1365（3.36）
9	抗肿瘤	112（0.17）	清热解毒	1301（3.20）
10	利胆药	98（0.15）	益气养阴	404（0.99）

表 9-20　1 种类别中药合并 1 种类别西药使用频率分布

中药类别	西药类别	支持度（%）	置信度（%）	提升度（%）
清热利湿	降酶药	52.60	26.27	13.82
调节免疫	降酶药	52.60	13.28	6.98
活血化瘀	降酶药	52.60	12.33	6.48
抗肿瘤药	降酶药	52.60	11.58	6.09
清热利湿	核苷类似物	33.84	29.50	9.98
降酶药	核苷类似物	33.84	26.05	8.82
活血化瘀	核苷类似物	33.84	12.26	4.15
清热利湿	调节免疫	27.60	38.00	10.49
降酶药	调节免疫	27.60	29.94	8.26
抗肿瘤药	调节免疫	27.60	12.54	3.46

表 9-21　1 种类别中药合并 2 种类别西药使用频率分布

中药类别	西药类别 1	西药类别 2	支持度（%）	置信度（%）	提升度（%）
清热利湿	核苷类似物	降酶药	20.66	32.12	6.64
清热利湿	调节免疫	降酶药	15.85	41.36	6.56
清热利湿	退黄药	降酶药	14.37	37.17	5.34
清热利湿	调节免疫	核苷类似物	11.30	43.44	4.91
降酶药	调节免疫	核苷类似物	11.30	27.74	3.14
清热利湿	保肝药	降酶药	10.91	34.25	3.74

续表

中药类别	西药类别1	西药类别2	支持度（%）	置信度（%）	提升度（%）
清热利湿	退黄药	核苷类似物	10.77	39.57	4.26
清热利湿	保肝药	核苷类似物	7.52	36.03	2.71
降酶药	保肝药	核苷类似物	7.52	28.63	2.15
清热利湿	退黄药	调节免疫	6.64	57.11	3.79

表9-22　2种类别中药合并1种类别西药使用频率分布

西药	中药1	中药2	支持度（%）	置信度（%）	提升度（%）
调节免疫	降酶药	清热利湿	6.61	49.45	3.27
核苷类似物	降酶药	清热利湿	6.61	39.17	2.59
核苷类似物	疏肝健脾	降酶药	3.24	38.70	1.25
降酶药	调节免疫	清热利湿	2.94	64.36	1.89
核苷类似物	调节免疫	清热利湿	2.94	37.82	1.11
降酶药	活血化瘀	清热利湿	2.84	59.14	1.68
退黄药	活血化瘀	清热利湿	2.84	51.64	1.47
核苷类似物	活血化瘀	清热利湿	2.84	49.59	1.41
调节免疫	活血化瘀	清热利湿	2.84	43.84	1.24
降酶药	疏肝健脾	清热利湿	2.57	65.23	1.68

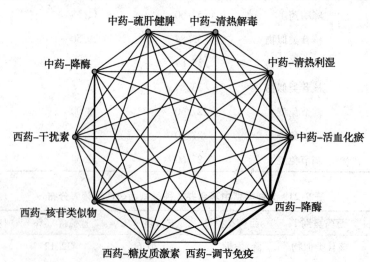

注：粗线表示联合使用频率50%以上，细线表示联合使用频率8%～49%

图9-7　联合用药的多项关联分析

从表9-20～表9-22得出，1种类别中药合并1种类别西药使用频率最高的是降酶西药合并清热利湿药或活血化瘀药或调节免疫药或抗肿瘤药，支持度均为52.60%；1种类别中药合并 2 种类别西药使用频率最高的组合是清热利湿药合并核苷（酸）类似物和降酶西药，支持度为 20.66%；1 种类别西药合并 2 种类别中药使用频率最高的是调节免疫西药或核苷（酸）类似物合并降酶中药和清热利湿中药，支持度均为 6.61%。从中西药物作用联合应用来看，中药清热利湿类药合并西药降酶类药是临床最常出现的两药联合用药方案；中药清热利湿类药合并西药降酶类药和核苷（酸）类似物是临床最常出现的三药联合用药方案。

（四）讨论

1. 中西药均以降酶类药物临床使用比例最高 病毒性肝炎导致肝损伤时，最常表现为血清酶学指标升高，研究发现，大多数肝炎患者血清 ALT 和 AST 升高的水平与肝细胞受损程度呈正相关，其中 ALT 被 WHO 推荐为肝损害最敏感的检测指标；抗病毒治疗在各大临床指南专家共识中均被给予了极高的评价，但抗病毒药物并不能及时、直接和充分的控制肝脏炎症，包括 ALT 增高的问题，故应在抗病毒治疗的同时予以抗炎保肝降酶治疗，而且抗病毒治疗有严格的临床适应证，综合以上因素，故降酶药成为临床使用最多的药，这与本研究结论的中西药物均以降酶类药物使用最多相一致，通过本研究分析发现，西药降酶药主要为还原型谷胱甘肽使用最多，中药降酶药以甘草酸二胺使用最多。

2. 中药清热利湿类药物临床使用比例较高 病毒性肝炎，属于中医的"黄疸"、"胁痛"、"郁证"和"积聚"等范畴，湿热是本病的核心病机，证候主要可分为湿热中阻型、肝郁脾虚型、肝肾不足型、脾肾阳虚型、气滞血瘀型五种，并以湿热中阻型最为常见。古代医家早已认识到本病的发生与湿热密切相关，《黄帝内经》云"湿热相搏，民病黄疸"，同时湿与脾合，湿热外侵直驱脾胃，又可形成外湿内湿相互为引，湿热脾虚相互为患的局面，湿热中阻证以外的 4 个证型均可兼有湿热，湿热贯穿于本病的各个证型，故清热利湿类中药是临床仅次于降酶类中药的第二大类常用中药，这与该研究中清热利湿类的中药使用频率（18.99%）仅次于降酶药的使用频率（23.59%）相一致。

3. 中药活血化瘀类药临床使用比例亦较高 中药活血化瘀在中西医结合治疗病毒性肝炎中有着重要的作用，这可能与中药在抗肝纤维化方面的优势有关，目前尚无特异的具有抗肝纤维化作用的西药上市，而肝纤维化与中医的瘀血证密切相关，故具有活血化瘀作用的中药，如复方鳖甲软肝片、安络化纤丸等在抗肝纤维化方面均有着确切的疗效。

通过本研究发现，真实世界中病毒性肝炎的治疗以中西医综合治疗为主；从病毒性肝炎联合用药的多项关联分析可看出，中药清热利湿类药合并西药降酶类药是临床最常出现的两药联合用药方案，中药清热利湿类药合并西药降酶类药和西药核苷（酸）类似物是临床最常出现的三药联合用药方案。

本研究也存在局限性，研究结论仅反映患者临床用药趋势与特点，不能作为临床治疗的依据，在临床实践中，要根据患者病情辨证用药，对于以上发现的规律性内容需进一步研究加以验证。

（马 昆）

二、胃恶性肿瘤的中西药联合治疗及实效分析

胃恶性肿瘤属于中医"反胃"、"噎膈"、"积聚"、"伏梁"、"痞满"的范畴。中国是胃恶性肿瘤发病率和死亡率均较高的国家，且呈现逐年上升的趋势：截至 2010 年，我国

的临床流行病学资料显示：胃癌的发病率和死亡率均位居第三位，分别为 30.77/10 万和 21.89/10 万，全国每年新发胃癌病例约 40 万，占恶性肿瘤发病构成的 13.08%，死亡病例约 28 万，占恶性肿瘤死因构成的 14.71%。恶性肿瘤作为慢性病，包含了两方面的涵义：第一是其发病的漫长过程，第二是维持机体内环境的动态平衡，长期带瘤生存。中西医结合治疗在恶性肿瘤的治疗中优势互补，共同达到根治和延长疾病控制时间的目标。

（一）目的

该研究旨在通过分析大样本真实世界电子医疗数据，了解胃恶性肿瘤患病人群合并疾病特征、中西医结合治疗药物使用特征，为更宏观地认识该种疾病特点并制定切实可行的中西医结合治疗方案提供科学依据。

（二）方法

1. 数据的纳入和排除标准

（1）纳入标准：出院诊断为"胃恶性肿瘤"的所有住院患者。

（2）排除标准：继发性胃恶性肿瘤患者；年龄超过 100 岁；费用小于 1000 元；住院天数大于 365 天。

2. 统计方法与软件　采用 SAS 9.3 软件进行频数统计分析，采用 SPSS Clementine 12.0 进行关联分析。

（三）结果与结论

符合分析条件的胃恶性肿瘤住院患者共 20 989 例。年龄中位数为 60 岁，75.00% 为 53 岁以上患者，男女性别比例为 3:1。

1. 合并疾病分布情况　根据 HIS 数据库西医诊断信息表，比较入院与出院西医诊断，结合专业知识，将胃恶性肿瘤住院人群疾病分为合并疾病与并发症两类，患病人数 ≥300 例的疾病见表 9-23。

表 9-23　胃恶性肿瘤患者合并疾病和并发症分布情况

合并疾病		并发症	
疾病	n = 20 989	疾病	n = 20 989
其他部位恶性肿瘤	11 667（55.59%）	胸腹腔积液	1114（5.31%）
其他部位良性肿瘤	2970（14.15%）	肺部感染	1034（4.93%）
高血压病	2026（9.65%）	肝功能异常	926（4.41%）
胃炎（慢性）	1072（5.11%）	贫血	827（3.94%）
冠心病	994（4.74%）	消化道出血	704（3.35%）
糖尿病	992（4.73%）	消化道梗阻	687（3.27%）
胆系良性疾病	986（4.70%）	心律失常	344（1.64%）
消化性溃疡	752（3.58%）		
前列腺增生	539（2.57%）		
反流性食管炎	479（2.28%）		
心律失常	344（1.64%）		
慢性阻塞性肺病	324（1.54%）		

合并疾病以其他部位恶性肿瘤、其他部位良性肿瘤最多常见，分别为 11 667 例（55.59%）和 2970 例（14.15%）；并发症以浆膜腔积液、肺部感染、肝功能异常多见，分别为 1114 例（5.31%），1034 例（4.93%）和 926 例（4.41%）。

2. 合并其他恶性肿瘤构成情况　在合并症 11 667 例"其他部位恶性肿瘤"中，有明确诊断部位的 5779 例，其中≥100 例的部位如图 9-8 所示，其他还包括生殖泌尿系统、盆腔、浆膜腔、头面部、胆、脾等。

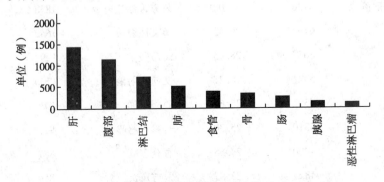

图 9-8　其他恶性肿瘤构成情况

排除其中的同时性和异时性重复癌，其他则为继发性（转移性）恶性肿瘤患者。参考文献报道国外重复癌发生率为 1.2% ～10.7%，我国为 0.4% ～2.4%。可见，合并其他部位恶性肿瘤中，50% 以上为合并邻近或远隔部位转移的患者，即 TNM 分期 II 期以上的进展期胃恶性肿瘤患者。

3. 合并良性肿瘤情况　在合并的良性肿瘤中，诊断部位明确的共 2758 例，其构成情况为：肝良性肿瘤 776 例，肾良性肿瘤 666 例（其中 644 例 96.70% 为肾囊肿），胃良性肿瘤 638 例，胆良性肿瘤 155 例，肠良性肿瘤 137 例，其他（包括肺、皮肤、肾上腺、头颈部、乳腺等）254 例。分布情况如图 9-9 所示。

有 1/7 的患者同时合并有良性肿瘤，其中 86.00% 的良性肿瘤位于消化系统及肾脏。

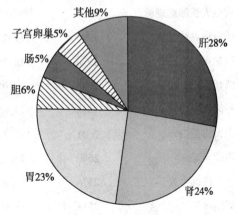

图 9-9　合并其他良性肿瘤构成情况

4. 胃恶性肿瘤患者用药分布情况　20 989 例胃恶性肿瘤患者中共有 19 016 人有完整的用药记录。在 371 种西药和 106 种中药中，使用频率前 30 位的西药和中药分别如表 9-24 所示。

通过表 9-24 可以看出，胃恶性肿瘤患者使用中成药以抗肿瘤和益气扶正类中成药为主，如参芪扶正注射液、参麦注射液、参附注射液等。按药物作用分类，将药物作用相同的归为一类，使用频率≥400 例次的西药和中药分别如表 9-25 所示。

5. 药物关联使用情况　按照关联规则进一步进行数据挖掘，找出所有高频药物组合，设最小规则支持度为 5%，且最小置信度为 70%，最常使用的联合用药方案为使用抑酸止血药物同时联合扶正和祛邪中药（表 9-26）。

表 9-24 胃恶性肿瘤患者使用频率前 30 种西药和中药

西药			中药		
药名	病例数	百分比（%）	药名	病例数	百分比（%）
地塞米松	8586	40.91	参芪扶正注射液	2483	11.83
奥美拉唑	7586	36.14	四磨汤口服液	1909	9.10
复方氨基酸注射液	6720	32.02	复方苦参注射液	1838	8.76
奥沙利铂	6195	29.52	康艾注射液	1642	7.82
胸腺肽	6077	28.95	斑蝥酸钠	1299	6.19
泮托拉唑	5921	28.21	艾迪注射液	1200	5.72
脂肪乳注射液	5598	26.67	鸦胆子油	976	4.65
肝素	5310	25.30	丹参川芎嗪	925	4.41
氟尿嘧啶	4900	23.35	香菇多糖	887	4.23
托烷司琼	4821	22.97	复方斑蝥胶囊	859	4.09
甲氧氯普胺	4583	21.84	便秘舒胶囊	814	3.88
氨溴索	3590	17.10	消癌平	724	3.45
丙氨酰谷氨酰胺	3566	16.99	云南白药	704	3.35
重组人粒细胞刺激因子	3558	16.95	胎盘多肽	594	2.83
还原型谷胱甘肽	2995	14.27	贞芪扶正	592	2.82
替加氟	2970	14.15	小檗胺片	547	2.61
紫杉醇	2730	13.01	莲芪胶囊	474	2.26
异丙嗪	2686	12.80	华蟾素	471	2.24
人血白蛋白	2601	12.39	人参多糖注射液	413	1.97
格拉司琼	2600	12.39	参麦注射液	385	1.83
脂溶性维生素	2576	12.27	生脉注射液	282	1.34
奥硝唑	2513	11.97	参附注射液	261	1.24
加替沙星	2470	11.77	复方万年青胶囊	253	1.21
甘草酸	2120	10.10	地榆升白片	174	0.83
头孢唑林	1951	9.30	丹红注射液	172	0.82
顺铂	1917	9.13	红花黄色素	171	0.81
莫沙必利	1845	8.79	硒酵母	163	0.78
核糖核酸	1834	8.74	参一胶囊	149	0.71
西咪替丁	1789	8.52	八宝丹胶囊	139	0.66
谷氨酰胺	1718	8.19	健脾益肾颗粒	138	0.66

表 9-25　胃恶性肿瘤常用中西药种类（按照药物作用分类）

分类	药物作用	使用频数
西药	营养支持	28 971
	抗生素	27 926
	化疗	23 146
	止吐	19 088
	抑酸剂	19 044
	免疫调节	15 753
	止血	12 251
	保肝	10 708
	止痛	10 694
	升白细胞	7874
	肠动力剂	4644
	化痰	3590
	胃黏膜保护	2542
	生血	1670
	止泻	932
	乌司他汀	855
	抗血小板	437
	活血	408
中药	扶正	10 189
	祛邪	8157
	通腑	2682
	活血	2064
	生血	1098
	升白	656
	止血	781

表 9-26　胃恶性肿瘤常用中西药联合用药方案（按照药物作用分类）

西药	中药	中药	置信度%	支持度%	提升
止吐	升白	扶正口服	95.20	1.36	1.44
免疫调节	通腑	扶正口服	89.78	1.29	1.61
化疗（FU）	升白	扶正口服	88.56	1.26	1.83
止吐	升白	祛邪	88.28	1.27	1.34
抑酸止血	通腑	扶正注射	85.08	1.71	1.20
保肝	升白	扶正口服	83.40	1.19	2.07

续表

西药	中药	中药	置信度%	支持度%	提升
免疫调节	通腑	祛邪	83.16	3.87	1.50
营养支持	通腑	祛邪	83.16	3.87	1.36
营养支持	活血	通腑	82.40	1.16	1.34
免疫调节	活血	通腑	82.02	1.15	1.48
抑酸止血	扶正	通腑	80.98	0.87	1.14
免疫调节	扶正口服	扶正注射	80.89	3.07	1.46
免疫调节	通腑	扶正注射	80.37	1.61	1.45
营养支持	通腑	扶正口服	79.20	1.14	1.29
营养支持	通腑	扶正注射	78.27	1.57	1.28
抑酸止血	升白	扶正口服	78.23	1.12	1.10
抑酸止血	扶正	扶正注射	77.83	1.81	1.09
抑酸止血	通腑	祛邪	77.74	3.62	1.09
免疫调节	扶正口服	祛邪	77.13	3.96	1.39
化疗（FU）	升白	祛邪	76.92	1.10	1.59
抑酸止血	活血	通腑	76.40	1.07	1.07
免疫调节	活血	祛邪	76.38	2.18	1.37
止吐	扶正	通腑	75.61	0.82	1.14
抑酸止血	扶正注射	祛邪	75.17	8.34	1.06
止吐	通腑	扶正注射	75.13	1.51	1.14
免疫调节	扶正	活血	75.13	0.78	1.35
抑酸止血	活血	祛邪	74.91	2.14	1.05
抑酸止血	通腑	扶正口服	74.82	1.08	1.05
营养支持	活血	祛邪	74.54	2.13	1.22
止吐	扶正	扶正注射	74.43	1.73	1.13

（四）讨论

本研究在不干预临床诊疗的前提下，实现对临床数据的同步、规范化采集，通过整合多家医院电子医疗病例，将分散的临床数据转化为可分析的科研数据，有助于科学分析其内在规律，发现真实世界诊疗中存在的不足之处，为规范化中西医结合治疗方案提供可靠依据。

1. 真实世界胃恶性肿瘤住院患者多数为进展期　从数据分析可以看出，住院的胃恶性肿瘤患者一半以上为进展期，伴有淋巴结及其他部位的转移。近20年来尽管我国在早期胃癌的诊断方面开展了大量研究，但由于种种原因早期胃癌的诊断率依然很低，早期胃癌手术率仅在10%左右，与日本的50%以上的早期胃癌手术率相比差之甚远。早期胃癌手术后5年生存率高于90%，Ⅱ期进展期胃癌施行标准根治术后亦可获得70%~80%的

5 年生存率，而Ⅲ～Ⅳ期进展期胃癌的 5 年生存率则降低至 20% 以下。在死因分析中，约 80% 以上肿瘤患者死于肿瘤侵袭和转移。因此，提高胃恶性肿瘤的早期诊断率仍然是今后临床工作和健康宣教工作的重点。

2. 胃恶性肿瘤疾患人群多同时合并中医脏腑辨证中的脾肾疾患　在合并疾病中，消化系统良性肿瘤、胃炎、消化性溃疡、胆系良性疾病、反流性食管炎共 5127 例，占 23.80%，结合中医的抽象思维和脏腑辨证分析，均位于中焦脾胃；合并其他良性肿瘤中，消化系统和肾脏良性肿瘤占 90%。符合中医"健脾补肾法"在肿瘤临床治疗中的应用价值。

中医认为胃恶性肿瘤的病因病机为正虚邪实。是在人体正气亏虚或失调的基础上，通过各种内外因素激化而成。西医认为恶性肿瘤是遗传因素和环境因素共同作用的结果。中西医在胃癌发病机制的认识上有着殊途同归、异曲同工的一致性。

目前对胃癌的预防策略尚缺乏共识。现代证据表明胃癌发生模式中存在转折点，因此及早干预具有重要意义。亚太地区共识意见推荐应对胃癌高危人群实行监测计划，并处置已知的危险因素：如生活方式干预、筛查并根除幽门螺旋杆菌，可有效降低胃癌的发生率。中医药治疗的过程，其实质是一个通过辨证论治重新寻找机体平衡的过程，因此可以贯穿疾病的始终。中药对胃癌的Ⅰ类致病因子 HP 感染的疗效已经取得临床研究的证据，提示我们应注重关口前移，对高危人群及早中西医结合干预，从脾肾论治，通过培补先天及后天之本，及早扶正祛邪，调整阴阳平衡，达到治未病的最终目的。这也为今后大样本的临床相关研究提供了思路。

3. 抑酸剂联合扶正及祛邪中药的三药联合治疗具有关联性　胃癌的治疗指南中，并不推荐使用抑酸剂。但在真实世界数据中，质子泵抑制剂和 H_2 受体阻滞剂被广泛应用。分析其原因为胃恶性肿瘤患者多合并慢性胃炎、消化性溃疡、反流性食管炎等消化系统疾病；其并发症中消化道出血和梗阻也占有一定比例；化疗药物、手术造成的应激性溃疡、黏膜损伤等，均增加了抑酸药物的使用。同时抑酸治疗带来的胃内 pH 值增高也有助于炎症的恢复和上消化道症状的缓解。中药扶正祛邪联合治疗方案符合胃恶性肿瘤的病因病机，现代实验研究对中药抗肿瘤的有效成分在细胞学水平和分子生物学水平已经得到广泛的证实：如细胞凋亡、阻滞信号传导、抑制血管生成、诱导分化、端粒及端粒酶的稳定性、细胞毒作用、放化疗保护、逆转 MDR、癌基因和抑癌基因表达等，可在多环节、多靶点抑制肿瘤的发生、发展和转移。联合用药方案提示越来越多的医生开始重视并使用中西医联合治疗方案。

该数据来自真实世界，仅代表所入选区域三甲医院住院胃恶性肿瘤患者的疾病及用药特征，不代表总体。同时该研究为回顾性研究，不能避免信息偏倚的发生。但是真实世界 HIS 数据库作为开放性的临床研究，具有采集信息及时、真实、全面、完整、准确等独特优势，该研究是目前国内研究数据量最大的胃恶性肿瘤疾患人群资料分析，涉及不同年份、地域、人群，对该疾患住院患者的诊断学特征、相关药物使用规律、药物关联使用情况，这些重要的、客观的临床证据必将为提高我国胃恶性肿瘤医疗质量、制定预防措施提供强有力的科学依据。

（王海燕）

三、抑郁障碍患者共病特征及中西药联合治疗的分析

抑郁障碍是一种常见的心境障碍，由各种原因引起，以显著而持久的心境低落为主要临床特征，且心境低落与其处境不相称，临床表现可以从闷闷不乐到悲痛欲绝，甚至发生木僵；部分病例有明显的焦虑和运动性激越；严重者可出现幻觉、妄想等精神病性症状；主要包括：抑郁症、恶劣心境、心因性抑郁症、脑或躯体疾病患者伴发抑郁、精神活性物质或非成瘾物质所致精神障碍伴发抑郁、精神病后抑郁等；抑郁障碍有高发病、高复发、高致残的特点，与生物-心理-社会有关，情志与躯体互为病。

中医学对抑郁障碍的认识起源于秦汉，发展于先秦，完善于金元，鼎盛于明清，将其归为郁证、脏躁、癫证、奔豚气、百合病以及梅核气等情志疾病的范畴，是指脑神与心神、肝魂、脾意、肺魄、肾志之间的功能失调后，产生气、血、痰、火、瘀的病理变化，而出现的情绪低沉为主要精神症状的疾病。《景岳全书》道："凡五气之郁，则诸病皆有，此因病而郁也。至若情志之郁，则总由乎心，此因郁而病也。"

（一）目的

了解真实世界抑郁障碍患者的一般特征、共病特点及中西医联合治疗药物分布特点，为抑郁障碍的前瞻性研究提供思路与指导。

（二）方法

本研究选取全国19家三甲综合医院 HIS 数据库中 1808 例住院抑郁障碍的患者信息，运用频数统计及关联规则分析进行分析。

纳入标准：抑郁障碍患者。

排除标准：100 岁以上，住院天数 >365 天。

（三）结果与结论

1. 患者一般信息情况　1808 例抑郁障碍患者来自神经科 751 例（41.54%）、心血管科、老年病科、消化科、内分泌科、骨科、呼吸科、妇产科、中医科等科室，其中来自神经内科的患者最多（41.54%）。

男性占 43.13%，女性占 56.87%，年龄中位数为 56 岁，其中 0~17 岁占 1.09%，18~44 岁占 27.51%，45~59 岁占 28.60%，60~74 岁占 26.06%，75~100 岁 16.74%。

2. 抑郁障碍患者合并疾病情况　根据 HIS 数据库西医诊断信息表，比较入院与出院西医诊断，结合专业知识，将抑郁障碍患者合并疾病情况进行分析，研究发现与抑郁障碍共病的常见疾病有：高血压病、冠心病、脑血管疾病、糖尿病、胃炎、消化性溃疡、高脂血症、良恶性肿瘤、糖尿病、帕金森病、癫痫、痴呆、多发性硬化、颈椎病、慢性阻塞性肺疾病、肾病、代谢性疾病、血液病等。其中以高血压病、冠心病、脑梗死、2 型糖尿病最常见（表 9-27），不同性别及不同年龄段合并疾病有所不同（表 9-28~表 9-29）。

抑郁障碍合并疾病比例最高的前三位疾病为高血压病（24.67%）、冠心病（16.10%）、脑梗死（12.89%）；男女抑郁障碍患者合并疾病比例较高的前 2 位疾病均为高血压病、冠心病，脑梗死在男性排第 3 位，而在女性排第 7 位；高血压病、冠心病、脑梗死随着年龄段的增长，比例逐渐增高。随着年龄段增长，高血压病比例由 6.51% 逐渐变化为 12.55%、16.33%、12.47%，60~74 岁比例最高，排在第 1 位；冠心病比例由

2.79% 逐渐变化为 5.69%、10.17%、14.22%，75 ~ 89 岁比例达最高；脑梗死比例由 3.72% 逐渐变化为 6.27%、7.70%、12.25%。

表 9-27　抑郁障碍前 24 位合并疾病情况

疾病	频数	百分比（%）	疾病	频数	百分比（%）
高血压病	446	24.67	骨质疏松	78	4.31
冠心病	291	116.10	帕金森综合征	77	4.26
脑梗死	233	12.89	心律失常	71	3.93
2 型糖尿病	180	9.96	动脉硬化	61	3.37
脑供血不足	177	9.79	心功能不全	61	3.37
胃炎	166	9.18	泌尿系感染	55	3.04
高脂血症	150	8.3	肺部感染	53	2.93
焦虑障碍	129	7.13	前列腺增生	47	7.23
良性肿瘤	127	7.02	痴呆	41	2.27
恶性肿瘤	103	5.7	癫痫	39	2.16
颈椎病	102	5.64	甲状腺功能减退	35	1.94
眩晕	91	5.03	血液系统疾病	25	1.38

表 9-28　不同性别的合并疾病分布情况

男性			女性		
疾病	n	%	疾病	n	%
高血压病	179	27.54	高血压病	242	28.24
冠心病	143	22.00	冠心病	133	15.52
脑梗死	135	20.77	脑供血不足	108	12.60
2 型糖尿病	75	11.54	胃炎	103	12.02
呼吸系统疾病	68	10.46	2 型糖尿病	101	11.79
脑供血不足	66	10.15	高脂血症	87	10.15
高脂血症	57	8.77	脑梗死	84	9.80
胃炎	56	8.62	焦虑障碍	81	9.45
失眠	49	7.54	颈椎病	62	7.23
前列腺增生	47	7.23	呼吸系统	57	6.65

3. 抑郁障碍患者中西药物治疗情况　在 1808 患者中有用药记录的 1494 人，按中西药物名称、不同药物作用及中西药物联合应用情况进行分析，见表 9-30、表 9-31 和图 9-10、图 9-11。

表 9-29　不同年龄段合并疾病情况

疾病	n	%	疾病	n	%
18~44 岁			**60~74 岁**		
精神障碍	21	9.77	高血压病	106	16.33
焦虑障碍	19	8.84	冠心病	66	10.17
高血压病	14	6.51	脑梗死	50	7.70
头痛	9	4.19	2 型糖尿病	41	6.32
眩晕	9	4.19	高脂血症	23	3.54
脑梗死	8	3.72	焦虑障碍	19	2.93
失眠	8	3.72	颈椎病	19	2.93
胃炎	8	3.72	脑供血不足	17	2.62
冠心病	6	2.79	呼吸系统疾病	16	2.47
颈椎病	6	2.79	心律失常	16	2.47
45~59 岁			**75~89 岁**		
高血压病	64	12.55	冠心病	65	14.22
焦虑障碍	36	7.06	高血压病	57	12.47
胃炎	34	6.67	脑梗死	56	12.25
脑梗死	32	6.27	呼吸系统疾病	33	7.22
冠心病	29	5.69	泌尿系感染	17	3.72
2 型糖尿病	29	5.69	2 型糖尿病	16	3.50
颈椎病	21	4.12	动脉硬化	13	2.84
眩晕	17	3.33	心功能不全	10	2.19
高脂血症	17	3.33	高脂血症	10	2.19
脑供血不足	14	2.75	骨质疏松	9	1.97

表 9-30　抗抑郁剂及中成药使用情况

西药药名	频数	%	中成药药名	频数	%
氟哌噻吨美利曲辛	313	20.95	天麻素	237	15.86
氟西汀	252	16.67	舒血宁注射液	235	15.73
帕罗西汀	225	14.99	银杏叶提取物	182	12.18
多塞平片	87	5.82	疏血通注射液	167	11.18
度洛西汀	59	3.95	血栓通	147	9.84
（氢溴酸/艾司）西酞普兰	59	3.95	灯盏细辛注射液	123	8.23
舍曲林	48	3.21	丹红注射液	117	7.83
文拉法辛	48	3.21	醒脑静注射液	91	6.09
米氮平	40	2.61	参附注射液	63	4.22
曲唑酮	38	2.54	血栓通注射液	61	4.08

表 9-31　不同药物作用的中西药使用情况

药理作用	病例数	%	中药功效	例数	%
抗抑郁剂	1153	77.18	活血化瘀通络	896	59.97
苯二氮䓬类药物	952	63.72	行气活血，平肝息风	237	15.86
降压药	549	36.75	活血化瘀，益气养阴	147	9.84
促脑代谢药	534	35.74	凉血活血，开窍醒神	91	6.09
消化道药物	409	27.38	回阳救逆，益气固脱	63	4.22
脑血管药物	388	25.97	滋养心阴，活血止痛	58	3.88
抗血小板聚集	386	25.84	益气养阴，活血健脑	56	3.75
降糖药	385	25.77	补肾健脑，养心安神	53	3.55
抗生素	374	25.03	活血化瘀补中	53	3.55
冠心病药	334	22.36	滋阴清热，养心安神	51	3.41

抗抑郁剂使用频率较多的为氟哌噻吨美利曲辛（20.95%）、氟西汀（16.67%）、帕罗西汀（14.99%）；中成药使用频率较多的为银杏叶提取物（27.91%，含舒血宁注射液）、天麻素（15.86）、疏血通注射液（11.18%）。在西药中使用频率较高的为抗抑郁剂（77.18%）、苯二氮䓬类药物（14.04%）、降压药（7.87%）；中成药中使用频率较高的为活血化瘀通络剂（59.97%）、行气活血平肝息风药（15.86%）、活血化瘀、益气养阴药（9.84%）。

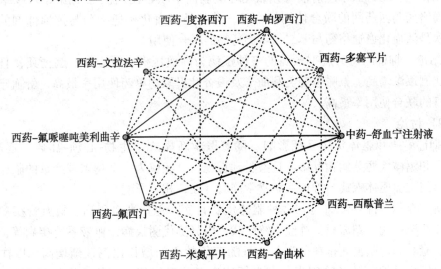

注：粗线表示联合使用频率30%以上，细线表示联合使用
频率10%～30%，虚线表示联合使用频率10%以下

图 9-10　中药与西药抗抑郁剂联合用药关联规则网络例图

图 9-10、图 9-11 是根据描述分析报告，挑选出抑郁障碍患者中使用频率较高的中药和西药，绘制成的 Web 图。其中，联合使用频率 30% 以上的用粗线表示，联合使用频率 10%～30% 用细线表示，联合使用频率 10% 以下用虚线表示。优点：因为事先限定了纳入绘图的药物，所以这个图主要展示了中药、西药单味使用频率或某类作用药物使用频率较

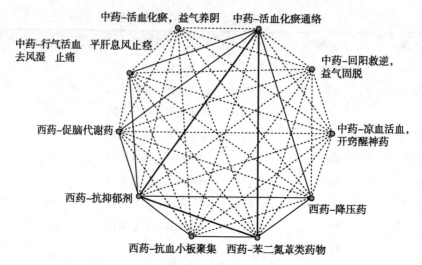

注：粗线表示联合使用频率30%以上，细线表示联合使用
频率10%～30%，虚线表示联合使用频率10%以下

图9-11 不同种类的西药与中药的联合用药关联规则网络例图

高的药物，其两两之间的关联程度。

中药舒血宁注射液与西药抗抑郁剂联合使用最常见，尤其是舒血宁注射液与氟西汀的联合使用，其次是舒血宁注射液与氟哌噻吨美利曲辛联合使用次之。由图9-11表明，活血化瘀通络药与西药间的联合使用最常见，尤其是活血化瘀通络药与抗抑郁剂的联合使用，其次是活血化瘀通络药与苯二氮䓬类药物的联合使用。

4. 结论 抑郁障碍共病率最高的三种疾病为高血压病、冠心病、脑梗死，且随年龄增长其比例逐渐增高。氟哌噻吨美利曲辛及银杏叶提取物单药使用率最高，舒血宁注射液与氟西汀的联合使用率最高。

（四）讨论

1. 抑郁障碍和躯体疾病互相影响 随着医学新模式"生物-心理-社会"逐渐形成，抑郁障碍和躯体疾病共病相互影响日益受到重视，已经成为一个越来越严重的临床和全球公共健康问题，躯体疾病与抑郁症状常常同时存在，相互影响。

该研究提示，抑郁障碍可与多种躯体疾病共病，包括高血压病、脑血管疾病、冠心病，消化系统疾病，糖尿病，神经系统疾病，内分泌代谢疾病，血液系统疾病等，其中高血压病、冠心病、脑梗死排在前三位，且随着年龄段的增长比例逐渐增高。以往研究提示，高血压病是抑郁的危险因素，高血压病患者共病抑郁的可能性增加了37%～46%。Meng等对9项前瞻性研究进行了Meta分析表明，抑郁增加了高血压病的发病率。多项研究表明抑郁与躯体疾病共病现象十分常见，特别是与许多慢性疾病共病。如与心肌梗死的共病率为25%，与脑卒中的共病率为23%，与冠状动脉疾病的共病率为17%等。

从中医形神合一、五脏藏神理论探讨抑郁障碍的共病问题。《内经》认为，情志活动与人的脏腑气血两者间有密切的联系，当脏腑气血功能失调时必然导致情志的异常变化。如在《灵枢·本神》有"肝藏血，血舍魂，肝气虚则恐，实则怒。脾藏营，营舍意，脾气虚则四肢不用，五藏不安；实则腹胀，经溲不利……"反之，情志活动异常又会对脏腑气血构成影响而产生疾病。如《灵枢·百病始生》曰："喜怒不节则伤藏，藏伤则病起于阴也"。实验证实，情绪紧张可以影响自主神经功能，引起肝血管收缩，减少血流量，继而影响肝细胞的分泌功能，即"肝郁气滞"。

总之，情绪与发病，抑郁障碍与其伴随疾病，相互作用，互相影响，抑郁症与心血管疾病的关系已基本明确，抑郁症影响着心血管疾病的发生、发展及预后，而心血管疾病可以诱发和加重抑郁症。

2. 抑郁障碍的中西医治疗情况　该研究发现，在综合医院使用抗抑郁剂频率最高的前3种药物为复方制剂氟哌噻吨/美利曲辛片（20.95%）、氟西汀（16.67%）、帕罗西汀（14.99%），其次为多塞平、度洛西汀、舍曲林、文拉法辛、西酞普兰、米氮平、曲唑酮，与赵紫楠等人的结果有所不同，赵紫楠发现抗抑郁药中频数前3位的药品分别为帕罗西汀（22.5%）、氟西汀（15.3%）和舍曲林（14.4%），复方制剂氟哌噻吨/美利曲辛片（11.34%）。其原因可能与患者合并躯体疾病情况及医生处方习惯不同及用药年代的不同有关，随着年代的推移，对抗抑郁药物的认识及使用进一步发展，药物使用频率会有所变化，但都与用药指南基本符合。

该研究发现中成药使用频率较高的为银杏叶提取物占27.91%。研究表明银杏叶提取物具有抗氧化与质膜稳定作用，能有效改善中枢神经的能量代谢，清除体内自由基，抑制脂质过氧化，改善脑血液流变性；实验发现，大鼠在服用银杏叶提取物后大脑额叶、海马、黑质和丘脑等部位的单胺类介质含量以及外周血浆中催乳素、生长激素及肾上腺促皮质激素的含量都发生显著的变化。以上结果提示银杏叶提取物可能具有精神药理学活性。

在西药中使用频率较高的为抗抑郁剂、苯二氮䓬类药物、降压药，中成药中使用频率最高的为活血化瘀通络类，该研究联合用药分析结果提示，舒血宁注射液与氟西汀的联合使用频率最高，其次为舒血宁注射液与氟哌噻吨美利曲辛联合使用；有研究表明银杏叶提取物与抗抑郁剂联合使用可能会达到对抑郁进行多靶点、多层次的治疗，弥补单一用药的不足。

活血化瘀通络剂与抗抑郁药的联合使用，其次是活血化瘀通络剂与苯二氮䓬类药物的联合使用，此研究结果与临床实践一致。该研究亦表明，在合并疾病中高血压病最多，故予以降压药物频率仅次于抗抑郁药及抗焦虑药物（苯二氮䓬类药物）。该研究提示中成药中活血化瘀通络剂使用最多，亦考虑与患者合并躯体疾病有关，该研究提示排在前三位的疾病为高血压病、冠心病、脑梗死，故血管性抑郁的可能性亦较大。血管性抑郁症与脑血管性疾病密切相关，脑血管疾病的发生多有瘀血阻滞脑脉、经络，故瘀血积滞在血管性抑郁症发病过程中尤显重要，因而在治疗中应用活血化瘀方法是至关重要的。中医认为瘀血是导致血管性抑郁症发生的直接且重要的因素，在此基础上出现脑髓神机失用，气化失调，脏腑功能减退，肝气郁结，痰瘀内阻，或脾肾亏虚，神明被抑等。所以在治疗本病时，应于辨证施治的基础上，始终贯穿着活血化瘀的原则。

该分析结果基于真实世界的数据，数据存在缺失，可能导致研究结果存在偏倚，故该结果仅能为临床提供参考。

（郑军然）

四、缺血性中风病患者临床用药特征分析

缺血性中风病又称缺血性脑卒中，是各种原因引起的脑部血液供应障碍，局部脑组织

因缺血、缺氧而发生的软化坏死。中华人民共和国国家标准《中医临床诊疗术语·疾病部分》中指出缺血性中风病即：因痰、瘀入脉，阻塞脑络所致的以半身不遂、口舌歪斜、偏盲、失语为主要表现的脑神经疾病。其发病率高，为脑血管病中最常见者，约占75%，致残率、复发率高，病死率为10%～15%。临床上对于缺血性中风病的治疗中西医各有特色，且都有良好的效果。

（一）目的

了解真实世界临床治疗缺血性中风病常用的中西药物及其联合使用方案，为进一步优化临床用药方案提供依据。

（二）方法

1. 纳入标准　患者为住院患者；出院诊断中第1诊断为"短暂性脑缺血发作"、"腔隙性梗死"、"急性脑梗死"、"脑梗死后遗症"，且年龄为25～100岁。

2. 排除标准　患者住院总费用<1000元，住院天数>365天。

采用描述性统计分析方法对缺血性中风患者基本情况进行分析，使用关联规则方法对患者联合用药进行分析，统计软件为SAS 9.3，SPSS Clementine 12.0，并采用Excel2007辅助作图。

（三）结果与结论

1. 医院医疗电子数据库中缺血性中风病患者的基本信息分析　该研究共纳入39 777例缺血性中风病患者，其中多数来源于我国中部地区，共16 921例，占42.54%，其次来源于南部地区，共8723例，占21.93%，其余患者分别来自于西部、西南地区和东部地区，分别占13.48%、14.72%和7.33%；患者入院科室最多为神经科，共24 227例，占60.91%，其他分别来自干部病房、老年病科和康复科等。患者的年龄分布中最多为60～74岁的老年人，其次75～89岁老年人，总体分布以老年人为最多；患者男女性别比例为1.78:1；职业分布中，以劳动者最多发。入院方式中以门诊入院为多，其次为急诊；入院病情以一般者多见，其次为危急者。患者住院天数最多为15～28天，其次为8～14天，且以医保患者为多，自费者次之（表9-32）。

缺血性中风病患者临床常合并多种疾病，其中合并高血压病者最多，其次为糖尿病，再次为冠心病，见表9-33。

表9-32　缺血性中风病患者的基本信息

类别	项目	缺血性中风病患者（n=39 777）	
		频数	百分比（%）
年龄分段	25～44岁	1628	5.28
	45～59岁	7668	24.88
	60～74岁	12 420	40.31
	75～89岁	8747	28.39
	90～100岁	352	1.14
	缺失	8962	
性别	男性	22 915	64.00
	女性	12 891	36.00
	缺失	3971	

续表

类别	项目	缺血性中风病患者（n = 39 777）	
		频数	百分比（%）
职业	服务性工作人员	104	0.26
	公务员	2431	6.11
	教师	406	1.02
	军人	1587	3.99
	劳动者	28 316	71.19
	其他	5380	13.53
	专业技术人员	1553	3.9
入院方式	急诊	7995	23.33
	门诊	26 201	76.46
	其他	73	0.21
	缺失	5508	
入院病情	危急	6940	18.58
	一般	30 417	81.42
	缺失	2420	
住院天数分段	1~7 天	5835	14.67
	8~14 天	13 643	34.3
	15~28 天	14 477	36.4
	29~42 天	3761	9.46
	43~56 天	887	2.23
	≥57 天	1170	2.94
	缺失	4	
费别	公费	2706	6.82
	其他	3140	7.91
	医保	26 059	65.64
	自费	7792	19.63
	缺失	80	
住院总费用分段	1000~5000 元	2898	9.6
	5000~1 万元	9484	31.43
	1 万~2 万元	10 939	36.25
	2 万~3 万元	3151	10.44
	3 万~5 万元	1925	6.38
	5 万~10 万元	1318	4.37
	10 万~20 万元	384	1.27
	20 万~30 万元	53	0.18
	≥30 万元	26	0.09
	缺失	9599	

表 9-33　缺血性中风病患者的合并疾病

疾病	病例数	百分比（%）
高血压病	21 938	55. 15
糖尿病	8287	20. 83
冠心病	7921	19. 91
血脂蛋白紊乱血症	5221	13. 13
动脉硬化	3587	9. 02
肺部感染	2699	6. 79
心律失常	2328	5. 85
颈椎病	1407	3. 54
气管支气管炎	1292	3. 25
非酒精性脂肪肝	1282	3. 22

2. 患者常用的中、西药物分布　36 289 人有用药记录，在 98 种西药和 76 种中药中，统计使用频率前 10 位的中、西药及其药物作用类型，见表 9-34、表 9-35。

表 9-34　使用频率前 10 位的中西药

No.	中药			西药		
	名称	病例数	使用频率/%	名称	病例数	使用频率/%
1	疏血通注射液	9015	22. 66	阿司匹林口服剂	20924	52. 6
2	丹红注射液	7369	18. 53	桂哌齐特注射剂	10771	27. 08
3	血栓通注射剂	5302	13. 33	胰岛素注射剂	10599	26. 65
4	醒脑静注射液	4372	10. 99	硝苯地平口服剂	7957	20. 00
5	舒血宁注射液	3583	9. 01	前列地尔注射剂	5891	14. 81
6	银杏叶提取物口服剂	3235	8. 13	硝酸异山梨酯口服剂	5108	12. 84
7	银杏叶提取物注射剂	3225	8. 11	氨氯地平口服剂	4786	12. 03
8	丹参注射液	2158	5. 43	美托洛尔口服剂	3801	9. 56
9	天麻素注射剂	2064	5. 19	奥扎格雷钠注射剂	3719	9. 35
10	灯盏细辛注射液	1714	4. 31	神经节苷脂注射剂	3490	8. 77

3. 治疗缺血性中风的联合用药分析

（1）按照药物名称对治疗缺血性中风病的联合用药进行关联分析：通过采用多组关联分析的方法分析治疗缺血性中风病的中西药联合情况，见表和图 9-12。从表 9-36 中的二项关联分析显示，常出现的组合有：疏血通注射液 + 右旋糖酐注射剂，醒脑静注射液 + L- 谷氨酰胺口服剂，疏血通注射液 + 前列地尔注射液，置信度均 > 39%。表 9-38 显示，1 种中药合并 2 种西药时常出现的组合有疏血通注射液 + 前列地尔注射液 + 硝苯地平口服剂，疏血通注射液 + 前列地尔注射液 + 胰岛素注射剂，疏血通注射液 + 前列地尔注射液 +

阿司匹林口服剂，置信度均＞48％。2种中药合并1种西药时常出现的组合有阿司匹林口服剂＋二十五味珍珠丸＋疏血通注射液，阿司匹林口服剂＋二十五味珍珠丸＋消栓口服液，阿司匹林口服剂＋二十五味珍珠丸＋丹红注射液，置信度均＞96％。图9-12显示疏血通注射液与阿司匹林口服剂联合使用最常见，丹红注射液与阿司匹林口服剂、疏血通注射液与胰岛素注射剂等联合使用次之。

表9-35　使用频率前10种治疗缺血性中风的中西药药物作用类型

No.	中药			西药		
	类型	病例数	使用频率/%	类型	病例数	使用频率/%
1	活血化瘀剂	30384	76.39	抗血小板药	23049	57.95
2	开窍剂	6850	17.22	血管扩张药	19608	49.29
3	补益剂	5997	15.08	抗高血压病药	15475	38.9
4	泻下剂	4210	10.58	胰岛素	10662	26.8
5	清热解毒剂	3851	9.68	促大脑功能恢复药	8295	20.85
6	益气活血剂	3540	8.9	抗生素	6273	15.77
7	解表剂	2993	7.52	抗心律失常药	4897	12.31
8	祛痰剂	2057	5.17	抗消化性溃疡药	3411	8.58
9	安神剂	1174	2.95	脑代谢激活药	2343	5.89
10	理气剂	913	2.3	糖皮质类激素药	2084	5.24

表9-36　1种中药合并1种西药

中药	西药	置信度	支持度	提升度
疏血通注射液	右旋糖酐注射剂	56.535	2.005	2.277
醒脑静注射液	L-谷氨酰胺口服剂	47.915	1.733	3.974
疏血通注射液	前列地尔注射剂	39.519	6.401	1.592
醒脑静注射液	甘油果糖注射剂	37.461	1.635	3.107
疏血通注射液	胰岛素注射剂	37.226	10.885	1.5
疏血通注射液	甘油果糖注射剂	34.507	1.506	1.39
疏血通注射液	蚓激酶注射剂	34.355	1.506	1.384
疏血通注射液	桂哌齐特注射剂	32.849	9.736	1.323
疏血通注射液	硝苯地平口服剂	32.263	7.051	1.3
疏血通注射液	尼麦角林口服剂	31.045	1.116	1.251

表 9-37 1 种中药合并 2 种西药

中药	西药 1	西药 2	置信度	支持度	提升度
疏血通注射液	前列地尔注射剂	硝苯地平口服剂	53.404	2.625	2.151
疏血通注射液	前列地尔注射剂	胰岛素注射剂	51.723	3.129	2.083
疏血通注射液	前列地尔注射剂	阿司匹林口服剂	48.166	5.186	1.94
疏血通注射液	桂哌齐特注射剂	胰岛素注射剂	46.345	4.956	1.867
疏血通注射液	硝苯地平口服剂	胰岛素注射剂	43.353	3.631	1.746
疏血通注射液	奥扎格雷钠注射剂	胰岛素注射剂	42.594	1.396	1.716
疏血通注射液	硝苯地平口服剂	桂哌齐特注射剂	42.352	2.795	1.706
疏血通注射液	胰岛素注射剂	阿司匹林口服剂	41.306	7.531	1.664
疏血通注射液	硝酸异山梨酯口服剂	桂哌齐特注射剂	37.72	1.588	1.519
疏血通注射液	硝酸异山梨酯口服剂	前列地尔注射剂	37.654	1.259	1.517

表 9-38 1 种西药合并 2 种中药

西药	中药 1	中药 2	置信度	支持度	提升度
阿司匹林口服剂	二十五味珍珠丸	疏血通注射液	96.926	1.643	1.683
阿司匹林口服剂	二十五味珍珠丸	消栓口服剂	96.899	1.028	1.682
阿司匹林口服剂	二十五味珍珠丸	丹红注射液	96.28	1.846	1.671
阿司匹林口服剂	消栓口服剂	疏血通注射液	93.976	1.07	1.631
阿司匹林口服剂	消栓口服剂	丹红注射液	88.912	1.188	1.544
阿司匹林口服剂	脑康泰胶囊	丹红注射液	85.268	1.571	1.48
阿司匹林口服剂	便通胶囊	疏血通注射液	85.023	1.012	1.476
阿司匹林口服剂	脑血舒通口服液	疏血通注射液	82.386	1.193	1.43
阿司匹林口服剂	丹参酮注射剂	疏血通注射液	81.535	0.932	1.415
阿司匹林口服剂	脑血舒通口服液	血栓通注射剂	79.597	0.867	1.382

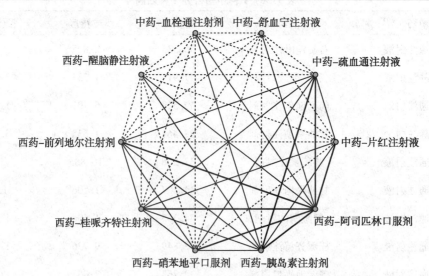

注：粗线表示联合使用频率 25% 以上，细线表示联合使用
频率 10% ~25% ，虚线表示联合使用频率 10% 以下

图 9-12 缺血性中风病联合用药关联规则网络例图

（2）按照药物作用对缺血性中风病的联合用药进行关联分析：临床上治疗缺血性中风病的联合用药情况亦可根据药物的作用进行关联分析，见表9-39～表9-41，图9-13。表9-39显示，常出现的组合有活血化瘀剂＋抗焦虑药，活血化瘀剂＋溶栓药，活血化瘀剂＋催眠药，置信度均＞91%。表9-40显示，当1种中药合并2种西药时常出现的组合有：活血化瘀剂＋解热镇痛药＋抗血小板药，活血化瘀剂＋溶栓药＋胰岛素，活血化瘀剂＋溶栓药＋血管扩张药，置信度均＞95%。表9-41显示，2种中药合并1种西药时常出现的组合有：血管扩张药＋理气剂＋活血化瘀剂，血管扩张药＋解表剂＋泻下剂，血管扩张药＋解表剂＋开窍剂，置信度均＞79%。图9-13多项关联分析示：活血化瘀剂与抗血小板药联合使用最常见，活血化瘀剂与血管扩张药联合使用次之。

表9-39 1类中药合并1类西药情况

中药	西药	置信度	支持度	提升度
活血化瘀剂	抗焦虑药	95.238	1.152	1.143
活血化瘀剂	溶栓药	93.722	4.627	1.125
活血化瘀剂	催眠药	91.687	1.028	1.1
活血化瘀剂	解热镇痛药	90.038	1.314	1.081
活血化瘀剂	血容量补充药	87.067	4.339	1.045
活血化瘀剂	调血脂药	86.795	4.092	1.042
活血化瘀剂	胰岛素	86.729	25.36	1.041
活血化瘀剂	抗血小板药	86.429	54.633	1.037
活血化瘀剂	血管扩张药	86.379	46.922	1.037
活血化瘀剂	口服降糖药	85.404	3.996	1.025

表9-40 1类中药合并2类西药情况

中药	西药1	西药2	置信度	支持度	提升度
活血化瘀剂	解热镇痛药	抗血小板药	95.687	0.974	1.148
活血化瘀剂	溶栓药	胰岛素	95.648	2.652	1.148
活血化瘀剂	溶栓药	血管扩张药	95.399	2.559	1.145
活血化瘀剂	溶栓药	抗高血压病药	94.222	2.326	1.131
活血化瘀剂	溶栓药	抗血小板药	93.151	3.17	1.118
活血化瘀剂	溶栓药	抗生素	93.145	1.267	1.118
活血化瘀剂	溶栓药	促大脑功能恢复药	92.932	1.695	1.115
活血化瘀剂	祛痰药	抗血小板药	91.434	1.347	1.097
活血化瘀剂	抗抑郁药	胰岛素	91.162	0.99	1.094
活血化瘀剂	胰岛素	抗血小板药	90.373	17.558	1.085

表 9-41　1 种西药合并 2 种中药情况

西药	中药1	中药2	置信度	支持度	提升度
血管扩张药	理气剂	活血化瘀剂	80.815	1.687	1.488
血管扩张药	解表剂	泻下剂	80.707	1.629	1.486
血管扩张药	解表剂	开窍剂	79.658	1.407	1.466
血管扩张药	益气活血剂	开窍剂	79.607	2.666	1.465
抗血小板药	调血脂药	活血化瘀剂	79.443	1.017	1.257
血管扩张药	益气活血剂	清热解毒剂	79.276	1.081	1.459
血管扩张药	清热剂	活血化瘀剂	78.862	1.33	1.452
血管扩张药	治风剂	活血化瘀剂	78.649	0.798	1.448
抗血小板药	血管扩张药	活血化瘀剂	78.235	1.094	1.238
抗血小板药	治风剂	活血化瘀剂	77.568	0.787	1.227

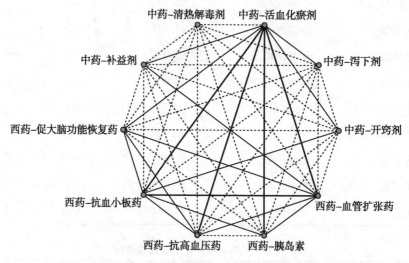

注：粗线表示联合使用频率 50% 以上，细线表示联合使用
频率 15% ~ 50%，虚线表示联合使用频率 15% 以下

图 9-13　缺血性中风病药物作用联合用药关联规则网络例图

4. 结论　治疗缺血性中风中使用频率最高的药物为疏血通注射液、阿司匹林口服剂及活血化瘀剂与抗血小板药；从中西药联合的二项关联分析来看，组合疏血通注射液＋右旋糖酐注射剂最常见，三项关联则见组合疏血通注射液＋前列地尔注射液＋硝苯地平口服剂与组合阿司匹林口服剂＋二十五味珍珠丸＋疏血通注射液最常用。多项关联则见疏血通注射液与阿司匹林口服剂联合使用最常见。其中阿司匹林口服剂＋二十五味珍珠丸＋丹红注射液＋疏血通注射液又是这些组合中置信度最高的一组。

从药物作用分析，最常用的二项关联组合为活血化瘀剂＋抗焦虑药；三项关联组合为活血化瘀剂＋解热镇痛药＋抗血小板药与血管扩张药＋理气剂＋活血化瘀剂；多项关联分析见活血化瘀剂与抗血小板药联合使用最常见。其中活血化瘀剂＋溶栓药＋胰岛素＋血管扩张药是药物作用组合中置信度最高者。

（四）讨论

1. 治疗缺血性中风病常用联合用药方案的药理分析

（1）按药物名称的联合用药方案：疏血通注射液功效活血化瘀、通经活络，具有抗凝、促进纤溶作用。丹红注射液可活血化瘀止痛，能降低血小板聚集、抗凝、抑制血栓形成，改善脑部血液循环，促进侧支循环形成，恢复脑缺血区脑细胞的功能。二十五味珍珠丸治疗高血压病、高脂血症、冠心病及脑血管疾病。阿司匹林可抗血小板聚集，预防和治疗缺血性心脏病、心绞痛、心肺梗死及脑血栓形成。前列地尔注射液可扩张血管、抑制血小板聚集；硝苯地平口服剂、胰岛素注射剂及右旋糖酐注射剂分别为有效的降压、降糖及补充血容量。

缺血性中风病的主要症状为由缺血引起的半身不遂、行动不利等，其合并疾病主要为高血压病、糖尿病及冠心病，通过关联分析发现，组合疏血通注射液＋右旋糖酐注射剂主要起到活血化瘀、补血养阴的作用；组合疏血通注射液＋前列地尔注射液＋硝苯地平口服剂可活血通络、控制高血压病；组合阿司匹林口服剂＋二十五味珍珠丸＋疏血通注射液则具有活血祛瘀、安神开窍之效；组合疏血通注射液＋前列地尔注射液＋胰岛素注射剂＋阿司匹林口服剂既可活血祛瘀以治疗中风，又能有效地控制血糖；组合阿司匹林口服剂＋二十五味珍珠丸＋丹红注射液＋疏血通注射液中多种活血化瘀药物的联合使用可以加强活血通络作用，有利于缺血性中风的治疗。中西药物联合使用方案可在活血化瘀治疗中风的同时又可以兼顾其主要合并疾病，以达到标本兼治的目的。

（2）按药物作用的联合用药方案：中风的基本病机是阴阳失调、气血逆乱，病理基础为肝肾阴虚，在整个治疗过程中须辅以祛风解表、疏肝理气、滋补肝肾以达到标本兼治。而活血化瘀剂、血管扩张剂、抗血小板药均具有活血祛瘀通络作用，现代药理亦表明，活血化瘀药物可扩张血管、改善血液循环、抗血小板凝聚、抑制血栓形成及保持血流通畅的作用；理气剂、抗焦虑药均可疏肝理气；解表剂可祛风解表，以散外风；泻下剂可通腑泄热，这几类药均可有效治疗缺血性中风病，在临床上较为常用。

故对药物作用的关联分析中得出的常用组合活血化瘀剂＋抗焦虑药、活血化瘀剂＋解热镇痛药＋抗血小板药、血管扩张药＋理气剂＋活血化瘀剂、活血化瘀剂＋溶栓药＋胰岛素＋血管扩张药、血管扩张药＋解表剂＋泻下剂＋活血化瘀剂、活血化瘀剂＋抗血小板药均本着标本兼治的原则。活血化瘀、扩张血管、抑制血小板聚集、溶栓均可活血祛瘀治疗中风最主要的病因，而理气、泻下、解表及抗焦虑等均可治疗其标症。因此，众方案皆提示临床治疗以标本兼治为主要原则。

（3）缺血性中风用药方案与诊疗指南的关系：《急性缺血性脑血管病中西医诊疗指南》中亦推荐使用活血化瘀、益气活血、化痰通腑等药物，并建议积极控制血压、血糖及血脂，抗血小板聚集、抗凝以及改善情感障碍和生活质量。本研究得出临床治疗缺血性中风病主要以活血化瘀、扩张血管、抑制血小板聚集、溶栓及理气、泻下、解表及抗焦虑为主，这与指南中的推荐基本一致。同时，在具体药物方面，本研究又指出以疏血通注射液、丹红注射液、二十五味珍珠丸及阿司匹林、硝苯地平、右旋糖酐、前列地尔等为常用药，其中蕴含的治疗原则亦与指南基本相符。因此，本研究的结论为指南的实行提供了一定的现实依据，加强了指南的实践意义，为指南进一步指导临床实践奠定了更坚实的基础。而在具体药物方面本研究为指南提供了更广阔的思路，为临床治疗用药提供了更多的选择。

2. 本研究的成果及局限性　基于医院信息系统数据可了解临床对缺血性中风病的病因病机及病理因素进行治疗，其中的"瘀"是最主要的病理因素，故药物中以活血化瘀药为主，同时在治疗主病的基础上治疗中风最常见的合并症，故在联合用药中有很大一部分是针对合并症治疗的。通过本研究可得出临床对于缺血性中风的治疗以标本兼治为原则，以期控制危险因素，全面治疗。这既为临床治疗提供了一定的参考，也为以后的诊治方案优化提供了依据。

本研究为回顾性研究，未进行前瞻性研究方案设计，故仅能了解目前临床缺血性中风病的常用联合用药使用概况，无法对研究结果进行有效性、安全性等的评价。在进一步研究中，根据本研究分析结果进行前瞻性研究设计，评价临床常用联合用药的疗效及安全性，为缺血性中风病临床治疗提供更有力的依据。

（王　佳）

五、帕金森病患者合并疾病与临床用药特征分析

帕金森综合征（parkinsonism）是指脑血管病、脑动脉硬化、感染、中毒、外伤、药物以及遗传变性等各种原因导致的以运动迟缓为主的一组临床综合征，主要表现为震颤、肌僵直、运动迟缓和姿势不稳等。包括原发性帕金森病、帕金森叠加综合征、继发性帕金森综合征和遗传性帕金森综合征。本病多发于中老年，发病率随年龄增长而逐渐增加。在60岁以上人群中，帕金森病患病率约为1%，70岁患病率达3%～5%，我国目前约有患者170多万人，并以大约每年10万人的速度在增加。

（一）目的

探讨真实世界我国帕金森综合征患者合并疾病的临床特点和用药情况，为提高本病的医疗水平提供研究基础。

（二）方法

该研究数据来自全国17家医院包括三级甲等综合和专科医院的HIS数据库，提取出院第一诊断为"帕金森病"、"帕金森叠加综合征"、"帕金森综合征"、"帕金森综合症"的患者共4503名。剔除100岁以上者，最终纳入4497名患者。数据首先进行规范化，从患者基本信息、诊断信息、用药特点等方面进行描述和分析。应用SPSS 18.0软件包对数据进行统计学处理。

（三）结果与结论

1. 人口学特征　数据采集医院遍及全国各区域，共计4497例，其中东北45例（1%），南部609例（13.54%），西部907例（20.17%），西南1212例（26.95%），中部1724例（38.34%）。年龄中位数为69岁，四分位距为17岁，上、下四分位数分别为77岁和60岁。年龄0～17岁1人（0.04%），18～45岁99人（3.71%），46～65岁962人（36.1%），66～75岁791人（29.68%），75～90岁804人（30.17%），90以上8人（0.3%）。缺失数据1832例。性别分布：男性2582人（60.9%），女性1658人（39.1%），缺失数据257例。

入院方式为急诊407人（9.26%），门诊3985人（90.67%），其他3人（0.07%），缺失数据102例。入院病情为危急261人（5.9%），一般4162人（94.1%），缺失数据74例。

2. 合并疾病（表 9-42、表 9-43）

表 9-42 帕金森综合征前 10 位合并疾病及性别分层

全人群（n=4497）		男性（n=2582）		女性（n=1658）	
疾病	百分比（%）	疾病	百分比（%）	疾病	百分比（%）
脑梗死	29.73	脑梗死	33.46	高血压病	28.47
高血压病	28.62	高血压病	30.05	脑梗死	25.63
冠心病	15.23	冠心病	18.98	糖尿病	11.52
糖尿病	11.47	糖尿病	11.89	冠心病	11.04
肺部感染	8.52	肺部感染	10.57	肺部感染	5.67
肝胆疾病	5.23	肝胆疾病	6.00	血脂蛋白紊乱血症	5.31
胃肠道疾病	4.58	脑供血不足	5.19	胃肠道疾病	4.89
血脂蛋白紊乱血症	4.58	血脂蛋白紊乱血症	4.45	肝胆疾病	4.16
脑供血不足	4.56	胃肠道疾病	4.38	脑供血不足	4.10
骨病	3.47	支气管炎	4.38	骨病	4.04

表 9-43　帕金森综合征不同年龄组的十大合并疾病

18~45岁 (n=99)		46~65岁 (n=962)		66~75岁 (n=791)		75~90岁 (n=804)		90岁以上 (n=8)	
合并疾病	频数（%）	合并疾病	频数（%）	合并疾病	频数（%）	合并疾病	频数（%）	合并疾病	频数（%）
运动障碍疾病	6 (6.06)	脑梗死	144 (14.97)	脑梗死	241 (30.47)	脑梗死	375 (46.64)	冠心病	6 (75.00)
Wilson病	2 (2.02)	高血压病	128 (13.31)	高血压病	199 (25.16)	高血压病	317 (39.43)	肺部感染	5 (62.50)
肝胆疾病	2 (2.02)	糖尿病	56 (5.82)	冠心病	95 (12.01)	冠心病	304 (37.81)	高血压病	5 (62.50)
高血压病	2 (2.02)	冠心病	29 (3.01)	糖尿病	85 (10.75)	肺部感染	161 (20.02)	糖尿病	4 (50.00)
肌张力异常	2 (2.02)	肝胆疾病	27 (2.81)	肺部感染	50 (6.32)	糖尿病	129 (16.04)	电解质代谢紊乱	3 (37.50)
焦虑障碍	2 (2.02)	骨病	22 (2.29)	动脉硬化	33 (4.17)	支气管炎	68 (8.46)	脑梗死	3 (37.50)
抑郁症	2 (2.02)	颈椎病	21 (2.18)	胃肠道疾病	31 (3.92)	肝胆疾病	43 (5.35)	便秘	2 (25.00)
痴呆（震颤麻痹性）	1 (1.01)	动脉硬化	16 (1.66)	肝胆疾病	24 (3.03)	呼吸道感染	42 (5.22)	肠梗阻	2 (25.00)
骨病	1 (1.01)	运动障碍疾病	16 (1.66)	恶性肿瘤	21 (2.65)	胃肠道疾病	40 (4.98)	贫血	2 (25.00)
精神疾病	1 (1.01)	血脂蛋白紊乱血症	15 (1.56)	颈椎病	21 (2.65)	动脉硬化	34 (4.23)	胃肠道疾病	2 (25.00)

3. 帕金森综合征的用药

（1）使用频率前 20 类中西药物：3908 人有用药记录。在 100 种西药和 100 种中药中，使用频率前 20 类的西药和中药种类分别如表 9-44、表 9-45 所示。

表 9-44 使用频率前 20 类西药

药物类别	病例数	百分比（%）
抗帕金森病药	2252	8.53
维生素	1941	7.35
抗生素	1605	6.08
钙离子通道阻滞剂	1376	5.21
血小板聚集抑制剂	1300	4.92
脑代谢功能促进剂	881	3.34
抗溃疡药	879	3.33
血脂调节剂	824	3.12
抗心律失常药	783	2.97
镇静剂	762	2.89
抗帕金森病药，多巴胺能激动剂	667	2.53
神经重塑剂	640	2.42
祛痰剂	583	2.21
抗帕金森病药，中枢抗胆碱药	538	2.04
血管扩张药	463	1.75
抗癫痫药	440	1.67
抗凝剂	425	1.61
脑组织营养、促进再生、修复剂	412	1.56
电解质平衡调节药	411	1.56
利尿剂	409	1.55

表 9-45 使用频率前 10 类中药

药物类别	病例数	百分比（%）
活血化瘀剂	3360	44.52
通便药	880	11.66
清热解毒剂	714	9.46
止血药	618	8.19
补益剂	590	7.82
化痰止咳药	496	6.57
清热解表剂	358	4.74
健胃、抗酸药	98	1.30
益肝药	95	1.26
养心安神药	68	0.90

（2）使用频率前 20 种中西药物（表 9-46、表 9-47）

表 9-46　使用频率前 20 种西药

药名	病例数	百分比（%）
多巴丝肼	1624	5.32
阿司匹林	1085	3.55
维生素 C	833	2.73
利多卡因	783	2.56
卡左双多巴	707	2.31
维生素 B_6	688	2.25
吡贝地尔	667	2.18
桂哌齐特	657	2.15
单唾液酸四己糖神经节苷脂钠盐注射液	640	2.09
氨溴索	583	1.91
苯海索	538	1.76
阿托伐他汀	522	1.71
甲钴胺	509	1.67
硝酸异山梨酯	463	1.52
奥拉西坦	451	1.48
复方维生素	444	1.45
丙戊酸钠	440	1.44
肝素	425	1.39
青霉素	418	1.37
地西泮	401	1.31

表 9-47　使用频率前 20 种中药

药名	病例数	百分比（%）
蛇毒血凝酶注射液	618	6.65
银杏叶提取物	555	5.97
复方芦荟胶囊	411	4.42
丹红注射液	408	4.39
舒血宁注射液	365	3.93
血栓通注射液	355	3.82
疏血通注射液	354	3.81
复方甘草片	279	3.00

续表

药名	病例数	百分比（%）
醒脑静注射液	277	2.98
天麻素	264	2.84
苦碟子注射液	182	1.96
感冒清热颗粒	167	1.80
灯盏细辛注射液	162	1.74
麻仁	133	1.43
川芎嗪	124	1.33
注射用丹参多酚酸盐	123	1.32
柴胡	115	1.24
血塞通注射液	115	1.24
丹参川芎嗪注射液	105	1.13
参麦注射液	99	1.07

（四）讨论

1. 帕金森综合征的常见合并疾病　本研究中，帕金森综合征人群最常见的合并疾病为脑梗死、高血压病、冠心病、糖尿病和肺部感染，其中脑梗死、高血压病在男性的合并发生率分别达到33.46%和30.05%，女性较此略低。男性合并冠心病者高于女性，女性合并糖尿病和骨病者高于男性。

按年龄组进行分层分析，显示18~45岁组，常见的合并疾病为运动障碍疾病（6.06%）、Wilson病、肝胆疾病、高血压病、肌张力异常、焦虑障碍、抑郁症、痴呆（震颤麻痹性）、骨病、精神疾病，而且合并发病的比例较低。46~65岁组、66~75岁组、75~90岁组合并疾病谱基本相似，脑梗死、高血压病占据前两位，脑梗死的合并患病率由14.97%升高到30.47%，在75~90岁组达到46.64%；高血压病的合并患病率由13.31%依次升高到25.16%，在75~90岁组达到39.43%；冠心病的合并患病比例在46~65岁组为3.01%，占第四位；在66~75岁组为12.01%，75~90岁组为37.81%，已经列居第三位；在90岁以上的90岁以上组高达75%，成为占首位的合并疾病。糖尿病合并患病比例在46~65岁组为5.82%，占第三位，在66~75岁组为10.75%，占第四位，75~90岁组为16.04%，占第五位，患病比例稳步上升，但在排序方面有所下降。肺部感染在46~65岁组未列入前10位的合并疾病，但在66~75岁组为6.32%，居第五位，75~90岁组为20.02%，上升为第四位，在90岁以上组患病比例更升高到62.50%，成为占第二位的重要合并疾病。这主要是由于帕金森病中晚期的患者长期卧床，活动明显受限，会不同程度地出现吞咽困难、呛咳、误吸等而引起，同时，高龄、全身营养不良等也易于发生感染。在90岁以上组除了合并患有以上常见的冠心病、肺部感染、高血压病、糖尿病、脑梗死，还经常合并电解质代谢紊乱、便秘、肠梗阻、贫血、胃肠道疾病等营养代谢紊乱及急症、危重症。

2. 帕金森综合征的药物治疗　帕金森综合征前20类西药包括抗帕金森综合征药（包括多巴类、多巴胺能激动剂、中枢抗胆碱药）、维生素类、抗生素、高血压病（包括钙离子通道阻滞剂、利尿剂）、与冠心病、脑梗死治疗相关的药物（血小板聚集抑制剂、抗心律失常药、血管扩张药、抗凝剂）、血脂调节剂、治疗肺部感染有关的药物（祛痰剂）、脑功能修复剂（脑代谢功能促进剂、神经重塑剂、脑组织营养、促进再生、修复）、神经精神类药物（镇静剂、抗癫痫药）、胃肠道疾病药物（抗溃疡药）及电解质平衡调节药物。

按照这样的分类，应用频率前20种西药可分为：抗帕金森病药（多巴丝肼、卡左双多巴、吡贝地尔、苯海索）、维生素（维生素C、维生素B_6、复方维生素、甲钴胺）、与冠心病、脑梗死治疗相关的（阿司匹林、利多卡因、桂哌齐特、硝酸异山梨酯、肝素）、脑功能修复剂（单唾液酸四己糖神经节苷脂钠盐注射液、奥拉西坦）、抗生素（青霉素）、治疗肺部感染有关的药物（氨溴索）、血脂调节剂（阿托伐他汀）、神经精神类药物（丙戊酸钠、地西泮）。与帕金森综合征治疗直接相关的主要是抗帕金森病药、维生素类、脑功能修复剂，药物种类约占20%～30%，其他药物为治疗合并的心脑血管病、肺部感染、血脂代谢紊乱、精神症状。临床用药与疾病谱相互吻合，提示在帕金森综合征治疗中，合并疾病的治疗占有重要地位。

3. 帕金森综合征的中医药治疗　应用频率前10位的中药为活血化瘀剂、通便药、清热解毒剂、止血药、补益剂、化痰止咳药、清热解表剂、健胃、抗酸药、益肝药、养心安神药。活血化瘀剂高居首位，达到44.52%；通便药位列第二，占11.66%；清热解毒剂占9.46%，居第三位。

应用频率前20位的中药品种使用率合计达到56.07%，前三位分别为蛇毒血凝酶注射液（6.65%）、银杏叶提取物（5.97%）、复方芦荟胶囊（4.42%）；其中12种属于中药注射剂，占60%。按照主要作用分类为：活血化瘀剂（蛇毒血凝酶注射液、银杏叶提取物、丹红注射液、舒血宁注射液、血栓通注射液、疏血通注射液、苦碟子注射液、灯盏细辛注射液、川芎嗪、注射用丹参多酚酸盐、血塞通注射液、丹参川芎嗪注射液）、通便药（复方芦荟胶囊、麻仁）、清热解毒剂（醒脑静注射液）、补益剂（参麦注射液）、化痰止咳药（复方甘草片）、清热解表剂（感冒清热颗粒、柴胡）、养心安神药（天麻素）。

4. 思考与展望

（1）重视帕金森综合征中的血管性因素：Critchley于1929年首先提出了血管性帕金森综合征（vascular parkinsonism，VP）的概念，认为是由于脑血管病变引起的具有典型帕金森病（PD）表现的一组综合征，但至今对于该病的诊断仍未有统一的标准。近年随着脑血管病发病率的剧增，VP的发病率亦随之相应地增加。目前研究认为基底核多发腔隙性脑梗死可损害纹状体多巴胺能突触及突触后结构，同时累及黑质-纹状体路或基底核与皮质的联络，导致VP的发生。

该研究数据显示，帕金森综合征人群最常见的合并疾病为脑梗死、高血压病、冠心病、糖尿病、血脂蛋白紊乱血症、脑供血不足，可以看出，血管性因素占据了重要地位。这也为临床用药中活血化瘀剂的广泛使用提供了依据。究竟是退行性病理改变引发的帕金森病合并了血管性疾病，还是血管性因素直接参与了帕金森综合征的发病，可能很难将两者截然分开，或者说血管性因素在帕金森综合征中的作用还未得到充分重视。

建议VP患者应该接受足量的左旋多巴和多巴胺受体激动剂治疗，同时辅以抗血小板聚集、改善微循环、神经保护、控制血糖、血压和血脂等治疗，做好脑血管病的一级预防和二级预防，有助于延缓病情的进展。中医药在辨证应用活血化瘀剂的同时，应结合患者综合情况，辨证论治，整体调节。

（2）发挥中医药在帕金森综合征治疗中的作用：中医药在治疗帕金森综合征领域的探索古已有之，中医古代文献虽无"帕金森综合征"、"帕金森病"之名，但从本病的症状表现上可将其归属于中医学的"颤振"、"振掉"和"震颤"等病的范畴。中医药对本病的现代临床和基础研究也进行了多方面的探索，着眼点多在于运动症状，毕竟这是本病的核心问题，无论医生还是患者都关注于此。必须注意到，帕金森综合征患者除特殊的运动功能障碍外，还并发一些非运动症状，如抑郁、焦虑、便秘、尿频、精神障碍、认知障碍、睡眠障碍、流涎、性功能障碍、体位性低血压、不安腿综合征和幻觉等症状，称为非运动症状（non-motor symptoms，NMS），这些症状是导致残障的主要原因，它们甚至比运动症状带来更多的困扰，严重影响了患者的生存质量。

有关非运动症状发生率的文献报道不一，孟新玲等报告，PD患者非运动症状总发生率为90.4%（47/52），其中尿急、夜尿症的发生率最高为69.2%（36/52），此后依次为便秘、睡眠障碍、记忆力下降、多汗、焦虑、抑郁、夜间肢体不适感、流涎、不能解释的疼痛等。该研究的非运动症状的数据主要来自合并疾病诊断和临床用药，便秘、抑郁及焦虑、睡眠障碍、认知障碍是常见的非运动症状。这些症状主要由于疾病本身的病理导致，有的与用药有一定关系。例如，帕金森病的肌紧张，也毫不例外地影响到胃肠道，导致胃肠平滑肌过度紧张，运动缓慢，相互协调不良而引起相应部位的症状。另外，迷走神经背核和黑质一样会发生退行性变，导致自主神经功能紊乱，进一步加重了胃肠功能障碍而导致便秘、反流、呕吐。目前，西医对非运动症状的治疗尚无较为完善的标准和建议，对症治疗、因人而异。笔者认为，中医药更应关注非运动症状的改善，充分发挥中医药多靶点、整体调节的优势，从解决一个症状、一个问题开始，改善患者的生存质量。

（3）方法学评价：真实世界研究是贴近临床实际的研究，真实世界HIS数据库作为开放性的临床研究，具有采集信息及时、真实、全面、完整、准确等独特优势，已有文献报道采用多种统计方法从不同角度分析HIS数据，包括药物安全性及其影响因素分析、药物有效性分析、疾病临床特征分析等，从而得出反映真实世界的结果及结论，为临床诊治疾病提供参考依据，说明真实世界研究的可行性较高。但由于本研究分析的是回顾性数据，存在诸多的偏倚和混杂因素，虽然倾向性评分可有效的平衡多种混杂，但仅可平衡已知的混杂因素，无法消除未知混杂造成的影响。因此，其证据强度不及前瞻性随机对照试验，分析结果仅能为临床提供参考，仍需进一步的随机对照试验加以验证。

（刘峘）

六、缺血性中风病急性期中西药物群组模块分析

中风病是世界性的重大疾病，也是我国重点慢性病管理病种之一，具有发病率高、死亡率高、致残率高、复发率高的特点，为社会、家庭及患者本人造成了极大的负担。中医药对中风病治疗有独特的优势，尤其中成药对缺血性中风病急性期治疗起到重要的作用。中成药目前主要在我国大范围使用，治疗缺血性中风病的中成药种类繁多，但是西医临床实践指南与中医临床实践指南未提及或仅提及有限的几种可选择的中成药，不足以为临床有效使用提供证据。

在中国，缺血性中风病患者无论入住中医医院或西医医院都可能同时联合使用中成药

与西药两类药物，尤其是缺血性中风病急性期联合使用的药物种类更多，这些药物协同作用可能提高临床疗效，依据"模块化理论"，可能存在若干不同功能的中西药物模块。目前对于中西药物联合方案研究主要依据临床经验、临床调查或文献挖掘，医疗大数据及复杂网络分析为中西药物群组模块的研究提供了新的机遇。

（一）目的

该研究在"病证结合、方证相应、动态时空"理论指导下，基于医院信息系统中存储的大量医疗电子数据，探索应用复杂网络分析结合关联分析辨识缺血性中风病中西药物群组模块的方法，获得"病-证-药-时-效"多维立体的动态中西药物群组模块，为大样本医疗电子数据的中西药物研究提供方法学参考，为深入研究中西药物联合作用有效性、安全性及作用机制提供基础。

（二）方法

1. 数据纳入与排除标准

（1）纳入标准：中医医院患者；西医出院诊断中第 1 诊断标准化后为"急性脑梗死"的住院患者；年龄 35~99 岁；患者住院主记录信息表、西医诊断表和医嘱信息表 3 种数据均完整。

（2）排除标准："脑栓塞"患者；不能明确是否为缺血性中风病的患者，如"急性脑血管病"、"脑血管意外"等；合并疾病中有"脑出血"、"脑梗死后出血"、"脑肿瘤"、"脑外伤"、"血液系统疾病"、"风湿性心脏病"、"心房纤颤"的患者。

2. 数据预处理

（1）数据提取：在西医诊断表中提取缺血性中风病原始名称并进行标准化，从中提取第 1 诊断为缺血性中风病的患者，按照纳入排除标准，共纳入中医医院急性缺血性中风病患者 11 135 例。

（2）数据标准化

1）药物标准化：剔除与缺血性中风病治疗无关的药品，如溶媒、外用药物、五官科用药、造影剂、麻醉药等，剔除非治疗性医嘱，如封管、出院带药、冲洗等，将剩余药物进行标准化，分别标记中成药与西药。①西药：将药物统一标准化为通用名称；②中成药：将同种药物不同剂型者合并，根据药品说明书的功能主治，参照药物处方组成，参照《中国药典》（2010 版）对中成药进行分类。

2）证候要素提取：将患者入院证候与出院证候记录合并，去除重复项，共获得 250 种不同证候名称，分别标记出每种证候名称的病性或者病位证候要素，再次去重后共获得 30 种证候要素，其中病性证候要素 20 项，分别为外风、内风、气闭、气虚、气滞、湿、精髓亏虚、痰、血虚、血瘀、阳虚、阴虚、阴阳离决、寒、火、阳亢、气不固、热、饮、水，空间性病位的证候要素共 10 项，分别为肝、脾、肾、脑、心、肺、胸膈、大肠、胃、胆。

3. 研究方法

（1）关联分析：以关联分析获得所有患者缺血性中风病 2 项药物或证候要素频繁项集，从药物组合中剔除西药与西药组合，关联分析的支持度为患者中西药物或证候要素分布比例。

（2）复杂网络构建：以关联分析得到的 2 项中西药物组合或证候要素组合构建复杂网

络，网络中以药物或证候要素作为节点，连接2种药物或证候要素的边表示患者同时使用这2种药物或同时具有2种证候要素，边的权重表示同时使用这2种药物或具有证候要素的患者数量，在构建的网络图中节点的度为与该点相连的边的权重之和。如果某节点度高，则该点居于网络中心。

（3）层次结构核心算法

1）建立每位患者使用所有中西药物或证候要素的数据集；

2）分别计算2种药物或证候要素的例次；

3）将所有药物组合与证候要素的种类作为，将所有组合的总频次作为SN，建立全数据集并按患者例数进行降序排列；

4）提取核心药物或证候要素子网。

①根据层次结构核心算法公式，获得前K种2项中西药物组合或证候要素组合，其中代表前K项2项中西药物组合或证候要素组合的总频次，经拟合本研究中取值亦为2；②根据以上计算结果，提取前K种2项中西药物或证候要素的组合，建立数据文件；③使用作图软件对筛选出的2项中西药物组合或证候组合进行可视化，建立核心中西药物或证候要素子网。

（4）再次关联分析：对核心中西药物再次采用关联分析获得多项中西药物组合，根据药物作用获得执行不同功能的中西药物群组模块。

（三）结果与结论

1. 患者基本信息　11 135例患者来自于6家中医医院，入院时间为2002.1.15至2011.5.28。患者年龄最小35岁，最大99岁，平均年龄为67.42±9.08岁。患者年龄以60～74岁为最多，共5124例，占46.02%，其次为75～89岁年龄段人群，共3139例，占28.19%，45～59岁年龄段患者共2548例，占22.88%，35～44岁患者与90～100岁患者分别为257例（2.31%）和67例（0.60%）。男性与女性患者比例为1.65:1。

患者入院病情为"一般"者7163例，占64.33%，入院病情为"急"者共1840例，占16.52%，病情为"危"者共2132例，占19.15%；治疗结果好转为最多，共10 618例，占95.36%，治愈110例，占0.99%，死亡248例，占2.23%，无效159例，占1.43%。

2. 证候演变特征分析　11 135例缺血性中风病患者有证候诊断记录的患者共7450例。

以入院1天内缺血性中风病患者证候要素分析为例，有入院证候记录的患者共3760例，同时具有2项以上证候要素的患者共3681例，以关联分析获得2项证候要素频繁项集，以各证候要素作为节点，2个节点之间的边表示每位患者同时具有2个证候要素，其权重为这2种证候要素具有的患者人数，将所有的节点和边构成证候要素复杂网络图，加权网络中，节点的度为与该点相连的边的权重之和，建立的复杂网络见图9-14。

图9-14显示，居于中心位置且连线较多较粗的证候要素为主要证候要素，根据公式计算缺血性中风病患者入院1天时的前K种2项证候要素组合，经计算K值为9，因此取前9种2项证候要素组合建立核心证候要素网络，具体见表9-48、表9-49和图9-15。

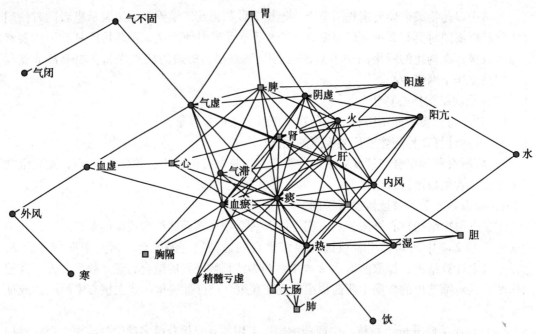

注：图中圆点为病性证候要素，方点为病位证候要素

图9-14　入院1天患者证候要素复杂网络图

表9-48　缺血性中风病入院1天核心证候要素分布表

序号	证候要素	证候要素	例数	支持度（%）
1	血瘀	痰	1751	46.57
2	痰	内风	961	25.56
3	血瘀	内风	634	16.86
4	肾	肝	475	12.63
5	肝	阴虚	474	12.61
6	肾	阴虚	473	12.58
7	血瘀	气虚	404	10.74
8	热	痰	132	3.51
9	肝	阳亢	116	3.09

表9-49　入院1天患者核心证候要素节点度分布表

序号	病性证素	节点度	病位证素	节点度
1	血瘀	2789	肝	949
2	痰	2712	肾	948
3	内风	1595	—	—
4	阴虚	947	—	—
5	气虚	404	—	—
6	热	132	—	—
7	阳亢	116	—	—

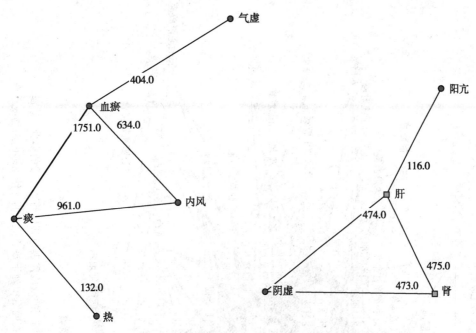

注：图中圆点为病性证候要素，方点为病位证候要素

图 9-15　入院 1 天患者核心证候要素子网图

缺血性中风病患者入院 1 天核心证候要素为血瘀、痰、内风、阴虚、气虚、热证、阳亢、肝、肾，其中阴虚比例为 25.73%，气虚比例为 10.98%。从证候要素组合看，痰-血瘀共 1751 例，内风-痰共 961 例，故居于其次，血瘀 + 内风共 634 例，阴虚-肝-肾呈现闭合三角，共 473 例，其中肝-阳亢共 116 例。气虚-血瘀共 404 例，痰-热共 132 例。

3. 核心中西药物群组模块发现

（1）获取急性期核心中西药物：选择治疗结局为"治愈"和"好转"的 10 728 例患者入院 14 天内治疗缺血性中风病的中西药物，按照入院后 1 天内、2～3 天、4～7 天和 8～14 天 4 个时间段以及入院病情为"急"、"危"、"一般" 3 个层面，分别构建药物复杂网络，以层次结构核心算法提取各时间段的核心中西药物。

根据药物筛选结果，患者入院 14 天内针对缺血性中风病治疗的中西药物共 111 种，其中中成药 70 种，西药 41 种。每位患者在 14 天内使用缺血性中风病药物最少为 1 种，最多为 15 种，药物使用中位数为 3（2，4）种。

以入院 1 天内病情为急的患者为例，治疗结局为治愈和好转的患者共 1840 例，使用治疗缺血性中风病药物共 76 种，以关联分析获得 2 项药物频繁项集，从中剔除西药与西药组合，使用 2 种中成药与中成药或中成药与西药组合共有 672 种组合，以 76 种药物作为节点，以 672 作为边，建立中医医院入院病情为急的患者入院 1 天内药物复杂网络（图 9-16）。

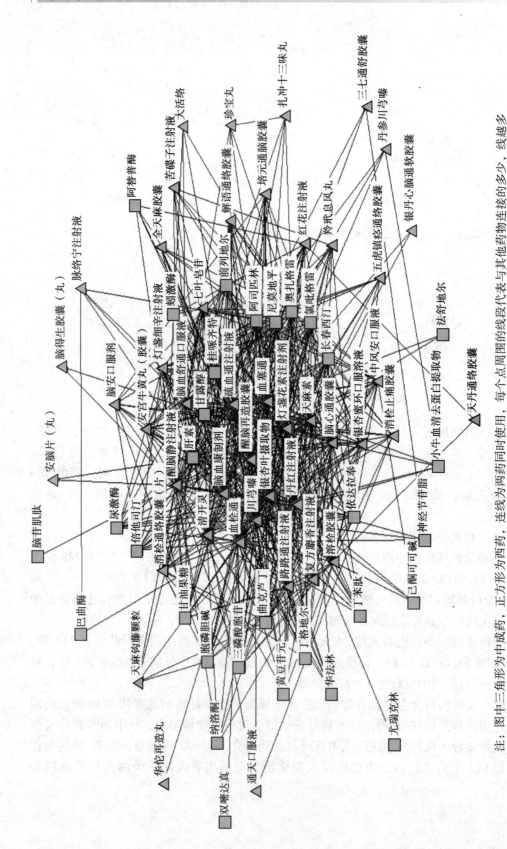

图 9-16 入院 1 天内病情为急性缺血性中风病者中西药物复杂网络图

注：图中三角形为中成药，正方形为西药，连线为两药同时使用，每个点周围的线段代表与其他药物连接的多少，线段越多代表某种药物与其他药物联合使用越多，线越粗代表两药联合使用越多，在网络中处于核心位置的为使用多种药物的组合

处于网络中心的中成药使用主要为具有活血化瘀功效的注射剂，如银杏叶提取物、灯盏花素注射液、疏血通注射液、丹红注射液、血栓通等，清开灵、醒脑再造胶囊也居于网络中央；位于网络中央的西药主要为阿司匹林、氯吡格雷、奥扎格雷、甘露醇、肝素、桂哌齐特、依达拉奉、长春西汀等。

通过构建缺血性中风病中西药物复杂网络，同时对节点度进行分析，发现某些节点度很大，有些节点度非常小，节点度分布服从幂律分布，具有无尺度现象，因此该药物复杂网络是无尺度网络。采用层次结构核心算法公式计算 K 值为 11，因此选取前 11 位 2 项中西药物组合，共涉及 12 种药物，其具体分布见表 9-50。

表 9-50　入院病情为急的患者入院 1 天核心中西药物 2 频繁项集分布表

序号	中成药	西药（或中成药）	例数	支持度（%）
1	银杏叶提取物	阿司匹林	199	11.69
2	川芎嗪	阿司匹林	172	10.11
3	血栓通	阿司匹林	147	8.64
4	银杏叶提取物	奥扎格雷	129	7.58
5	川芎嗪	肝素	110	6.46
6	银杏叶提取物	长春西汀	99	5.82
7	疏血通注射液	阿司匹林	99	5.82
8	脑血康制剂	阿司匹林	95	5.58
9	丹红注射液	阿司匹林	88	5.17
10	醒脑再造胶囊	阿司匹林	87	5.11
11	疏血通注射液	桂哌齐特	82	4.82

利用以上药物组合构建缺血性中风病入院 1 天内病情为急的患者核心药物网络（图 9-17 及表 9-51）。

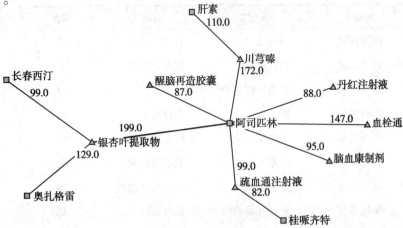

注：图中三角形为中成药，正方形为西药，连线为两药同时使用，每个点周围的线段代表与其他药物连接的多少，线越多代表某种药物与其他药物联合使用越多，线越粗代表两药联合使用越多

图 9-17　缺血性中风病入院 1 天内病情为急的患者核心药物子网

表 9-51　入院 1 天且病情为急的患者核心中西药物节点度分布表

序号	中成药	节点度	西药	节点度
1	银杏叶提取物	427	阿司匹林	887
2	川芎嗪	282	奥扎格雷	129
3	疏血通注射液	181	肝素	110
4	血栓通	147	长春西汀	99
5	脑血康制剂	95	桂哌齐特	82
6	丹红注射液	88	—	—
7	醒脑再造胶囊	87	—	—

　　入院病情为急的患者入院 1 天内核心中西药物中，中成药共 7 种，主要为活血化瘀药物和化痰醒脑药物；西药 5 种，主要为抗血小板药、改善微循环药、抗凝药，中西药物联合使用最多的分别为银杏叶提取物和阿司匹林。

　　采取同样的方法，分别获得入院后 1 天内、2~3 天、4~7 天和 8~14 天 4 个时间段内，入院病情为"急"、"危"、"一般" 3 类患者常联合使用的核心中西药物。

　　（2）关联分析构建核心中西药物群组模块：基于以上分析获得的核心中西药物，根据患者联合使用药物中位数为 3，在疾病治疗结局治愈与好转患者中，以关联分析分别筛选不同入院病情患者使用率高于 1% 的 3 项核心中西药物组合，根据构成药物的药理作用，发现功能不同的核心中西药物模块，并以不同时间段中西药物群组模块分布发现动态中西药物群组模块。

　　以入院 1 天内且病情为急的患者核心中西药物群组模块发现为例，采用关联分析获得核心中西药物 3 项药物组合，仅纳入使用率大于 1% 的中西药物组合，其结果详见表 9-52。

表 9-52　入院 1 天且病情为急的患者 3 项中西药物组合分布表（支持度 1% 以上）

序号	药物 1	药物 2	药物 3	例数	支持度（%）
1	阿司匹林	川芎嗪	肝素	100	5.88
2	阿司匹林	奥扎格雷	银杏叶提取物	91	5.35
3	阿司匹林	银杏叶提取物	长春西汀	77	4.52
4	阿司匹林	肝素	血栓通	72	4.23
5	阿司匹林	川芎嗪	脑血康制剂	63	3.70
6	阿司匹林	肝素	脑血康制剂	62	3.64
7	阿司匹林	奥扎格雷	醒脑再造胶囊	58	3.41
8	奥扎格雷	银杏叶提取物	长春西汀	55	3.23
9	阿司匹林	奥扎格雷	丹红注射液	49	2.88
10	阿司匹林	醒脑再造胶囊	长春西汀	47	2.76
11	川芎嗪	肝素	脑血康制剂	47	2.76

序号	药物1	药物2	药物3	例数	支持度（%）
12	阿司匹林	桂哌齐特	疏血通注射液	46	2.70
13	奥扎格雷	丹红注射液	长春西汀	44	2.59
14	阿司匹林	醒脑再造胶囊	银杏叶提取物	44	2.59
15	阿司匹林	丹红注射液	长春西汀	42	2.47
16	阿司匹林	肝素	银杏叶提取物	40	2.35
17	阿司匹林	川芎嗪	血栓通	40	2.35
18	奥扎格雷	醒脑再造胶囊	长春西汀	37	2.17
19	阿司匹林	奥扎格雷	血栓通	36	2.12
20	阿司匹林	脑血康制剂	血栓通	36	2.12

注：所有核心药物组合共40项，上表仅展示前20项。

核心药物3项联合使用最多的组合为阿司匹林＋川芎嗪＋肝素，使用率为5.88%，其次为阿司匹林＋奥扎格雷＋银杏叶提取物，使用率为5.35%。根据药物的药理作用，主要为抗血小板药＋改善微循环药＋活血化瘀药，抗血小板药＋抗凝药＋活血化瘀药，主要具有活血化瘀作用，将其命名为"活血化瘀模块"，另有抗血小板药＋改善微循环药＋化痰醒脑药，在化瘀的同时具有祛痰作用，执行化瘀祛痰功能，将其命名为"化瘀祛痰模块"。

采用同样的方法，分别获得各时间段不同入院病情患者中西药物群组模块，结果详见表9-53。

证候要素分布显示，缺血性中风病急性期主要核心证候要素为痰、血瘀、内风、阴虚、气虚、阳亢，病位在肝、肾两脏。

从药物模块分布看，患者入院8～14天入院病情为急的患者仅使用"活血化瘀模块"，其模块组成同入院1天模块。入院病情为危的患者使用的中西药物组合主要为"抗血小板药＋降纤药＋活血化瘀药"和"抗血小板药＋抗凝药＋活血化瘀药"，为"活血化瘀模块"。入院病情为一般的患者入院8～14天仅使用"活血化瘀模块"。入院病情为危的患者仍无使用率高于1%的中西药物模块。

缺血性中风病患者入院病情为急、一般的患者入院7天内中西药物群组模块变化不显著，主要使用"活血化瘀模块"和"化瘀祛痰模块"，入院8～14天主要使用"活血化瘀模块"。入院病情为危的患者入院7天内未发现使用率高于1%的中西药物模块，入院8～14天主要使用"活血化瘀模块"。以上各模块中未见具有益气、养阴、扶正功效中成药。

（四）讨论

1. 结合复杂网络分析关联分析辨识中西药物群组模块　缺血性中风病起病急，病情变化迅速，尤其在急性期，证候表现多样，我国对于该病的治疗中成药占据了重要的席位，在临床实践中应随时间和证候的变化正确选用适宜的药物进行治疗。

表9-53 中医院缺血性中风病核心中西药物群组模块分布表

入院时间	核心证候	急 中西药物模块	急 模块代表	危 中西药物模块	危 模块代表	一般 中西药物模块	一般 模块代表
1天内	血瘀痰热内风阳亢	(1) "活血化瘀模块"：①抗血小板药+改善微循环药+活血化瘀药；②抗血小板药+抗凝药+活血化瘀药；(2) "化瘀祛痰模块"：抗血小板药+改善微循环药+化痰醒脑药	(1) ①阿司匹林+肝素+川芎嗪；②阿司匹林+奥扎格雷+银杏叶提取物；③阿司匹林+肝素+血栓通；(2) 阿司匹林+醒脑再造长春西汀+醒脑再造胶囊	未发现使用率高于1%的中西药物方案	未发现使用率高于1%的中西药物方案	(1) "活血化瘀模块"：①抗血小板药+改善微循环药+活血化瘀药；(2) "化瘀祛痰模块"：抗血小板药+改善微循环药+化痰醒脑药	(1) ①阿司匹林+奥扎格雷+银杏叶提取物；②阿司匹林+桂哌齐特+银杏叶提取物；③阿司匹林+银杏叶提取物；长春西汀+醒脑再造胶囊+银杏叶提取物；(2) 阿司匹林+醒脑再造+银杏叶提取物
	阴虚气虚	未发现扶正及补益肝肾中成药使用	无	未发现扶正及补益肝肾中成药使用	无	未发现扶正及补益肝肾中成药使用	无
2~3天	患者例数过少，不具有代表性	"活血化瘀模块"：①抗血小板药+抗凝药+活血化瘀药；②抗血小板药+改善微循环药+活血化瘀药	①阿司匹林+肝素+川芎嗪；②阿司匹林+长春西汀+银杏叶提取物	未发现使用率高于1%的中西药物方案	未发现使用率高于1%的中西药物方案	(1) "活血化瘀模块"：①抗血小板药+改善微循环药+活血化瘀药；②"化瘀祛痰模块"：抗血小板药+改善微循环药+化痰醒脑药	(1) 阿司匹林+长春西汀+银杏叶提取物；(2) 阿司匹林+长春西汀+醒脑再造胶囊
		未发现补益肝肾中成药使用	无			未发现补益肝肾中成药使用	无

续表

入院时间	核心证候	急		危		一般	
		中西药物模块	模块代表	中西药物模块	模块代表	中西药物模块	模块代表
4~7天	患者例数过少，不具有代表性	(1)"活血化瘀模块"：①抗血小板药+改善微循环药+活血化瘀药，②抗血小板药+抗凝药+活血化瘀药；(2)"化血瘀祛痰模块"：抗血小板药+改善微循环药+化痰祛痰药	(1)①阿司匹林+川芎嗪；②阿司匹林+长春西汀+银杏叶提取物；(2)阿司匹林+奥扎格雷+醒脑再造胶囊	未发现使用率高于1%的中西药物模块	未发现使用率高于1%的中西药物模块	(1)"活血化瘀模块"：抗血小板药+改善微循环药+活血化瘀药；(2)"化痰模块"：抗血小板药+改善微循环药+化痰祛痰药	(1)阿司匹林+长春西汀+银杏叶提取物；(2)阿司匹林+长春西汀+醒脑再造胶囊
	阴虚气虚	未发现扶正及补益肝肾中成药使用	无	未发现扶正及补益肝肾中成药使用	无	未发现扶正及补益肝肾中成药使用	无
8~14天	血瘀痰阻内风亢阳	"活血化瘀模块"：①抗血小板药+改善微循环药+活血化瘀药；②抗血小板药+抗凝药+活血化瘀药	①阿司匹林+肝素+川芎嗪；②阿司匹林+长春西汀+银杏叶提取物	"活血化瘀模块"：①抗血小板药+溶栓药+活血化瘀药；②抗血小板药+抗凝药+活血化瘀药	①阿司匹林+蚓激酶+银杏叶提取物；②阿司匹林+肝素+银杏叶提取物	"活血化瘀模块"：抗血小板药+改善微循环药+活血化瘀药	①阿司匹林+奥扎格雷+银杏叶提取物；②阿司匹林+桂哌齐特+银杏叶提取物；③阿司匹林+桂哌齐特+疏血通注射液
	阴虚气虚	未发现扶正及补益肝肾中成药使用	无	未发现扶正及补益肝肾中成药使用	无	未发现扶正及补益肝肾中成药使用	无

中国是世界上首先创立中西医结合医学的国家，中西医结合临床与科研工作的基本方法是病证结合模式，中西药联合使用是中西医结合的具体体现之一。就本研究来讲，11 135 例缺血性中风病患者常用缺血性中风病中西药物有 111 种，2 种药物组合有 6105 种，3 种药物组合则将有 12099 种，单纯以关联分析难以发现各种药物之间的关系，采用复杂网络分析则能够直观发现各种中西药物组合关系，发现核心药物，将复杂的关系直观化、立体化，更适宜处理医疗大数据。

研究中发现不同入院时间段中不同入院病情的缺血性中风病中西治疗药物复杂网络为无尺度网络，采用层次结构核心算法提取核心中西药物，但是无法体现多种核心中西药物在同一患者中使用的情况，因此结合关联分析得到若干种核心中西药物组合，根据组合中各种药物功效，其组合执行不同的功能，即为中西药物群组模块。

研究发现患者入院 14 天内核心证候要素为血瘀、痰、内风、阴虚、气虚，而核心中西药物使用主要为具有活血化瘀、化痰醒脑功效，符合实证治疗特征，但缺少针对虚证治疗的中成药物。

缺血性中风病为本虚标实的疾病，患者在缺血性中风病急性期以实证为主，本虚证候表现不甚明显，"急则治其标"，因此在入院 7 天内的治疗中偏重于活血化瘀、化痰醒脑以治标；患者入院 7 天后，肝-肾-阴虚、气虚-血瘀重要性逐渐上升，但治疗缺血性中风病的核心中成药中未发现明显具有益气养阴作用者。考虑本研究分析的核心证候要素与核心中西药物均来自于中医医院，中医医院除使用中成药外，还可能根据患者病情加服具有扶正作用的中药汤剂，在前期研究中发现中医医院与西医医院使用的核心中西药物功效比较差异不大，西医医院患者虽然未进行辨证，但是证候要素与中医医院患者证候分布却应一致，即西医医院中缺血性中风病患者也未使用具有益气或养阴作用的药物，因此推荐西医医院在缺血性中风病急性期的 7 天后使用具有益气或养阴扶正的中成药，为了便于药物在西医医院中使用，建议以症状代替证候以便更易于西医医院使用，以"病证结合"的方式推荐西医医院使用中成药，扩大中成药的受益人群。

该研究以缺血性中风病作为研究对象，选择结局为治愈和好转患者的缺血性中风病中西药物，分别构建按照入院 1 天内、2～3 天、4～7 天和 8～14 天 4 个时间段中病情为"急"、"危"、"一般" 3 个人群的中西药物复杂网络，发现缺血性中风病入院核心证候要素与核心中西药物相对应的中西药物群组模块，将患者与时间、空间相结合，建立"病-证-药-时-效"多维立体中西药物群组模块，以医疗大数据研究客观体现了"病证结合、方证相应、动态时空"的辨证论治理论，为利用医疗大数据研究进行中西药物方案研究提供了研究的模型。

2. 需重点关注中西药物联合使用的安全性问题　通过本研究发现缺血性中风病急性期患者应用的"活血化瘀模块"中，主要为抗血小板药＋抗凝药（或溶栓）＋活血化瘀药、抗血小板药＋改善循环药物＋活血化瘀药。根据现代药理学研究，活血化瘀类中药多具有改善血流动力学、血液流变学，改善微循环，抗血栓，抗动脉粥样硬化作用等，与"活血化瘀模块"中的西药具有类似的作用，虽然可能通过不同的途径起作用，但是最终结果一致，如果大量使用同类药物则可能导致不良反应，如出血等，因此临床使用"活血化瘀模块"时，如使用活血功效较强的活血化瘀药物时，应首先检测患者的凝血功能，同时减少抗血小板药、抗凝药等西药的种类或剂量，在使用过程中密切关注患者不良反应的发生，安全使用"活血化瘀模块"以达到良好的临床疗效。

3. 问题与展望　该研究数据为真实世界临床诊疗数据，混杂和数据缺失是研究中的两大主要问题。对于关键字段缺失的数据不纳入分析，已纳入分析的数据可能个别字段缺失，经过核查为随机缺失，因此研究结果可反映临床实际；混杂因素主要采取了分层处理的方式，但是由于分层数量的限制，仍有医保政策、地域等因素对研究结果可能造成影响。

该研究利用复杂网络分析 HIS 数据发现的缺血性中风病急性期中西药物群组模块，仍需获得临床专家的共识，进一步研究可在本研究基础上，针对某种模块开展前瞻性临床疗效评价或安全性评价，还可开展网络药理学研究或实验药理学研究，以探讨中西药物群组模块的作用机制，为中西药物联合应用机制探讨提供证据，也为新药开发提供思路与线索。

（杨　薇）

七、慢性阻塞性肺疾病的中西药联合治疗

抗细菌治疗在慢性阻塞性肺疾病（chronic obstructive pulmonary disease，COPD）急性加重期的治疗中具有重要地位。COPD 急性加重期（AECOPD）以本虚标实，痰热、痰湿、气虚、血瘀常见，临床常给予清热化痰、燥湿化痰、固本调肺、活血化瘀治疗，中成药使用方便，少部分研究证明中成药可改善 AECOPD 患者病情，这些研究有严格的纳入和排除标准，有严格的药物使用剂量、方法和疗程，有严格的疗效判定标准。这些精心设计的理想世界并不能代表我们真实的医疗实践环境，按照理想世界设计的研究得到的是一种药物的功效，不等于真实世界的疗效。真实临床环境下，住院 AECOPD 患者中成药和抗生素联合应用广泛，存在中成药并未完全按照辨证论治的原则应用，中成药滥用误用的情况常见，目前缺乏大样本的研究评估真实临床环境下中成药和抗生素联合应用的临床实际效果。

（一）目的

了解真实世界 AECOPD 住院患者的中西医临床特征，及中西医药物应用特点，客观评估中成药与抗生素联合应用的实际效果。

（二）方法

数据来源中国中医科学院中医临床基础医学研究所医院信息系统数据仓库，提取使用抗生素的 COPD 人群，按照是否合并心血管病分为两类，分析单纯使用抗生素与抗生素联合中成药对临床结局指标的影响。使用频数分析及广义增强模型倾向评分加权法，平衡大量混杂因素的偏倚，利用多元 Logistic 回归估计结果是否具有统计学意义。

（三）结果与结论

18 岁以上的住院 AECOPD 患者 26 491 例，中位数年龄 75 岁，高峰年龄段 75～89 岁。男性 18 352 例，占 69.28%，女性 6811 例，占 25.71%。男性患者是女患者的 2.69 倍；常见合并疾病及其发生率：高血压病 32.06%、冠心病 30.75%、心功能不全 22.75%；肺部感染 13.33%，糖尿病 11.27%，肺癌 11.26%；心血管病占合并疾病首位。住院 AECOPD 死亡人数为 574 例，死亡率为 2.28%。患者入院病情为急的比例为 20.55%，急诊入院率 19.75%。患者住院天数中位数为 11 天，2008—2010 年住院天数中位数分别为 13 天、11

天、10 天呈逐年降低趋势。住院费用中位数为 11 221 元，2008—2010 年住院费用中位数无显著变化。医保报销的比例 2008—2010 年分别为 57.24%、69.41%、80.55%，逐年升高；自费比例分别为 19.42%、14.67%、9.85%，逐渐下降；常用呼吸系统西药：抗生素 β 内酰胺类头孢三代（33.13%）、茶碱（61.01%）、地塞米松（21.72%）。45～89 岁住院患者使用抗生素 20 064 例，抗生素使用率为 78.6% 80.7% 住院 AECOPD 患者使用中成药。与未合并心血管病人群相比，合并心血管病患者中成药使用比例高（86.4%：72.9%，$P < 0.05$）。活血化瘀、祛痰止咳是住院 AECOPD 最常用两类药物。合并心血管病的住院 AECOPD 患者使用活血化瘀类中成药比例明显升高，未合并心血管病患者使用祛痰止咳剂的比例增高。有出院中医证候描述的患者 1167 例，主要病性证素为痰（60.67%）、瘀（45.33%）、虚（29.13%）、湿（27.85%），主要病位证素肺（82.26%），肾（10.20%），脾（6.86%）。主要证候为痰瘀阻肺（32.90%）、痰湿阻肺（26.56%）、气虚证（24.33%）。中成药在合并心血管病组使用频次前五位为活血化瘀（34.32%）、祛痰止咳（21.86%）、通腑（11.76%）、清热解毒（11.39%）、扶正（11.33%）；在未合并心血管病组使用频次前五位为祛痰止咳（24.6%）、活血化瘀（22.43%）、扶正（13.38%）、清热解毒（12.69%）、通腑（10.41%）。常用中药依次为血栓通（11.42%）、甘草制剂（16.15%）、大黄制剂（5.58%）、感冒清热（4.97%）、参附制剂（3.40%）类。联合用药实效分析：在比较抗生素联合中成药与单纯抗生素两组间的住院死亡率、住院呼吸衰竭发生率、住院心功能不全发生率差异时，组间人数、性别、年龄、入院病情（急，一般）、入院方式（急诊，门诊）、合并疾病、住院天数、住院费用、治疗用药差异存在显著的统计学意义（$P < 0.05$）。通过年龄、性别、入院病情进行 1:1 匹配使两组人数均衡后进行倾向性评分加权法分析，上述协变量的分布平衡。经倾向性评分方法加权 Logistic 回归分析后结果：合并心血管组人群内：使用中成药与死亡呈负相关，相关系数 −12.944，$P < 0.005$；中成药使用与心功能不全发生率无相关性，相关系数 $r = −0.584$，$P = 0.55905$；中成药使用与呼吸衰竭发生率无相关性，相关系数 $r = −0.402$，$P = 0.6874$。未合并心血管病人群内：使用中成药与死亡无相关，相关系数 $r = 1.498$，$P = 0.13425$；使用中成药与住院呼吸衰竭发生率呈负相关，相关系数 $r = −2.378$，$P < 0.05$。

　　COPD 患者以中老年人居多，男性多于女性，心血管合并疾病（高血压病、冠心病、心功能不全）是 COPD 的主要合并疾病，糖尿病、肺癌在 COPD 患者中常见。痰瘀阻肺、痰湿阻肺、虚证（肺肾气虚、肺脾气虚、脾气虚、气阴两虚）是 COPD 的主要证候，痰、瘀、虚是本病的病机要点。进一步缩短住院日对减少住院费用的影响减弱。住院费用医保支付比例增加，个人承担减少。感染可能是住院的主要原因。抗生素的应用符合指南的推荐，平喘药与激素应用不符合指南推荐。活血化瘀、祛痰止咳、通腑、解表、扶正类中成药是住院 AECOPD 最常用药物。整体上临床上中成药的选择符合住院 AECOPD 患者基本病机。有心血管合并疾病的 COPD 患者为中西医医院最大的就诊人群且应用中成药比例高。合并心血管病是住院 AECOPD 患者应用活血化瘀类药比例升高的主要原因。真实世界中西医医院住院 AECOPD 患者中成药和抗生素联合使用率高。分析真实世界中成药与抗生素联合使用的临床效果时，存在众多混杂因素，倾向性评分方法可平衡混杂因素的影响，适合于基于 HIS 数据的真实世界研究。在合并心血管病人群，中成药联合抗生素应用可减少 COPD 患者的住院死亡率，在未合并心血管病人群中应用中成药，联合用药减少了

COPD 患者住院呼吸衰竭发生率。活血化瘀、祛痰止咳、通腑、解表、扶正类中成药可能与抗生素具有协同作用。在西医院内使用中成药可改善使用抗生素的 COPD 患者的住院病情及住院结局。

（四）讨论

住院 AECOPD 患者中成药使用比例，活血化瘀类居首位，尤其是在合并心血管病人群中使用活血化瘀药物比例显著升高。脉络瘀阻是心血管病的基本病机，活血化瘀是治疗此病的根本大法，具有降低心血管病风险，可明显缓解糖尿病合并冠心病患者胸闷胸痛等临床症状，调整血脂代谢紊乱，改善心肌缺血状态，提高患者生存质量，活血化瘀具有心脏保护作用。COPD 患者肺虚久病，卫外不固，六淫外邪乘袭，诱使 COPD 急性加重，肺病日久，累及脾肾，脾虚输化失常，肾虚不能蒸化，均可使津液不化，成痰成饮。气虚血瘀，肺脾气虚，气不摄血，心脉受累，心气虚弱，可致心脉瘀阻。因此痰瘀贯穿 COPD 始终。研究表明活血化瘀方药治疗 AECOPD 血瘀证患者临床疗效明显，可明显改善患者的临床症状和肺功能，促进炎症吸收，提高氧合和降低二氧化碳潴留，最终提高生活质量。中医认为痰分有形之痰和无形之痰，痰的形成与肺脾肾等脏器功能相关，脾为生痰之源，肺为储痰之器，肾虚蒸化功能降低均可致体内有形无形之痰形成。中医祛痰之剂针对痰液生成之本，可据虚实寒热之性质不同，作用于有形与无形之痰，临床研究证实在中医辨证基础加用中药祛痰之剂如痰热清可改善 AECOPD 患者病情。在未合并心血管病人群中祛痰止咳使用占首位，并且中成药的应用降低了此类患者的呼吸衰竭发生率，推测祛痰止咳在此类患者中的应用发挥了重要作用。

无论是整体人群还是按照心血管病分类后的两类人群中，活血化瘀与祛痰止咳这两类药使用的频率最高，两者联合使用的几率增加，推测这两类中成药联合应用可能具有协同作用，目前的临床研究也表明活血化瘀化痰治疗可改善 AECOPD 临床症状、血气状况、促进肺部炎症吸收，也提示两者合用治疗 AECOPD 可能具有协同作用。

（班承钧）

第三节　疾病发病及转归的时空因素影响

中医学认为人体的健康状态与气候特点、地理环境、生活习惯息息相关，人们在先秦以前就认识到不同的时期、不同的地域有着不同的气候特点，自然界的变化直接影响人体，人与自然界是一个动态变化着的整体。例如《周礼》曰："四时皆有疠疾，春时有痟首疾，夏时有痒疥疾，秋时有疟寒疾，冬时有漱上气疾。"这是由于四季寒温燥湿的不同而发生的季节病。人禀天地之气而生，未有不受天地之感应者，疾病的时空观念在中医典籍《黄帝内经》得以充分体现。其中以《天元纪大论》、《五运行大论》、《六元正纪大论》等七篇大论为主体形成的五运六气学说，即以五运、六气和三阴三阳等理论为基础，用天干地支作为推演五运六气规律的工具，来研究气候变化与自然界中生物的生、长、壮、老、已和疾病发生发展的关系，用以指导临床辨证论治和养生防病。如《素问·天元纪大论》曰："甲己之岁，土运统之；乙庚之岁，金运统之；丙辛之岁，水运统之；丁壬之岁，木运统之；戊癸之岁，火运统之。"运用五行学说根据十个天干年的五运太过和不及，推演出十种天干年不同气候特点及其对应的疾病流行特征。一年按照气候变化的特点分为二十四个节气，每一个节气为十五天多一点，二十四节气其实是将黄道分为二十四段，每段占黄道15°，为一个分点，太阳每运动到一个分点上，都对地球产生不同影响，标志着地球上一个不同节气的到来。又《素问·生气通天论》曰："故阳气者，一日而主外，平旦人气生，日中阳气隆，日西而阳气已虚，气门乃闭。"说明在一日之内，由于昼夜晨昏的变化，不同的气候条件对人体有不同程度的影响。

又如《素问·阴阳应象大论》曰："东方生风，风生木……南方生热，热生火……中央生湿，湿生土……西方生燥，燥生金……北方生寒，寒生水"。这是运用五行学说来推演出五方气候的基本特点。同时中医认为，疾病的发生与发展是由病邪（外因）和人体抵抗力（内因）的消长决定的。中医把致病的外因归为"风、寒、湿、热、燥、火"六淫，它们都和气象要素相关。例如，气压的升降、降水量和湿度的大小与中医燥湿相通；气温的高低和中医寒、热、火关联；风向风速和中医的风有关；日照也与中医的燥、火、湿有一定关联。因此，我国春季多风病，夏季多暑病，长夏多湿病，秋多燥病，冬多寒病。当然，由于气候异常和特殊环境条件，某季节中也可出现另一季节的病。这种"天人相应"的整体观念成为了中医学理论的一个重要特点。历代医家都重视气候变化与人体生理、病理的密切关系，治疗也从宏观入手，注重因时、因地、因人制宜的"三因制宜"学说。

因此，基于气象医学原理，结合 HIS 数据和气象数据，研究疾病的发生、转归与气象因素、地理因素的相关性，探索其规律，这对提前有针对性地采取预防措施，减少疾病的发病与死亡，具有现实意义。本节的实例基于医疗大数据分析了出血性中风、病毒性肝炎和肺癌患者的发病、死亡与时间气候之间的关系，就是对这一问题的初步探讨。

一、气象因素影响出血性中风发病的分析

出血性中风（intracerebral hemorrhage，ICH）属于西医学"脑出血"范畴，是常见的急危重症疾病，发病率为（60~80）/10 万。在我国占急性脑血管疾病30%左右，急性期病死率达30%~40%，是一种病死率高、致残率高的疾病。ICH 多见于50岁以上患者，男性多于女性，多有高血压病史。中医认为 ICH 多由忧思恼怒，饮食不节，恣酒纵欲等原因，以致阴阳失调、脏腑气偏、气血错乱所致。正如《素问·生气通天论》所曰："阳气者，大怒则形气绝，而血菀于上，使人薄厥。"

近年来，无论是动物实验还是临床研究，在 ICH 的发病机制、转归过程、相关分子标志物及治疗诸方面都有较大的进展，但是资料显示 ICH 的发病率、死亡率呈逐年上升趋势，发病初始年龄较以往提前，并发症多等特点，给社会和家庭带来沉重负担。据2013年《中国卫生统计年鉴》数据显示，2012 年 ICH 出院人数281 414 人，平均住院日15 天，人均医药费12 207. 4 元。目前在临床上主要采取保守药物治疗、外科手术治疗等方法进行治疗，但仍有一部分病人预后较差，严重影响了患者的生活质量，甚至威胁到了患者的生命安全。因此，以病因学为基础的研究已经成为了研究的新方向。如何提高 ICH 的预防水平是当今医学界共同关心的问题。ICH 成因包括环境因素、生活习惯、生理病理状况等，气象条件是诱发心脑血管疾病的重要因素之一。研究其发病季节及气象条件对发病的影响，对减少或延缓 ICH 的发生有重要的积极意义。

（一）目的

运用 HIS 数据和气象数据，以气象因素与 ICH 发病人数的相关性为研究切入点，通过发病人数的分布揭示 ICH 发病时间规律，筛选出影响 ICH 发病人数增多的气象因子，解析气象因子与 ICH 发病的相关关系。

（二）方法

1. 数据来源与标准化

（1）HIS 数据：由全国各地 18 家三级甲等医院的住院数据整合而成，数据分为 5 个部分，包括患者的一般信息、诊断信息、医嘱信息、实验室检查信息和分类费用信息，但不包括病程记录等文本数据。系统通过设计视图将结构和数据统一形成一体化数据仓库，存贮于 SQL Server 2008 中。为能够更好地利用 HIS 数据，本研究采取分层多次规范化的方法对来自于各家医院的数据进行了处理。按照数据仓库的建立模式，采用计算机与人工相结合的方式，对数据进行抽提、清理、整合，最终形成符合研究需要的海量 HIS 真实世界数据仓库。提取其中 10 237 例出血性中风患者的信息作为本次研究的数据。

（2）气象数据：来自"中国气象科学数据共享服务网"（http：//cdc. cma. gov. cn/）的中国地面气候资料日值数据集。本数据集由各省上报的全国地面月报信息化文件根据《全国地面气候资料（1961—1990）统计方法》及《地面气象观测规范》有关规定，进行整编统计而得。数据集为中国 756 个基本、基准地面气象观测站及自动站 1951 最新日值数据集，要素包括：平均本站气压、日最高本站气压、日最低本站气压、平均气温、日最高气温、日最低气温、平均水汽压、平均相对湿度、最小相对湿度、20～8 时降水量、8～20 时降水量、20～20 时降水量、小型蒸发量、大型蒸发量、平均风速、最大风速、最大风速的风向、极大风速、极大风速的风向、日照时数。

2. 患者纳入与排除标准 入院第一诊断为脑出血性疾病，亚组为原发性脑出血患者。排除脑出血后遗症、脑出血恢复期、事故等导致脑外伤性出血患者。

3. 发病时间确定 研究指出，ICH 神经功能恶化的主要原因是发病后 3 小时内血肿迅速扩大，压迫脑组织后导致颅内高压，并且由于 ICH 后低氧血症使得脑组织发生严重缺氧，并且由此引发一系列的病理过程，从而严重影响脑组织功能，患者常出现剧烈头痛、眩晕、偏瘫、昏迷等症状，通常在发病 24 小时内就诊。一项临床研究显示高血压病脑出血发病后 24 小时以内就诊率为 100%，12 小时以内就诊率为 70%，6：00～12：00 为发病高峰。

根据出血性中风发病急，病情危重，需紧急就医的特点，本研究观察每日入院人数，发病日期以患者入院日期为计。根据二十四节气的划分（立春～大寒），发病人数以节气为单位统计。

4. 统计学方法 发病人群分布特征采用不同年份与地区进行分层分析。为精确了解气象因素与入院人数间的相关程度，根据入院人数呈离散几率分布的特点，研究采用 pearson 相关关系分析，得出两者之间相关程度与变化方向的量数，即相关系数。总体相关系数用 p 表示，样本相关系数用 r 表示。其计算公式如下：

$$r = \frac{\sum (X - \bar{X})(Y - \bar{Y})}{\sqrt{\sum (X - \bar{X})^2 \sum (Y - \bar{Y})^2}} = \frac{I_{TT}}{\sqrt{I_{TT}I_{TT}}}$$

$r>0$ 表示正相关，$r<0$ 表示负相关，$r=0$ 表示零相关。$P>0.05$ 表示无显著相关，$P\leqslant0.05$ 表示有显著相关。

统计软件为 SPSS 软件 19.0 版，R 软件 2.15 版。

（三）结果与结论

1. 全人群分布特征　患者基本信息来自全国 5 个地区 9 个城市的 HIS 数据库，共纳入 2003—2011 年患者 10 237 例。其中 2003 年 5 人，2004 年 87 人，2005 年 97 人，2006 年 112 人，2007 年 212 人，2008 年 1604 人，2009 年 3728 人，2010 年 3399 人，2011 年 993 人。患者以中老年为主，其中 45～59 岁占 36.26%，60～74 岁占 30.33%，75～89 岁占 12.97%。男女比例 64.03：35.97。

2. 二十四节气与发病人数　五运六气以回归年与甲子 60 年为其基础的周期单位并且将其规律模式化，确定了定量的数量关系。其他各种周期的影响都是将其叠加到回归年周期上来论述的。年份之间的气候既有相似性，也有差异性。

不同的年份随着五运六气的变化，其二十四节气也会产生略微变化。本研究以二十四节气为时间节点统计入院人数，研究出血性中风的发病时间规律。由于 2003—2007 年入院人数较少，且 2008 年和 2011 年数据未覆盖全年，以下只对 2009—2010 年二十四节气（立春～大寒，2009 年 2 月 4 日至 2011 年 2 月 3 日）期间发病患者 7056 例进行统计分析，分布见雷达图 9-18、图 9-19。

（1）不同年份发病人数分析

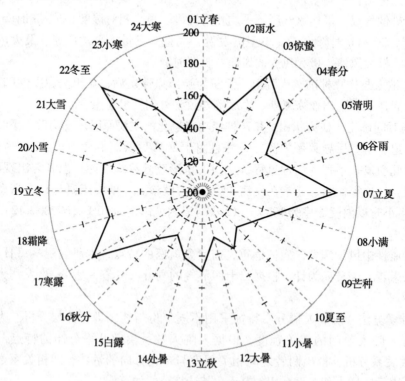

图 9-18　2009 年 3725 例发病节气分布

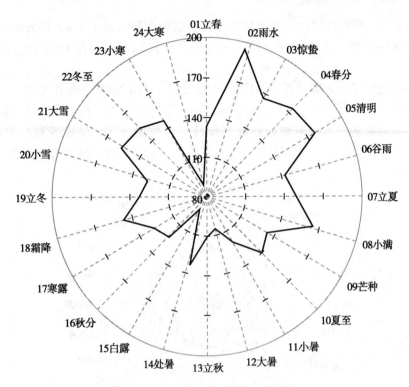

图 9-19　2010 年 3331 例发病节气分布

（2）运用五运六气原理分析 2009 年和 2010 年气象因素对出血性中风发病的影响

2009 年（己丑年）中运为土运不及，经曰："岁土不及，风乃大行"，容易出现"飧泄霍乱，体重腹痛，筋骨繇复，肌肉瞤酸，善怒"等病证。全年湿气偏盛；上半年太阴湿土司天，主湿；下半年太阳寒水在泉，主寒；湿气、寒气为全年气象的主要特征。五运中二运、四运、五运，六气中二之气主异常气候。另己丑年为太乙天符年。从图 9-18 的分布情况来看，全年各节气发病数均超过 120 例，上半年与下半年发病人数无显著性差异，发病高峰为冬至、立夏和寒露。冬至是"阴极之至，阳气始生"，立夏是夏季的开始，寒露是气候从凉爽到寒冷的过渡，且有水汽凝结现象，这三个节气特点均为气温或者湿度变化较大，说明出血性中风的发病与本年的寒气与湿气较为显著的节气相关。五运中二运，六气中二之气均主气候异常。气象资料也显示 4～6 月长江中下游地区出现罕见持续阴雨天气，新疆、青海、甘肃等地出现沙尘天气，强对流天气袭击部分省市，南疆持续 5 天出现沙尘天气，华北南部黄淮东部等地出现强降雨，暴雨天气过程，说明立夏发病增多可能与这个时期湿气较著有关。另 2009 年入院人数较 2010 年多，其发病与太乙天符年是否有关，有待商榷。

2010 年（庚寅年）中运为金运太过，经曰："岁金太过，燥气流行，肝木受邪"，容易出现"两胁下少腹痛，目赤痛眦疡，耳无所闻"等病证，全年燥气偏盛；上半年少阳相火司天，主火；下半年厥阴风木在泉，主风；燥气，火气、风气为全年气象的主要特征。六气中初之气主异常气候。从图 9-19 的分布情况来看，全年各节气之间发病数差异较大，其中发病较少节气为大寒 90 例，白露 91 例，发病最多的节气为雨水 195 例，上半年明显比下半年发病人数多。说明本年度上半年火气与燥气相加，肝火亢盛导致出血性中风发病增加存在相关性。另六气中初之气主异常气候。气象资料也显示 1～2 月云南等地出现旱情，且旱情持续发展。雨水未雨，反而燥气较著，发病增多可能与这个时期气候异常有关。

（3）不同地区发病人数分析：经曰："地有高下，气有温凉，高者气寒，下者气热。"我国幅员辽阔，东、西、南、北、中各有其地域环境特点。为了解不同地域气候特征对出血性中风发病的影响。本研究根据地域气候特征与数据分布，将患者划分为东北、南、西、西南、中部五个地区，各地区 2009—2010 年二十四节气发病人群分布见图 9-20。

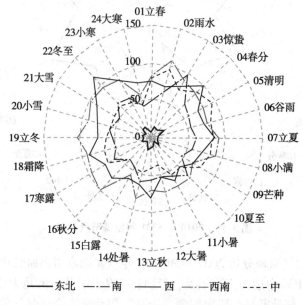

图 9-20　五个地区 2009—2010 年二十四节气发病人群分布

以上五个地区分布图显示，西南地区发病人数较多的节气为雨水和立冬，西部地区发病人数最多的节气为冬至，中部地区发病人数较多的节气为谷雨至小满，南部地区发病人数最多的节气为惊蛰，东北地区由于入院人数较少，未呈现明显节气发病特征。说明西部地区冬季寒冷和气候干燥，中部、南部地区潮湿季节与出血性中风发病人数增加可能有关。

3. 城市发病人数与气象因素　以上分析说明不同时间、不同地区的气候特点是出血性中风发病的影响因素，为进一步了解影响其发病的具体气象因素。本研究选择数据库中发病人数最多的城市（西安市）的患者数据，结合气象数据库中对应的西安市逐日气象数据，根据研究目的和各项数据的完整度，进行了气象因素与入院人数 pearson 相关关系分析。纳入分析的气象因素有：日平均气压、最高气压、最低气压、平均气温、最高气温、最低气温、平均相对湿度、最小相对湿度、平均风速、最大风速及风向、极大风速及风向、平均水汽压、日照时数。HIS 数据为 2009 年 1 月 1 日至 2011 年 5 月 13 日入院的 2274 例患者的数据。

由表 9-54 可以看出，与入院人数相关的气象因素有：气温（平均温度、最高温度、最低温度、最低温度下降幅度）、气压（平均气压、最高气压、最低气压）和平均水汽压。这些因素（除最低温度下降幅度）与当天入院人数、第二天入院人数、第三天入院人

表 9-54　气象因素与入院人数 Pearson 相关分析

气象因素 相关关系	平均温度		最高温度		最低温度		平均气压		最高气压		最低气压		平均水汽压	
	Pearson (r)	P	Pearson (r)	P	Pearson (r)	P	Pearson (r)	P	Pearson (r)	P	Pearson (r)	P	Pearson (r)	P
与当天 入院人数	-0.17811	<0.0001	-0.15952	<0.0001	-0.17867	<0.0001	0.16474	<0.0001	0.16792	<0.0001	0.15399	<0.0001	-0.17698	<0.0001
与第二天 入院人数	-0.16703	<0.0001	-0.15772	<0.0001	-0.15543	<0.0001	0.16225	<0.0001	0.16695	<0.0001	0.1607	<0.0001	-0.16615	<0.0001
与第三天 入院人数	-0.1646	<0.0001	-0.1612	<0.0001	-0.14899	<0.0001	0.15256	<0.0001	0.15509	<0.0001	0.15047	<0.0001	-0.16432	<0.0001
下降幅度 与当天 入院人数	-0.05805	0.0852	-0.01105	0.7433	-0.08988	0.0076	0.00932	0.7825	0.00613	0.8559	-0.00862	0.7984	-0.05582	0.0979
下降幅度 与第二天 入院人数	-0.0193	0.5676	0.0048	0.8871	-0.03016	0.3718	0.02366	0.4837	0.028	0.4071	0.02496	0.4599	-0.01504	0.6562
下降幅度 与第三天 入院人数	-0.03304	0.3281	-0.02012	0.5517	-0.00107	0.9748	0.03638	0.2816	0.04919	0.1453	0.03458	0.3061	-0.03673	0.277

数都相关，看其相关系数的大小，发现当天的相关系数 r 大于第二天、第三天，呈递减的趋势。合理的解释是：如平均气温与第二天入院人数相关，可能是因为平均气温与第二天的平均气温相关带来的，也可能确实存在相关，但可确定的是平均气温与当天入院人数的相关性＞平均气温与第二天人数的相关性。从 r 值可以看出，气温、水汽压与入院人数为负相关，气压与入院人数为正相关，说明低温、高气压、低压水汽是西安市出血性中风患者发病的主要气象影响因素。其余湿度、风速、风向、日照时数的分析结果均显示与入院人数无显著相关，数值略。

（四）结论

五运六气蕴含了极为丰富的周期思想，其中的一些重要观点与现代研究一致，这说明了五运六气的超前性和科学性。医学气象学研究认为气象的周期性变化对人体产生的影响，某些疾病发病也呈现出同节律的特征。例如太阳黑子运动每11.2年爆发1次，一项太阳地球物理因素和各种疾病的症状之间的相关性的统计分析（基于伊尔库茨克科学中心的疾病统计数据）表明，磁暴影响心脏节律和血管张力调节，这种影响主要体现在心脑血管疾病，如心肌梗死、脑中风、心律不齐患者的增加和症状的加重。然而，又由于五运六气的复杂性，人们对其具体运用方面的准确性产生了一定的质疑和探讨。本研究将大样本、无选择偏倚的真实世界临床数据引入中医传统理论应用研究之中，结合气象数据进一步阐释五运六气的规律及其对人体生理、病理的影响，相信随着临床大数据数量和准确性的不断增加，运用现代研究方法，五运六气的深奥原理将逐渐阐明，其内涵将得到进一步的丰富与完善。

气象因素作为诱发出血性中风的重要因素之一，其中较为主要的气象因子及其与发病人数的相关关系在本研究中得以筛选和明确解析，通过发病人数不同时间、不同地区的分布揭示了其发病时间和空间规律。相对于传统临床研究样本采集的小数据研究，大数据（HIS 数据结合气象数据）研究具有高效、灵活、经济的优势，适合推广应用。本研究结果有望为降低出血性中风风险的提供临床决策依据，为其他重大疾病的防治提供方法学参考。

本研究是基于国内18家三级甲等医院 HIS 数据库中的部分数据得出的结论，未广泛纳入其他大部分城市和其他等级医疗机构的数据，具有一定的局限性，研究结果仅作为出血性中风的预防研究的参考。相信随着临床大数据数量和准确性的不断增加，运用现代研究方法，气象与疾病的相关性及其规律将逐渐阐明。

（艾青华）

二、病毒性肝炎住院时间与节气的相关性分析

二十四节气是中国古代劳动人民根据太阳一年的运动规律制订的天文历法，根据太阳在黄道（即地球绕太阳公转的轨道）上的位置来划分的。视太阳从春分点（黄经零度，此刻太阳垂直照射赤道）出发，每前进15度为一个节气；运行一周又回到春分点，为一回归年，合360度，因此分为二十四个节气。它反映了季节、物候现象、气候三种事物的变化规律，中医学的特点之一就是"天人合一"，自然界的各种变化影响到人体的健康，而二十四节气是自然界最重要的特征之一，二十四节气与中医的研究主要包括两个方面，一是与中医养生、治未病关系密切，我们应该依据二十四节气的变化来制定养生策略；另

一方面二十四节气的变化不仅影响到疾病的发生、发展和预后，也和针药疗效密不可分。病毒性肝炎作为我国常见传染病，在古代属于"疫病"和"黄"病的范畴，其发生发展和预后也必然受到二十四节气的影响，但目前国内外较少有对此研究的报道。

（一）目的

了解真实世界中病毒性肝炎患者发病住院时间和二十四节气的关系，为病毒性肝炎发病的预防提供时间依据，也为卫生部门关于病毒性肝炎的防治政策提供理论依据，从而降低病毒性肝炎的发病率。

（二）方法

选取并收集全国 17 家三甲综合和专科医院 HIS 数据库中 41 180 例病毒性肝炎住院患者信息。本研究采用的分析软件为 SPSS18.0、SAS9.2，并利用 Excel 2007 辅助作图。

（三）结果和结论

1. 病毒性肝炎患者基本信息（表 9-55）

表 9-55　不同类型病毒性肝炎患者在不同性别和年龄组中的分布情况

	性别		年龄（岁）				
	男性 n = 26 558	女性 n = 10 565	1 ~ 17 n = 1668	18 ~ 44 n = 13 279	45 ~ 59 n = 8148	60 ~ 74 n = 2818	75 ~ 89 n = 317
病毒性肝炎 （未分型）	628	338	118	352	215	103	10
病毒性肝炎 （丙肝）	1396	1096	35	692	997	561	85
急性丙型肝炎	12	20	0	10	14	3	1
慢性丙型肝炎	2012	1728	207	1331	1526	467	33
慢性丁型肝炎	3	2	0	1	0	0	0
急性病毒性肝炎 （未分型）	183	136	26	138	79	29	5
病毒性肝炎 （甲肝）	47	27	11	29	19	4	4
急性甲型肝炎	55	27	16	34	16	6	3
慢性病毒性肝炎	240	116	5	112	94	46	4
急性戊型肝炎	395	77	3	90	121	91	20
病毒性肝炎 （乙肝）	8864	3324	150	4377	2977	1099	109
急性乙型肝炎	523	198	23	421	140	23	4
慢性乙型肝炎	12 386	3545	1080	5743	2015	418	43

2. 2008 年至 2010 年病毒性肝炎发病住院人数与节气的关系

（1）不同节气病毒型肝炎入院例数及所占比例，结果见表 9-56。

表 9-56 不同年份病毒性肝炎患者住院例数在二十四节气中的分布

节气	2008—2010		2008		2009		2010	
	频数	百分比（%）	频数	百分比（%）	频数	百分比（%）	频数	百分比（%）
01 立春	1057	2.81	79	1.08	768	4.62	324	2.34
02 雨水	1554	4.13	4	0.05	728	4.38	822	5.94
03 惊蛰	1497	3.98	2	0.03	781	4.7	714	5.16
04 春分	1358	3.61	9	0.12	703	4.23	646	4.67
05 清明	1506	4	8	0.11	763	4.59	735	5.31
06 谷雨	1328	3.53	5	0.07	690	4.15	633	4.58
07 立夏	1623	4.31	29	0.4	840	5.06	754	5.45
08 小满	1441	3.83	69	0.94	672	4.05	700	5.06
09 芒种	1592	4.23	192	2.62	788	4.74	612	4.42
10 夏至	2056	5.46	433	5.91	781	4.7	842	6.09
11 小暑	2285	6.07	522	7.13	907	5.46	856	6.19
12 大暑	1987	5.28	447	6.1	808	4.86	732	5.29
13 立秋	1873	4.97	432	5.9	772	4.65	669	4.84
14 处暑	1713	4.55	418	5.71	685	4.12	610	4.41
15 白露	1546	4.11	429	5.86	690	4.15	427	3.09
16 秋分	1230	3.27	451	6.16	416	2.5	363	2.62
17 寒露	1836	4.88	527	7.2	722	4.35	587	4.24
18 霜降	1518	4.03	461	6.3	592	3.56	465	3.36
19 立冬	1462	3.88	447	6.1	557	3.35	458	3.31
20 小雪	1545	4.1	434	5.93	567	3.41	544	3.93
21 大雪	1409	3.74	406	5.54	533	3.21	470	3.4
22 冬至	1409	3.74	464	6.34	585	3.52	360	2.6
23 小寒	1588	4.22	609	8.32	662	3.99	317	2.29
24 大寒	1237	3.29	445	6.08	601	3.62	191	1.38

（2）病毒型肝炎入院人数在不同节气分布的雷达图，见图9-21~图9-24。

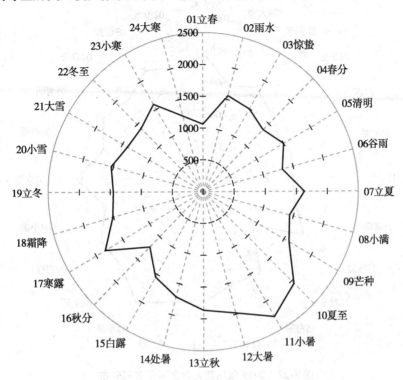

图9-21　2008—2010年住院人数在不同节气分布

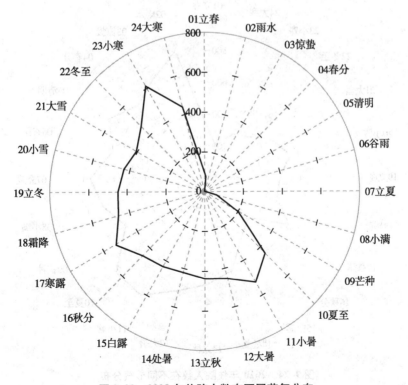

图9-22　2008年住院人数在不同节气分布

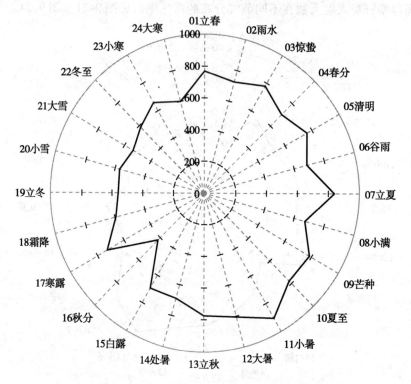

图 9-23 2009 年住院人数在不同节气分布

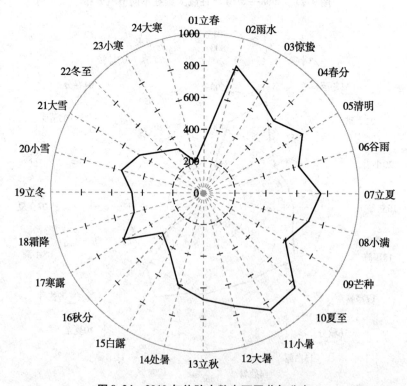

图 9-24 2010 年住院人数在不同节气分布

3. 研究结论　通过对真实世界中 41 180 例病毒性肝炎患者发病住院时间和节气关系的探讨，结果显示病毒性肝炎在夏至、小暑和大暑三个节气更容易发病住院，应着重在这三个节气加强对病毒性肝炎防治。

（四）讨论

节气是中国古人通过观察天象、气象和物象的变化，认识到自然界随时间变化的规律性，并经过长时期反复实践，从而总结它们的变化规律而制定出的天文历法。

中医认为，春生夏长、秋收冬藏是自然界一切生物生命运动的总规律，人是自然界的一员，所以人的生命运动也是按这一总规律来进行的。中医学的节气时令观念是基于"天人合一，天人感应"这一观点之上的，《素问·金匮真言论》："五脏应四时，各有收受"。《素问·四时刺逆从论》又云："春气在经脉，夏气在孙络，长夏气在肌肉，秋气在皮肤，冬气在骨髓中"。均体现了自然界中事物周期性的变化规律会直接或间接影响着人体，因此人体的健康和疾病的发生发展和这种周期性的变化密切相关。文献报道很多疾病和节气有关，有实验结果表明，哮喘患者在不同节气中，身体功能状态存在差异，不同节气的疗效也存在差异。何明丰等报道急性中风患者在春分至谷雨为相对低发节气，其中缺血性中风在春分至立夏为相对低发病节气，出血性中风在谷雨至夏至为相对低发病节气。肖艳等报道急性心肌梗死发病节气高峰在清明和处暑，并进一步证实急性心肌梗死中实证多发于小雪、大雪、小寒、立春、雨水、惊蛰、春分、清明等节气，主要集中于冬春两季，发病节气高峰点为立春时节，而虚证多发于大暑、小雪、大雪、小寒、大寒等节气，主要集中于冬季，不存在特定高峰。

病毒性肝炎为西医诊断名称，相对应中医的病变部位为肝、脾和肾三个脏器。关幼波教授认为病毒性肝炎病因病机之一是祛邪不利，邪为湿热，有时湿重于热，也可热重于湿，病位在三焦，对于慢性病毒性肝炎还存在正气不足，忽视扶正的问题。因此，可以看出对于病毒性肝炎，无论急性还是慢性，湿热都是最重要的病因，夹杂湿热可导致病毒性肝炎的发生和加重，节气也不例外，关于病毒性肝炎和节气时令的关系文献报道较少，早年高晓松等从卫生防疫部门收集的资料分析了病毒性肝炎和节气的关系，认为发病高峰在立春、立夏、立秋和立冬四个季节变化节气，但其病例的亚型主要为甲型肝炎为主，和本研究差别较大，不足以反映临床实际状况。

本研究的临床亚型主要以慢性病毒性肝炎为主，病原学分型主要为乙型肝炎和丙型肝炎，从住院时间看，无论从 2008 年、2009 年、2010 年，还是从整个三年分析，均以夏至、小暑和大暑三个节气的住院患者所占比例最多，此结果和文献报道的病毒性肝炎在 7、8 月份为住院高峰相一致。2008 年情况略有特殊，除了这三个节气住院人数较多外，在冬至、小寒和大寒住院人数比例也出现一次小高峰。原因可能与以下原因有关：一是 2008 年统计的数据并非包括一整年，上半年数据不完善；其次从不同临床亚型分布来看，2008 年急性病毒性肝炎住院病人比例较其他年份略高，已有报道急性病毒性肝炎多以冬春季发病为主。

本研究结果提示病毒性肝炎以夏至、小暑和大暑三个节气发病多见，具体机制可能与以下因素有关：一是这三个节气天气炎热，白昼时间较长，人在外活动多，容易劳累、疲乏，加之一些患者在外就餐机会多，饮酒量增加，这些都增加了病毒感染机会，加大了肝脏负担，容易感染急性肝炎病毒或使慢性肝炎急性发作；其次，有文献报道病毒性肝炎中不同中医证型和节气存在一定关系，在诸多的中医证型中，以湿热蕴蒸和湿邪困脾两种证型最多见，而这两种证型又大多发病在夏秋季节，这和本研究有相通之处。

由于本研究结果基于全人群的病毒性肝炎患者的信息，不同亚型的病毒性肝炎和二十四节气的具体关系是否不同，尚需在此基础上进一步分析。另外，由于数据库中病毒性肝炎的中医证型病例过少，无法做不同病毒性肝炎中医证型和二十四节气的关系，有必要在将来工作中进一步深入探讨。

（李蕴铷）

三、肺癌患者死亡时辰分析

肺癌属于"肺积"等中医疾病范畴，是我国发病率和死亡率最高的恶性肿瘤。基于真实世界对疾病的患病人群特征、诊断和疗效的研究为中医干预措施效果评价提供新的方法。本研究通过分析真实世界中肺癌住院患者死亡节气和死亡时辰的分布情况，以期为今后干预措施的实施提供更多依据。

（一）目的

了解真实世界肺癌死亡患者临床特征，分析肺癌患者死亡时间与二十四节气和十二时辰的相关规律。

（二）方法

数据来源于中国中医科学院中医临床基础医学研究所建立的 HIS 数据仓库，包括全国 18 家三甲医院的住院患者信息。纳入标准：出院诊断的第一诊断为"肺恶性肿瘤"、"肺恶性肿瘤（腺癌）"、"肺恶性肿瘤（原位癌）"、"肺恶性肿瘤（小细胞癌）"、"肺恶性肿瘤（支气管肺癌）"、"肺恶性肿瘤（鳞癌）"、"肺恶性肿瘤（腺鳞癌）"的患者。排除标准：年龄大于 100 岁；费用支出小于 1000 元；住院天数大于 365 天。对西医诊断、中医证候进行标准化，将死亡日期转换为相应节气，将死亡时间转换为相应时辰。

（三）结果与结论

1. 人口学特征 按照标准共纳入肺癌患者 49 912 例，其中男性 35 667 例（71.46%），女性 14 245 例（28.54%），患者的基本情况见表 9-57。患者的中位年龄为 60 岁；中医证候分布以气阴两虚为最多（占 26.76%）；合并疾病的前 5 位分别为良性肿瘤（12.98%）、高血压病（11.31%）、心脏病（7.72%）、结核病（6.77%）、糖尿病（6.28%）。

表 9-57 肺癌患者基本情况表

	全部 （n = 49 912）	男性 （n = 35 667）	女性 （n = 14 245）
年龄中位数	60	61	58
中医证候（n = 1009），n（%）			
气阴两虚	26.76%	24.33%	27.88%
肺肾两虚	14.17%	16.42%	10.58%
肺脾两虚	10.21%	9.55%	12.50%
痰瘀互结	10.01%	9.40%	11.86%
阴虚火旺	8.92%	9.55%	8.33%
肺气亏虚	6.54%	8.36%	3.21%

续表

	全部 （n＝49 912）	男性 （n＝35 667）	女性 （n＝14 245）
痰湿内生	6.24%	6.87%	5.45%
肺气不宣	4.36%	5.52%	2.24%
气虚血瘀	2.78%	1.94%	4.17%
气血两虚	2.28%	1.64%	3.85%
肝脾两虚	2.18%	2.24%	2.24%
脾肾两虚	1.78%	1.19%	2.88%
脾气亏虚	1.39%	1.34%	1.60%
其他	2.39%	1.65%	3.20%
合并疾病，n（%）			
良性肿瘤	12.98%	12.72%	12.92%
高血压病	11.31%	11.11%	12.26%
心脏病	7.72%	8.04%	7.32%
结核病	6.77%	6.87%	6.57%
糖尿病	6.28%	6.74%	5.48%

2. 患者的治疗结局（表 9-58）

表 9-58　肺癌患者治疗结局情况

	治愈 n（%）	好转 n（%）	无效 n（%）	其他 n（%）	死亡 n（%）
全部患者	3917（9.02%）	20 566（47.37%）	418（0.96%）	17295（39.84%）	1219（2.81%）
性别					
男性	2374（8.15%）	13 497（46.32%）	293（1.01%）	12 151（41.7%）	824（2.83%）
女性	852（7.05%）	5732（47.41%）	111（0.92%）	5037（41.67%）	355（2.94%）
年龄					
18～44 岁	275（8.77%）	1614（51.48%）	19（0.61%）	1184（37.77%）	43（1.37%）
45～59 岁	1291（10.12%）	6624（51.91%）	88（0.69%）	4566（35.78%）	192（1.5%）
60～74 岁	1272（9.18%）	7222（52.12%）	152（1.1%）	4806（34.68%）	405（2.92%）
75～89 岁	185（5.2%）	1979（55.65%）	87（2.45%）	929（26.12%）	376（10.57%）
90～100 岁	0	25（62.5%）	1（2.5%）	4（10%）	10（25%）
入院年代					
2008 年	439（7.23%）	2651（43.66%）	74（1.22%）	2680（44.14%）	228（3.75%）
2009 年	1335（8.67%）	6751（43.83%）	128（0.83%）	6782（44.03%）	406（2.64%）
2010 年	1554（9.88%）	7089（45.08%）	124（0.79%）	6655（42.32%）	302（1.92%）

3. 死亡患者分析

（1）死亡患者的一般情况：死亡患者共有 1219 例，年龄越大死亡比例越高；从入院年代 2008—2010 年连续 3 年的比较看，死亡患者的比例有连续下降趋势。

（2）死亡时间分析

1）死亡时间与季节分布：根据患者死亡日期，统计患者死亡时间在季节、节气中的分布见雷达图（图 9-25）。肺癌患者秋季死亡比例在一年四季中最高，为 28.41%。立秋的死亡比例 6.24%，在二十四节气中最高。

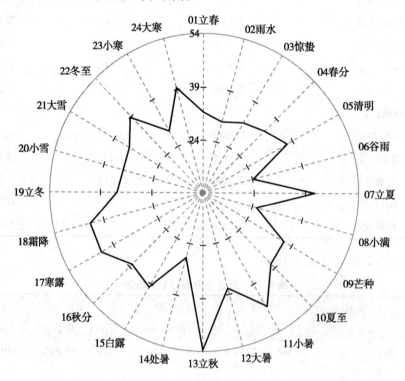

图 9-25　住院患者死亡比例与 24 节气关系的雷达图

2）死亡时辰分布：统计患者死亡时间在一天中的分布见雷达图（图 9-26）。可见在申时死亡患者比例最高，其次为巳时、酉时、子时。从雷达图中显示出三个明显高峰——申酉时、巳时、子时，死亡时间主要集中于这三个时段。将 12 时辰按照五行属性划分后（表 9-59），金时死亡比例最高，为 26.56%。

表 9-59　五行划分 12 时辰后的死亡比例

五行	时辰	n（%）
木	寅卯	111（10.2%）
火	巳午	240（22.06%）
金	申酉	289（26.56%）
水	子亥	161（14.8%）
土	丑辰未戌	287（26.38%）

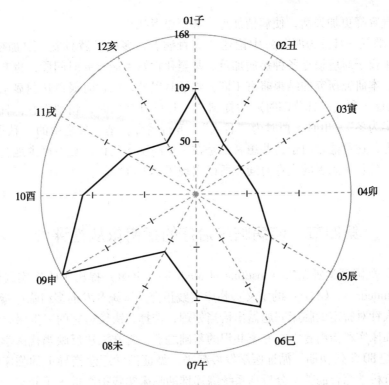

图 9-26 住院患者死亡比例与 12 时辰关系雷达图

结论：肺癌患者死亡时间的规律是一年之中的秋季、一日之中的金时最高。

（四）讨论

1. 肺癌患者年龄越大死亡比例越高　本研究中 75 岁以上的组别的死亡比例明显高于 75 岁以下的组别，这可能与 75 岁以上的患者合并疾病的比例明显升高有关。有研究显示，合并症的数量和严重程度与老年肺癌的预后密切相关。更进一步提示我们对于 75 岁以上的老年患者采取更加谨慎的治疗措施。

2. 2008—2010 年肺癌患者死亡比例有降低趋势　从患者入院年代为 2008 年、2009 年、2010 年连续三年的死亡比例中，可以看出下降的趋势。这可能有 2 个原因：①在三甲医院患者能够接受更加规范的治疗；②本研究收集的数据均来自于三甲医院，所以可能更多的终末期患者转诊到二级以下医院。

3. 肺癌患者死亡高发于秋季（年）和申酉时（日）　中医时间医学是在中医理论的指导下，研究人体与宇宙时空相应的自身生命活动的周期性及变化规律，从而指导人们养生、预防疾病，以及指导医生临床诊断、治疗疾病的一门科学。有学者调查过恶性肿瘤患者死亡高峰在夏秋季。亦有报道发现不同肿瘤有不同的节律，结、直肠癌患者在立春节气前后病情会加重；终末期结、直肠癌患者在立春时死亡频数升高；肺癌患者秋季死亡频数相对较高，冬季相对较低；胃癌患者在谷雨至立夏节气之内达到死亡高峰。因此，不同肿瘤患者，其病情轻重转归，也随节气变迁的节律变化。本研究结果提示肺癌患者死亡比例最高在秋季，而最高峰在立秋节气。可能的原因是：立秋是秋季的开始，秋天的主气为燥，燥气通于肺，肺癌患者肺气本就受损，不耐燥邪，且燥易伤阴耗气，而患者以气阴两虚证为多，故更易被燥邪所伤。肺主宣发肃降，肺病患者多肺失宣降，而秋气收降，影响到人体，肺气宣降更加失衡，使病情加重、甚至患者死亡。

《灵枢·顺气一日分为四时》中论述"夫百病者，多以旦慧昼安，夕加夜甚"，根据这一规律，半夜子时应该是各种疾病加重、甚至死亡发生最多的时间段，也有关相关调查证实此规律。本研究研究的结果略有不同，除子时以外，死亡时辰雷达图显示出最高峰在申酉时。《灵枢·顺气一日分四时》中提到"一日可分为四时，朝则为春，日中为夏，日入为秋，夜半为冬"。申时、酉时为"日入"，五行属金，是一日之中的"秋季"。从现代医学角度考虑，这可能是由于这些患者都是在三甲医院中死亡，必不可少地会接受一些抢救治疗措施，延长了患者的生存时间，所以出现了其他高峰。

（王　薇）

第四节　疾病临床治疗的指南依从性评价

1990 年，美国医学研究所（Institute of Medicine，IOM）提出了临床实践指南（clinical practice guidelines，CPGs）的定义：临床实践指南是系统开发的多组临床指导意见，帮助医生和病人针对特定的临床问题做出恰当处理，选择、决策适宜的卫生保健服务。

最初的临床实践指南建立在专家共识的基础之上，常常无法反映当代医学发展的最高水平。20 世纪 80 年代初期，循证医学发展起来，循证医学理念指导下的临床研究以及对这些研究进行科学综合的荟萃分析和系统综述推动临床实践指南进入了新纪元。临床实践指南是对某临床领域最佳循证诊疗证据的梳理、综合和最终展现，它由领域内有较高学术造诣的临床医护人员、临床流行病学专家、循证医学专家、生物统计学专家、卫生经济学和药物经济学专家以及医学伦理学专家共同协作，基于诊断和治疗的有效性、安全性循证证据，并考虑诊疗方法的经济学特性，以及社会文化背景，充分评估其可及性，最终形成临床应用的推荐意见。临床实践指南对于应对目前许多医疗卫生难题，提升总体医疗服务水平具有意义。

近年来，随着我国的经济发展，人民群众的卫生服务需求不断增加，医疗服务的多样化和复杂化伴随着医药费用的节节攀升；以药养医的医疗体制导致大量缺乏循证证据的诊疗方法和药品被大量用于临床；医疗资源的地区差异和医院级别的差别致使临床诊疗技术和方法五花八门，其间存在着医疗卫生资源的巨大浪费。因此推行临床实践指南，规范临床医疗并提供基础的医疗方案势在必行。

然而，实际上，临床实践指南在我国医疗体系中的推行并不满意。一方面，许多临床医生由于语言、学习习惯、获取途径等原因，对最新的临床实践指南并未掌握，甚至尚未知晓；另一方面，出于对自身经验的盲目自信，一些临床医生并不认同指南推荐的方案。本节的实例即是基于医疗大数据，针对急性心肌梗死，对比遵循指南和未遵循指南治疗方案的患者其死亡率的差异，从侧面评价临床实践指南对于提高总体医疗水平的作用，为指南的推广提供支持。

急性心肌梗死治疗的指南依从性评价

在过去 20 年里，急性心肌梗死（acute myocardial infarction，AMI）的治疗取得了巨大进展，心肌梗死后病死率明显下降，但是 AMI 仍然是一个全世界性的健康问题。《中国心血管病报告 2010》估计我国心肌梗死有 200 万人，在 2008 年，我国急性心梗住院总费用更是达到了 24.5 亿元。

近年来，在 AMI 急性期的药物治疗方面已经积累了大量的循证医学证据，包括抗血小板、β-受体阻滞剂、血管紧张素转换酶抑制剂（angiotensin converting enzyme inhibitor, ACEI），以及他汀等的应用使 AMI 的病死率明显降低，这些治疗措施也被纳入各个国家和地区包括我国的临床指南中。

在我国，有研究表明 AMI 患者使用指南推荐药物存在不足。但这些药物的使用是否随年代推移存在变化趋势，以及药物使用变化与临床结局改善是否有关联，到目前为止仍缺乏相关数据。本研究选择五种心血管病药物进行分析，包括阿司匹林、氯吡格雷、β-受体阻滞剂、ACEI/ARB 和他汀类，因为这些药物对于 ST 段抬高心肌梗死（ST-segment elevation myocardial infarction, STEMI）和非 ST 段抬高心肌梗死（non-ST-segment elevation myocardial infarction, NSTEMI）患者都被推荐使用。

（一）目的

以 HIS 数据库中现有的 AMI 住院患者为研究人群，分析 AMI 急性期使用五种指南推荐药物的变化趋势以及影响药物使用的因素，并探讨用药与住院期间死亡的关系。

（二）方法

1. 数据来源　数据来源于中国中医科学院中医临床基础医学研究所建立的"上市中药 HIS 集成数据仓库"，共包括 17 家医院（包括中医医院和西医医院）2002 年至 2011 年的 242 万住院患者。需要指出的是，在我国，HIS 是在 2005 年之后逐渐普及，在我们数据库中的 17 家医院中，只有一家医院在 2002—2004 年有数据，为了避免偏倚，研究未纳入此年代范围进行分析。本研究 HIS 中大多数医院是在 2007 年之后开始有数据，所以 2007 年之前的患者例数相对较少。

数据库共包括 5 个子库：住院病人主库、诊断库、医嘱库、中医诊断库以及实验室检查库。因为本研究未涉及中医诊断，故未处理中医诊断库这个子库。将其他四个库进行整合。需要提及的是，因为 HIS 库中未包括文本信息，例如之前是否有心肌梗死，入院前的药物治疗，以及溶栓治疗等信息，所以无法进行分析。

将数据导入 SAS 后，对 SAS 数据库进行数据清理和逻辑查错，对库中的缺失值、异常值、极端值等进行核查校正。如对住院病人主库中年龄性别缺失的条目用实验室检查库中的年龄性别信息进行填补；对患者结局信息（死亡）采用诊断记录和出院记录互为补充的方式进行填补；对住院天数的极端值进行校对等。

2. 研究人群　四个子库中住院病人主库是其基本库，其余三个库均是同一病例存在多条记录的情况。在对用药库进行处理时，因为所有的用药记录均为商品名称，所以首先对用药信息进行归类，从归类中提取出本研究所关心的用药类别并进行行列转置后用于之后的分析。诊断库和实验室检查库也是进行提取有用信息并进行行列转置。

住院病人主库、诊断库、医嘱库三个库合并之后为 5717 例患者，由于其中年龄性别信息缺失较多，用实验室检查库中的年龄性别信息进行填补。本研究排除病例数 ≤30 的医院（医院数目 =3；病例数 =18），2005 年之前的数据（病例数 =98），年龄小于 18 岁的病例（病例数 =2）。最终纳入本研究分析的样本共包括 14 家医院（3 家中医院和 11 家西医院）2005 年 1 月至 2011 年 5 月的 5599 例 AMI 住院患者，医院纳入病例的中位数为 294 例。研究对象的纳入流程详见图 9-27。

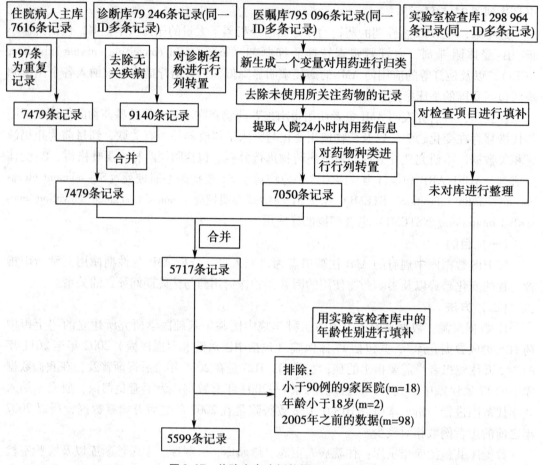

图 9-27 住院患者病例数据纳入流程图

3. 变量定义 AMI 患者急性期用药是指入院 24 小时内用药，是通过用药的具体时间减去入院的具体时间计算而来。由于 HIS 库中未包括患者既往史，对于慢性疾病（高血压病、糖尿病、高血脂、癌症和肾功能不全），采用合并疾病的信息予以代替，诊断是依据数据库中医生已有的诊断来进行。

将年龄变量作为分类变量进行分析，按 <65 岁、65~74 岁以及 ≥75 岁三个年龄段进行划分。住院天数是由 ［（出院日期－入院日期）+1］计算得到。AMI 住院期间死亡率是指 AMI 患者在住院期间所有原因的死亡在所有 AMI 患者中所占的比例。

4. 统计分析 本研究统计分析采用 SAS 9.1 软件进行。$P < 0.05$ 被认为差异有统计学意义。

对不同年代间的患者基线特征、指南推荐药物使用以及住院死亡率进行比较。分类变量采用频数和百分率表示，采用 cochran-armitage testing for trends 分析时间变化趋势。连续变量采用均数±标准差或中位数和四分位数间距表示，采用简单线性回归分析时间变化趋势。需要指出的是，本研究计划初步分析 2005—2011 年每年的数据，但是数据仓库中所涉及的医院大多是从 2007 年开始使用 HIS，2007 年之前的数据很少，所以将 2005—2007年的数据合并起来进行分析。最终，时间趋势分析包括 2005—2007 年、2008 年、2009年、2010 年、2011 年。

采用多水平 Logistic 回归模型分析影响指南推荐药物使用的因素。模型以医院数据作为高水平，以患者数据作为低水平数据，考虑到患者在医院内存在聚集性的这一数据特征。医院水平的变量为医院类型（中医院/西医院），有研究表明中医院 AMI 患者的 β-受体阻滞剂和他汀类药物的使用率低于西医院，但住院死亡率高于西医院。患者水平的变量包括入院年份、患者基本特征（年龄、性别、是否有医保）和伴随疾病（高血压病、糖尿病、高血脂、癌症和肾功能不全）。

同样采用多水平 Logistic 回归模型分析指南推荐药物的使用和住院死亡率之间的关系，医院水平的变量为医院类型（中医院/西医院），患者水平的变量包括入院年份、患者基本特征（年龄、性别、是否有医保）、伴随疾病（高血压病、糖尿病、高血脂、癌症和肾功能不全）、并发症（心源性休克、心力衰竭、短暂性脑缺血发作/中风）、指南推荐药物的使用（阿司匹林、氯吡格雷、β-受体阻滞剂、ACEI/ARB 和他汀类）。

（三）结果与结论

1. 患者基本特征描述 患者基本特征随年代的变化见表 9-60。在 2005—2011 年间，患者呈现年轻化的趋势，中位年龄由 68 岁下降到 64 岁（$P < 0.001$）。男性比例逐渐增加，由 72.7% 增加到 77.2%（$P = 0.0055$）。有医保患者的比例从 61.6% 增加到 80.8%（$P < 0.001$）。伴随高血压病患者的比例由 48.3% 增加到 50.2%，但差异无统计学意义，伴随糖尿病和高脂血症患者的比例在整个观察期内没有太大变化。出现心力衰竭患者的比例由 23.7% 增加到 49.1%（$P < 0.001$）。患者住院天数的中位数由 15 天降至 12 天（$P = 0.0158$）。

2. 指南推荐药物的使用 2005—2011 年，AMI 患者急性期五种药物的使用率均呈现上升趋势，增长最多的为他汀类（由 57.7% 增加到 90.1%），其次为氯吡格雷（由 61.8% 到 92.3%），其他药物，例如阿司匹林的使用率由 81.9% 增长到 92.9%，β-受体阻滞剂由 45.4% 增长到 65.1%，ACEI/ARB 由 46.7% 增长到 58.7%，以上差异经趋势检验均有统计学意义（P 均 < 0.001）。四种药物联合使用（阿司匹林或氯吡格雷 + β-受体阻滞剂 + ACEI/ARB + 他汀类）的患者比例由 24.9% 增加到 42.8%（$P < 0.001$）（图9-28）。

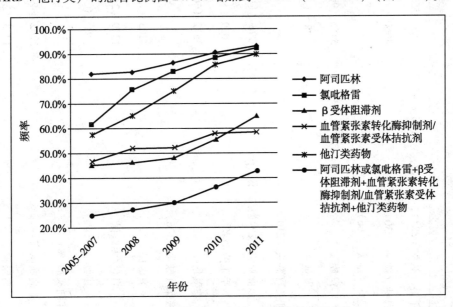

图9-28 指南推荐药物的使用随年代的变化趋势

表 9-60 患者基本特征随年代的变化

人群特征	总人群 (n=5599)	2005—2007 (n=1022)	2008—2009 (n=2541)	2010—2011 (n=2036)	P值*
年龄（缺失=884），中位数，年（25%~75%）	65 (55~74)	68 (56~76)	65 (55~74)	64 (54~73)	<0.001
男性（缺失=230），%	4060 (75.6%)	740 (72.7%)	1922 (75.7%)	1398 (77.2%)	0.0055
民族（缺失=366），%					0.0163
汉族	5155 (98.5%)	990 (97.7%)	2441 (98.5%)	1724 (99.0%)	
其他	78 (1.5%)	23 (2.3%)	37 (1.5%)	18 (1.0%)	
职业（缺失=210），%					<0.001
商业类/技术类/文书工作	778 (14.4%)	212 (23.0%)	388 (15.8%)	178 (8.9%)	
手工劳动者	1039 (19.3%)	48 (5.2%)	363 (14.8%)	628 (31.2%)	
其他	3572 (66.3%)	662 (71.8%)	1436 (69.4%)	1206 (59.9%)	
医保（缺失=126），%					<0.001
有医保	4103 (75.0%)	612 (61.6%)	1862 (75.5%)	1629 (80.8%)	
自付/无医保	1349 (24.7%)	376 (37.8%)	590 (24.0%)	383 (19.1%)	
其他/未记录	21 (0.4%)	6 (0.6%)	13 (0.5%)	2 (0.1%)	
伴随疾病，%					
高血压病	2762 (49.3%)	494 (48.3%)	1245 (49.0%)	1023 (50.2%)	0.8471
糖尿病	1223 (21.8%)	229 (22.4%)	544 (21.4%)	450 (22.1%)	0.9209

续表

人群特征	总人群 (n=5599)	2005—2007 (n=1022)	2008—2009 (n=2541)	2010—2011 (n=2036)	P值*
高脂血症	944 (16.9%)	143 (14.0%)	495 (19.5%)	306 (15.0%)	0.7119
肾功能不全	318 (5.7%)	71 (7.0%)	130 (5.1%)	117 (5.7%)	0.1888
癌症	143 (2.6%)	45 (4.4%)	72 (2.8%)	26 (1.3%)	<0.001
并发症					
心源性休克	335 (6.0%)	63 (6.2%)	168 (6.6%)	104 (5.1%)	0.0651
心力衰竭	2199 (39.3%)	242 (23.7%)	956 (37.6%)	1001 (49.1%)	<0.001
短暂性脑缺血发作/中风	71 (1.3%)	10 (1.0%)	31 (1.2%)	30 (1.5%)	0.3265
住院天数,中位数,天 (25%~75%)	12 (8~17)	14 (9~20)	12 (8~17)	11 (8~16)	0.0158

*:趋势检验,2005—2011 年

461

3. 影响药物使用的因素　采用多水平 Logistic 回归调整病人特征和伴随疾病等因素后，几种指南推荐药物的使用随年代推移均呈现增加趋势：阿司匹林（OR = 1.19，95% CI 1.10 ~ 1.28），氯吡格雷（OR = 1.62，95% CI 1.47 ~ 1.78），β-受体阻滞剂（OR = 1.14，95% CI 1.08 ~ 1.20），ACEI/ARB（OR = 1.13，95% CI 1.07 ~ 1.19），他汀类（OR = 1.63，95% CI 1.50 ~ 1.77），四种药物联合使用（OR = 1.18，95% CI 1.11 ~ 1.25）（P 均 < 0.001）。相比 < 65 岁人群，65 ~ 74 岁和 ≥75 岁人群使用几种指南推荐药物的比例更低；男性患者使用阿司匹林、氯吡格雷和他汀类的比例高于女性患者；伴随高血压病的患者使用几种指南推荐药物的比例均高于不伴随高血压病的患者；伴随癌症和肾功能不全的患者使用各药物的比例均低于不伴随的患者。伴随糖尿病的患者使用氯吡格雷的比例更低；伴随高脂血症的患者使用阿司匹林、氯吡格雷、β-受体阻滞剂、他汀类和四种药物联合的比例更高（表 9-61）。

4. 住院期间死亡率分析　5599 例 AMI 患者中共有 579 例（10.3%）在住院期间死亡。单因素分析显示 2005—2011 年住院死亡率呈现逐渐下降的趋势，由 15.9% 到 5.7%（趋势检验 P < 0.001）（图 9-29）。

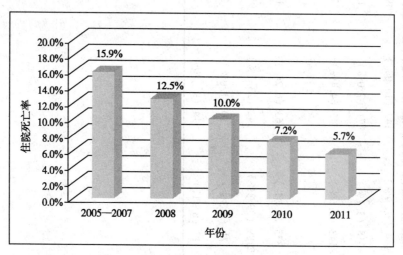

图 9-29　住院死亡率随年代的变化趋势

经过多因素调整后，入院年份仍然具有统计学差异（OR = 0.87，95% CI 0.79 ~ 0.96）。与 < 65 岁人群相比，65 ~ 74 岁人群（OR = 2.27，95% CI 1.68 ~ 3.08）和 ≥75 岁人群（OR = 4.36，95% CI 3.11 ~ 6.13）的住院期间死亡率更高。合并糖尿病（OR = 1.46，95% CI 1.12 ~ 1.89）、癌症（OR = 3.38，95% CI 2.03 ~ 5.63）和肾功能不全（OR = 4.05，95% CI 2.71 ~ 6.03）的患者住院期间死亡率更高，而合并高脂血症（OR = 0.43，95% CI 0.28 ~ 0.67）的患者住院死亡率低。并发心源性休克、心力衰竭、短暂性脑缺血发作/中风的患者住院死亡率更高。入院 24 小时内使用阿司匹林（OR = 0.64，95% CI 0.46 ~ 0.87）、氯吡格雷（OR = 0.44，95% CI 0.31 ~ 0.61）、ACEI/ARB（OR = 0.73，95% CI 0.56 ~ 0.94）和他汀类（OR = 0.54，95% CI 0.40 ~ 0.73）的 AMI 患者住院死亡率低（图 9-30）。

表 9-61　影响指南推荐药物使用的多水平 Logistic 回归分析结果

协变量	阿司匹林			氯吡格雷			β-受体阻滞剂			ACEI/ARB			他汀类			4 种药物联合使用*		
	OR	95%CI	P 值	OR	95%CI	P 值	OR	95%CI	P 值	OR	95%CI	P 值	OR	95%CI	P 值	OR	95%CI	P 值
入院年份	1.19	1.10~1.28	<.0001	1.62	1.47~1.78	<.0001	1.14	1.08~1.20	<.0001	1.13	1.07~1.19	<.0001	1.63	1.50~1.77	<.0001	1.18	1.11~1.25	<.0001
65~74 岁	0.67	0.54~0.84	0.0005	0.67	0.54~0.84	0.0005	0.72	0.62~0.84	<.0001	0.83	0.71~0.98	0.0247	0.66	0.55~0.81	<.0001	0.68	0.58~0.81	<.0001
≥75 岁	0.42	0.34~0.52	<.0001	0.37	0.29~0.48	<.0001	0.62	0.52~0.72	<.0001	0.70	0.59~0.83	<.0001	0.55	0.45~0.67	<.0001	0.53	0.43~0.64	<.0001
男性	1.45	1.19~1.75	0.0002	1.25	1.03~1.53	0.0262	1.17	1.02~1.35	0.0296	1.10	0.94~1.29	0.2154	1.35	1.13~1.62	0.001	1.11	0.94~1.30	0.2228
高血压病	1.20	0.98~1.46	0.0825	1.21	0.99~1.47	0.0595	0.92	0.80~1.05	0.2292	0.89	0.77~1.04	0.1434	0.85	0.71~1.01	0.0706	0.79	0.68~0.92	0.0028
糖尿病	1.50	1.25~1.79	<.0001	1.29	1.08~1.54	0.0043	1.46	1.29~1.65	<.0001	2.51	2.15~2.93	<.0001	1.37	1.17~1.60	<.0001	1.86	1.61~2.14	<.0001
高脂血症	0.99	0.81~1.22	0.9513	0.74	0.60~0.91	0.0039	1.04	0.91~1.20	0.5619	0.96	0.83~1.13	0.648	1.00	0.83~1.20	0.9801	1.09	0.93~1.28	0.2738
心肌梗死	2.50	1.83~3.42	<.0001	3.19	2.33~4.37	<.0001	1.26	1.08~1.46	0.0034	1.10	0.93~1.30	0.2668	2.80	2.18~3.60	<.0001	1.35	1.15~1.60	0.0004
癌症	0.11	0.08~1.16	<.0001	0.11	0.06~1.19	<.0001	0.30	0.19~0.46	<.0001	0.26	0.16~0.41	<.0001	0.15	0.09~0.24	<.0001	0.27	0.14~0.50	<.0001
肾功能不全	0.37	0.28~0.48	<.0001	0.35	0.25~1.49	<.0001	0.63	0.48~0.81	0.0003	0.64	0.49~0.85	0.0019	0.38	0.28~0.52	<.0001	0.47	0.33~0.66	<.0001

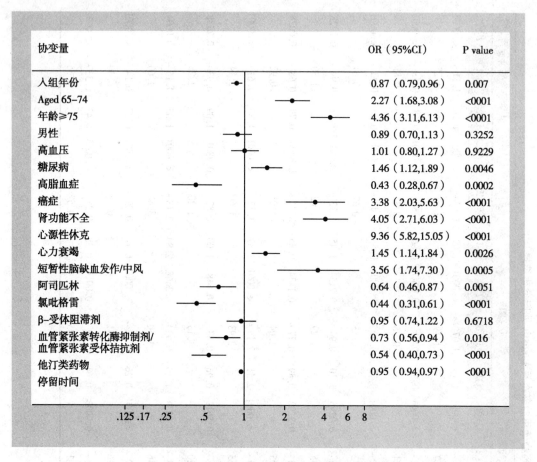

协变量		OR（95%CI）	P value
入组年份		0.87（0.79,0.96）	0.007
Aged 65–74		2.27（1.68,3.08）	<0001
年龄≥75		4.36（3.11,6.13）	<0001
男性		0.89（0.70,1.13）	0.3252
高血压		1.01（0.80,1.27）	0.9229
糖尿病		1.46（1.12,1.89）	0.0046
高脂血症		0.43（0.28,0.67）	0.0002
癌症		3.38（2.03,5.63）	<0001
肾功能不全		4.05（2.71,6.03）	<0001
心源性休克		9.36（5.82,15.05）	<0001
心力衰竭		1.45（1.14,1.84）	0.0026
短暂性脑缺血发作/中风		3.56（1.74,7.30）	0.0005
阿司匹林		0.64（0.46,0.87）	0.0051
氯吡格雷		0.44（0.31,0.61）	<0001
β–受体阻滞剂		0.95（0.74,1.22）	0.6718
血管紧张素转化酶抑制剂/血管紧张素受体拮抗剂		0.73（0.56,0.94）	0.016
他汀类药物		0.54（0.40,0.73）	<0001
停留时间		0.95（0.94,0.97）	<0001

图 9-30　影响住院死亡率的多水平 Logistic 回归分析结果

（四）讨论

本研究显示在整个观察期间（2005—2011 年），AMI 患者急性期几种指南推荐药物的使用率随年代推移整体上呈增加趋势。我国第一部 AMI 指南在 2001 年发布之后，NSTEMI 指南在 2007 年进行更新，STEMI 指南在 2010 年更新这可能是在观察期间指南推荐药物使用率增加的潜在原因。

本研究中，几种指南推荐药物的使用率低于国内的一些前瞻性注册研究，例如 2004—2005 年的"中国急性冠状动脉综合征临床路径（clinical pathways for acute coronary syndromes in China，CPACS）"研究和 2009—2010 年辽宁省 STEMI 患者的分析研究。阿司匹林、氯吡格雷、β-受体阻滞剂和他汀类在这 2 个研究中的使用率分别为 98.1% 和 96.6%、63.0% 和 81.9%，74.7% 和 66.0%，88.5% 和 90.1%。比例低的原因可能最主要是因为研究分析的是 AMI 患者急性期用药即入院 24 小时内药物的使用情况，但是上面所提到的两个前瞻性注册研究中均分析的是整个住院期间药物的使用率。

采用多水平 Logistic 回归模型调整其他因素后进行分析，结果显示住院死亡率的降低与指南推荐药物使用率的增加有关联。尽管因果关系难以确定，这一结论与其他在此年代范围内分析 AMI 患者住院死亡率的研究结果一致。近些年来，国内外已经逐渐意识到提高临床实践服务质量的重要性，并针对提高 AMI 临床指南在实践中的应用开展了相关研究。

例如：2001 年美国心脏病学会启动 AMI 指南应用于实践（guidelines applied in practice，GAP）项目，以帮助临床医生将指南推荐意见应用于日常的临床工作；美国心脏病协会于 2000 年开展冠心病 GWTG-CAD（get with the guidelines-coronary artery disease）项目，以确保 CAD 患者在住院期间和出院时根据指南提出的推荐意见进行治疗。国内近年来也组织了一些相关研究，例如中国冠心病二级预防架桥工程（bridging the gap on CHD secondary prevention in China project，BRIG）于 2006 年启动，旨在发现中国冠心病二级预防实践与指南之间的差距，并提出针对性的改进意见；2011 年，中国启动了"冠心病医疗结果评价和临床转化研究"（CHINA Patient-Centered Evaluative Assessment of Cardiac Events，PEACE），这些研究对于促进中国冠心病循证实践、改善患者结局将起到非常重要的作用。

本研究人群中，老年患者、伴随肾功能不全和癌症患者的住院死亡率更高，所以相比其他人群，这些患者从治疗中获益的可能性更大，但是多因素分析结果显示这些患者接受指南推荐药物的比例却低。之前国外所做的一些研究也揭示了这种"治疗-风险悖论"现象，即高风险人群接受指南推荐治疗的比例低于其他人群。究其原因，可能有以下几种：目前进行的临床试验大多有严格的纳入排除标准，通常高风险人群都被排除在试验之外，因此关于这部分患者的疗效和安全性证据相对缺乏，导致临床医生在治疗时无证可循，而不敢轻易采取一些治疗措施；老年患者通常伴随多种疾病，对治疗的耐受性差，临床医生可能会担心药物产生的副作用而不敢轻易用药。建议在临床实践中，临床医生在拒绝给患者使用指南推荐治疗之前，应该根据所得证据客观评价干预措施的效益风险比，以决定是否采用该治疗。

另外，本研究发现合并高脂血症的 AMI 患者住院死亡率更低，在国外的许多研究中也发现了这一问题，这一现象被称为"胆固醇悖论"。Wang 指出这种现象可能是因为一些混杂因素的存在，但即使调整了患者基本特征、合并症以及药物使用等多种因素之后，这种保护性现象仍然存在，研究指出可能是由于一些在观察性数据库中未纳入的混杂因素的存在所导致。另外，合并高脂血症的 AMI 患者更年轻（这点在研究中也得到证实），可能营养及身体状况更好，所以预后更好。

本研究基于国内 14 家三级医院的 HIS 所整合形成的数据仓库进行分析，代表了"真实世界"中 AMI 患者的临床治疗情况。相比前瞻性注册研究，采用 HIS 数据仓库集进行分析的优势是可以节约大量时间和科研成本，可以在较短时间内获得大量数据。

但是需要指出的是，HIS 所提供的数据属于回顾性数据，只能利用现有数据库中存在的信息进行分析，其最大的局限性是存在重要信息缺失的问题，例如，研究分析所用的 HIS 数据仓库中只包含 AMI 患者住院期间用药信息，缺乏其他一些重要的干预措施（例如溶栓、PCI 等）以及药物使用的禁忌证（例如过敏）等信息，所以我们无法进行评价。另外，尽管我们的研究显示 AMI 患者急性期使用指南推荐用药的增加与住院死亡率的降低有关联，但死亡率的降低也可能与数据库中未包括的一些因素有关系。例如，入院前心血管药物的使用，STEMI 和 NSTEMI 患者的诊断，再灌注治疗。因此，即使经过多因素调整，由于一些重要的潜在变量的缺失，结果仍然可能出现偏倚，所以结果的解释方面更需要谨慎。

（胡 晶）

参 考 文 献

1. 王佳，谢雁鸣，杨薇，等. 医院医疗电子数据库缺血性中风病患者临床用药特征分析 [J]. 中国中药杂志，2014，39（18）：3479-3486.
2. 杨薇，谢雁鸣. 基于电子医疗病例的缺血性中风病药物群组模块思路探讨 [J]. 中国中药杂志，2014，39（18）：3430-3434.
3. 刘峘，谢雁鸣，王永炎，等. 帕金森综合征患者合并病特征与临床用药特点分析 [J]. 中国中药杂志，2014，39（18）：3493-3498.
4. 王海燕，杨薇，谢雁鸣，等. 胃恶性肿瘤患者常见合并疾病及中西药物使用特征的实效研究 [J]. 中国中药杂志，2014，39（18）：3546-3550.
5. 杨薇，谢雁鸣. 基于电子医疗病例的缺血性中风病药物群组模块思路探讨 [J]. 中国中药杂志，2014，39（18）：3430-3434.
6. 郑军然，谢雁鸣. 基于HIS数据的抑郁障碍患者共病特征及中西药联合治疗分析 [J]. 中国中药杂志，2014，39（18）：3454-3461.